解放军总医院临床路径汇编

骨科临床路径
——关节部分

Clinical Pathways of Orthopedics
Joint Reconstruction Volume

主　编　唐佩福　陈继营

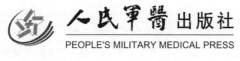

人民军医出版社
PEOPLE'S MILITARY MEDICAL PRESS

北　京

图书在版编目(CIP)数据

骨科临床路径.关节部分/唐佩福,陈继营主编.—北京:人民军医出版社,2018.1
(解放军总医院临床路径汇编)
ISBN 978-7-5091-9287-0

Ⅰ.①骨… Ⅱ.①唐… ②陈… Ⅲ.①骨疾病－诊疗 Ⅳ.①R68

中国版本图书馆 CIP 数据核字(2018)第 000109 号

策划编辑:梁紫岩　　文字编辑:银　冰　　责任审读:赵晶辉
出版发行:人民军医出版社　　　　　　经销:新华书店
通信地址:北京市 100036 信箱 188 分箱　　邮编:100036
质量反馈电话:(010)51927290;(010)51927283
邮购电话:(010)51927252
策划编辑电话:(010)51927300—8062
网址:www.pmmp.com.cn

印、装:京南印刷厂
开本:787mm×1092mm　1/16
印张:34.5　　字数:880 千字
版、印次:2018 年 1 月第 1 版第 1 次印刷
定价:270.00 元

内容提要

　　本书为《解放军总医院临床路径汇编》第十五分册关节外科部分，主要为成人关节外科常见病、多发病的诊疗路径，共包含 48 条，由解放军总医院骨科医护团队参考国家卫计委医政司《临床路径管理丛书》及中国卫生经济学会、中国价格协会联合下发的《按病种收（付）费规范》单病种临床路径，结合药学、心理学、营养学、康复学、疼痛学等多学科诊治建议，借助统计学方法综合编制。

　　骨关节临床路径是骨科临床路径章节之一，本章节旨在针对骨关节治疗建立的标准化诊治模式和程序，包含了常规关节外科技术路径，如人工膝关节置换术、人工全髋关节置换术、单侧膝关节置换术等常规手术技术的临床路径，代表了关节外科疾病规范化诊疗技术。针对某些特殊病种，本书还包含了如成人髋关节发育不良、强直性脊柱炎关节融合等各类复杂关节疾病的临床诊疗路径。此外，还包括了临床上较为棘手的人工关节翻修、关节假体周围感染等疾病临床路径等。每条路径均按最佳诊疗计划设计，不仅融入了关节外科扎实的理论基础，还涵盖了丰富的临床经验，具有科学性、推广性和指导性，是关节外科医师进行临床诊治的有力参考工具。

编著者名单

主　编　唐佩福　陈继营

副主编　郝立波　倪　明　李　想

编　者（以姓氏笔画为序）

卢　强　沈　研　张国强　林　峰　周勇刚

柴　伟　董纪元

序

　　医院要发展，关键在创新。创新是医院发展的生命。

　　创新的同时也要善于总结。我们欣喜地看到，解放军总医院一直走在创新的前列，从创建研究型医院的管理实践，到持续开展的标准化建设，再到临床路径管理的系统梳理，创新的因子无处不在，总结的果实惠及民生。这正是一所医院不断发展壮大的强大动力与推力。

　　临床路径是应用循证医学证据，针对某种疾病，按照时间顺序，对入院检查、诊断、治疗、护理、饮食指导、宣教、出院计划等形成的疾病服务计划。它出现在20世纪80年代中期的美国，经过几十年的完善发展，已经成为一种行之有效的医疗管理手段。国内外实践证明，实施临床路径，对医院规范诊疗服务行为、提高工作效率、控制医疗费用、改进医疗质量、确保医疗安全、增加患者满意度都发挥着重要的作用。同时，大力推行临床路径管理是公立医院改革的重要任务之一，直接关系到部队官兵和人民群众好看病、看好病的问题，关系到能否让部队官兵和人民群众切身感受到医改带来健康实惠的问题，具有显著的政治效益、军事效益、社会效益和经济效益。

　　医疗质量是医院建设的永恒主题。质量决定医院的生存和发展，直接关系到患者的身心健康和生命安全。长期以来，解放军总医院在医疗质量管理方面进行着积极的探索，早在2002年就开始着手临床路径相关研究，逐渐摸索建立了一整套具有自身特色的临床路径管理体系。医院学科分类齐全，医学人才荟萃，技术手段多样，诊治疾病涉及DRGs达700多组，为研究制定临床路径提供了良好的基础，积累了宝贵的经验。《解放军总医院临床路径汇编》收录了解放军总医院多年来研究制定的28个专业1225条临床路径。路径融入了解放军总医院医疗质量管理标准化的丰富内容和要求，具有很强的医院管理特色。

　　该书的主要编审人员集成了院内众多知名医疗、护理以及管理专家的智慧结晶和实践经验，对全国、全军各级各类医院制定和应用临床路径，对各级医护人员改善临床思维，对医院管理人员了解诊疗重点都具有重要的参考和借鉴意义。

　　习主席指出，没有全民健康就没有全面小康。医院的质量建设无终极，我们的奋斗目标就无止境。质量没有一成不变的答案，只有永远的问题和追求目标。《解放军总医院临床路径汇编》为全军医院开了一个好头，希望大家继续群策群力、献计献策，不断补充、完善和丰富临床路径管理，更好地造福于广大军民，为实现伟大的中国梦提供强有力的健康支撑。

中央军委后勤保障部副部长

前　言

推进医院质量建设，坚持以病人为中心，促进医患和谐，为群众提供安全、有效、方便、廉价的医疗卫生服务，是医药卫生体制改革的出发点和立足点。临床路径作为一种既可以改进医疗质量，又能有效控制医疗成本的管理工具，得到了国家管理部门和医疗机构越来越广泛的重视和应用。

2015 年，国家卫计委下发的《进一步改善医疗服务行动计划》中提出，到 2017 年底，所有三级医院的 50％出院患者和 80％二级医院的 70％出院患者要按照临床路径管理。截至今年 9 月，国家卫计委先后发布了共 1212 条临床路径，涵盖了 30 多个临床专业。近日，国家卫计委又发布了《医疗机构临床路径管理指导原则》，对医疗机构实施临床路径管理进行了进一步规范。

解放军总医院早在 2002 年就开始着手临床路径的研究与应用，十余年的时间里，制定开发了大量的路径表单，这些表单凝结着我们广大专家的智慧和心血，它们既是总医院的宝贵财富，也是我国医疗卫生行业的共同财富。为此，我们从中精心挑选了能够涵盖大型综合性医院主要病种、诊疗方案相对成熟的临床路径汇编成书，与业内同行分享。

《解放军总医院临床路径汇编》包括心血管内科、呼吸内科、消化内科、普通外科、骨科、神经外科、胸外科、妇产科等 28 个专业分册，涉及 963 个病种，共计 1225 条临床路径，每条临床路径都包括标准住院流程和临床路径表单。在路径表单中，不仅包含疾病诊治的检查检验、用药医嘱等诊疗内容，我们还结合医院各项规章制度和医疗质量管理标准化要求，增加了各个诊疗环节需要医护人员落实的行为规范，如入出院评估、病历书写、会诊申请、查房时限等；另外，护理工作的内容也更加细化全面，更具有专科专病特点。可以说这些路径是集医疗技术和管理经验于一体，具有鲜明的总医院特色，希望对广大医务人员和医院管理者都能起到一定的参考借鉴作用。

该丛书从编写到出版，历时 6 年多时间，我院有 80 余位知名专家和来自全院医疗、护理、药学、医技、医保、管理等各个专业领域的 300 余人参与，他们查阅了海量的资料，投入了大量的时间和精力。同时，该书也得到了许多业内同行的大力指导和人民军医出版社的鼎力支持，在此一并表示诚挚的谢意。

由于医疗技术发展迅速，很多疾病的诊治手段和方法日新月异，一些疾病的诊疗方案在业内会存在不同观点；另外，本书难免有许多不足，敬请读者、专家、同行惠予指正。

任国荃　卢世璧　陈香美

2017 年 9 月于北京

目　录

第1章 髋关节

第一节 股骨头缺血性坏死同期行双侧全髋关节置换术临床路径

一、股骨头缺血性坏死同期行双侧全髋关节置换术临床路径标准住院流程

(一)适用对象

第一诊断为股骨头缺血性坏死(ICD-10：M87.851)行双侧全髋关节置换术(ICD-9-CM-3：81.5104)的患者。

(二)诊断依据

根据《临床诊疗指南·骨科分册》(中华医学会编著,人民卫生出版社),《实用骨科学》(人民军医出版社,第4版,2012年),《外科学》(临床医学专用)(人民卫生出版社,第8版,2013年)。

1. **病史** 髋关节外伤史、酗酒史或服用激素史;双髋关节疼痛渐进性加重,逐渐影响日常生活。

2. **体格检查** 有明确体征,腹股沟压痛点、"4"字试验阳性、髋关节活动受限。

3. **辅助检查** X线及磁共振检查可见双侧股骨头塌陷,偶可见关节间隙变窄、骨质增生及髋关节半脱位。

(三)治疗方案的选择及依据

根据《临床诊疗指南·骨科分册》(中华医学会编著,人民卫生出版社),《实用骨科学》(人民军医出版社,第4版,2012年),《坎贝尔骨科手术学》(人民军医出版社,第12版,2013年)。

1. 双侧股骨头坏死诊断明确,Ficat Ⅳ期。

2. 关节疼痛、活动受限,明显影响生活质量。

3. 无全身或局部的近期感染。

4. 无严重的合并症。

5. 术前生活质量及活动水平评估。

(四)标准住院天数

8天。

（五）进入路径标准

1. 第一诊断必须符合股骨头缺血性坏死（ICD-10：M87.851）。

2. 年龄：18—70岁。

3. 当患有其他疾病时，但在住院期间不需要特殊处理也不影响第一诊断的临床路径流程实施时，可以进入路径。

（六）术前准备2天

1. 术前评估　完成术前病情评估，必要的检查，做出术前小结、术前讨论。

（1）必需的检查项目：①血常规、尿常规、粪常规。②生化。③血细胞沉降率、C反应蛋白（CRP）、白细胞介素-6（IL-6）。④凝血功能。⑤感染性疾病筛查（乙肝、丙肝、艾滋病、梅毒等）。⑥血型。⑦胸部正位X线片、心电图。⑧骨盆正位X线片和双髋关节正、侧位X线片。

（2）根据患者病情可选择：①超声心动图、血气和肺功能。②术前配血。③有相关疾病者及时请相关科室医师会诊。

（3）营养评估：根据《解放军总医院新住院患者营养风险筛查表（NRS-2002）》为新住院患者进行营养评估，评分≥3分患者给予处置，必要时申请营养科医师会诊。

（4）心理评估：根据新住院患者情况申请心理科医师会诊。

（5）疼痛评估：根据《VAS评分》实施疼痛评估，评分＞7分患者给予处置，必要时请疼痛科医师会诊。

（6）康复评估：根据《住院患者康复筛查和评估表》在新住院患者住院后24小时内进行康复筛查和评估。任何一项结果为"是"，则申请康复科医师会诊。

（7）深静脉血栓栓塞症风险评估：根据专科《深静脉血栓栓塞症评估量表》在新住院患者住院后24小时内进行风险筛查和评估，风险结果为"高危"的，则申请血管外科或介入导管室医师会诊。

（8）髋关节功能评分：根据《Harris髋关节评分表》在新住院患者住院后24小时内进行髋关节功能评分。

2. 术前准备

（1）术前谈话：术者应在术前1天与患者及其家属谈话，告知手术方案、相关风险、用血计划、术后转归、置入材料、手术费用和患者及其家属权益，并履行书面知情同意手续。告知高值耗材的使用及费用。

（2）术前用药：抗血小板药物负荷应用。

（3）通知手术室：准备手术间、手术药品、手术物品及特殊耗材。

（4）护士做心理护理：交代注意事项，防压疮、防跌倒、指导患者戒烟等，并进行术后康复宣教。

（5）手术部位标识：术者、一助或经治医师在术前1天应对手术部位做体表标识，急诊手术由接诊医师或会诊外科医师标记，标记过程应有责任护士、患者及其家属共同参与，并记入手术安排表。

（6）术前1天麻醉医师访视：制订麻醉计划、完成评估、确定麻醉方式，并记入《麻醉术前访视记录》，告知患者及其家属麻醉适应证、麻醉目的、风险、可能出现的情况及其处理原则、替代方案等，签署《麻醉知情同意书》并归入病历。

(七)药品选择及使用时机

1. 抗生素　预防性抗生素选择第二代头孢、第三代头孢或万古霉素(青霉素、头孢过敏者;有感染诱因者)。

2. 使用时机　手术当天、术后预防性使用 5 天。

(八)手术日为住院第 3 天

1. 手术安全核对　患者入手术间后由手术医师、麻醉医师、巡回护士和患者本人共同核对患者身份、手术部位与标识、手术方式。手术医师、麻醉医师、巡回护士三方按《手术安全核对表》逐项核对,共同签名。

2. 麻醉方式　神经阻滞麻醉、椎管内麻醉或全身麻醉。

3. 手术方式　双侧全髋关节置换术。

4. 手术内置物　人工髋关节假体。

5. 输血　视术中出血情况而定。

6. 经治医师或手术医师　应即刻完成术后首次病程记录,观察术后患者病情变化。

(九)术后住院恢复 5～10 天

1. 必需的复查项目:血常规、红细胞沉降率、C 反应蛋白(CRP)、白细胞介素-6、血生化(蛋白、肝功能、肾功能、电解质)。

2. 骨盆正位(加 Marker)和髋关节正、侧位(加 Marker)X 线片。

3. 必要时查血气分析、D-Dimer、双下肢深静脉彩超/CTPA。

4. 术后处理

(1)抗生素:预防性抗生素选择第二代头孢、第三代头孢或万古霉素(青霉素、头孢过敏者;有感染诱因者)。

(2)术后预防静脉血栓栓塞症处理:肌内注射低分子肝素或口服利伐沙班。

(3)术后康复:术后 1 天拔除引流管,术后第 2 天行骨盆正位和髋关节正、侧位 X 线检查,然后开始主动和被动肌肉功能及活动度锻炼,并扶双拐部分负重下床行走。

(4)术后镇痛:口服非甾体抗炎镇痛药、阿片类镇痛药,镇痛泵。

5. 术者在术后 24 小时内完成手术记录,特殊情况可由第一助完成,术者签名确认并归入病历。

6. 上级医师在术后 3 天内至少查房 1 次,根据术中和术后情况修订术后治疗计划。

7. 麻醉医师术后 3 天内访视患者,如有特殊情况应详细记录,及时与手术医师或重症监护室医师沟通并迅速处理。

8. 术后护理

(1)按照护理等级进行日常护理,监测患者生命体征,观察引流管引流情况、切口敷料有无渗出。

(2)观察患肢疼痛情况,患肢感觉运动状况。

(3)指导患者术后体位摆放及功能锻炼:患肢要保持外展位,指导床上翻身(告知患者翻身时双腿之间夹枕头,指导并帮助患者手扶拉环向健侧翻身),开始主动和被动肌肉功能及活动度锻炼。

(4)指导患者正确使用抗血栓压力带,掌握床上排便排尿(使用便器)方法,进行自主排尿训练,使用双拐下床训练,防跌倒、防压疮护理等。

(十)出院标准

1. 体温正常,常规检验指标无明显异常,红细胞沉降率、CRP 指标下降。

2. 切口愈合良好:引流管拔除,切口无感染征象(可以在门诊处理的切口)、无皮瓣坏死。

3. 髋关节功能改善。

4. 不需要住院处理的并发症和(或)合并症。

(十一)变异及原因分析

1. **内科合并症** 患者常合并内科基础疾病,围术期需要详细检查内科情况并请相关科室会诊,术前准备时间需要延长;同时使用相关药物,将增加住院费用。

2. **围术期并发症** 患者骨质条件、畸形类型、关节炎病变的严重程度有差异,有可能出现手术相关并发症,如骨折、韧带损伤、神经血管损伤、深静脉血栓形成、感染等。术后需要延长下床和康复时间,可能造成住院天数延长和费用增加。

3. **人工髋关节假体的选择** 目前可供选择的人工髋关节假体较多,适用于不同类型的关节病损,可导致住院费用存在差异。

二、股骨头缺血性坏死同期行双髋关节置换术临床路径表单

适用对象	第一诊断为股骨头缺血性坏死(ICD-10:M87.851) 行双侧全髋关节置换术(ICD-9-CM-3:81.5104)的患者		
患者基本信息	姓名:_____ 性别:____ 年龄:____ 门诊号:_____ 住院号:_____ 过敏史:_____ 住院日期:____年__月__日 出院日期:____年__月__日		住院天数:8 天
时间	住院第 1 天	住院第 2 天(术前日)	住院第 3 天(手术日)
主要诊疗工作 · 制度落实	□ 住院 2 小时内经治或值班医师完成接诊 □ 住院后 24 小时内主管医师完成检诊 □ 专科医师会诊(必要时)	□ 经治医师查房(早、晚) □ 主诊医师查房 □ 完成术前准备 □ 组织术前讨论 □ 手术部位标识	□ 手术安全核查
主要诊疗工作 · 病情评估	□ 经治医师询问病史及体格检查 □ 心理评估 □ 营养评估 □ 疼痛评估 □ 康复评估 □ 深静脉血栓栓塞症风险评估 □ 完成髋关节功能评分		

<table>
<tr>
<td rowspan="5">主要诊疗工作</td>
<td>病历书写</td>
<td>□ 住院 8 小时内完成首次病程记录
□ 住院 24 小时内完成住院记录</td>
<td>□ 完成主管医师查房记录
□ 完成主诊医师查房记录
□ 完成术前讨论、术前小结</td>
<td>□ 术者或一助术后 24 小时内完成手术记录（术者签名）
□ 术后即刻完成术后首次病程记录</td>
</tr>
<tr>
<td>知情同意</td>
<td>□ 病情告知
□ 患者及其家属签署授权委托书
□ 患者或家属在住院记录单签名</td>
<td>□ 术者术前谈话,告知患者及其家属病情和围术期注意事项,签署手术知情同意书、授权委托书、自费用品协议书（必要时）、军人目录外耗材审批单（必要时）、输血同意书等</td>
<td>□ 告知患者及其家属手术过程概况及术后注意事项</td>
</tr>
<tr>
<td>手术治疗</td>
<td></td>
<td>□ 预约手术</td>
<td>□ 实施手术(手术安全核查记录、手术清点记录)</td>
</tr>
<tr>
<td>其他</td>
<td>□ 及时通知上级医师检诊
□ 经治医师检查整理病历资料</td>
<td>□ 检查住院押金使用情况</td>
<td>□ 术后病情交接
□ 观察手术切口及周围情况</td>
</tr>
<tr>
<td colspan="4"></td>
</tr>
</table>

<table>
<tr>
<td rowspan="5">重点医嘱</td>
<td rowspan="5">长期医嘱</td>
<td>护理医嘱</td>
<td>□ 按骨科护理常规
□ 二级或三级护理</td>
<td></td>
<td>□ 按骨科术后护理常规
□ 一级护理</td>
</tr>
<tr>
<td>处置医嘱</td>
<td></td>
<td></td>
<td>□ 持续心电、血压、呼吸、血氧饱和度监测
□ 留置导尿并计量
□ 留置切口引流并计量
□ 持续低流量吸氧</td>
</tr>
<tr>
<td>膳食医嘱</td>
<td>□ 普食
□ 糖尿病饮食
□ 低盐、低脂饮食
□ 低盐、低脂糖尿病饮食</td>
<td>□ 禁食、禁水（22:00 时后）</td>
<td></td>
</tr>
<tr>
<td>药物医嘱</td>
<td>□ 自带药(必要时)</td>
<td></td>
<td>□ 镇痛
□ 消肿
□ 镇吐、保护胃黏膜
□ 抗生素
□ 抗凝血</td>
</tr>
</table>

（续　表）

重点医嘱	临时医嘱	检查检验	□ 血常规(含 CRP＋IL-6) □ 尿常规 □ 粪常规 □ 凝血四项 □ 血清术前八项 □ 红细胞沉降率 □ 血型 □ 胸部正位 X 线片 □ 心电图检查(多导) □ 骨盆正位和髋关节正、侧位 X 线片(加 Marker) □ 肺功能(必要时) □ 超声心动图(必要时)		
		药物医嘱		□ 抗生素(视病情)	
		手术医嘱		□ 常规准备明日在神经阻滞麻醉/椎管内麻醉/全身麻醉下行人工全髋关节置换术	
		处置医嘱	□ 静脉抽血	□ 备血 □ 备皮(＞30cm²)	□ 输血(视病情) □ 补液(视病情) □ 拔除导尿管(必要时)
主要护理工作		健康宣教	□ 住院宣教(住院环境、规章制度) □ 进行护理安全指导 □ 进行等级护理、活动范围指导 □ 进行饮食指导 □ 进行关于疾病知识的宣教 □ 检查、检验项目的目的和意义	□ 术前宣教	□ 术后宣教 □ 术后心理疏导 □ 指导术后康复训练 □ 指导术后注意事项
		护理处置	□ 患者身份核对 □ 佩戴腕带 □ 建立住院病历,通知医师 □ 住院介绍:介绍责任护士,病区环境、设施、规章制度、基础护理服务项目 □ 询问病史,填写护理记录单首页 □ 观察病情 □ 监测基本生命体征 □ 抽血、留取标本 □ 心理与生活护理 □ 根据评估结果采取相应护理措施 □ 通知检查项目及检查注意事项	□ 术前患者准备(术前沐浴、更衣、备皮) □ 检查术前物品准备 □ 指导患者准备术后所需用品、贵重物品交由其家属保管 □ 指导患者进行肠道准备并检查准备效果 □ 告知入手术室前取下活动义齿 □ 监测基本生命体征 □ 备血、皮试	□ 晨起监测生命体征并记录 □ 确认无上呼吸道感染症状,确认无月经来潮 □ 与手术室护士交接病历、影像资料、术中带药等 □ 术前补液(必要时) □ 嘱患者入手术室前膀胱排空 □ 与手术室护士交接 □ 术后监测生命体征 □ 术后心电监护 □ 各类管道护理 □ 术后心理与生活护理

主要护理工作	风险评估	□ 一般评估：生命体征、神志、皮肤、药物过敏史等 □ 专科评估：生活自理能力，患肢屈曲、伸直功能，足背动脉搏动、皮肤温度、指（趾）端末梢感觉情况 □ 风险评估：评估有无跌倒、坠床、压疮风险 □ 心理评估 □ 营养评估 □ 疼痛评估 □ 康复评估	□ 评估患者心理状态	□ 评估意识情况 □ 评估切口疼痛情况 □ 评估术侧足背动脉搏动、肢体皮肤颜色、温度变化、肢体感觉运动情况，并采取相应护理措施 □ 风险评估：评估有无跌倒、坠床、压疮、导管滑脱、液体外渗的风险
	专科护理	□ 观察患肢情况 □ 指导功能锻炼 □ 指导双拐的使用方法 □ 指导患者戒烟等	□ 指导患者掌握床上翻身方法 □ 指导患者掌握床上排尿、排便（使用便器）方法	□ 与手术室护士共同评估皮肤、切口敷料、输液及引流情况 □ 指导患者进行股四头肌静止收缩及踝关节运动 □ 指导患者掌握床上排尿、排便（使用便器）方法
	饮食指导	□ 根据医嘱通知配餐员准备膳食 □ 协助进餐	□ 通知患者 22：00 时后禁食、禁水	□ 禁食、禁水，口干时协助湿润口唇 □ 排气后指导患者间断、少量饮用温开水
	活动体位	□ 根据护理等级指导活动		□ 根据手术及麻醉方式安置合适体位，术肢保持外展位 □ 指导患者掌握床上翻身方法
	洗浴要求	□ 协助患者洗澡、更换病号服	□ 协助患者晨、晚间护理	
病情变异记录		□ 无　　□ 有，原因： □ 患者　□ 疾病　□ 医疗 □ 护理　□ 保障　□ 管理	□ 无　　□ 有，原因： □ 患者　□ 疾病　□ 医疗 □ 护理　□ 保障　□ 管理	□ 无　　□ 有，原因： □ 患者　□ 疾病　□ 医疗 □ 护理　□ 保障　□ 管理
护士签名		白班　小夜班　大夜班	白班　小夜班　大夜班	白班　小夜班　大夜班
医师签名				

时间		住院第 4 天（术后第 1 天）	住院第 5 天（术后第 2 天）	住院第 6 天（术后第 3 天）
主要诊疗工作	制度落实	□ 手术医师查房 □ 专科医师会诊（必要时）		□ 主诊医师查房
	病情评估			
	病历书写	□ 术后首日病程记录	□ 术后次日病程记录	□ 术后 3 天病程记录
	知情同意			
	手术治疗			
	其他	□ 根据引流量拔除引流管 □ 观察切口情况，是否存在渗出、红肿等情况 □ 观察体温、血压等 □ 复查血常规、CRP、IL-6、红细胞沉降率、生化	□ 观察切口情况，是否存在渗出、红肿等情况 □ 复查骨盆正位和髋关节正、侧位 X 线片 □ 根据患者情况，如贫血严重及时输血，低蛋白、低钾血症及时补充蛋白、血钾 □ 开始主、被动功能康复练习	□ 观察切口情况，是否存在渗出、红肿等情况 □ 复查血常规、CRP、IL-6、红细胞沉降率、生化（如贫血严重及时输血，低蛋白、低钾血症及时补充蛋白、血钾） □ 指导患者下床，进行主、被动功能康复练习和步行练习
重点医嘱	长期医嘱 护理医嘱	□ 骨科术后护理常规 □ 一级或二级护理	□ 骨科术后护理常规 □ 二级护理	
	长期医嘱 处置医嘱	□ 垫高患肢 □ 使用抗血栓弹力带 □ 观察患肢感觉及血液循环 □ 更换切口引流袋并记录流量		
	长期医嘱 膳食医嘱	□ 饮食医嘱（普食/半流食/流食/糖尿病饮食/低盐、低脂饮食）		
	长期医嘱 药物医嘱	□ 抗生素 □ 术后抗凝血 □ 镇痛 □ 保护胃黏膜	□ 抗生素 □ 术后抗凝血	□ 抗生素 □ 术后抗凝血
	临时医嘱 检查检验	□ 复查血常规、CRP、IL-6、红细胞沉降率、生化	□ 复查骨盆正位 X 线片和髋关节正、侧位 X 线片	□ 复查血常规、CRP、IL-6、红细胞沉降率、生化
	临时医嘱 药物医嘱	□ 镇吐 □ 补钾（必要时） □ 补白蛋白（必要时） □ 输血（必要时）	□ 镇痛（必要时） □ 补钾（必要时） □ 补白蛋白（必要时） □ 输血（必要时）	□ 镇痛（必要时） □ 补钾（必要时） □ 补白蛋白（必要时） □ 输血（必要时）
	临时医嘱 手术医嘱			
	临时医嘱 处置医嘱	□ 大换药（必要时） □ 拔除切口引流（必要时） □ 拔除导尿管（必要时）	□ 大换药（必要时） □ 功能锻炼	□ 大换药（必要时） □ 功能锻炼

主要护理工作	健康宣教	□ 告知患者护理风险 □ 进行压疮预防知识宣教	□ 压疮预防知识宣教 □ 跌倒预防知识宣教	
	护理处置	□ 按一级护理要求完成基础护理项目 □ 监测生命体征 □ 留取标本 □ 观察切口疼痛情况、检测镇痛泵运转情况 □ 观察静脉输液情况 □ 观察留置尿管引流情况 □ 妥善固定各类管道 □ 观察切口引流情况，并记录引流量及性状 □ 观察切口敷料,有渗出时报告医师处理 □ 术后心理与生活护理	□ 按护理等级完成基础护理项目 □ 监测生命体征 □ 观察切口疼痛情况、检测镇痛泵运转情况 □ 观察静脉输液情况 □ 妥善固定各类管道 □ 观察切口敷料,有渗出时报告医师处理并观察患者情况 □ 提供基础护理服务 □ 术后心理与生活护理	□ 按护理等级完成基础护理项目 □ 根据排便情况采取通便措施 □ 留取标本 □ 观察切口敷料,有渗出时报告医师处理 □ 观察静脉输液情况,停用镇痛泵 □ 术后心理护理与生活护理
	护理评估	□ 评估患肢感觉、运动情况,有异常时立即报告医师处理 □ 评估压疮风险	□ 评估患肢感觉、运动情况,有异常时立即报告医师处理 □ 评估跌倒风险 □ 评估压疮风险	□ 评估患肢感觉、运动情况,有异常时立即报告医师处理 □ 评估跌倒风险 □ 评估压疮风险
	专科护理	□ 指导患者术后体位摆放及功能锻炼 □ 指导患者正确使用抗血栓压力带 □ 指导患者进行自主排尿训练 □ 指导患者进行股四头肌静止收缩及踝关节运动 □ 指导患者进行床上翻身 □ 指导患者卧床期间患肢保持外展位 □ 进行防压疮护理	□ 指导患者术后体位摆放及功能锻炼 □ 指导患者正确使用抗血栓压力带 □ 指导患者进行自主排尿训练 □ 指导患者进行股四头肌静止收缩及踝关节运动 □ 指导患者进行床上翻身 □ 指导患者卧床期间患肢保持外展位 □ 防压疮护理 □ 指导患者正确使用双拐	□ 指导患者正确使用抗血栓压力带 □ 指导患者进行股四头肌静止收缩及踝关节运动 □ 指导患者进行髋关节屈、伸运动 □ 指导患者利用双拐部分负重下床活动 □ 防压疮护理 □ 防跌倒护理 □ 指导患者正确使用双拐
	饮食指导	□ 根据医嘱通知配餐员准备膳食 □ 协助进餐	□ 协助进餐	□ 协助进餐
	活动体位			
病情变异记录		□ 无　　□ 有,原因: □ 患者　□ 疾病　□ 医疗 □ 护理　□ 保障　□ 管理	□ 无　　□ 有,原因: □ 患者　□ 疾病　□ 医疗 □ 护理　□ 保障　□ 管理	□ 无　　□ 有,原因: □ 患者　□ 疾病　□ 医疗 □ 护理　□ 保障　□ 管理
护士签名		白班　小夜班　大夜班 	白班　小夜班　大夜班 	白班　小夜班　大夜班
医师签名				

	时间	住院第 7 天（术后第 4 天）	住院第 8 天（出院日）
主要诊疗工作	制度落实	□ 上级医师查房（主管医师每天查房） □ 专科医师会诊（必要时）	□ 上级医师查房（主管、主诊医师查房）进行手术及切口评估，确定有无手术并发症和切口愈合不良情况，明确是否出院
	病情评估		
	病历书写	□ 出院前 1 天有上级医师指示出院的病程记录	□ 出院当天病程记录（由上级医师指示出院） □ 出院后 24 小时内完成出院记录 □ 出院后 24 小时内完成病案首页 □ 开具出院介绍信 □ 开具诊断证明书
	知情同意		□ 向患者交代出院后的注意事项（复诊的时间、地点，发生紧急情况时处理等）
	手术治疗		
	其他	□ 观察切口情况，是否存在渗出、红肿等情况 □ 根据患者情况，如贫血严重及时输血，低蛋白、低钾血症及时补充蛋白、血钾 □ 继续主、被动功能康复练习和步行练习	□ 复查血常规、CRP、IL-6、红细胞沉降率、生化 □ 出院带药 □ 嘱患者拆线换药（根据出院时间决定） □ 门诊复查 □ 如有不适，随时复诊
重点医嘱	长期医嘱 护理医嘱		
	长期医嘱 处置医嘱		
	长期医嘱 膳食医嘱		
	临时医嘱 药物医嘱	□ 抗生素 □ 术后抗凝血	
	临时医嘱 检查检验		□ 复查血常规、CRP、IL-6、红细胞沉降率、生化
	临时医嘱 药物医嘱	□ 镇痛（必要时） □ 补钾（必要时） □ 补白蛋白（必要时） □ 输血（必要时）	
	临时医嘱 手术医嘱		
	临时医嘱 处置医嘱	□ 大换药（必要时） □ 功能锻炼	□ 大换药 □ 出院

主要护理工作	健康宣教		□ 告知患者必须在他人的协助下方可下床活动 □ 向患者讲解适当控制体重的意义 □ 向患者讲解人工全髋关节置换术后的注意事项
	护理处置	□ 按护理等级完成基础护理项目 □ 根据排便情况采取通便措施 □ 观察切口敷料，有渗出时报告医师处理 □ 术后心理护理与生活护理	□ 按护理等级完成基础护理项目 □ 观察切口敷料，有渗出时报告医师处理 □ 观察患者情况 □ 协助患者办理出院手续 □ 指导并监督患者活动 □ 整理床单位
	风险评估	□ 评估患肢感觉、运动情况，有异常时立即报告医师处理 □ 评估跌倒风险 □ 评估压疮风险	□ 评估患肢感觉、运动情况，有异常时立即报告医师处理 □ 评估跌倒风险 □ 评估压疮风险
	专科护理	□ 指导患者正确使用抗血栓压力带 □ 指导患者进行股四头肌静止收缩及踝关节运动 □ 指导患者进行髋关节屈、伸运动 □ 指导患者利用双拐下床活动 □ 防压疮护理 □ 防跌倒护理 □ 指导患者正确使用双拐	□ 指导患者进行髋关节屈、伸运动 □ 指导患者利用双拐下床活动 □ 告知患者出院后注意事项并附书面出院指导
	饮食指导		
	活动体位		
病情变异记录		□ 无　　□ 有，原因： □ 患者　□ 疾病　□ 医疗 □ 护理　□ 保障　□ 管理	□ 无　　□ 有，原因： □ 患者　□ 疾病　□ 医疗 □ 护理　□ 保障　□ 管理
护士签名	白班	小夜班	大夜班	白班	小夜班	大夜班
医师签名			

第二节　股骨头缺血性坏死行单侧全髋
关节置换术临床路径

一、股骨头缺血性坏死行单侧全髋关节
置换术临床路径标准住院流程

(一)适用对象

第一诊断为股骨头缺血性坏死(ICD-10:M87.851)行单侧全髋关节置换术(ICD-9-CM-3:81.5104)的患者。

(二)诊断依据

根据《临床诊疗指南·骨科分册》(中华医学会编著,人民卫生出版社),《实用骨科学》(人民军医出版社,第4版,2012年),《外科学》(临床医学专用)(人民卫生出版社,第8版,2013年)。

1. 病史　髋关节外伤史、酗酒史或服用激素史;双髋关节疼痛渐进性加重,逐渐影响日常生活。

2. 体格检查　有明确体征,腹股沟压痛点、"4"字试验阳性、髋关节活动受限。

3. 辅助检查　X线及磁共振检查可见,单侧股骨头塌陷,偶可见关节间隙变窄、骨质增生及髋关节半脱位。

(三)治疗方案的选择及依据

根据《临床诊疗指南·骨科分册》(中华医学会编著,人民卫生出版社),《实用骨科学》(人民军医出版社,第4版,2012年),《坎贝尔骨科手术学》(人民军医出版社,第12版,2013年)。

1. 患侧股骨头坏死诊断明确,Ficat IV 期。

2. 关节疼痛、活动受限,明显影响生活质量。

3. 无全身或局部的近期感染。

4. 无严重的合并症。

5. 术前生活质量及活动水平评估。

(四)标准住院天数

8天。

(五)进入路径标准

1. 第一诊断必须符合股骨头缺血性坏死(ICD-10:M87.851)。

2. 年龄:18-70岁。

3. 当患有其他疾病时,但在住院期间不需要特殊处理也不影响第一诊断的临床路径流程实施时,可以进入路径。

(六)术前准备2天

1. 术前评估　完成术前病情评估、必要的检查,做出术前小结、术前讨论。

(1)必需的检查项目:①血常规、尿常规、粪常规。②生化。③红细胞沉降率、C反应蛋白、白细胞介素-6。④凝血功能。⑤感染性疾病筛查(乙肝、丙肝、艾滋病、梅毒等)。⑥血型。

⑦胸部正位 X 线片、心电图。⑧骨盆正位和双髋关节正、侧位 X 线片。

（2）根据患者病情可选择：①超声心动图、血气分析和肺功能。②术前配血。③有相关疾病者及时请相关科室医师会诊。

（3）营养评估：根据《解放军总医院新住院患者营养风险筛查表（NRS-2002）》为新住院患者进行营养评估，评分≥3 分患者给予处置，必要时申请营养科医师会诊。

（4）心理评估：根据新住院患者情况申请心理科医师会诊。

（5）疼痛评估：根据《VAS评分》实施疼痛评估，评分＞7 分患者给予处置，必要时请疼痛科医师会诊。

（6）康复评估：根据《住院患者康复筛查和评估表》在新住院患者住院后 24 小时内进行康复筛查和评估。任何一项结果为"是"，则申请康复科医师会诊。

（7）深静脉血栓栓塞症风险评估：根据专科《深静脉血栓栓塞症评估量表》在新住院患者住院后 24 小时内进行风险筛查和评估，风险结果为"高危"的，则申请血管外科或介入导管室医师会诊。

（8）髋关节功能评分：根据《Harris 髋关节评分表》在新住院患者住院后 24 小时内进行髋关节功能评分。

2. 术前准备

（1）术前谈话：术者应在术前 1 天与患者及其家属谈话，告知手术方案、相关风险、用血计划、术后转归、置入材料、手术费用和患者及其家属权益，并履行书面知情同意手续。告知高值耗材的使用及费用。

（2）术前用药：抗血小板药物负荷应用。

（3）通知手术室：准备手术间、手术药品、手术物品及特殊耗材。

（4）护士做心理护理：交代注意事项，防压疮、防跌倒、指导患者戒烟等，行术后康复宣教。

（5）手术部位标识：术者、一助或经治医师在术前 1 天应对手术部位做体表标识，急诊手术由接诊医师或会诊外科医师标记，标记过程应有责任护士、患者及其家属共同参与，并记入手术安排表。

（6）术前 1 天麻醉医师访视：制订麻醉计划、完成评估、确定麻醉方式，并记入《麻醉术前访视记录》，告知患者及其家属麻醉适应证、麻醉目的、风险、可能出现的情况及其处理原则、替代方案等，签署《麻醉知情同意书》并归入病历。

（七）药品选择及使用时机

1. **抗生素**　预防性抗生素选择第二代头孢、第三代头孢或万古霉素（青霉素、头孢过敏者；有感染诱因者）。

2. **使用时机**　手术当日、术后预防性使用 5 天。

（八）手术日为住院第 3 天

1. **手术安全核对**　患者入手术间后由手术医师、麻醉医师、巡回护士和患者本人共同核对患者身份、手术部位与标识、手术方式。手术医师、麻醉医师、巡回护士三方按《手术安全核对表》逐项核对，共同签名。

2. **麻醉方式**　神经阻滞麻醉、椎管内麻醉或全身麻醉。

3. **手术方式**　单侧全髋关节置换术。

4. **手术内置物**　人工髋关节假体。

5. 输血　视术中出血情况而定。

6. 经治医师或手术医师　应即刻完成术后首次病程记录,观察术后患者病情变化。

(九)术后住院恢复5～10天

1. 必需的复查项目:血常规、红细胞沉降率、C反应蛋白、白细胞介素-6、血生化(蛋白、肝功能、肾功能、电解质)。

2. 骨盆正位(加Marker)和髋关节正、侧位(加Marker)X线片。

3. 必要时查血气分析、D-Dimer、双下肢深静脉彩超/CTPA。

4. 术后处理

(1)抗生素:预防性抗生素选择第二代头孢、第三代头孢或万古霉素(青霉素、头孢过敏者;有感染诱因者)。

(2)术后预防静脉血栓栓塞症处理:肌内注射低分子肝素或口服利伐沙班。

(3)术后康复:术后1天拔除引流管,术后第2天拍骨盆正位和髋关节正、侧位X线片,拍片后开始主动和被动肌肉功能及活动度锻炼,并开始扶双拐部分负重下床行走。

(4)术后镇痛:口服非甾体抗炎镇痛药、阿片类镇痛药,镇痛泵。

5. 术者在术后24小时内完成手术记录,特殊情况可由第一助手完成,术者签名确认并归入病历。

6. 上级医师在术后3天内至少查房1次,根据术中和术后情况修订术后治疗计划。

7. 麻醉医师术后3天内访视患者,如有特殊情况应详细记录,及时与手术医师或重症监护室医师沟通并迅速处理。

8. 术后护理

(1)按照护理等级进行日常护理,监测患者生命体征,观察引流管引流情况、切口敷料有无渗出。

(2)观察患肢疼痛情况,患肢感觉运动状况。

(3)指导患者术后体位摆放及功能锻炼:患肢要保持外展位,指导床上翻身(告知患者翻身时双腿之间夹枕头,指导并帮助患者手扶拉环向健侧翻身)、开始主动和被动肌肉功能及活动度锻炼。

(4)指导患者正确使用抗血栓压力带,掌握床上排便排尿(使用便器)方法,进行自主排尿训练,使用双拐下床训练,防跌倒、防压疮护理等。

(十)出院标准

1. 体温正常,常规检验指标无明显异常,红细胞沉降率、CRP指标下降。

2. 切口愈合良好:引流管拔除,切口无感染征象(可以在门诊处理的切口)、无皮瓣坏死。

3. 髋关节功能改善。

4. 不需要住院处理的并发症和(或)合并症。

(十一)变异及原因分析

1. 内科合并症　患者常合并内科基础疾病,围术期需要详细检查内科情况并请相关科室会诊,术前准备时间需要延长;同时使用相关药物,将增加住院费用。

2. 围术期并发症　患者骨质条件、畸形类型、关节炎病变的严重程度有差异,有可能出现手术相关并发症,如骨折、韧带损伤、神经血管损伤、深静脉血栓形成、感染等。术后需要延长下地和康复时间,可能造成住院天数延长和费用增加。

3. 人工髋关节假体的选择　目前可供选择的人工髋关节假体较多,适用于不同类型的关节病损,可导致住院费用存在差异。

二、股骨头缺血性坏死行单侧全髋关节置换术临床路径表单

适用对象	第一诊断为股骨头缺血性坏死(ICD-10:M87.851) 行单侧全髋关节置换术(ICD-9-CM-3:81.5104)的患者		
患者基本信息	姓名:_____　性别:____　年龄:____ 门诊号:_____　住院号:_____　过敏史:_____ 住院日期:___年__月__日　出院日期:___年__月__日		住院天数:8 天
	时间	住院第 1 天	住院第 2 天(术前日)	住院第 3 天(手术日)
主要诊疗工作	制度落实	□ 住院 2 小时内经治或值班医师完成接诊 □ 住院后 24 小时内主管医师完成检诊 □ 专科医师会诊(必要时)	□ 经治医师查房(早、晚) □ 主诊医师查房 □ 完成术前准备 □ 组织术前讨论 □ 手术部位标识	□ 手术安全核查
	病情评估	□ 经治医师询问病史及体格检查 □ 心理评估 □ 营养评估 □ 疼痛评估 □ 康复评估 □ 深静脉血栓栓塞症风险评估 □ 完成髋关节功能评分		
	病历书写	□ 住院 8 小时内完成首次病程记录 □ 住院 24 小时内完成住院记录	□ 完成主管医师查房记录 □ 完成主诊医师查房记录 □ 完成术前讨论、术前小结	□ 术者或一助术后 24 小时内完成手术记录(术者签名) □ 术后即刻完成术后首次病程记录
	知情同意	□ 病情告知 □ 患者及其家属签署授权委托书 □ 患者及其家属在住院记录单签名	□ 术者术前谈话,告知患者及其家属病情和围术期注意事项,签署手术知情同意书、授权委托书、自费用品协议书(必要时)、军人目录外耗材审批单(必要时)、输血同意书等	□ 告知患者及其家属手术过程概况及术后注意事项

(续　表)

				□ 预约手术	□ 实施手术（手术安全核查记录、手术清点记录）
主要诊疗工作	手术治疗				
	其他		□ 及时通知上级医师检诊 □ 经治医师检查整理病历资料	□ 检查住院押金使用情况	□ 术后病情交接 □ 观察手术切口及周围情况
重点医嘱	长期医嘱	护理医嘱	□ 按骨科护理常规 □ 二级或三级护理		□ 按骨科术后护理常规 □ 一级护理
		处置医嘱			□ 持续心电、血压、呼吸、血氧饱和度监测 □ 留置导尿并记录量 □ 留置切口引流并记录量 □ 持续低流量吸氧
		膳食医嘱	□ 普食 □ 糖尿病饮食 □ 低盐、低脂饮食 □ 低盐、低脂糖尿病饮食	□ 禁食、禁水（22:00时后）	
		药物医嘱	□ 自带药（必要时）		□ 镇痛 □ 消肿 □ 镇吐、保胃 □ 抗生素 □ 抗凝
	临时医嘱	检查检验	□ 血常规（含 CRP＋IL-6） □ 尿常规 □ 粪常规 □ 凝血四项 □ 血清术前八项 □ 红细胞沉降率 □ 血型 □ 胸部正位 X 线片 □ 心电图检查（多导） □ 骨盆正位和髋关节正、侧位 X 线片（加 Marker） □ 肺功能（必要时） □ 超声心动图（必要时）		
		药物医嘱		□ 抗生素（视病情）	

（续 表）

重点医嘱	临时医嘱	手术医嘱		□ 常规准备明日在神经阻滞麻醉/椎管内麻醉/全身麻醉下行人工全髋关节置换术	
		处置医嘱	□ 静脉抽血	□ 备血 □ 备皮(>30cm²)	□ 输血(视病情) □ 补液(视病情) □ 拔除导尿管(必要时)
主要护理工作	健康宣教		□ 住院宣教(住院环境、规章制度) □ 进行护理安全指导 □ 进行等级护理、活动范围指导 □ 进行饮食指导 □ 进行关于疾病知识的宣教 □ 检查、检验项目的目的和意义	□ 术前宣教	□ 术后宣教 □ 术后心理疏导 □ 指导术后康复训练 □ 指导术后注意事项
	护理处置		□ 患者身份核对 □ 佩戴腕带 □ 建立住院病历,通知医师 □ 住院介绍:介绍责任护士,病区环境、设施、规章制度、基础护理服务项目 □ 询问病史,填写护理记录单首页 □ 观察病情 □ 监测基本生命体征 □ 抽血、留取标本 □ 心理与生活护理 □ 根据评估结果采取相应护理措施 □ 通知检查项目及检查注意事项	□ 术前患者准备(术前沐浴、更衣、备皮) □ 检查术前物品准备 □ 指导患者准备术后所需用品、贵重物品交由其家属保管 □ 指导患者进行肠道准备并检查准备效果 □ 告知入手术室前取下活动义齿 □ 监测基本生命体征 □ 备血、皮试	□ 晨起监测生命体征并记录 □ 确认无上呼吸道感染症状,确认无月经来潮 □ 与手术室护士交接病历、影像资料、术中带药等 □ 术前补液(必要时) □ 嘱患者入手术室前膀胱排空 □ 与手术室护士交接 □ 术后监测生命体征 □ 术后心电监护 □ 各类管道护理 □ 术后心理护理与生活护理
	风险评估		□ 一般评估:生命体征、神志、皮肤、药物过敏史等 □ 专科评估:生活自理能力,患肢屈曲、伸直功能,足背动脉搏动、皮肤温度、指(趾)端末梢感觉情况 □ 风险评估:评估有无跌倒、坠床、压疮风险 □ 心理评估 □ 营养评估 □ 疼痛评估 □ 康复评估	□ 评估患者心理状态	□ 评估意识情况 □ 评估切口疼痛情况 □ 评估术侧足背脉搏动、肢体皮肤颜色、温度变化、肢体感觉运动情况,并采取相应护理措施 □ 风险评估:评估有无跌倒、坠床、压疮、导管滑脱、液体外渗的风险

（续　表）

主要护理工作	专科护理	□ 观察患肢情况 □ 指导功能锻炼 □ 指导双拐的使用方法 □ 指导患者戒烟等	□ 指导患者掌握床上翻身方法 □ 指导患者掌握床上排尿、排便（使用便器）方法	□ 与手术室护士共同评估皮肤、切口敷料、输液及引流情况 □ 指导患者进行股四头肌静止收缩及踝关节运动 □ 指导患者掌握床上排尿、排便（使用便器）方法
	饮食指导	□ 根据医嘱通知配餐员准备膳食 □ 协助进餐	□ 通知患者22:00时后禁食、禁水	□ 禁食、禁水，口干时协助湿润口唇 □ 排气后指导患者间断、少量饮用温开水
	活动体位	□ 根据护理等级指导活动		□ 根据手术及麻醉方式安置合适体位，术肢保持外展位 □ 指导患者掌握床上翻身方法
	洗浴要求	□ 协助患者洗澡、更换病号服	□ 协助患者晨、晚间护理	
病情变异记录		□ 无　　□ 有，原因： □ 患者　□ 疾病　□ 医疗 □ 护理　□ 保障　□ 管理	□ 无　　□ 有，原因： □ 患者　□ 疾病　□ 医疗 □ 护理　□ 保障　□ 管理	□ 无　　□ 有，原因： □ 患者　□ 疾病　□ 医疗 □ 护理　□ 保障　□ 管理
护士签名		白班　小夜班　大夜班	白班　小夜班　大夜班	白班　小夜班　大夜班
医师签名				

	时间	住院第4天（术后第1天）	住院第5天（术后第2天）	住院第6天（术后第3天）
主要诊疗工作	制度落实	□ 手术医师查房 □ 专科医师会诊（必要时）		□ 主诊医师查房
	病情评估			
	病历书写	□ 术后首日病程记录	□ 术后次日病程记录	□ 术后3天病程记录
	知情同意			
	手术治疗			
	其他	□ 根据引流量拔除引流管 □ 观察切口情况，是否存在渗出、红肿等情况 □ 观察体温、血压等 □ 复查血常规、CRP、IL-6、红细胞沉降率、生化	□ 观察切口情况，是否存在渗出、红肿等情况 □ 复查骨盆正位和髋关节正、侧位X线片 □ 根据患者情况，如贫血严重及时输血，低蛋白、低钾血症及时补充蛋白、血钾 □ 开始主、被动功能康复练习	□ 观察切口情况，是否存在渗出、红肿等情况 □ 复查血常规、CRP、IL-6、红细胞沉降率、生化（如贫血严重及时输血，低蛋白、低钾血症及时补充蛋白、血钾） □ 指导患者下床，进行主、被动功能康复练习和步行练习

（续　表）

重点医嘱	长期医嘱	护理医嘱	□ 骨科术后护理常规 □ 一级或二级护理	□ 骨科术后护理常规 □ 二级护理	
		处置医嘱	□ 垫高患肢 □ 使用抗血栓弹力带 □ 观察患肢感觉及血液循环 □ 更换切口引流袋并记录量		
		膳食医嘱	□ 饮食医嘱（普食/半流食/流食/糖尿病饮食/低盐、低脂饮食）		
		药物医嘱	□ 抗生素 □ 术后抗凝 □ 镇痛 □ 保胃	□ 抗生素 □ 术后抗凝	□ 抗生素 □ 术后抗凝
	临时医嘱	检查检验	□ 复查血常规、CRP、IL-6、红细胞沉降率、生化	□ 复查骨盆正位和髋关节正、侧位 X 线片	□ 复查血常规、CRP、IL-6、红细胞沉降率、生化
		药物医嘱	□ 镇吐 □ 补钾（必要时） □ 补白蛋白（必要时） □ 输血（必要时）	□ 镇痛（必要时） □ 补钾（必要时） □ 补白蛋白（必要时） □ 输血（必要时）	□ 镇痛（必要时） □ 补钾（必要时） □ 补白蛋白（必要时） □ 输血（必要时）
		手术医嘱			
		处置医嘱	□ 大换药（必要时） □ 拔除切口引流（必要时） □ 拔除导尿管（必要时）	□ 大换药（必要时） □ 功能锻炼	□ 大换药（必要时） □ 功能锻炼
主要护理工作		健康宣教	□ 告知护理风险 □ 进行压疮预防知识宣教	□ 压疮预防知识宣教 □ 跌倒预防知识宣教	
		护理处置	□ 按一级护理要求完成基础护理项目 □ 监测生命体征 □ 留取标本 □ 观察切口疼痛情况、检测镇痛泵运转情况 □ 观察静脉输液情况 □ 观察留置尿管引流情况 □ 妥善固定各类管道 □ 观察切口引流情况，并记录引流量及性状 □ 观察切口敷料，有渗出时报告医师处理 □ 术后心理护理与生活护理	□ 按护理等级完成基础护理项目 □ 监测生命体征 □ 观察切口疼痛情况、检测镇痛泵运转情况 □ 观察静脉输液情况 □ 妥善固定各类管道 □ 观察切口敷料，有渗出时报告医师处理并观察患者情况 □ 提供基础护理服务 □ 术后心理护理与生活护理	□ 按护理等级完成基础护理项目 □ 根据排便情况采取通便措施 □ 留取标本 □ 观察切口敷料，有渗出时报告医师处理 □ 观察静脉输液情况，停用镇痛泵 □ 术后心理护理与生活护理

（续　表）

主要护理工作	护理评估	□ 评估患肢感觉、运动情况,有异常时立即报告医师处理 □ 评估压疮风险	□ 评估患肢感觉、运动情况,有异常时立即报告医师处理 □ 评估跌倒风险 □ 评估压疮风险	□ 评估患肢感觉、运动情况,有异常时立即报告医师处理 □ 评估跌倒风险 □ 评估压疮风险
	专科护理	□ 指导患者术后体位摆放及功能锻炼 □ 指导患者正确使用抗血栓压力带 □ 指导患者进行自主排尿训练 □ 指导患者进行股四头肌静止收缩及踝关节运动 □ 指导患者进行床上翻身 □ 指导患者卧床期间患肢保持外展位 □ 进行防压疮护理	□ 指导患者术后体位摆放及功能锻炼 □ 指导患者正确使用抗血栓压力带 □ 指导患者进行自主排尿训练 □ 指导患者进行股四头肌静止收缩及踝关节运动 □ 指导患者进行床上翻身 □ 指导患者卧床期间患肢保持外展位 □ 防压疮护理 □ 指导患者正确使用双拐	□ 指导患者正确使用抗血栓压力带 □ 指导患者进行股四头肌静止收缩及踝关节运动 □ 指导患者进行髋关节屈、伸运动 □ 指导患者利用双拐部分负重下床活动 □ 防压疮护理 □ 防跌倒护理 □ 指导患者正确使用双拐
	饮食指导	□ 根据医嘱通知配餐员准备膳食 □ 协助进餐	□ 协助进餐	□ 协助进餐
	活动体位			
病情变异记录		□ 无　　□ 有,原因: □ 患者　□ 疾病　□ 医疗 □ 护理　□ 保障　□ 管理	□ 无　　□ 有,原因: □ 患者　□ 疾病　□ 医疗 □ 护理　□ 保障　□ 管理	□ 无　　□ 有,原因: □ 患者　□ 疾病　□ 医疗 □ 护理　□ 保障　□ 管理
护士签名		白班　小夜班　大夜班	白班　小夜班　大夜班	白班　小夜班　大夜班
医师签名				

	时间	住院第7天(术后第4天)	住院第8天(出院日)
主要诊疗工作	制度落实	□ 上级医师查房(主管医师每天查房) □ 专科医师会诊(必要时)	□ 上级医师查房(主管、主诊医师查房)进行手术及切口评估,确定有无手术并发症和切口愈合不良情况,明确是否出院
	病情评估		
	病历书写	□ 出院前1天有上级医师指示出院的病程记录	□ 出院当天病程记录(由上级医师指示出院) □ 出院后24小时内完成出院记录 □ 出院后24小时内完成病案首页 □ 开具出院介绍信 □ 开具诊断证明书

(续 表)

主要诊疗工作	知情同意			□ 向患者交代出院后的注意事项(复诊的时间、地点,发生紧急情况时处理方法等)
	手术治疗			
	其他		□ 观察切口情况,是否存在渗出、红肿等情况 □ 根据患者情况,如贫血严重及时输血,低蛋白、低钾血症及时补充蛋白、血钾 □ 继续主、被动功能康复练习和步行练习	□ 复查血常规、CRP、IL-6、红细胞沉降率、生化 □ 出院带药 □ 嘱患者拆线换药(根据出院时间决定) □ 门诊复查 □ 如有不适,随时复诊
重点医嘱	长期医嘱	护理医嘱		
		处置医嘱		
		膳食医嘱		
		药物医嘱	□ 抗生素 □ 术后抗凝	
	临时医嘱	检查检验		□ 复查血常规、CRP、IL-6、红细胞沉降率、生化
		药物医嘱	□ 镇痛(必要时) □ 补钾(必要时) □ 补白蛋白(必要时) □ 输血(必要时)	
		手术医嘱		
		处置医嘱	□ 大换药(必要时) □ 功能锻炼	□ 大换药 □ 出院
主要护理工作	健康宣教			□ 告知患者必须在他人的协助下方可下床活动 □ 向患者讲解适当控制体重的意义 □ 向患者讲解人工全髋关节置换术后的注意事项
	护理处置		□ 按护理等级完成基础护理项目 □ 根据排便情况采取通便措施 □ 观察切口敷料,有渗出时报告医师处理 □ 术后心理与生活护理	□ 按护理等级完成基础护理项目 □ 观察切口敷料,有渗出时报告医师处理 □ 观察患者情况 □ 协助患者办理出院手续 □ 指导并监督患者活动 □ 整理床单位
	风险评估		□ 评估患肢感觉、运动情况,有异常时立即报告医师处理 □ 评估跌倒风险 □ 评估压疮风险	□ 评估患肢感觉、运动情况,有异常时立即报告医师处理 □ 评估跌倒风险 □ 评估压疮风险

（续　表）

主要护理工作	专科护理	☐ 指导患者正确使用抗血栓压力带 ☐ 指导患者进行股四头肌静止收缩及踝关节运动 ☐ 指导患者进行髋关节屈、伸运动 ☐ 指导患者利用双拐下床活动 ☐ 防压疮护理 ☐ 防跌倒护理 ☐ 指导患者正确使用双拐	☐ 指导患者进行髋关节屈、伸运动 ☐ 指导患者利用双拐下床活动 ☐ 告知患者出院后注意事项并附书面出院指导
	饮食指导		
	活动体位		
病情变异记录		☐ 无　　☐ 有,原因: ☐ 患者　☐ 疾病　☐ 医疗 ☐ 护理　☐ 保障　☐ 管理	☐ 无　　☐ 有,原因: ☐ 患者　☐ 疾病　☐ 医疗 ☐ 护理　☐ 保障　☐ 管理

护士签名	白班	小夜班	大夜班	白班	小夜班	大夜班

医师签名						

第三节　类风湿性髋关节炎行双侧全髋关节置换术临床路径

一、类风湿性关节炎同期行双侧全髋关节置换术临床路径标准住院流程

（一）适用对象

第一诊断为类风湿性髋关节炎（ICD-10:M06.951）行双侧全髋关节置换术（ICD-9-CM-3: 81.5104）的患者。

（二）诊断依据

根据《临床诊疗指南·骨科分册》（中华医学会编著,人民卫生出版社）,《实用骨科学》（人民军医出版社,第 4 版,2012 年）,《外科学》（临床医学专用）（人民卫生出版社,第 8 版,2013 年）。

1. **病史**　有类风湿性关节炎病史,双侧髋关节间断疼痛多年,近期加重伴活动受限。

2. **体格检查**　有明确体征,髋关节活动度范围减小,甚至强直。主被动各向活动均引发疼痛。

3. **辅助检查**　关节负重位 X 线片可见关节间隙明显均匀变窄,甚至融合。关节周围骨质疏松。

（三）治疗方案的选择及依据

根据《临床诊疗指南·骨科分册》（中华医学会编著，人民卫生出版社），《实用骨科学》（人民军医出版社，第 4 版，2012 年），《坎贝尔骨科手术学》（人民军医出版社，第 12 版，2013 年）。

1. 类风湿性关节炎诊断明确，双侧髋关节受累，关节疼痛并影响生活质量。

2. 无全身或局部的近期感染。

3. 无严重的合并症。

4. 术前生活质量及活动水平评估。

（四）标准住院天数

8 天。

（五）进入路径标准

1. 第一诊断必须符合类风湿性髋关节炎（ICD-10：M06.951）。

2. 年龄：18—70 岁。

3. 当患有其他疾病时，但在住院期间不需要特殊处理也不影响第一诊断的临床路径流程实施时，可以进入路径。

（六）术前准备 2 天

1. 术前评估　完成术前病情评估，完成必要的检查，做出术前小结、术前讨论。

（1）必需的检查项目：①血常规、尿常规、粪常规。②生化全套。③红细胞沉降率、C 反应蛋白、白细胞介素-6。④凝血功能。⑤感染性疾病筛查（乙肝、丙肝、艾滋病、梅毒等）。⑥血型。⑦胸部正位 X 线片、心电图。⑧骨盆正位和双髋关节正、侧位 X 线片。

（2）根据患者病情可选择：①超声心动图、血气分析和肺功能。②术前配血。③有相关疾病者及时请相关科室医师会诊。

（3）营养评估：根据《解放军总医院新住院患者营养风险筛查表（NRS-2002）》为新住院患者进行营养评估，评分≥3 分患者给予处置，必要时申请营养科医师会诊。

（4）心理评估：根据新住院患者情况申请心理科医师会诊。

（5）疼痛评估：根据《VAS 评分》实施疼痛评估，评分＞7 分患者给予处置，必要时请疼痛科医师会诊。

（6）康复评估：根据《住院患者康复筛查和评估表》在新住院患者住院后 24 小时内进行康复筛查和评估。任何一项结果为"是"，则申请康复科医师会诊。

（7）深静脉血栓栓塞症风险评估：根据专科《深静脉血栓栓塞症评估量表》在新住院患者住院后 24 小时内进行风险筛查和评估，风险结果为"高危"的，则申请血管外科或介入导管室医师会诊。

（8）髋关节功能评分：根据《Harris 髋关节评分表》在新住院患者住院后 24 小时内进行髋关节功能评分。

2. 术前准备

（1）术前谈话：术者应在术前 1 天与患者及其家属谈话，告知手术方案、相关风险、用血计划、术后转归、植入材料、手术费用和患者及其家属权益，并履行书面知情同意手续。告知高值耗材的使用及费用。

（2）术前用药：抗血小板药物负荷应用。

（3）通知手术室：准备手术间、手术药品、手术物品及特殊耗材。

（4）护士做心理护理，交代注意事项：防压疮、防跌倒、指导患者戒烟等，并进行术后康复宣教。

（5）手术部位标识：术者、第一助手或经治医师在术前1天应对手术部位做体表标识，急诊手术由接诊医师或会诊外科医师标记，标记过程应有责任护士、患者及其家属共同参与，并记入手术安排表。

（6）术前1天麻醉医师访视：制订麻醉计划、完成评估、确定麻醉方式，并记入《麻醉术前访视记录》，告知患者及其家属麻醉适应证、麻醉目的、风险、可能出现的情况及其处理原则、替代方案等，签署《麻醉知情同意书》并归入病历。

（七）药品选择及使用时机

1. 抗生素　预防性抗生素选择第二代头孢、第三代头孢或万古霉素（青霉素、头孢过敏者；有感染诱因者）。

2. 使用时机　手术当日、术后预防性使用5天。

（八）手术日为住院第3天

1. 手术安全核对　患者入手术间后由手术医师、麻醉医师、巡回护士和患者本人共同核对患者身份、手术部位与标识、手术方式。手术医师、麻醉医师、巡回护士三方按《手术安全核对表》逐项核对，共同签名。

2. 麻醉方式　神经阻滞麻醉、椎管内麻醉或全身麻醉。

3. 手术方式　双侧全髋关节置换术。

4. 手术内置物　人工髋关节假体。

5. 输血　视术中出血情况而定。

6. 经治医师或手术医师　应即刻完成术后首次病程记录，观察术后患者病情变化。

（九）术后住院恢复5～10天

1. 必需的复查项目：血常规、红细胞沉降率、C反应蛋白、白细胞介素-6、血生化（蛋白、肝功能、肾功能、电解质）。

2. 骨盆正位（加 Marker）和髋关节正、侧位（加 Marker）X线片。

3. 必要时查血气分析、D-Dimer、双下肢深静脉彩超/CTPA。

4. 术后处理

（1）抗生素：预防性抗生素选择第二代头孢、第三代头孢或万古霉素（青霉素、头孢过敏者；有感染诱因者）。

（2）术后预防静脉血栓栓塞症处理：肌内注射低分子肝素或口服利伐沙班。

（3）术后康复：术后1天拔除引流管，术后第2天行骨盆正位和髋关节正、侧位X线检查，然后开始主动和被动肌肉功能及活动度锻炼，并扶双拐部分负重下床行走。

（4）术后镇痛：口服非甾体抗炎镇痛药、阿片类镇痛药，镇痛泵。

5. 术者在术后24小时内完成手术记录，特殊情况可由第一助手完成，术者签名确认并归入病历。

6. 上级医师在术后3天内至少查房1次，根据术中和术后情况修订术后治疗计划。

7. 麻醉医师术后3天内访视患者，如有特殊情况应详细记录，及时与手术医师或重症监护室医师沟通并迅速处理。

8. 术后护理

（1）按照护理等级进行日常护理,监测患者生命体征,观察引流管引流情况、切口敷料有无渗出。

（2）观察患肢疼痛情况,患肢感觉运动状况。

（3）指导患者术后体位摆放及功能锻炼:患肢要保持外展位、指导床上翻身(告知患者翻身时双腿之间夹枕头,指导并帮助患者手扶拉环向健侧翻身)、开始主动和被动肌肉功能及活动度锻炼。

（4）指导患者正确使用抗血栓压力带、掌握床上排便排尿(使用便器)方法、进行自主排尿训练、使用双拐下床训练,防跌倒、防压疮护理等。

（十）出院标准

1. 体温正常,常规化验指标无明显异常,红细胞沉降率、CRP 指标下降。

2. 切口愈合良好:引流管拔除,切口无感染征象(可在门诊处理的切口)、无皮瓣坏死。

3. 髋关节功能改善。

4. 不需要住院处理的并发症和(或)合并症。

（十一）变异及原因分析

1. **内科合并症** 患者常合并内科基础疾病,围术期需要详细检查内科情况并请相关科室会诊,术前准备时间需要延长;同时使用相关药物,将增加住院费用。

2. **围术期并发症** 患者骨质条件、畸形类型、关节炎病变的严重程度有差异,有可能出现手术相关并发症,如骨折、韧带损伤、神经血管损伤、深静脉血栓形成、感染等。术后需要延长下地和康复时间,可能造成住院天数延长和费用增加。

3. **人工髋关节假体的选择** 目前可供选择的人工髋关节假体较多,适用于不同类型的关节病损,可导致住院费用存在差异。

二、类风湿性关节炎同期行双髋关节置换术临床路径表单

适用对象	第一诊断为类风湿性髋关节炎(ICD-10:M06.951)行双侧全髋关节置换术(ICD-9-CM-3:81.5104)的患者		
患者基本信息	姓名:_____ 性别:____ 年龄:____ 门诊号:_____ 住院号:_____ 过敏史:_____ 住院日期:____年__月__日 出院日期:____年__月__日		住院天数:8 天
	时间	住院第 1 天	住院第 2 天（术前日）	住院第 3 天（手术日）
主要诊疗工作	制度落实	□ 住院 2 小时内经治或值班医师完成接诊 □ 住院后 24 小时内主管医师完成检诊 □ 专科医师会诊(必要时)	□ 经治医师查房(早、晚) □ 主诊医师查房 □ 完成术前准备 □ 组织术前讨论 □ 手术部位标识	□ 手术安全核查

(续　表)

主要诊疗工作	病情评估	□ 经治医师询问病史及体格检查 □ 心理评估 □ 营养评估 □ 疼痛评估 □ 康复评估 □ 深静脉血栓栓塞症风险评估 □ 完成髋关节功能评分		
	病历书写	□ 住院 8 小时内完成首次病程记录 □ 住院 24 小时内完成住院记录	□ 完成主管医师查房记录 □ 完成主诊医师查房记录 □ 完成术前讨论、术前小结	□ 术者或一助术后 24 小时内完成手术记录（术者签名） □ 术后即刻完成术后首次病程记录
	知情同意	□ 病情告知 □ 患者及其家属签署授权委托书 □ 患者或家属在住院记录单上签名	□ 与术者术前谈话，告知患者及其家属病情和围术期注意事项，签署手术知情同意书、授权委托书、自费用品协议书（必要时）、军人目录外耗材审批单（必要时）、输血同意书等	□ 告知患者及其家属手术过程概况及术后注意事项
	手术治疗		□ 预约手术	□ 实施手术（手术安全核查记录、手术清点记录）
	其他	□ 及时通知上级医师检诊 □ 经治医师检查整理病历资料	□ 检查住院押金使用情况	□ 术后病情交接 □ 观察手术切口及周围情况
重点医嘱	长期医嘱	护理医嘱	□ 按骨科护理常规 □ 二级或三级护理		□ 按骨科术后护理常规 □ 一级护理
		处置医嘱			□ 持续心电、血压、呼吸、血氧饱和度监测 □ 留置导尿并计量 □ 留置切口引流并计量 □ 持续低流量吸氧
		膳食医嘱	□ 普食 □ 糖尿病饮食 □ 低盐、低脂饮食 □ 低盐、低脂糖尿病饮食	□ 禁食、禁水（22：00 时后）	
		药物医嘱	□ 自带药（必要时）		□ 镇痛 □ 消肿 □ 镇吐、保胃 □ 抗生素 □ 抗凝

重点医嘱	临时医嘱	检查检验	□ 血常规(含 CRP＋IL-6) □ 尿常规 □ 粪常规 □ 凝血四项 □ 血清术前八项 □ 红细胞沉降率 □ 血型 □ 胸部正位 X 线片 □ 心电图检查(多导) □ 骨盆正位和髋关节正、侧位 　　X 线片(加 Marker) □ 肺功能(必要时) □ 超声心动图(必要时)		
		药物医嘱		□ 抗生素(视病情)	
		手术医嘱		□ 常规准备明日在神经阻滞麻醉/椎管内麻醉/全身麻醉下行人工全髋关节置换术	
		处置医嘱	□ 静脉抽血	□ 备血 □ 备皮(＞30cm²)	□ 输血(视病情) □ 补液(视病情) □ 拔除导尿管(必要时)
主要护理工作		健康宣教	□ 住院宣教(住院环境、规章制度) □ 进行护理安全指导 □ 进行等级护理、活动范围指导 □ 进行饮食指导 □ 进行关于疾病知识的宣教 □ 检查、检验项目的目的和意义	□ 术前宣教	□ 术后宣教 □ 术后心理疏导 □ 指导术后康复训练 □ 指导术后注意事项
		护理处置	□ 患者身份核对 □ 佩戴腕带 □ 建立住院病历,通知医师 □ 住院介绍:介绍责任护士,病区环境、设施、规章制度、基础护理服务项目 □ 询问病史,填写护理记录单首页 □ 观察病情 □ 监测基本生命体征 □ 抽血、留取标本 □ 心理与生活护理 □ 根据评估结果采取相应护理措施 □ 通知检查项目及检查注意事项	□ 术前患者准备(术前沐浴、更衣、备皮) □ 检查术前物品准备 □ 指导患者准备术后所需用品、贵重物品交由其家属保管 □ 指导患者进行肠道准备并检查准备效果 □ 告知入手术室前取下活动义齿 □ 监测基本生命体征 □ 备血、皮试	□ 晨起监测生命体征并记录 □ 确认无上呼吸道感染症状,确认无月经来潮 □ 与手术室护士交接病历、影像资料、术中带药等 □ 术前补液(必要时) □ 嘱患者入手术室前膀胱排空 □ 与手术室护士交接 □ 术后监测生命体征 □ 术后心电监护 □ 各类管道护理 □ 术后心理与生活护理

（续　表）

主要护理工作	风险评估	□ 一般评估:生命体征、神志、皮肤、药物过敏史等 □ 专科评估:生活自理能力,患肢屈曲、伸直功能,足背动脉搏动、肤温、指(趾)端末梢感觉情况 □ 风险评估:评估有无跌倒、坠床、压疮风险 □ 心理评估 □ 营养评估 □ 疼痛评估 □ 康复评估	□ 评估患者心理状态	□ 评估意识情况 □ 评估切口疼痛情况 □ 评估术侧足背动搏动、肢体皮肤颜色、温度变化、肢体感觉运动情况,并采取相应护理措施 □ 风险评估:评估有无跌倒、坠床、压疮、导管滑脱、液体外渗的风险
	专科护理	□ 观察患肢情况 □ 指导功能锻炼 □ 指导双拐的使用方法 □ 指导患者戒烟(必要时)	□ 指导患者掌握床上翻身方法 □ 指导患者掌握床上排尿、排便(使用便器)方法	□ 与手术室护士共同评估皮肤、切口敷料、输液及引流情况 □ 指导患者进行股四头肌静止收缩及踝关节运动 □ 指导患者掌握床上排尿、排便(使用便器)方法
	饮食指导	□ 根据医嘱通知配餐员准备膳食 □ 协助进餐	□ 通知患者 22:00 时后禁食、禁水	□ 禁食、禁水,口干时协助湿润口唇 □ 排气后指导患者间断、少量饮用温开水
	活动体位	□ 根据护理等级指导活动		□ 根据手术及麻醉方式安置合适体位,术肢保持外展位 □ 指导患者掌握床上翻身方法
	洗浴要求	□ 协助患者洗澡、更换病号服	□ 协助患者晨、晚间护理	
病情变异记录		□ 无　　□ 有,原因: □ 患者　□ 疾病　□ 医疗 □ 护理　□ 保障　□ 管理	□ 无　　□ 有,原因: □ 患者　□ 疾病　□ 医疗 □ 护理　□ 保障　□ 管理	□ 无　　□ 有,原因: □ 患者　□ 疾病　□ 医疗 □ 护理　□ 保障　□ 管理
护士签名		白班　小夜班　大夜班	白班　小夜班　大夜班	白班　小夜班　大夜班
医师签名				

	时间	住院第 4 天（术后第 1 天）	住院第 5 天（术后第 2 天）	住院第 6 天（术后第 3 天）
主要诊疗工作	制度落实	□ 手术医师查房 □ 专科医师会诊（必要时）		□ 主诊医师查房
	病情评估			
	病历书写	□ 术后首日病程记录	□ 术后次日病程记录	□ 术后 3 天病程记录
	知情同意			
	手术治疗			
	其他	□ 根据引流量拔除引流管 □ 观察切口情况，是否存在渗出、红肿等情况 □ 观察体温、血压等 □ 复查血常规、CRP、IL-6、红细胞沉降率、生化	□ 观察切口情况，是否存在渗出、红肿等情况 □ 复查骨盆正位和髋关节正、侧位 X 线片 □ 根据患者情况，如贫血严重及时输血，低蛋白、低钾血症及时补充蛋白、血钾 □ 开始主、被动功能康复练习	□ 观察切口情况，是否存在渗出、红肿等情况 □ 复查血常规、CRP、IL-6、红细胞沉降率、生化（如贫血严重及时输血，低蛋白、低钾血症及时补充蛋白、血钾） □ 指导患者下床，进行主、被动功能康复练习和步行练习
重点医嘱	长期医嘱 护理医嘱	□ 骨科术后护理常规 □ 一级或二级护理	□ 骨科术后护理常规 □ 二级护理	
	长期医嘱 处置医嘱	□ 垫高患肢 □ 使用抗血栓弹力带 □ 观察患肢感觉及血液循环 □ 更换切口引流袋并记录量		
	长期医嘱 膳食医嘱	□ 饮食医嘱（普食/半流食/流食/糖尿病饮食/低盐、低脂饮食）		
	长期医嘱 药物医嘱	□ 抗生素 □ 术后抗凝 □ 镇痛 □ 保胃	□ 抗生素 □ 术后抗凝	□ 抗生素 □ 术后抗凝
	临时医嘱 检查检验	□ 复查血常规、CRP、IL-6、红细胞沉降率、生化	□ 复查骨盆正位和髋关节正、侧位 X 线片	□ 复查血常规、CRP、IL-6、红细胞沉降率、生化
	临时医嘱 药物医嘱	□ 镇吐 □ 补钾（必要时） □ 补白蛋白（必要时） □ 输血（必要时）	□ 镇痛（必要时） □ 补钾（必要时） □ 补白蛋白（必要时） □ 输血（必要时）	□ 镇痛（必要时） □ 补钾（必要时） □ 补白蛋白（必要时） □ 输血（必要时）
	临时医嘱 手术医嘱			
	临时医嘱 处置医嘱	□ 大换药（必要时） □ 拔除切口引流（必要时） □ 拔除导尿管（必要时）	□ 大换药（必要时） □ 功能锻炼	□ 大换药（必要时） □ 功能锻炼

（续　表）

主要护理工作	健康宣教	□ 告知护理风险 □ 进行压疮预防知识宣教	□ 压疮预防知识宣教 □ 跌倒预防知识宣教	
	护理处置	□ 按一级护理要求完成基础护理项目 □ 监测生命体征 □ 留取标本 □ 观察切口疼痛情况、检测镇痛泵运转情况 □ 观察静脉输液情况 □ 观察留置尿管引流情况 □ 妥善固定各类管道 □ 观察切口引流情况，并记录引流量及性状 □ 观察切口敷料，有渗出时报告医师处理 □ 术后心理与生活护理	□ 按护理等级完成基础护理项目 □ 监测生命体征 □ 观察切口疼痛情况、检测镇痛泵运转情况 □ 观察静脉输液情况 □ 妥善固定各类管道 □ 观察切口敷料，有渗出时报告医师处理并观察患者情况 □ 提供基础护理服务 □ 术后心理与生活护理	□ 按护理等级完成基础护理项目 □ 根据排便情况采取通便措施 □ 留取标本 □ 观察切口敷料，有渗出时报告医师处理 □ 观察静脉输液情况，停用镇痛泵 □ 术后心理与生活护理
	护理评估	□ 评估患肢感觉、运动情况，异常时立即报告医师处理 □ 评估压疮风险	□ 评估患肢感觉、运动情况，异常时立即报告医师处理 □ 评估跌倒风险 □ 评估压疮风险	□ 评估患肢感觉、运动情况，异常时立即报告医师处理 □ 评估跌倒风险 □ 评估压疮风险
	专科护理	□ 指导患者术后体位摆放及功能锻炼 □ 指导患者正确使用抗血栓压力带 □ 指导患者进行自主排尿训练 □ 指导患者进行股四头肌静止收缩及踝关节运动 □ 指导患者进行床上翻身 □ 指导患者卧床期间患肢保持外展位 □ 进行防压疮护理	□ 指导患者术后体位摆放及功能锻炼 □ 指导患者正确使用抗血栓压力带 □ 指导患者进行自主排尿训练 □ 指导患者进行股四头肌静止收缩及踝关节运动 □ 指导患者进行床上翻身 □ 指导患者卧床期间患肢保持外展位 □ 防压疮护理 □ 指导患者正确使用双拐	□ 指导患者正确使用抗血栓压力带 □ 指导患者进行股四头肌静止收缩及踝关节运动 □ 指导患者进行髋关节屈、伸运动 □ 指导患者利用双拐部分负重下床活动 □ 防压疮护理 □ 防跌倒护理 □ 指导患者正确使用双拐
	饮食指导	□ 根据医嘱通知配餐员准备膳食 □ 协助进餐	□ 协助进餐	□ 协助进餐
	活动体位			
病情变异记录		□ 无　　□ 有，原因： □ 患者　□ 疾病　□ 医疗 □ 护理　□ 保障　□ 管理	□ 无　　□ 有，原因： □ 患者　□ 疾病　□ 医疗 □ 护理　□ 保障　□ 管理	□ 无　　□ 有，原因： □ 患者　□ 疾病　□ 医疗 □ 护理　□ 保障　□ 管理
护士签名		白班　小夜班　大夜班	白班　小夜班　大夜班	白班　小夜班　大夜班
医师签名				

时间			住院第 7 天（术后第 4 天）	住院第 8 天（出院日）
主要诊疗工作	制度落实		□ 上级医师查房（主管医师每天查房） □ 专科医师会诊（必要时）	□ 上级医师查房（主管、主诊医师查房）进行手术及切口评估，确定有无手术并发症和切口愈合不良情况，明确是否出院
	病情评估			
	病历书写		□ 出院前 1 天有上级医师指示出院的病程记录	□ 出院当天病程记录（由上级医师指示出院） □ 出院后 24 小时内完成出院记录 □ 出院后 24 小时内完成病案首页 □ 开具出院介绍信 □ 开具诊断证明书
	知情同意			□ 向患者交代出院后的注意事项（复诊的时间、地点，发生紧急情况时处理方法等）
	手术治疗			
	其他		□ 观察切口情况，是否存在渗出、红肿等情况 □ 根据患者情况，如贫血严重及时输血，低蛋白、低钾血症及时补充蛋白、血钾 □ 继续主、被动功能康复练习和步行练习	□ 复查血常规、CRP、IL-6、红细胞沉降率、生化 □ 出院带药 □ 嘱患者拆线换药（根据出院时间决定） □ 门诊复查 □ 如有不适，随时复诊
重点医嘱	长期医嘱	护理医嘱		
		处置医嘱		
		膳食医嘱		
		药物医嘱	□ 抗生素 □ 术后抗凝	
	临时医嘱	检查检验		□ 复查血常规、CRP、IL-6、红细胞沉降率、生化
		药物医嘱	□ 镇痛（必要时） □ 补钾（必要时） □ 补白蛋白（必要时） □ 输血（必要时）	
		手术医嘱		
		处置医嘱	□ 大换药（必要时） □ 功能锻炼	□ 大换药 □ 出院

（续　表）

主要护理工作	健康宣教		□ 告知患者必须在他人的协助下方可下床活动 □ 向患者讲解适当控制体重的意义 □ 向患者讲解人工全髋关节置换术后的注意事项
	护理处置	□ 按护理等级完成基础护理项目 □ 根据排便情况采取通便措施 □ 观察切口敷料，有渗出时报告医师处理 □ 术后心理与生活护理	□ 按护理等级完成基础护理项目 □ 观察切口敷料，有渗出时报告医师处理 □ 观察患者情况 □ 协助患者办理出院手续 □ 指导并监督患者活动 □ 整理床单位
	风险评估	□ 评估患肢感觉、运动情况，有异常时立即报告医师处理 □ 评估跌倒风险 □ 评估压疮风险	□ 评估患肢感觉、运动情况，有异常时立即报告医师处理 □ 评估跌倒风险 □ 评估压疮风险
	专科护理	□ 指导患者正确使用抗血栓压力带 □ 指导患者进行股四头肌静止收缩及踝关节运动 □ 指导患者进行髋关节屈、伸运动 □ 指导患者利用双拐下床活动 □ 防压疮护理 □ 防跌倒护理 □ 指导患者正确使用双拐	□ 指导患者进行髋关节屈、伸运动 □ 指导患者利用双拐下床活动 □ 告知患者出院后注意事项并附书面出院指导
	饮食指导		
	活动体位		
病情变异记录		□ 无　　□ 有，原因： □ 患者　□ 疾病　□ 医疗 □ 护理　□ 保障　□ 管理	□ 无　　□ 有，原因： □ 患者　□ 疾病　□ 医疗 □ 护理　□ 保障　□ 管理
护士签名		白班　　小夜班　　大夜班	白班　　小夜班　　大夜班
医师签名			

第四节 类风湿性髋关节炎行单侧全髋关节置换术临床路径

一、类风湿性髋关节炎行单侧全髋关节置换术临床路径标准住院流程

(一)适用对象

第一诊断为类风湿性髋关节炎(ICD-10:M06.951)行单侧全髋关节置换术(ICD-9-CM-3:81.5104)的患者。

(二)诊断依据

根据《临床诊疗指南·骨科分册》(中华医学会编著,人民卫生出版社),《实用骨科学》(人民军医出版社,第4版,2012年),《外科学》(临床医学专用)(人民卫生出版社,第8版,2013年)。

1. 病史 有类风湿关节炎病史,患侧髋关节间断疼痛多年,近期加重伴活动受限。

2. 体格检查 有明确体征,髋关节活动度范围减小,甚至强直。主、被动各向活动均引发疼痛。

3. 辅助检查 髋关节负重位X线片可见关节间隙明显均匀变窄,甚至融合。关节周围骨质疏松。

(三)治疗方案的选择及依据

根据《临床诊疗指南·骨科分册》(中华医学会编著,人民卫生出版社),《实用骨科学》(人民军医出版社,第4版,2012年),《坎贝尔骨科手术学》(人民军医出版社,第12版,2013年)。

1. 类风湿性关节炎诊断明确,单侧髋关节受累,关节疼痛、影响生活质量。

2. 无全身或局部的近期感染。

3. 无严重的合并症。

4. 术前生活质量及活动水平评估。

(四)标准住院天数

8天。

(五)进入路径标准

1. 第一诊断必须符合类风湿性髋关节炎(ICD-10:M06.951)。

2. 年龄:18—70岁。

3. 当患有其他疾病时,但在住院期间不需要特殊处理也不影响第一诊断的临床路径流程实施时,可以进入路径。

(六)术前准备2天

1. 术前评估 完成术前病情评估、必要的检查,做出术前小结、术前讨论。

(1)必需的检查项目:①血常规、尿常规、粪常规。②生化。③红细胞沉降率、C反应蛋白、白细胞介素-6。④凝血功能。⑤感染性疾病筛查(乙肝、丙肝、艾滋病、梅毒等)。

⑥血型。⑦胸部正位 X 线片、心电图。⑧骨盆正位 X 线片和双髋关节正、侧位 X 线片（加 Marker）。

（2）根据患者病情可选择：①超声心动图、血气分析和肺功能。②术前配血。③有相关疾病者及时请相关科室医师会诊。

（3）营养评估：根据《解放军总医院新住院患者营养风险筛查表（NRS-2002）》为新住院患者进行营养评估，评分≥3 分患者给予处置，必要时申请营养科医师会诊。

（4）心理评估：根据新住院患者情况申请心理科医师会诊。

（5）疼痛评估：根据《VAS 评分》实施疼痛评估，评分＞7 分患者给予处置，必要时请疼痛科医师会诊。

（6）康复评估：根据《住院患者康复筛查和评估表》在新住院患者住院后 24 小时内进行康复筛查和评估。任何一项结果为"是"，则申请康复科医师会诊。

（7）深静脉血栓栓塞症风险评估：根据专科《深静脉血栓栓塞症评估量表》在新住院患者住院后 24 小时内进行风险筛查和评估，风险结果为"高危"的，则申请血管外科或介入导管室医师会诊。

（8）髋关节功能评分：根据《Harris 髋关节评分表》在新住院患者住院后 24 小时内进行髋关节功能评分。

2. 术前准备

（1）术前谈话：术者应在术前 1 天与患者及其家属谈话，告知手术方案、相关风险、用血计划、术后转归、植入材料、手术费用和患者及其家属权益，并履行书面知情同意手续。告知高值耗材的使用及费用。

（2）术前用药：抗血小板药物负荷应用。

（3）通知手术室：准备手术间、手术药品、手术物品及特殊耗材。

（4）护士做心理护理、交代注意事项：防压疮、防跌倒、指导患者戒烟等，并进行术后康复宣教。

（5）手术部位标识：术者、一助或经治医师在术前 1 天应对手术部位做体表标识，急诊手术由接诊医师或会诊外科医师标记，标记过程应有责任护士、患者及其家属共同参与，并记入手术安排表。

（6）术前 1 天麻醉医师访视：制订麻醉计划、完成评估、确定麻醉方式，并记入《麻醉术前访视记录》，告知患者及其家属麻醉适应证、麻醉目的、风险、可能出现的情况及其处理原则、替代方案等，签署《麻醉知情同意书》并归入病历。

（七）药品选择及使用时机

1. **抗生素** 预防性抗生素选择第二代头孢、第三代头孢或万古霉素（青霉素、头孢过敏者；有感染诱因者）。

2. **使用时机** 手术当日、术后预防性使用 5 天。

（八）手术日为住院第 3 天

1. **手术安全核对** 患者入手术间后由手术医师、麻醉医师、巡回护士和患者本人共同核对患者身份、手术部位与标识、手术方式。手术医师、麻醉医师、巡回护士三方按《手术安全核对表》逐项核对，共同签名。

2. **麻醉方式** 神经阻滞麻醉、椎管内麻醉或全身麻醉。

3. 手术方式　单侧全髋关节置换术。

4. 手术内置物　人工髋关节假体。

5. 输血　视术中出血情况而定。

6. 经治医师或手术医师　应即刻完成术后首次病程记录,观察术后患者病情变化。

(九)术后住院恢复5天

1. 必需的复查项目:血常规、红细胞沉降率、C反应蛋白、白细胞介素-6、血生化(蛋白、肝功能、肾功能、电解质)。

2. 骨盆正位(加Marker)和髋关节正、侧位(加Marker)X线片。

3. 必要时查血气分析、D-Dimer、双下肢深静脉彩超/CTPA。

4. 术后处理

(1)抗生素:预防性抗生素选择第二代头孢、第三代头孢或万古霉素(青霉素、头孢过敏者;有感染诱因者)。

(2)术后预防静脉血栓栓塞症处理:肌内注射低分子肝素或口服利伐沙班。

(3)术后康复:术后1天拔除引流管,术后第2天行骨盆正位和髋关节正、侧位X线检查,然后开始主动和被动肌肉功能及活动度锻炼,并扶双拐部分负重下床行走。

(4)术后镇痛:口服非甾体抗炎镇痛药、阿片类镇痛药,镇痛泵。

5. 术者在术后24小时内完成手术记录,特殊情况可由第一助手完成,术者签名确认并归入病历。

6. 上级医师在术后3天内至少查房1次,根据术中和术后情况修订术后治疗计划。

7. 麻醉医师术后3天内访视患者,如有特殊情况应详细记录,及时与手术医师或重症监护室医师沟通并迅速处理。

8. 术后护理

(1)按照护理等级进行日常护理,监测患者生命体征,观察引流管引流情况、切口敷料有无渗出。

(2)观察患肢疼痛情况,患肢感觉运动状况。

(3)指导患者术后体位摆放及功能锻炼:患肢要保持外展位,指导床上翻身(告知患者翻身时双腿之间夹枕头,指导并帮助患者手扶拉环向健侧翻身)、开始主动和被动肌肉功能及活动度锻炼。

(4)指导患者正确使用抗血栓压力带、掌握床上排便排尿(使用便器)方法、进行自主排尿训练、使用双拐下床训练,防跌倒、防压疮护理等。

(十)出院标准

1. 体温正常,常规检验指标无明显异常,红细胞沉降率、CRP指标下降。

2. 切口愈合良好:引流管拔除,切口无感染征象(可在门诊处理的切口)、无皮瓣坏死。

3. 髋关节功能改善。

4. 不需要住院处理的并发症和(或)合并症。

(十一)变异及原因分析

1. 内科合并症　患者常合并内科基础疾病,围术期需要详细检查内科情况并请相关科室会诊,术前准备时间需要延长;同时使用相关药物,将增加住院费用。

2. **围术期并发症** 患者骨质条件、畸形类型、关节炎病变的严重程度有差异,有可能出现手术相关并发症,如骨折、韧带损伤、神经血管损伤、深静脉血栓形成、感染等。术后需要延长下床和康复时间,可能造成住院天数延长和费用增加。

3. **人工髋关节假体的选择** 目前可供选择的人工髋关节假体较多,适用于不同类型的关节病损,可导致住院费用存在差异。

二、类风湿性髋关节炎行单侧全髋关节置换术临床路径表单

适用对象	第一诊断为类风湿性髋关节炎(ICD-10:M06.951) 行单侧全髋关节置换术(ICD-9-CM-3:81.5104)的患者		
患者基本信息	姓名:_____ 性别:____ 年龄:____ 门诊号:_____ 住院号:_____ 过敏史:_____ 住院日期:___年__月__日 出院日期:___年__月__日		住院天数:8天
时间	住院第1天	住院第2天(术前日)	住院第3天(手术日)
主要诊疗工作 · 制度落实	□ 住院2小时内经治或值班医师完成接诊 □ 住院后24小时内主管医师完成检诊 □ 专科医师会诊(必要时)	□ 经治医师查房(早、晚) □ 主诊医师查房 □ 完成术前准备 □ 组织术前讨论 □ 手术部位标识	□ 手术安全核查
病情评估	□ 经治医师询问病史及体格检查 □ 心理评估 □ 营养评估 □ 疼痛评估 □ 康复评估 □ 深静脉血栓栓塞症风险评估 □ 完成髋关节功能评分		
病历书写	□ 住院8小时内完成首次病程记录 □ 住院24小时内完成住院记录	□ 完成主管医师查房记录 □ 完成主诊医师查房记录 □ 完成术前讨论、术前小结	□ 术者或一助术后24小时内完成手术记录(术者签名) □ 术后即刻完成术后首次病程记录
知情同意	□ 病情告知 □ 患者及其家属签署授权委托书 □ 患者或家属在住院记录单上签名	□ 术者术前谈话,告知患者及其家属病情和围术期注意事项,签署手术知情同意书、授权委托书、自费用品协议书(必要时)、军人目录外耗材审批单(必要时)、输血同意书等	□ 告知患者及其家属手术过程概况及术后注意事项

（续　表）

主要诊疗工作	手术治疗		□ 预约手术	□ 实施手术（手术安全核查记录、手术清点记录）
	其他	□ 及时通知上级医师检诊 □ 经治医师检查整理病历资料	□ 检查住院押金使用情况	□ 术后病情交接 □ 观察手术切口及周围情况
重点医嘱	长期医嘱	护理医嘱	□ 按骨科护理常规 □ 二级或三级护理		□ 按骨科术后护理常规 □ 一级护理
		处置医嘱			□ 持续心电、血压、呼吸、血氧饱和度监测 □ 留置导尿并记录量 □ 留置切口引流并记录量 □ 持续低流量吸氧
		膳食医嘱	□ 普食 □ 糖尿病饮食 □ 低盐、低脂饮食 □ 低盐低脂糖尿病饮食	□ 禁食、禁水（22:00 时后）	
		药物医嘱	□ 自带药（必要时）		□ 镇痛 □ 消肿 □ 镇吐、保护胃黏膜 □ 抗生素 □ 抗凝血
	临时医嘱	检查检验	□ 血常规（含 CRP＋IL-6） □ 尿常规 □ 粪常规 □ 凝血四项 □ 血清术前八项 □ 红细胞沉降率 □ 血型 □ 胸部正位 X 线片 □ 心电图检查（多导） □ 双髋负重正、侧位和下肢全长 X 线片 □ 肺功能（必要时） □ 超声心动图（必要时）		
		药物医嘱		□ 抗生素（视病情）	
		手术医嘱		□ 常规准备明日在神经阻滞麻醉/椎管内麻醉/全身麻醉下行人工全髋关节置换术	
		处置医嘱	□ 静脉抽血	□ 备血 □ 备皮（＞30cm²）	□ 输血（视病情） □ 补液（视病情） □ 拔除导尿管（必要时）

主要护理工作	健康宣教	☐ 住院宣教（住院环境、规章制度） ☐ 进行护理安全指导 ☐ 进行等级护理、活动范围指导 ☐ 进行饮食指导 ☐ 进行关于疾病知识的宣教 ☐ 检查、检验项目的目的和意义	☐ 术前宣教	☐ 术后宣教 ☐ 术后心理疏导 ☐ 指导术后康复训练 ☐ 指导术后注意事项
	护理处置	☐ 患者身份核对 ☐ 佩戴腕带 ☐ 建立住院病历，通知医师 ☐ 住院介绍：介绍责任护士、病区环境、设施、规章制度、基础护理服务项目 ☐ 询问病史，填写护理记录单首页 ☐ 观察病情 ☐ 监测基本生命体征 ☐ 抽血、留取标本 ☐ 心理与生活护理 ☐ 根据评估结果采取相应护理措施 ☐ 通知检查项目及检查注意事项	☐ 术前患者准备（术前沐浴、更衣、备皮） ☐ 检查术前物品准备 ☐ 指导患者准备术后所需用品，贵重物品交由其家属保管 ☐ 指导患者进行肠道准备并检查准备效果 ☐ 告知入手术室前取下活动义齿 ☐ 监测基本生命体征 ☐ 备血、皮试	☐ 晨起监测生命体征并记录 ☐ 确认无上呼吸道感染症状，确认无月经来潮 ☐ 与手术室护士交接病历、影像资料、术中带药等 ☐ 术前补液（必要时） ☐ 嘱患者入手术室前膀胱排空 ☐ 与手术室护士交接 ☐ 术后监测生命体征 ☐ 术后心电监护 ☐ 各类管道护理 ☐ 术后心理与生活护理
	风险评估	☐ 一般评估：生命体征、神志、皮肤、药物过敏史等 ☐ 专科评估：生活自理能力，患肢屈曲、伸直功能，足背动脉搏动、皮肤温度、指（趾）端末梢感觉情况 ☐ 风险评估：评估有无跌倒、坠床、压疮风险 ☐ 心理评估 ☐ 营养评估 ☐ 疼痛评估 ☐ 康复评估	☐ 评估患者心理状态	☐ 评估意识情况 ☐ 评估切口疼痛情况 ☐ 评估术侧足背动脉搏动、肢体皮肤颜色、温度变化、肢体感觉运动情况，并采取相应护理措施 ☐ 风险评估：评估有无跌倒、坠床、压疮、导管滑脱、液体外渗的风险
	专科护理	☐ 观察患肢情况 ☐ 指导功能锻炼 ☐ 指导双拐的使用方法 ☐ 指导患者戒烟（必要时）	☐ 指导患者掌握床上翻身方法 ☐ 指导患者掌握床上排尿、排便（使用便器）方法	☐ 与手术室护士共同评估皮肤、切口敷料、输液及引流情况 ☐ 指导患者进行股四头肌静止收缩及踝关节运动 ☐ 指导患者掌握床上排尿、排便（使用便器）方法

主要护理工作	饮食指导	□ 根据医嘱通知配餐员准备膳食 □ 协助进餐	□ 通知患者 22：00 时后禁食、禁水	□ 禁食、禁水,口干时协助湿润口唇 □ 排气后指导患者间断、少量饮用温开水
	活动体位	□ 根据护理等级指导活动		□ 根据手术及麻醉方式安置合适体位,术肢保持外展位 □ 指导患者掌握床上翻身方法
	洗浴要求	□ 协助患者洗澡、更换病号服	□ 协助患者晨、晚间护理	
病情变异记录		□ 无　　　□ 有,原因： □ 患者　□ 疾病　□ 医疗 □ 护理　□ 保障　□ 管理	□ 无　　　□ 有,原因： □ 患者　□ 疾病　□ 医疗 □ 护理　□ 保障　□ 管理	□ 无　　　□ 有,原因： □ 患者　□ 疾病　□ 医疗 □ 护理　□ 保障　□ 管理

护士签名	白班	小夜班	大夜班	白班	小夜班	大夜班	白班	小夜班	大夜班

医师签名									

时间		住院第 4 天(术后第 1 天)	住院第 5 天(术后第 2 天)	住院第 6 天(术后第 3 天)
主要诊疗工作	制度落实	□ 手术医师查房 □ 专科医师会诊(必要时)		□ 主诊医师查房
	病情评估			
	病历书写	□ 术后首日病程记录	□ 术后次日病程记录	□ 术后 3 天病程记录
	知情同意			
	手术治疗			
	其他	□ 根据引流量拔除引流管 □ 观察切口情况,是否存在渗出、红肿等情况 □ 观察体温、血压等 □ 复查血常规、CRP、IL-6、红细胞沉淀率、生化	□ 观察切口情况,是否存在渗出、红肿等情况 □ 复查骨盆正位和髋关节正、侧位 X 线片 □ 根据患者情况,如贫血严重及时输血,低蛋白、低钾血症及时补充蛋白、血钾 □ 开始主、被动功能康复练习	□ 观察切口情况,是否存在渗出、红肿等情况 □ 复查血常规、CRP、IL-6、红细胞沉降率、生化(如贫血严重及时输血,低蛋白、低钾血症及时补充蛋白、血钾) □ 指导患者下床,进行主、被动功能康复练习和步行练习

（续　表）

重点医嘱	**长期医嘱**	护理医嘱	□ 骨科术后护理常规 □ 一级或二级护理	□ 骨科术后护理常规 □ 二级护理	
		处置医嘱	□ 垫高患肢 □ 使用抗血栓弹力带 □ 观察患肢感觉及血液循环 □ 更换切口引流袋并记录量		
		膳食医嘱	□ 饮食医嘱（普食/半流食/流食/糖尿病饮食/低盐、低脂饮食）		
		药物医嘱	□ 抗生素 □ 术后抗凝血 □ 镇痛 □ 保护胃黏膜	□ 抗生素 □ 术后抗凝血	□ 抗生素 □ 术后抗凝血
	临时医嘱	检查检验	□ 复查血常规、CRP、IL-6、红细胞沉降率、生化	□ 复查骨盆正位和髋关节正、侧位 X 线片	□ 复查血常规、CRP、IL-6、红细胞沉降率、生化
		药物医嘱	□ 镇吐 □ 补钾（必要时） □ 补白蛋白（必要时） □ 输血（必要时）	□ 镇痛（必要时） □ 补钾（必要时） □ 补白蛋白（必要时） □ 输血（必要时）	□ 镇痛（必要时） □ 补钾（必要时） □ 补白蛋白（必要时） □ 输血（必要时）
		手术医嘱			
		处置医嘱	□ 大换药（必要时） □ 拔除切口引流（必要时） □ 拔除导尿管（必要时）	□ 大换药（必要时） □ 功能锻炼	□ 大换药（必要时） □ 功能锻炼
主要护理工作		健康宣教	□ 告知护理风险 □ 进行压疮预防知识宣教	□ 压疮预防知识宣教 □ 跌倒预防知识宣教	
		护理处置	□ 按一级护理要求完成基础护理项目 □ 监测生命体征 □ 留取标本 □ 观察切口疼痛情况、检测镇痛泵运转情况 □ 观察静脉输液情况 □ 观察留置尿管引流情况 □ 妥善固定各类管道 □ 观察切口引流情况，并记录引流量及性状 □ 观察切口敷料，有渗出时报告医师处理 □ 术后心理与生活护理	□ 按护理等级完成基础护理项目 □ 监测生命体征 □ 观察切口疼痛情况、检测镇痛泵运转情况 □ 观察静脉输液情况 □ 妥善固定各类管道 □ 观察切口敷料，有渗出时报告医师处理，观察患者情况 □ 提供基础护理服务 □ 术后心理与生活护理	□ 按护理等级完成基础护理项目 □ 根据排便情况采取通便措施 □ 留取标本 □ 观察切口敷料，有渗出时报告医师处理 □ 观察静脉输液情况，停用镇痛泵 □ 术后心理与生活护理

（续　表）

主要护理工作	护理评估	□ 评估患肢感觉、运动情况，有异常时立即报告医师处理 □ 评估压疮风险	□ 评估患肢感觉、运动情况，有异常时立即报告医师处理 □ 评估跌倒风险 □ 评估压疮风险	□ 评估患肢感觉、运动情况，有异常时立即报告医师处理 □ 评估跌倒风险 □ 评估压疮风险
	专科护理	□ 指导患者术后体位摆放及功能锻炼 □ 指导患者正确使用抗血栓压力带 □ 指导患者进行自主排尿训练 □ 指导患者进行股四头肌静止收缩及踝关节运动 □ 指导患者进行床上翻身 □ 指导患者卧床期间患肢保持外展位 □ 进行防压疮护理	□ 指导患者术后体位摆放及功能锻炼 □ 指导患者正确使用抗血栓压力带 □ 指导患者进行自主排尿训练 □ 指导患者进行股四头肌静止收缩及踝关节运动 □ 指导患者进行床上翻身 □ 指导患者卧床期间患肢保持外展位 □ 防压疮护理 □ 指导患者正确使用双拐	□ 指导患者正确使用抗血栓压力带 □ 指导患者进行股四头肌静止收缩及踝关节运动 □ 指导患者进行髋关节屈、伸运动 □ 指导患者利用双拐部分负重下床活动 □ 防压疮护理 □ 防跌倒护理 □ 指导患者正确使用双拐
	饮食指导	□ 根据医嘱通知配餐员准备膳食 □ 协助进餐	□ 协助进餐	□ 协助进餐
	活动体位			
病情变异记录		□ 无　　□ 有,原因: □ 患者　□ 疾病　□ 医疗 □ 护理　□ 保障　□ 管理	□ 无　　□ 有,原因: □ 患者　□ 疾病　□ 医疗 □ 护理　□ 保障　□ 管理	□ 无　　□ 有,原因: □ 患者　□ 疾病　□ 医疗 □ 护理　□ 保障　□ 管理
护士签名		白班　｜小夜班｜大夜班	白班　｜小夜班｜大夜班	白班　｜小夜班｜大夜班
医师签名				

时间		住院第 7 天(术后第 4 天)	住院第 8 天(出院日)
主要诊疗工作	制度落实	□ 上级医师查房(主管医师每天查房) □ 专科医师会诊(必要时)	□ 上级医师查房(主管、主诊医师查房)进行手术及切口评估,确定有无手术并发症和切口愈合不良情况,明确是否出院
	病情评估		

（**续　表**）

主要诊疗工作	病历书写	□ 出院前1天有上级医师指示出院的病程记录	□ 出院当天病程记录（由上级医师指示出院） □ 出院后24小时内完成出院记录 □ 出院后24小时内完成病案首页 □ 开具出院介绍信 □ 开具诊断证明书
	知情同意		□ 向患者交代出院后的注意事项（复诊的时间、地点，发生紧急情况时处理方法等）
	手术治疗		
	其他	□ 观察切口情况，是否存在渗出、红肿等情况 □ 根据患者情况，如贫血严重及时输血，低蛋白、低钾血症及时补充蛋白、血钾 □ 继续主、被动功能康复练习和步行练习	□ 复查血常规、CRP、IL-6、红细胞沉降率、生化 □ 出院带药 □ 嘱患者拆线换药（根据出院时间决定） □ 门诊复查 □ 如有不适，随时复诊
重点医嘱	长期医嘱　护理医嘱		
	长期医嘱　处置医嘱		
	长期医嘱　膳食医嘱		
	长期医嘱　药物医嘱	□ 抗生素 □ 术后抗凝血	
	临时医嘱　检查检验		□ 复查血常规、CRP、IL-6、红细胞沉降率、生化
	临时医嘱　药物医嘱	□ 镇痛（必要时） □ 补钾（必要时） □ 补白蛋白（必要时） □ 输血（必要时）	
	临时医嘱　手术医嘱		
	临时医嘱　处置医嘱	□ 大换药（必要时） □ 功能锻炼	□ 大换药 □ 出院
主要护理工作	健康宣教		□ 告知患者必须在他人的协助下方可下床活动 □ 向患者讲解适当控制体重的意义 □ 向患者讲解人工全髋关节置换术后的注意事项

主要护理工作	护理处置	□ 按护理等级完成基础护理项目 □ 根据排便情况采取通便措施 □ 观察切口敷料,有渗出时报告医师处理 □ 术后心理与生活护理	□ 按护理等级完成基础护理项目 □ 观察切口敷料,有渗出时报告医师处理 □ 观察患者情况 □ 协助患者办理出院手续 □ 指导并监督患者活动 □ 整理床单位
	风险评估	□ 评估患肢感觉、运动情况,有异常时立即报告医师处理 □ 评估跌倒风险 □ 评估压疮风险	□ 评估患肢感觉、运动情况,有异常时立即报告医师处理 □ 评估跌倒风险 □ 评估压疮风险
	专科护理	□ 指导患者正确使用抗血栓压力带 □ 指导患者进行股四头肌静止收缩及踝关节运动 □ 指导患者进行髋关节屈、伸运动 □ 指导患者利用双拐下床活动 □ 防压疮护理 □ 防跌倒护理 □ 指导患者正确使用双拐	□ 指导患者进行髋关节屈、伸运动 □ 指导患者利用双拐下床活动 □ 告知患者出院后注意事项并附书面出院指导
	饮食指导		
	活动体位		
病情变异记录		□ 无　　□ 有,原因: □ 患者　□ 疾病　□ 医疗 □ 护理　□ 保障　□ 管理	□ 无　　□ 有,原因: □ 患者　□ 疾病　□ 医疗 □ 护理　□ 保障　□ 管理
护士签名		白班　　小夜班　　大夜班	白班　　小夜班　　大夜班
医师签名			

第五节　强直性脊柱炎行双侧全髋关节置换术临床路径

一、强直性脊柱炎行双侧全髋关节置换术临床路径标准住院流程

(一)适用对象

第一诊断为强直性脊柱炎(ICD-10:M45　91)行双侧全髋关节置换术(ICD-9-CM-3:

81.5104)的患者。

(二)诊断依据

根据《临床诊疗指南·骨科分册》(中华医学会编著,人民卫生出版社)、《实用骨科学》(人民军医出版社,第 4 版,2012 年)、《外科学》(临床医学专用)(人民卫生出版社,第 8 版,2013 年)。

1. **病史** 有强直性脊柱炎病史,髋关节疼痛、活动受限,渐进性加重,甚至关节强直。

2. **体格检查** 有明确体征,髋关节活动明显受限。

3. **辅助检查** X 线检查示脊柱竹节样改变,双侧髋关节间隙变窄、模糊甚至骨性融合,HLB-27 阳性。

(三)治疗方案的选择及依据

根据《临床诊疗指南·骨科分册》(中华医学会编著,人民卫生出版社)、《实用骨科学》(人民军医出版社,第 4 版,2012 年)、《坎贝尔骨科手术学》(人民军医出版社,第 12 版,2013 年)。

1. 强直性脊柱炎诊断明确,双侧髋关节受累,关节疼痛、功能受限。

2. 无全身或局部的近期感染。

3. 无严重的合并症。

4. 术前生活质量及活动水平评估。

(四)标准住院天数

8 天。

(五)进入路径标准

1. 第一诊断必须符合强直性脊柱炎(ICD-10:M45 91)。

2. 年龄:18—70 岁。

3. 当患有其他疾病时,但在住院期间不需要特殊处理也不影响第一诊断的临床路径流程实施时,可以进入路径。

(六)术前准备 2 天

1. **术前评估** 完成术前病情评估,完成必要的检查,做出术前小结、术前讨论。

(1)必需的检查项目:①血常规、尿常规、粪常规。②生化。③红细胞沉降率、C 反应蛋白、白细胞介素-6。④凝血功能。⑤感染性疾病筛查(乙肝、丙肝、艾滋病、梅毒等)。⑥血型。⑦胸部正位 X 线片、心电图。⑧骨盆正位和双髋关节正、侧位 X 线片(加 Marker)。

(2)根据患者病情可选择:①超声心动图、血气分析和肺功能。②术前配血。③有相关疾病者及时请相关科室医师会诊。

(3)营养评估:根据《解放军总医院新住院患者营养风险筛查表(NRS-2002)》为新住院患者进行营养评估,评分≥3 分患者给予处置,必要时申请营养科医师会诊。

(4)心理评估:根据新住院患者情况申请心理科医师会诊。

(5)疼痛评估:根据《VAS 评分》实施疼痛评估,评分＞7 分患者给予处置,必要时请疼痛科医师会诊。

(6)康复评估:根据《住院患者康复筛查和评估表》在新住院患者住院后 24 小时内进行康复筛查和评估。任何一项结果为"是",则申请康复科医师会诊。

(7)深静脉血栓栓塞症风险评估:根据专科《深静脉血栓栓塞症评估量表》在新住院患者住院后 24 小时内进行风险筛查和评估,风险结果为"高危"的,则申请血管外科或介入导管室医师会诊。

(8)髋关节功能评分:根据《Harris 髋关节评分表》在新住院患者住院后 24 小时内进行髋关节功能评分。

2. 术前准备

(1)术前谈话:术者应在术前 1 天与患者及其家属谈话,告知手术方案、相关风险、用血计划、术后转归、植入材料、手术费用和患者及其家属权益,并履行书面知情同意手续。告知高值耗材的使用及费用。

(2)术前用药:抗血小板药物负荷应用。

(3)通知手术室:准备手术间、手术药品、手术物品及特殊耗材。

(4)护士做心理护理、交代注意事项:防压疮、防跌倒、指导患者戒烟等,进行术后康复宣教。

(5)手术部位标识:术者、第一助手或经治医师在术前 1 天应对手术部位做体表标识,急诊手术由接诊医师或会诊外科医师标记,标记过程应有责任护士、患者及其家属共同参与,并记入手术安排表。

(6)术前 1 天麻醉医师访视:制订麻醉计划、完成评估、确定麻醉方式,并记入《麻醉术前访视记录》,告知患者及其家属麻醉适应证、麻醉目的、风险、可能出现的情况及其处理原则、替代方案等,签署《麻醉知情同意书》并归入病历。

(七)药品选择及使用时机

1. 抗生素　预防性抗生素选择第二代头孢、第三代头孢或万古霉素(青霉素、头孢过敏者;有感染诱因者)。

2. 使用时机　手术当日、术后预防性使用 5 天。

(八)手术日为住院第 3 天

1. 手术安全核对　患者入手术间后由手术医师、麻醉医师、巡回护士和患者本人共同核对患者身份、手术部位与标识、手术方式。手术医师、麻醉医师、巡回护士三方按《手术安全核对表》逐项核对,共同签名。

2. 麻醉方式　神经阻滞麻醉、椎管内麻醉或全身麻醉。

3. 手术方式　双侧全髋关节置换术。

4. 手术内置物　人工髋关节假体。

5. 输血　视术中出血情况而定。

6. 经治医师或手术医师　应即刻完成术后首次病程记录,观察术后患者病情变化。

(九)术后住院恢复 5 天

1. 必需的复查项目:血常规、红细胞沉降率、C 反应蛋白、白细胞介素-6、血生化(蛋白、肝功能、肾功能、电解质)。

2. 骨盆正位(加 Marker)和髋关节正、侧位(加 Marker)X 线片。

3. 必要时查血气分析、D-Dimer、双下肢深静脉彩超/CTPA。

4. 术后处理

(1)抗生素:预防性抗生素选择第二代头孢、第三代头孢或万古霉素(青霉素、头孢过敏者;

有感染诱因者)。

(2)术后预防静脉血栓栓塞症处理:肌内注射低分子肝素或口服利伐沙班。

(3)术后康复:术后1天拔除引流管,术后第2天行骨盆正位、髋关节正侧位X线检查,然后开始主动和被动肌肉功能及活动度锻炼,并扶双拐部分负重下地行走。

(4)术后镇痛:口服非甾体抗炎镇痛药、阿片类镇痛药,镇痛泵。

5. 术者在术后24小时内完成手术记录,特殊情况可由第一助手完成,术者签名确认并归入病历。

6. 上级医师在术后3天内至少查房1次,根据术中和术后情况修订术后治疗计划。

7. 麻醉医师术后3天内访视患者,如有特殊情况应详细记录,及时与手术医师或重症监护室医师沟通并迅速处理。

8. 术后护理

(1)按照护理等级进行日常护理,监测患者生命体征,观察引流管引流情况、切口敷料有无渗出。

(2)观察患肢疼痛情况,患肢感觉运动状况。

(3)指导患者术后体位摆放及功能锻炼:患肢要保持外展位、指导床上翻身(告知患者翻身时双腿之间夹枕头,指导并帮助患者手扶拉环向健侧翻身)、开始主动和被动肌肉功能及活动度锻炼。

(4)指导患者正确使用抗血栓压力带,掌握床上排便排尿(使用便器)方法,进行自主排尿训练,使用双拐下床训练,防跌倒、防压疮护理等。

(十)出院标准

1. 体温正常,常规检验指标无明显异常,红细胞沉降率、CRP指标下降。

2. 切口愈合良好:引流管拔除,切口无感染征象(可以在门诊处理的切口)、无皮瓣坏死。

3. 髋关节功能改善。

4. 不需要住院处理的并发症和(或)合并症。

(十一)变异及原因分析

1. 内科合并症 患者常合并内科基础疾病,围术期需要详细检查内科情况并请相关科室会诊,术前准备时间需要延长;同时使用相关药物,将增加住院费用。

2. 围术期并发症 患者骨质条件、畸形类型、关节炎病变的严重程度有差异,有可能出现手术相关并发症,如骨折、韧带损伤、神经血管损伤、深静脉血栓形成、感染等。术后需要延长下床和康复时间,可能造成住院天数延长和费用增加。

3. 人工髋关节假体的选择 目前可供选择的人工髋关节假体较多,适用于不同类型的关节病损,可导致住院费用存在差异。

二、强直性脊柱炎行双侧全髋关节置换术临床路径表单

适用对象	第一诊断为强直性脊柱炎(ICD-10:M45　91) 行双侧全髋关节置换术(ICD-9-CM-3:81.5104)的患者		
患者基本信息	姓名:_____　性别:____　年龄:___ 门诊号:_____　住院号:_____　过敏史:_____ 住院日期:___年__月__日　出院日期:___年__月__日		住院天数:8 天
时间	住院第 1 天	住院第 2 天(术前日)	住院第 3 天(手术日)
主要诊疗工作 制度落实	□ 住院 2 小时内经治或值班医师完成接诊 □ 住院后 24 小时内主管医师完成检诊 □ 专科医师会诊(必要时)	□ 经治医师查房(早、晚) □ 主诊医师查房 □ 完成术前准备 □ 组织术前讨论 □ 手术部位标识	□ 手术安全核查
病情评估	□ 经治医师询问病史及体格检查 □ 心理评估 □ 营养评估 □ 疼痛评估 □ 康复评估 □ 深静脉血栓栓塞症风险评估 □ 完成髋关节功能评分		
病历书写	□ 住院 8 小时内完成首次病程记录 □ 住院 24 小时内完成住院记录	□ 完成主管医师查房记录 □ 完成主诊医师查房记录 □ 完成术前讨论、术前小结	□ 术者或一助术后 24 小时内完成手术记录(术者签名) □ 术后即刻完成术后首次病程记录
知情同意	□ 病情告知 □ 患者及其家属签署授权委托书 □ 患者或家属在住院记录单上签名	□ 术者术前谈话,告知患者及其家属病情和围术期注意事项,签署手术知情同意书、授权委托书、自费用品协议书(必要时)、军人目录外耗材审批单(必要时)、输血同意书等	□ 告知患者及其家属手术过程概况及术后注意事项
手术治疗		□ 预约手术	□ 实施手术(手术安全核查记录、手术清点记录)
其他	□ 及时通知上级医师检诊 □ 经治医师检查整理病历资料	□ 检查住院押金使用情况	□ 术后病情交接 □ 观察手术切口及周围情况

（续　表）

重点医嘱	长期医嘱	护理医嘱	□ 按骨科护理常规 □ 二级或三级护理		□ 按骨科术后护理常规 □ 一级护理
		处置医嘱			□ 持续心电、血压、呼吸、血氧饱和度监测 □ 留置导尿并记录量 □ 留置切口引流并记录量 □ 持续低流量吸氧
		膳食医嘱	□ 普食 □ 糖尿病饮食 □ 低盐、低脂饮食 □ 低盐、低脂糖尿病饮食	□ 禁食、禁水（22：00 时后）	
		药物医嘱	□ 自带药（必要时）		□ 镇痛 □ 消肿 □ 镇吐、保胃 □ 抗生素 □ 抗凝
	临时医嘱	检查检验	□ 血常规（含 CRP＋IL-6） □ 尿常规 □ 粪常规 □ 凝血四项 □ 血清术前八项 □ 红细胞沉降率 □ 血型 □ 胸部正位 X 线片 □ 心电图检查（多导） □ 双髋负重正、侧位和下肢全长 X 线片 □ 肺功能（必要时） □ 超声心动图（必要时）		
		药物医嘱		□ 抗生素（视病情）	
		手术医嘱		□ 常规准备明日在神经阻滞麻醉/椎管内麻醉/全身麻醉下行人工全髋关节置换术	
		处置医嘱	□ 静脉抽血	□ 备血 □ 备皮（>30cm²）	□ 输血（视病情） □ 补液（视病情） □ 拔除导尿管（必要时）

主要护理工作	健康宣教	□ 住院宣教（住院环境、规章制度） □ 进行护理安全指导 □ 进行等级护理、活动范围指导 □ 进行饮食指导 □ 进行关于疾病知识的宣教 □ 检查、检验项目的目的和意义	□ 术前宣教	□ 术后宣教 □ 术后心理疏导 □ 指导术后康复训练 □ 指导术后注意事项
	护理处置	□ 患者身份核对 □ 佩戴腕带 □ 建立住院病历，通知医师 □ 住院介绍：介绍责任护士、病区环境、设施、规章制度、基础护理服务项目 □ 询问病史，填写护理记录单首页 □ 观察病情 □ 监测基本生命体征 □ 抽血、留取标本 □ 心理与生活护理 □ 根据评估结果采取相应护理措施 □ 通知检查项目及检查注意事项	□ 术前患者准备（术前沐浴、更衣、备皮） □ 检查术前物品准备 □ 指导患者准备术后所需用品，贵重物品交由其家属保管 □ 指导患者进行肠道准备并检查准备效果 □ 告知入手术室前取下活动义齿 □ 监测基本生命体征 □ 备血、皮试	□ 晨起监测生命体征并记录 □ 确认无上呼吸道感染症状，确认无月经来潮 □ 与手术室护士交接病历、影像资料、术中带药等 □ 术前补液（必要时） □ 嘱患者入手术室前膀胱排空 □ 与手术室护士交接 □ 术后监测生命体征 □ 术后心电监护 □ 各类管道护理 □ 术后心理与生活护理
	风险评估	□ 一般评估：生命体征、神志、皮肤、药物过敏史等 □ 专科评估：生活自理能力、患肢屈曲、伸直功能，足背动脉搏动、皮肤温度、指（趾）端末梢感觉情况 □ 风险评估：评估有无跌倒、坠床、压疮风险 □ 心理评估 □ 营养评估 □ 疼痛评估 □ 康复评估	□ 评估患者心理状态	□ 评估意识情况 □ 评估切口疼痛情况 □ 评估术侧足背动脉搏动、肢体皮肤颜色、温度变化、肢体感觉运动情况，并采取相应护理措施 □ 风险评估：评估有无跌倒、坠床、压疮、导管滑脱、液体外渗的风险
	专科护理	□ 观察患肢情况 □ 指导功能锻炼 □ 指导双拐的使用方法 □ 指导患者戒烟（必要时）	□ 指导患者掌握床上翻身方法 □ 指导患者掌握床上排尿、排便（使用便器）方法	□ 与手术室护士共同评估皮肤、切口敷料、输液及引流情况 □ 指导患者进行股四头肌静止收缩及踝关节运动 □ 指导患者掌握床上排尿、排便（使用便器）方法

（续 表）

主要护理工作	饮食指导	□ 根据医嘱通知配餐员准备膳食 □ 协助进餐	□ 通知患者22：00时后禁食、禁水	□ 禁食、禁水，口干时协助湿润口唇 □ 排气后指导患者间断、少量饮用温开水
	活动体位	□ 根据护理等级指导活动		□ 根据手术及麻醉方式安置合适体位，术肢保持外展位 □ 指导患者掌握床上翻身方法
	洗浴要求	□ 协助患者洗澡、更换病号服	□ 协助患者晨、晚间护理	
病情变异记录		□ 无　□ 有，原因： □ 患者　□ 疾病　□ 医疗 □ 护理　□ 保障　□ 管理	□ 无　□ 有，原因： □ 患者　□ 疾病　□ 医疗 □ 护理　□ 保障　□ 管理	□ 无　□ 有，原因： □ 患者　□ 疾病　□ 医疗 □ 护理　□ 保障　□ 管理
护士签名		白班　小夜班　大夜班	白班　小夜班　大夜班	白班　小夜班　大夜班
医师签名				

时间		住院第4天（术后第1天）	住院第5天（术后第2天）	住院第6天（术后第3天）
主要诊疗工作	制度落实	□ 手术医师查房 □ 专科医师会诊（必要时）		□ 主诊医师查房
	病情评估			
	病历书写	□ 术后首日病程记录	□ 术后次日病程记录	□ 术后3天病程记录
	知情同意			
	手术治疗			
	其他	□ 根据引流量拔除引流管 □ 观察切口情况，是否存在渗出、红肿等情况 □ 观察体温、血压等 □ 复查血常规、CRP、IL-6、红细胞沉降率、生化	□ 观察切口情况，是否存在渗出、红肿等情况 □ 复查骨盆正位和髋关节正、侧位X线片 □ 根据患者情况，如贫血严重及时输血，低蛋白、低钾血症及时补充蛋白、血钾 □ 开始主、被动功能康复练习	□ 观察切口情况，是否存在渗出、红肿等情况 □ 复查血常规、CRP、IL-6、红细胞沉降率、生化（如贫血严重及时输血，低蛋白、低钾血症及时补充蛋白、血钾） □ 指导患者下床，进行主、被动功能康复练习和步行练习

重点医嘱	**长期医嘱**	护理医嘱	□ 骨科术后护理常规 □ 一级或二级护理	□ 骨科术后护理常规 □ 二级护理	
		处置医嘱	□ 垫高患肢 □ 使用抗血栓弹力带 □ 观察患肢感觉及血液循环 □ 更换切口引流袋并记录量		
		膳食医嘱	□ 饮食医嘱(普食/半流食/ 流食/糖尿病饮食/低盐、 低脂饮食)		
		药物医嘱	□ 抗生素 □ 术后抗凝 □ 镇痛 □ 保胃	□ 抗生素 □ 术后抗凝	□ 抗生素 □ 术后抗凝
	临时医嘱	检查检验	□ 复查血常规、CRP、IL-6、 红细胞沉降率、生化	□ 复查骨盆正位和髋关节 正、侧位 X 线片	□ 复查血常规、CRP、 IL-6、红细胞沉降率、 生化
		药物医嘱	□ 镇吐 □ 补钾(必要时) □ 补白蛋白(必要时) □ 输血(必要时)	□ 镇痛(必要时) □ 补钾(必要时) □ 补白蛋白(必要时) □ 输血(必要时)	□ 镇痛(必要时) □ 补钾(必要时) □ 补白蛋白(必要时) □ 输血(必要时)
		手术医嘱			
		处置医嘱	□ 大换药(必要时) □ 拔除切口引流(必要时) □ 拔除导尿管(必要时)	□ 大换药(必要时) □ 功能锻炼	□ 大换药(必要时) □ 功能锻炼
主要护理工作		健康宣教	□ 告知护理风险 □ 进行压疮预防知识宣教	□ 压疮预防知识宣教 □ 跌倒预防知识宣教	
		护理处置	□ 按一级护理要求完成基础护理项目 □ 监测生命体征 □ 留取标本 □ 观察切口疼痛情况、检测镇痛泵运转情况 □ 观察静脉输液情况 □ 观察留置尿管引流情况 □ 妥善固定各类管道 □ 观察切口引流情况,并记录引流量及性状 □ 观察切口敷料,有渗出时报告医师处理 □ 术后心理与生活护理	□ 按护理等级完成基础护理项目 □ 监测生命体征 □ 观察切口疼痛情况、检测镇痛泵运转情况 □ 观察静脉输液情况 □ 妥善固定各类管道 □ 观察切口敷料,有渗出时报告医师处理,观察患者情况 □ 提供基础护理服务 □ 术后心理与生活护理	□ 按护理等级完成基础护理项目 □ 根据排便情况采取通便措施 □ 留取标本 □ 观察切口敷料,有渗出时报告医师处理 □ 观察静脉输液情况,停用镇痛泵 □ 术后心理与生活护理

（续　表）

主要护理工作	护理评估	□ 评估患肢感觉、运动情况，异常时立即报告医师处理 □ 评估压疮风险	□ 评估患肢感觉、运动情况，异常时立即报告医师处理 □ 评估跌倒风险 □ 评估压疮风险	□ 评估患肢感觉、运动情况，异常时立即报告医师处理 □ 评估跌倒风险 □ 评估压疮风险
	专科护理	□ 指导患者术后体位摆放和功能锻炼 □ 指导患者正确使用抗血栓压力带 □ 指导患者进行自主排尿训练 □ 指导患者进行股四头肌静止收缩和踝关节运动 □ 指导患者进行床上翻身 □ 指导患者卧床期间患肢保持外展位 □ 进行防压疮护理	□ 指导患者术后体位摆放和功能锻炼 □ 指导患者正确使用抗血栓压力带 □ 指导患者进行自主排尿训练 □ 指导患者进行股四头肌静止收缩和踝关节运动 □ 指导患者进行床上翻身 □ 指导患者卧床期间患肢保持外展位 □ 防压疮护理 □ 指导患者正确使用双拐	□ 指导患者正确使用抗血栓压力带 □ 指导患者进行股四头肌静止收缩及踝关节运动 □ 指导患者进行髋关节屈、伸运动 □ 指导患者利用双拐部分负重下床活动 □ 防压疮护理 □ 防跌倒护理 □ 指导患者正确使用双拐
	饮食指导	□ 根据医嘱通知配餐员准备膳食 □ 协助进餐	□ 协助进餐	□ 协助进餐
	活动体位			
病情变异记录		□ 无　　□ 有，原因： □ 患者　□ 疾病　□ 医疗 □ 护理　□ 保障　□ 管理	□ 无　　□ 有，原因： □ 患者　□ 疾病　□ 医疗 □ 护理　□ 保障　□ 管理	□ 无　　□ 有，原因： □ 患者　□ 疾病　□ 医疗 □ 护理　□ 保障　□ 管理

护士签名	白班	小夜班	大夜班	白班	小夜班	大夜班	白班	小夜班	大夜班

医师签名									

	时间	住院第 7 天（术后第 4 天）	住院第 8 天（出院日）
主要诊疗工作	制度落实	□ 上级医师查房（主管医师每天查房） □ 专科医师会诊（必要时）	□ 上级医师查房（主管、主诊医师查房）进行手术及切口评估，确定有无手术并发症和切口愈合不良情况，明确是否出院
	病情评估		
	病历书写	□ 出院前 1 天有上级医师指示出院的病程记录	□ 出院当天病程记录（由上级医师指示出院） □ 出院后 24 小时内完成出院记录 □ 出院后 24 小时内完成病案首页 □ 开具出院介绍信 □ 开具诊断证明书

（续　表）

主要诊疗工作	知情同意		□ 向患者交代出院后的注意事项（复诊的时间、地点，发生紧急情况时处理方法等）
	手术治疗		
	其他	□ 观察切口情况，是否存在渗出、红肿等情况 □ 根据患者情况，如贫血严重及时输血，低蛋白、低钾血症及时补充蛋白、血钾 □ 继续主、被动功能康复练习和步行练习	□ 复查血常规、CRP、IL-6、红细胞沉降率、生化 □ 出院带药 □ 嘱患者拆线换药（根据出院时间决定） □ 门诊复查 □ 如有不适，随时复诊
重点医嘱	长期医嘱	护理医嘱	
		处置医嘱	
		膳食医嘱	
		药物医嘱	□ 抗生素 □ 术后抗凝
	临时医嘱	检查检验	□ 复查血常规、CRP、IL-6、红细胞沉降率、生化
		药物医嘱	□ 镇痛（必要时） □ 补钾（必要时） □ 补白蛋白（必要时） □ 输血（必要时）
		手术医嘱	
		处置医嘱	□ 大换药（必要时） □ 功能锻炼	□ 大换药 □ 出院
主要护理工作	健康宣教		□ 告知患者必须在他人的协助下方可下床活动 □ 向患者讲解适当控制体重的意义 □ 向患者讲解人工全髋关节置换术后的注意事项
	护理处置	□ 按护理等级完成基础护理项目 □ 根据排便情况采取通便措施 □ 观察切口敷料，有渗出时报告医师处理 □ 术后心理与生活护理	□ 按护理等级完成基础护理项目 □ 观察切口敷料，有渗出时报告医师处理 □ 观察患者情况 □ 协助患者办理出院手续 □ 指导并监督患者活动 □ 整理床单位

（续 表）

主要护理工作	风险评估	□ 评估患肢感觉、运动情况,有异常时立即报告医师处理 □ 评估跌倒风险 □ 评估压疮风险	□ 评估患肢感觉、运动情况,有异常时立即报告医师处理 □ 评估跌倒风险 □ 评估压疮风险
	专科护理	□ 指导患者正确使用抗血栓压力带 □ 指导患者进行股四头肌静止收缩及踝关节运动 □ 指导患者进行髋关节屈、伸运动 □ 指导患者利用双拐下床活动 □ 防压疮护理 □ 防跌倒护理 □ 指导患者正确使用双拐	□ 指导患者进行髋关节屈、伸运动 □ 指导患者利用双拐下床活动 □ 告知患者出院后注意事项并附书面出院指导
	饮食指导		
	活动体位		
病情变异记录		□ 无　　□ 有,原因: □ 患者　□ 疾病　□ 医疗 □ 护理　□ 保障　□ 管理	□ 无　　□ 有,原因: □ 患者　□ 疾病　□ 医疗 □ 护理　□ 保障　□ 管理
护士签名		白班　　小夜班　　大夜班	白班　　小夜班　　大夜班
医师签名			

第六节　强直性脊柱炎行单侧全髋关节置换术临床路径

一、强直性脊柱炎行单侧全髋关节置换术临床路径标准住院流程

(一)适用对象

第一诊断为强直性脊柱炎(ICD-10:M45　91)行单侧全髋关节置换术(ICD-9-CM-3:81.5104)的患者。

(二)诊断依据

根据《临床诊疗指南·骨科分册》(中华医学会编著,人民卫生出版社),《实用骨科学》(人民军医出版社,第 4 版,2012 年),《外科学》(临床医学专用)(人民卫生出版社,第 8 版,2013年)。

1．病史 有强直性脊柱炎病史，髋关节疼痛、活动受限，渐进性加重，甚至关节强直。

2．体格检查 有明确体征，髋关节活动明显受限。

3．辅助检查 X线检查示脊柱竹节样改变、单侧髋关节间隙变窄、模糊甚至骨性融合，HLB-27 阳性。

（三）治疗方案的选择及依据

根据《临床诊疗指南·骨科分册》（中华医学会编著，人民卫生出版社），《实用骨科学》（人民军医出版社，第 4 版，2012 年），《坎贝尔骨科手术学》（人民军医出版社，第 12 版，2013 年）。

1．强直性脊柱炎诊断明确，单侧髋关节受累，关节疼痛、功能受限。

2．无全身或局部的近期感染。

3．无严重的并发症。

4．术前生活质量及活动水平评估。

（四）标准住院天数

8 天。

（五）进入路径标准

1．第一诊断必须符合强直性脊柱炎（ICD-10：M45 91）。

2．年龄：18－70 岁。

3．当患有其他疾病时，但在住院期间不需要特殊处理也不影响第一诊断的临床路径流程实施时，可以进入路径。

（六）术前准备 2 天

1．术前评估 术前 24 小时内完成术前病情评估，完成必要的检查，做出术前小结、术前讨论。

（1）必需的检查项目：①血常规、尿常规、粪常规。②生化。③红细胞沉降率、C 反应蛋白、白细胞介素-6。④凝血功能。⑤感染性疾病筛查（乙肝、丙肝、艾滋病、梅毒等）。⑥血型。⑦胸部正位 X 线片、心电图。⑧骨盆正位和双髋关节正、侧位 X 线片（加 Marker）。

（2）根据患者病情可选择：①超声心动图、血气分析和肺功能。②术前配血。③有相关疾病者及时请相关科室医师会诊。

（3）营养评估：根据《解放军总医院新住院患者营养风险筛查表（NRS-2002）》为新住院患者进行营养评估，评分≥3 分患者给予处置，必要时申请营养科医师会诊。

（4）心理评估：根据新住院患者情况申请心理科医师会诊。

（5）疼痛评估：根据《VAS 评分》实施疼痛评估，评分＞7 分患者给予处置，必要时请疼痛科医师会诊。

（6）康复评估：根据《住院患者康复筛查和评估表》在新住院患者住院后 24 小时内进行康复筛查和评估。任何一项结果为"是"，则申请康复科医师会诊。

（7）深静脉血栓栓塞症风险评估：根据专科《深静脉血栓栓塞症评估量表》在新住院患者住院后 24 小时内进行风险筛查和评估，风险结果为"高危"的，则申请血管外科或介入导管室医师会诊。

（8）髋关节功能评分：根据《Harris 髋关节评分表》在新住院患者住院后 24 小时内进行髋关节功能评分。

2. 术前准备

(1)术前谈话:术者应在术前1天与患者及其家属谈话,告知手术方案、相关风险、用血计划、术后转归、植入材料、手术费用和患者及其家属权益,并履行书面知情同意手续。告知高值耗材的使用及费用。

(2)术前用药:抗血小板药物负荷应用。

(3)通知手术室:准备手术间、手术药品、手术物品及特殊耗材。

(4)护士做心理护理、交代注意事项:防压疮、防跌倒、指导患者戒烟等,并进行术后康复宣教。

(5)手术部位标识:术者、一助或经治医师在术前1天应对手术部位做体表标识,急诊手术由接诊医师或会诊外科医师标记,标记过程应有责任护士、患者及其家属共同参与,并记入手术安排表。

(6)术前1天麻醉医师访视:制订麻醉计划、完成评估、确定麻醉方式,并记入《麻醉术前访视记录》,告知患者及其家属麻醉适应证、麻醉目的、风险、可能出现的情况及其处理原则、替代方案等,签署《麻醉知情同意书》并归入病历。

(七)药品选择及使用时机

1. 抗生素 预防性抗生素选择第二代头孢、第三代头孢或万古霉素(青霉素、头孢过敏者;有感染诱因者)。

2. 使用时机 手术当日、术后预防性使用5天。

(八)手术日为住院第3天

1. 手术安全核对 患者入手术间后由手术医师、麻醉医师、巡回护士和患者本人共同核对患者身份、手术部位与标识、手术方式。手术医师、麻醉医师、巡回护士三方按《手术安全核对表》逐项核对,共同签名。

2. 麻醉方式 神经阻滞麻醉、椎管内麻醉或全身麻醉。

3. 手术方式 单侧全髋关节置换术。

4. 手术内置物 人工髋关节假体。

5. 输血 视术中出血情况而定。

6. 经治医师或手术医师 应即刻完成术后首次病程记录,观察术后患者病情变化。

(九)术后住院恢复5天

1. 必需的复查项目:血常规、红细胞沉降率、C反应蛋白、白细胞介素-6、血生化(蛋白、肝功能、肾功能、电解质)。

2. 骨盆正位(加 Marker)和髋关节正、侧位(加 Marker)X线片。

3. 必要时查血气分析、D-Dimer、双下肢深静脉彩超/CTPA。

4. 术后处理

(1)抗生素:预防性抗生素选择第二代头孢、第三代头孢或万古霉素(青霉素、头孢过敏者;有感染诱因者)。

(2)术后预防静脉血栓栓塞症处理:肌内注射低分子肝素或口服利伐沙班。

(3)术后康复:术后1天拔除引流管,术后第2天行骨盆正位和髋关节正、侧位X线检查,然后开始主动和被动肌肉功能及活动度锻炼,并扶双拐部分负重下床行走。

(4)术后镇痛:口服非甾体抗炎镇痛药、阿片类镇痛药,镇痛泵。

5. 术者在术后 24 小时内完成手术记录,特殊情况可由一助完成,术者签名确认并归入病历。

6. 上级医师在术后 3 天内至少查房 1 次,根据术中和术后情况修订术后治疗计划。

7. 麻醉医师术后 3 天内访视患者,如有特殊情况应详细记录,及时与手术医师或重症监护室医师沟通并迅速处理。

8. 术后护理

(1)按照护理等级进行日常护理,监测患者生命体征,观察引流管引流情况、切口敷料有无渗出。

(2)观察患肢疼痛情况,患肢感觉运动状况。

(3)指导患者术后体位摆放及功能锻炼:患肢要保持外展位、指导床上翻身(告知患者翻身时双腿之间夹枕头,指导并帮助患者手扶拉环向健侧翻身)、开始主动和被动肌肉功能及活动度锻炼。

(4)指导患者正确使用抗血栓压力带、掌握床上排便排尿(使用便器)方法、进行自主排尿训练、使用双拐下地训练,防跌倒、防压疮护理等。

(十)出院标准

1. 体温正常,常规检验指标无明显异常,红细胞沉降率、CRP 指标下降。

2. 切口愈合良好:引流管拔除,切口无感染征象(可在门诊处理的切口)、无皮瓣坏死。

3. 髋关节功能改善。

4. 不需要住院处理的并发症和(或)合并症。

(十一)变异及原因分析

1. **内科合并症**　患者常合并内科基础疾病,围术期需要详细检查内科情况并请相关科室会诊,术前准备时间需要延长,同时使用相关药物,将增加住院费用。

2. **围术期并发症**　患者骨质条件、畸形类型、关节炎病变的严重程度差异,有可能出现手术相关并发症,如骨折、韧带损伤、神经血管损伤、深静脉血栓形成、感染等。术后需要延长下床和康复时间,可能造成住院天数延长和费用增加。

3. **人工髋关节假体的选择**　目前可供选择的人工髋关节假体较多,适用于不同类型的关节病损,可导致住院费用存在差异。

二、强直性脊柱炎行单侧全髋关节置换术临床路径表单

适用对象	第一诊断为强直性脊柱炎(ICD-10:M45 91) 行单侧全髋关节置换术(ICD-9-CM-3:81.5104)的患者		
患者基本信息	姓名:_____ 性别:____ 年龄:____ 门诊号:_____ 住院号:_____ 过敏史:_____ 住院日期:___年__月__日 出院日期:___年__月__日		住院天数:8天

时间		住院第1天	住院第2天(术前日)	住院第3天(手术日)
主要诊疗工作	制度落实	□ 住院2小时内经治或值班医师完成接诊 □ 住院后24小时内主管医师完成检诊 □ 专科医师会诊(必要时)	□ 经治医师查房(早、晚) □ 主诊医师查房 □ 完成术前准备 □ 组织术前讨论 □ 手术部位标识	□ 手术安全核查
	病情评估	□ 经治医师询问病史及体格检查 □ 心理评估 □ 营养评估 □ 疼痛评估 □ 康复评估 □ 深静脉血栓栓塞症风险评估 □ 完成髋关节功能评分		
	病历书写	□ 住院8小时内完成首次病程记录 □ 住院24小时内完成住院记录	□ 完成主管医师查房记录 □ 完成主诊医师查房记录 □ 完成术前讨论、术前小结	□ 术者或一助术后24小时内完成手术记录(术者签名) □ 术后即刻完成术后首次病程记录
	知情同意	□ 病情告知 □ 患者及其家属签署授权委托书 □ 患者或家属在住院记录单上签名	□ 术者术前谈话,告知患者及其家属病情和围术期注意事项,签署手术知情同意书、授权委托书、自费用品协议书(必要时)、军人目录外耗材审批单(必要时)、输血同意书等	□ 告知患者及其家属手术过程概况及术后注意事项

主要诊疗工作	手术治疗		□ 预约手术	□ 实施手术（手术安全核查记录、手术清点记录）
	其他	□ 及时通知上级医师检诊 □ 经治医师检查整理病历资料	□ 检查住院押金使用情况	□ 术后病情交接 □ 观察手术切口及周围情况
重点医嘱	长期医嘱	护理医嘱	□ 按骨科护理常规 □ 二级或三级护理		□ 按骨科术后护理常规 □ 一级护理
		处置医嘱			□ 持续心电、血压、呼吸、血氧饱和度监测 □ 留置导尿并记录量 □ 留置切口引流并记录量 □ 持续低流量吸氧
		膳食医嘱	□ 普食 □ 糖尿病饮食 □ 低盐、低脂饮食 □ 低盐、低脂糖尿病饮食	□ 禁食、禁水（22:00 时后）	
		药物医嘱	□ 自带药（必要时）		□ 镇痛 □ 消肿 □ 镇吐、保胃 □ 抗生素 □ 抗凝
	临时医嘱	检查检验	□ 血常规（含 CRP＋IL-6） □ 尿常规 □ 粪常规 □ 凝血四项 □ 血清术前八项 □ 红细胞沉降率 □ 血型 □ 胸部正位 X 线片 □ 心电图检查（多导） □ 双髋负重正、侧位和下肢全长 X 线片 □ 肺功能（必要时） □ 超声心动图（必要时）		
		药物医嘱		□ 抗生素（视病情）	
		手术医嘱		□ 常规准备明日在神经阻滞麻醉/椎管内麻醉/全身麻醉下行人工全髋关节置换术	
		处置医嘱	□ 静脉抽血	□ 备血 □ 备皮（＞30cm²）	□ 输血（视病情） □ 补液（视病情） □ 拔除导尿管（必要时）

主要护理工作	健康宣教	□ 住院宣教（住院环境、规章制度） □ 进行护理安全指导 □ 进行等级护理、活动范围指导 □ 进行饮食指导 □ 进行关于疾病知识的宣教 □ 检查、检验项目的目的和意义	□ 术前宣教	□ 术后宣教 □ 术后心理疏导 □ 指导术后康复训练 □ 指导术后注意事项
	护理处置	□ 患者身份核对 □ 佩戴腕带 □ 建立住院病历，通知医师 □ 住院介绍：介绍责任护士，病区环境、设施、规章制度、基础护理服务项目 □ 询问病史，填写护理记录单首页 □ 观察病情 □ 监测基本生命体征 □ 抽血、留取标本 □ 心理与生活护理 □ 根据评估结果采取相应护理措施 □ 通知检查项目及检查注意事项	□ 术前患者准备（术前沐浴、更衣、备皮） □ 检查术前物品准备 □ 指导患者准备术后所需用品，贵重物品交由其家属保管 □ 指导患者进行肠道准备并检查准备效果 □ 告知入手术室前取下活动义齿 □ 监测基本生命体征 □ 备血、皮试	□ 晨起监测生命体征并记录 □ 确认无上呼吸道感染症状，确认无月经来潮 □ 与手术室护士交接病历、影像资料、术中带药等 □ 术前补液（必要时） □ 嘱患者入手术室前膀胱排空 □ 与手术室护士交接 □ 术后监测生命体征 □ 术后心电监护 □ 各类管道护理 □ 术后心理与生活护理
	风险评估	□ 一般评估：生命体征、神志、皮肤、药物过敏史等 □ 专科评估：生活自理能力、患肢屈曲、伸直功能，足背动脉搏动、皮肤温度、指（趾）端末梢感觉情况 □ 风险评估：评估有无跌倒、坠床、压疮风险 □ 心理评估 □ 营养评估 □ 疼痛评估 □ 康复评估	□ 评估患者心理状态	□ 评估意识情况 □ 评估切口疼痛情况 □ 评估术侧足背动脉搏动、肢体皮肤颜色、温度变化、肢体感觉运动情况，并采取相应护理措施 □ 风险评估：评估有无跌倒、坠床、压疮、导管滑脱、液体外渗的风险
	专科护理	□ 观察患肢情况 □ 指导功能锻炼 □ 指导双拐的使用方法 □ 指导患者戒烟（必要时）	□ 指导患者掌握床上翻身方法 □ 指导患者掌握床上排尿、排便（使用便器）方法	□ 与手术室护士共同评估皮肤、切口敷料、输液及引流情况 □ 指导患者进行股四头肌静止收缩及踝关节运动 □ 指导患者掌握床上排尿、排便（使用便器）方法

（续　表）

主要护理工作	饮食指导	□ 根据医嘱通知配餐员准备膳食 □ 协助进餐	□ 通知患者 22：00 时后禁食、禁水	□ 禁食、禁水，口干时协助湿润口唇 □ 排气后指导患者间断、少量饮用温开水
	活动体位	□ 根据护理等级指导活动		□ 根据手术及麻醉方式安置合适体位，术肢保持外展位 □ 指导患者掌握床上翻身方法
	洗浴要求	□ 协助患者洗澡、更换病号服	□ 协助患者晨、晚间护理	
病情变异记录		□ 无　　□ 有，原因： □ 患者　□ 疾病　□ 医疗 □ 护理　□ 保障　□ 管理	□ 无　　□ 有，原因： □ 患者　□ 疾病　□ 医疗 □ 护理　□ 保障　□ 管理	□ 无　　□ 有，原因： □ 患者　□ 疾病　□ 医疗 □ 护理　□ 保障　□ 管理
护士签名		白班　小夜班　大夜班	白班　小夜班　大夜班	白班　小夜班　大夜班
医师签名				

	时间	住院第 4 天（术后第 1 天）	住院第 5 天（术后第 2 天）	住院第 6 天（术后第 3 天）
主要诊疗工作	制度落实	□ 手术医师查房 □ 专科医师会诊（必要时）		□ 主诊医师查房
	病情评估			
	病历书写	□ 术后首日病程记录	□ 术后次日病程记录	□ 术后 3 天病程记录
	知情同意			
	手术治疗			
	其他	□ 根据引流量拔除引流管 □ 观察切口情况，是否存在渗出、红肿等情况 □ 观察体温、血压等 □ 复查血常规、CRP、IL-6、红细胞沉降率、生化	□ 观察切口情况，是否存在渗出、红肿等情况 □ 复查骨盆正位和髋关节正、侧位 X 线片 □ 根据患者情况，如贫血严重及时输血，低蛋白、低钾血症及时补充蛋白、血钾 □ 开始主、被动功能康复练习	□ 观察切口情况，是否存在渗出、红肿等情况 □ 复查血常规、CRP、IL-6、红细胞沉降率、生化（如贫血严重及时输血，低蛋白、低钾血症及时补充蛋白、血钾） □ 指导患者下床，进行主、被动功能康复练习和步行练习

（续　表）

重点医嘱	长期医嘱	护理医嘱	□ 骨科术后护理常规 □ 一级或二级护理	□ 骨科术后护理常规 □ 二级护理	
		处置医嘱	□ 垫高患肢 □ 使用抗血栓弹力带 □ 观察患肢感觉及血液循环 □ 更换切口引流袋并记录量		
		膳食医嘱	□ 饮食医嘱（普食/半流食/流食/糖尿病饮食/低盐、低脂饮食）		
		药物医嘱	□ 抗生素 □ 术后抗凝 □ 镇痛 □ 保胃	□ 抗生素 □ 术后抗凝	□ 抗生素 □ 术后抗凝
	临时医嘱	检查检验	□ 复查血常规、CRP、IL-6、红细胞沉降率、生化	□ 复查骨盆正位和髋关节正、侧位 X 线片	□ 复查血常规、CRP、IL-6、红细胞沉降率、生化
		药物医嘱	□ 镇吐 □ 补钾（必要时） □ 补白蛋白（必要时） □ 输血（必要时）	□ 镇痛（必要时） □ 补钾（必要时） □ 补白蛋白（必要时） □ 输血（必要时）	□ 镇痛（必要时） □ 补钾（必要时） □ 补白蛋白（必要时） □ 输血（必要时）
		手术医嘱			
		处置医嘱	□ 大换药（必要时） □ 拔除切口引流（必要时） □ 拔除导尿管（必要时）	□ 大换药（必要时） □ 功能锻炼	□ 大换药（必要时） □ 功能锻炼
主要护理工作		健康宣教	□ 告知护理风险 □ 进行压疮预防知识宣教	□ 压疮预防知识宣教 □ 跌倒预防知识宣教	
		护理处置	□ 按一级护理要求完成基础护理项目 □ 监测生命体征 □ 留取标本 □ 观察切口疼痛情况、检测镇痛泵运转情况 □ 观察静脉输液情况 □ 观察留置尿管引流情况 □ 妥善固定各类管道 □ 观察切口引流情况，并记录引流量及性状 □ 观察切口敷料，有渗出时报告医师处理 □ 术后心理与生活护理	□ 按护理等级完成基础护理项目 □ 监测生命体征 □ 观察切口疼痛情况、检测镇痛泵运转情况 □ 观察静脉输液情况 □ 妥善固定各类管道 □ 观察切口敷料，有渗出时报告医师处理，观察患者情况 □ 提供基础护理服务 □ 术后心理与生活护理	□ 按护理等级完成基础护理项目 □ 根据排便情况采取通便措施 □ 留取标本 □ 观察切口敷料，有渗出时报告医师处理 □ 观察静脉输液情况，停用镇痛泵 □ 术后心理与生活护理

（续 表）

	护理评估	☐ 评估患肢感觉、运动情况,有异常时立即报告医师处理 ☐ 评估压疮风险	☐ 评估患肢感觉、运动情况,有异常时立即报告医师处理 ☐ 评估跌倒风险 ☐ 评估压疮风险	☐ 评估患肢感觉、运动情况,有异常时立即报告医师处理 ☐ 评估跌倒风险 ☐ 评估压疮风险
主要护理工作	专科护理	☐ 指导患者术后体位摆放及功能锻炼 ☐ 指导患者正确使用抗血栓压力带 ☐ 指导患者进行自主排尿训练 ☐ 指导患者进行股四头肌静止收缩及踝关节运动 ☐ 指导患者进行床上翻身 ☐ 指导患者卧床期间患肢保持外展位 ☐ 进行防压疮护理	☐ 指导患者术后体位摆放及功能锻炼 ☐ 指导患者正确使用抗血栓压力带 ☐ 指导患者进行自主排尿训练 ☐ 指导患者进行股四头肌静止收缩及踝关节运动 ☐ 指导患者进行床上翻身 ☐ 指导患者卧床期间患肢保持外展位 ☐ 防压疮护理 ☐ 指导患者正确使用双拐	☐ 指导患者正确使用抗血栓压力带 ☐ 指导患者进行股四头肌静止收缩及踝关节运动 ☐ 指导患者进行髋关节屈、伸运动 ☐ 指导患者利用双拐部分负重下床活动 ☐ 防压疮护理 ☐ 防跌倒护理 ☐ 指导患者正确使用双拐
	饮食指导	☐ 根据医嘱通知配餐员准备膳食 ☐ 协助进餐	☐ 协助进餐	☐ 协助进餐
	活动体位			
病情变异记录		☐ 无　　☐ 有,原因： ☐ 患者　☐ 疾病　☐ 医疗 ☐ 护理　☐ 保障　☐ 管理	☐ 无　　☐ 有,原因： ☐ 患者　☐ 疾病　☐ 医疗 ☐ 护理　☐ 保障　☐ 管理	☐ 无　　☐ 有,原因： ☐ 患者　☐ 疾病　☐ 医疗 ☐ 护理　☐ 保障　☐ 管理
护士签名		白班　小夜班　大夜班	白班　小夜班　大夜班	白班　小夜班　大夜班
医师签名				

	时间	住院第 7 天(术后第 4 天)	住院第 8 天(出院天)
主要诊疗工作	制度落实	☐ 上级医师查房(主管医师每天查房) ☐ 专科医师会诊(必要时)	☐ 上级医师查房(主管、主诊医师查房)进行手术及切口评估,确定有无手术并发症和切口愈合不良情况,明确是否出院
	病情评估		
	病历书写	☐ 出院前 1 天有上级医师指示出院的病程记录	☐ 出院当天病程记录(由上级医师指示出院) ☐ 出院后 24 小时内完成出院记录 ☐ 出院后 24 小时内完成病案首页 ☐ 开具出院介绍信 ☐ 开具诊断证明书

（续　表）

主要诊疗工作	知情同意		□ 向患者交代出院后的注意事项（复诊的时间、地点，发生紧急情况时处理方法等）
	手术治疗		
	其他	□ 观察切口情况，是否存在渗出、红肿等情况 □ 根据患者情况，如贫血严重及时输血，低蛋白、低钾血症及时补充蛋白、血钾 □ 继续主、被动功能康复练习和步行练习	□ 复查血常规、CRP、IL-6、红细胞沉降率、生化 □ 出院带药 □ 嘱患者拆线换药（根据出院时间决定） □ 门诊复查 □ 如有不适，随时复诊
重点医嘱	长期医嘱 护理医嘱		
	长期医嘱 处置医嘱		
	长期医嘱 膳食医嘱		
	长期医嘱 药物医嘱	□ 抗生素 □ 术后抗凝	
	临时医嘱 检查检验		□ 复查血常规、CRP、IL-6、红细胞沉降率、生化
	临时医嘱 药物医嘱	□ 镇痛（必要时） □ 补钾（必要时） □ 补白蛋白（必要时） □ 输血（必要时）	
	临时医嘱 手术医嘱		
	临时医嘱 处置医嘱	□ 大换药（必要时） □ 功能锻炼	□ 大换药 □ 出院
主要护理工作	健康宣教		□ 告知患者必须在他人的协助下方可下床活动 □ 向患者讲解适当控制体重的意义 □ 向患者讲解人工全髋关节置换术后的注意事项
	护理处置	□ 按护理等级完成基础护理项目 □ 根据排便情况采取通便措施 □ 观察切口敷料，有渗出时报告医师处理 □ 术后心理与生活护理	□ 按护理等级完成基础护理项目 □ 观察切口敷料，有渗出时报告医师处理 □ 观察患者情况 □ 协助患者办理出院手续 □ 指导并监督患者活动 □ 整理床单位
	风险评估	□ 评估患肢感觉、运动情况，有异常时立即报告医师处理 □ 评估跌倒风险 □ 评估压疮风险	□ 评估患肢感觉、运动情况，有异常时立即报告医师处理 □ 评估跌倒风险 □ 评估压疮风险

主要护理工作	专科护理	□ 指导患者正确使用抗血栓压力带 □ 指导患者进行股四头肌静止收缩及踝关节运动 □ 指导患者进行髋关节屈、伸运动 □ 指导患者利用双拐下床活动 □ 防压疮护理 □ 防跌倒护理 □ 指导患者正确使用双拐		□ 指导患者进行髋关节屈、伸运动 □ 指导患者利用双拐下床活动 □ 告知患者出院后注意事项并附书面出院指导	
	饮食指导				
	活动体位				
病情变异记录		□ 无　　□ 有,原因: □ 患者　□ 疾病　□ 医疗 □ 护理　□ 保障　□ 管理		□ 无　　□ 有,原因: □ 患者　□ 疾病　□ 医疗 □ 护理　□ 保障　□ 管理	
护士签名		白班	小夜班	大夜班	白班	小夜班	大夜班
医师签名							

第七节　单侧原发性髋关节骨性关节炎行单侧全髋关节置换术临床路径

一、单侧原发性髋关节骨性关节炎行单侧全髋关节置换术路径标准住院流程

(一)适用对象

第一诊断为单侧原发性髋关节骨性关节炎(ICD-10:M16.101)行单侧全髋关节置换术(ICD-9-CM-3:81.5104)的患者。

(二)诊断依据

根据《临床诊疗指南·骨科分册》(中华医学会编著,人民卫生出版社),《实用骨科学》(人民军医出版社,第 4 版,2012 年),《外科学》(临床医学专用)(人民卫生出版社,第 8 版,2013 年)。

1. **病史**　患侧髋关节间断疼痛多年,保守治疗无效,近期加重伴活动受限。

2. **体格检查**　有明确体征,如"4"字试验阳性,股骨滚动试验阳性。

3. **辅助检查**　髋关节负重位 X 线片可见负重区关节间隙狭窄,股骨头轻度上外侧移位,关节面不规则,不光滑,可见软骨下骨区的囊性变。

(三)治疗方案的选择及依据

根据《临床诊疗指南·骨科分册》(中华医学会编著,人民卫生出版社),《实用骨科学》(人民军医出版社,第 4 版,2012 年),《坎贝尔骨科手术学》(人民军医出版社,第 12 版,2013 年)。

1. 单侧原发性髋关节骨性关节炎诊断明确,关节疼痛、活动受限。

2. 无全身或局部的近期感染。

3. 无严重的合并症。

4. 术前生活质量及活动水平评估。

(四)标准住院天数

8 天。

(五)进入路径标准

1. 第一诊断必须符合单侧原发性髋关节骨性关节炎(ICD-10:M16.101)。

2. 年龄:18－70 岁。

3. 行单侧全髋关节置换术。

4. 当患有其他疾病时,但在住院期间不需要特殊处理也不影响第一诊断的临床路径流程实施时,可以进入路径。

(六)术前准备 2 天

1. 术前评估 术前完成术前病情评估,完成必要的检查,做出术前小结、术前讨论。

(1)必需的检查项目:①血常规、尿常规、粪常规。②生化。③红细胞沉降率、C 反应蛋白、白细胞介素-6。④凝血功能。⑤感染性疾病筛查(乙肝、丙肝、艾滋病、梅毒等)。⑥血型。⑦胸部正位 X 线片、心电图。⑧双侧髋关节正、侧位 X 线片。⑨骨盆正位 X 线片。

(2)根据患者病情可选择:①髋关节 CT、超声心动图、血气分析和肺功能。②术前配血。③有相关疾病者及时请相关科室医师会诊。

(3)营养评估:根据《解放军总医院新住院患者营养风险筛查表(NRS-2002)》为新住院患者进行营养评估,评分≥3 分患者给予处置,必要时申请营养科医师会诊。

(4)心理评估:根据新住院患者情况申请心理科医师会诊。

(5)疼痛评估:根据《VAS 评分》实施疼痛评估,评分＞7 分患者给予处置,必要时请疼痛科医师会诊。

(6)康复评估:根据《住院患者康复筛查和评估表》在新住院患者住院后 24 小时内进行康复筛查和评估。任何一项结果为"是",则申请康复科医师会诊。

(7)深静脉血栓栓塞症风险评估:根据专科《深静脉血栓栓塞症评估量表》在新住院患者住院后 24 小时内进行风险筛查和评估,风险结果为"高危"的,则申请血管外科或介入导管室医师会诊。

(8)髋关节功能评分:根据《Harris 髋关节评分表》在新住院患者住院后 24 小时内进行髋关节功能评分。

2. 术前准备

(1)术前谈话:术者应在术前 1 天与患者及其家属谈话,告知手术方案、相关风险、用血计划、术后转归、植入材料、手术费用和患者及其家属权益,并履行书面知情同意手续。告知高值耗材的使用及费用。

(2)通知手术室:准备手术间、手术药品、手术物品及特殊耗材。

(3)护士做心理护理、交代注意事项:防压疮、防跌倒、指导患者戒烟等,并进行术后康复宣教。

(4)手术部位标识:术者、一助或经治医师在术前 1 天应对手术部位做体表标识,急诊手术由接诊医师或会诊外科医师标记,标记过程应有责任护士、患者及其家属共同参与,并记入手术安排表。

(5)术前 1 天麻醉医师访视:制订麻醉计划、完成评估、确定麻醉方式,并记入《麻醉术前访视记录》,告知患者及其家属麻醉适应证、麻醉目的、风险、可能出现的情况及其处理原则、替代方案等,签署《麻醉知情同意书》并归入病历。

(七)药品选择及使用时机

1. 抗生素　预防性抗生素选择第二代头孢、第三代头孢或万古霉素(青霉素、头孢过敏者;有感染诱因者)。

2. 使用时机　手术当日、术后预防性使用 5 天。

(八)手术日为住院第 3 天

1. 手术安全核对　患者入手术间后由手术医师、麻醉医师、巡回护士和患者本人共同核对患者身份、手术部位与标识、手术方式。手术医师、麻醉医师、巡回护士三方按《手术安全核对表》逐项核对,共同签名。

2. 麻醉方式　神经阻滞麻醉、椎管内麻醉或全身麻醉。

3. 手术方式　全髋关节置换术。

4. 手术内置物　人工髋关节假体、骨水泥。

5. 输血　视术中出血情况而定。

6. 经治医师或手术医师　应即刻完成术后首次病程记录,观察术后患者病情变化。

(九)术后住院恢复 5 天

1. 必需的复查项目:血常规、红细胞沉降率、C 反应蛋白、白细胞介素-6、血生化(蛋白、肝功能、肾功能、电解质)。

2. 双髋关节正、侧位 X 线片。

3. 必要时查血气分析、D-Dimer、双下肢深静脉彩超/CTPA。

4. 术后处理

(1)抗生素:预防性抗生素选择第二代头孢、第三代头孢或万古霉素(青霉素、头孢过敏者;有感染诱因者)。

(2)术后预防静脉血栓栓塞症处理:肌内注射低分子肝素或口服利伐沙班。

(3)术后康复:术后 1 天拔除引流管,术后第 2 天行髋关节正、侧位 X 线检查,然后开始主动和被动肌肉功能及活动度锻炼,并扶双拐下地走走。避免出现髋关节屈曲,内收内旋体位以防关节脱位。

(4)术后镇痛:口服非甾体抗炎镇痛药、阿片类镇痛药、镇痛泵。

5. 术者在术后 24 小时内完成手术记录,特殊情况可由一助完成,术者签名确认并归入病历。

6. 上级医师在术后 3 天内至少查房 1 次,根据术中和术后情况修订术后治疗计划。

7. 麻醉医师术后 3 天内访视患者,如有特殊情况应详细记录,及时与手术医师或重症监护室医师沟通并迅速处理。

8. 术后护理

(1)按照护理等级进行日常护理,监测患者生命体征,观察引流管引流情况、切口敷料有无渗出。

(2)观察患肢疼痛情况,患肢感觉运动状况。

(3)指导患者术后体位摆放及功能锻炼:患肢避免屈曲,内收内旋体位。其中屈曲不超过90°,内收不超过中线。指导床上翻身(双膝关节间夹枕头,指导并帮助患者手扶拉环向健侧翻身),扶双拐下床行走。

(4)指导患者正确使用抗血栓压力带、掌握床上排便排尿(使用便器)方法、进行自主排尿训练、使用双拐下床训练,防跌倒、防压疮护理等。

(十)出院标准

1. 体温正常,常规检验指标无明显异常,红细胞沉降率、CRP指标下降。

2. 切口愈合良好:引流管拔除,切口无感染征象(可以在门诊处理的切口)、无皮瓣坏死。

3. 髋关节功能改善。

4. 不需要住院处理的并发症和(或)合并症。

(十一)变异及原因分析

1. **内科合并症** 晚期重度骨关节炎的患者常合并内科基础疾病,围术期需要详细检查内科情况并请相关科室会诊,术前准备时间需要延长;同时使用相关药物,将增加住院费用。

2. **围术期并发症** 患者骨质条件、畸形类型、关节炎病变的严重程度有差异,有可能出现手术相关并发症,如骨折、韧带损伤、神经血管损伤、深静脉血栓形成、感染等。术后需要延长下床和康复时间,可能造成住院天数延长和费用增加。

3. **人工髋关节假体的选择** 目前可供选择的人工髋关节假体较多,适用于不同类型的关节病损,可导致住院费用存在差异。

二、单侧原发性髋关节骨性关节炎行全髋关节置换路径表单

适用对象	第一诊断为单侧原发性髋关节骨性关节炎(ICD-10:M16.101) 行单侧全髋关节置换术(ICD-9-CM-3:81.5104)的患者		
患者基本信息	姓名:_____ 性别:____ 年龄:____ 门诊号:_____ 住院号:_____ 过敏史:____ 住院日期:____年__月__日 出院日期:____年__月__日		住院天数:8 天
	时间	住院第 1 天	住院第 2 天(术前日)	住院第 3 天(手术日)
主要诊疗工作	制度落实	□ 住院 2 小时内经治或值班医师完成接诊 □ 住院后 24 小时内主管医师完成检诊 □ 专科会诊(必要时)	□ 经治医师查房(早、晚) □ 主诊医师查房 □ 完成术前准备 □ 组织术前讨论 □ 手术部位标识	□ 手术安全核查

（续　表）

主要诊疗工作	病情评估		□ 经治医师询问病史及体格检查 □ 心理评估 □ 营养评估 □ 疼痛评估 □ 康复评估 □ 深静脉血栓栓塞症风险评估 □ 完成髋关节功能评分	□ 相关科室医师会诊	
	病历书写		□ 住院 8 小时内完成首次病程记录 □ 住院 24 小时内完成住院记录	□ 完成主管医师查房记录 □ 完成主诊医师查房记录 □ 完成术前讨论、术前小结	□ 术者或一助术后 24小时内完成手术记录（术者签名） □ 术后即刻完成术后首次病程记录
	知情同意		□ 病情告知 □ 患者及其家属签署授权委托书 □ 患者及其家属在住院记录单上签名	□ 术者术前谈话,告知患者及其家属病情和围术期注意事项,签署手术知情同意书、授权委托书、自费用品协议书(必要时)、军人目录外耗材审批单(必要时)、输血同意书等	□ 告知患者及其家属手术过程概况及术后注意事项
	手术治疗			□ 预约手术	□ 实施手术(手术安全核查记录、手术清点记录)
	其他		□ 及时通知上级医师检诊 □ 经治医师检查整理病历资料	□ 检查住院押金使用情况	□ 术后病情交接 □ 观察手术切口及周围情况
重点医嘱	长期医嘱	护理医嘱	□ 按骨科护理常规 □ 二级或三级护理		□ 按骨科术后护理常规 □ 一级护理
		处置医嘱			□ 持续心电、血压、呼吸、血氧饱和度监测 □ 留置导尿并记录量 □ 留置切口引流并记录量 □ 持续低流量吸氧
		膳食医嘱	□ 普食 □ 糖尿病饮食 □ 低盐、低脂饮食 □ 低盐、低脂糖尿病饮食	□ 禁食、禁水(22:00 时后)	
		药物医嘱	□ 自带药(必要时)		□ 镇痛 □ 消肿 □ 镇吐、保胃 □ 抗生素 □ 抗凝

重点医嘱	临时医嘱	检查检验	□ 血常规（含 CRP＋IL-6） □ 尿常规 □ 粪常规 □ 凝血四项 □ 血清术前八项 □ 红细胞沉降率 □ 血型 □ 胸部正位 X 线片 □ 心电图检查（多导） □ 双髋关节正、侧位 X 线片 □ 肺功能（必要时） □ 超声心动图（必要时）		
		药物医嘱		□ 抗生素（视病情）	
		手术医嘱		□ 常规准备明日在神经阻滞麻醉/椎管内麻醉/全身麻醉下行人工全髋关节置换术	
		处置医嘱	□ 静脉抽血	□ 备血 □ 备皮（＞30cm^2）	□ 输血（视病情） □ 补液（视病情） □ 拔除导尿管（必要时）
主要护理工作		健康宣教	□ 住院宣教（住院环境、规章制度） □ 进行护理安全指导 □ 进行等级护理、活动范围指导 □ 进行饮食指导 □ 进行关于疾病知识的宣教 □ 检查、检验项目的目的和意义	□ 术前宣教	□ 术后宣教 □ 术后心理疏导 □ 指导术后康复训练 □ 指导术后注意事项
		护理处置	□ 患者身份核对 □ 佩戴腕带 □ 建立住院病历，通知医师 □ 住院介绍：介绍责任护士，病区环境、设施、规章制度、基础护理服务项目 □ 询问病史，填写护理记录单首页 □ 观察病情 □ 监测基本生命体征 □ 抽血、留取标本 □ 心理与生活护理 □ 根据评估结果采取相应护理措施 □ 通知检查项目及检查注意事项	□ 术前患者准备（术前沐浴、更衣、备皮） □ 检查术前物品准备 □ 指导患者准备术后所需用品，贵重物品交由其家属保管 □ 指导患者进行肠道准备并检查准备效果 □ 告知入手术室前取下活动义齿 □ 监测基本生命体征 □ 备血、皮试	□ 晨起监测生命体征并记录 □ 确认无上呼吸道感染症状，确认无月经来潮 □ 与手术室护士交接病历、影像资料、术中带药等 □ 术前补液（必要时） □ 嘱患者入手术室前膀胱排空 □ 与手术室护士交接 □ 术后监测生命体征 □ 术后心电监护 □ 各类管道护理 □ 术后心理与生活护理

（续　表）

主要护理工作	风险评估	□ 一般评估:生命体征、神志、皮肤、药物过敏史等 □ 专科评估:生活自理能力、患肢屈曲、伸直功能,足背动脉搏动、皮肤温度、指(趾)端末梢感觉情况 □ 风险评估:评估有无跌倒、坠床、压疮风险 □ 心理评估 □ 营养评估 □ 疼痛评估 □ 康复评估	□ 评估患者心理状态	□ 评估意识情况 □ 评估切口疼痛情况 □ 评估术侧足背动脉搏动、肢体皮肤颜色、温度变化、肢体感觉运动情况,并采取相应护理措施 □ 风险评估:评估有无跌倒、坠床、压疮、导管滑脱、液体外渗的风险
	专科护理	□ 观察患肢情况 □ 指导功能锻炼 □ 指导双拐的使用方法 □ 指导患者戒烟(必要时)	□ 指导患者掌握床上翻身方法 □ 指导患者掌握床上排尿、排便(使用便器)方法	□ 与手术室护士共同评估皮肤、切口敷料、输液及引流情况 □ 指导患者进行股四头肌静止收缩及踝关节运动 □ 指导患者掌握床上排尿、排便(使用便器)方法
	饮食指导	□ 根据医嘱通知配餐员准备膳食 □ 协助进餐	□ 通知患者 22:00 时后禁食、禁水	□ 禁食、禁水,口干时协助湿润口唇 □ 排气后指导患者间断、少量饮用温开水
	活动体位	□ 根据护理等级指导活动		□ 根据手术及麻醉方式安置合适体位,术肢保持过伸位 □ 指导患者掌握床上翻身方法
	洗浴要求	□ 协助患者洗澡、更换病号服	□ 协助患者晨、晚间护理	
病情变异记录		□ 无　　□ 有,原因: □ 患者　□ 疾病　□ 医疗 □ 护理　□ 保障　□ 管理	□ 无　　□ 有,原因: □ 患者　□ 疾病　□ 医疗 □ 护理　□ 保障　□ 管理	□ 无　　□ 有,原因: □ 患者　□ 疾病　□ 医疗 □ 护理　□ 保障　□ 管理
护士签名		白班　小夜班　大夜班	白班　小夜班　大夜班	白班　小夜班　大夜班
医师签名				

	时间	住院第 4 天(术后第 1 天)	住院第 5 天(术后第 2 天)	住院第 6 天(术后第 3 天)
主要诊疗工作	制度落实	□ 手术医师查房 □ 专科医师会诊(必要时)		□ 主诊医师查房
	病情评估			
	病历书写	□ 术后首日病程记录	□ 术后次日病程记录	□ 术后 3 天病程记录
	知情同意			

主要诊疗工作	手术治疗			
	其他	□ 根据引流量拔除引流管 □ 观察切口情况，是否存在渗出、红肿等情况 □ 观察体温、血压等 □ 复查血常规、CRP、IL-6、红细胞沉降率、生化	□ 观察切口情况，是否存在渗出、红肿等情况 □ 复查双髋正、侧位X线片 □ 根据患者情况，如贫血严重及时输血，低蛋白、低钾血症及时补充蛋白、血钾 □ 开始主、被动功能康复练习	□ 观察切口情况，是否存在渗出、红肿等情况 □ 复查血常规、CRP、IL-6、红细胞沉降率、生化（如贫血严重及时输血，低蛋白、低钾血症及时补充蛋白、血钾） □ 指导患者下床，进行主、被动功能康复练习和步行练习
重点医嘱	长期医嘱	护理医嘱	□ 骨科术后护理常规 □ 一级或二级护理	□ 骨科术后护理常规 □ 二级护理	
		处置医嘱	□ 抬高患肢 □ 使用抗血栓弹力带 □ 观察患肢感觉及血液循环 □ 更换切口引流袋并记录量		
		膳食医嘱	□ 饮食医嘱（普食/半流食/流食/糖尿病饮食/低盐、低脂饮食）		
		药物医嘱	□ 抗生素 □ 术后抗凝 □ 镇痛 □ 保胃	□ 抗生素 □ 术后抗凝	□ 抗生素 □ 术后抗凝
	临时医嘱	检查检验	□ 复查血常规、CRP、IL-6、红细胞沉降率、生化	□ 复查髋关节正、侧位X线片	□ 复查血常规、CRP、IL-6、红细胞沉降率、生化
		药物医嘱	□ 镇吐 □ 补钾（必要时） □ 补白蛋白（必要时） □ 输血（必要时）	□ 镇痛（必要时） □ 补钾（必要时） □ 补白蛋白（必要时） □ 输血（必要时）	□ 镇痛（必要时） □ 补钾（必要时） □ 补白蛋白（必要时） □ 输血（必要时）
		手术医嘱			
		处置医嘱	□ 大换药（必要时） □ 拔除切口引流（必要时） □ 拔除导尿管（必要时）	□ 大换药（必要时） □ 功能锻炼	□ 大换药（必要时） □ 功能锻炼

（续　表）

主要护理工作	健康宣教	□ 告知护理风险 □ 进行压疮预防知识宣教	□ 压疮预防知识宣教 □ 跌倒预防知识宣教	
	护理处置	□ 按一级护理要求完成基础护理项目 □ 监测生命体征 □ 留取标本 □ 观察切口疼痛情况、检测镇痛泵运转情况 □ 观察静脉输液情况 □ 观察留置尿管引流情况 □ 妥善固定各类管道 □ 观察切口引流情况，并记录引流量及性状 □ 观察切口敷料,有渗出时报告医师处理 □ 术后心理与生活护理	□ 按护理等级完成基础护理项目 □ 监测生命体征 □ 观察切口疼痛情况、检测镇痛泵运转情况 □ 观察静脉输液情况 □ 妥善固定各类管道 □ 观察切口敷料,有渗出时报告医师处理观察患者情况 □ 提供基础护理服务 □ 术后心理与生活护理	□ 按护理等级完成基础护理项目 □ 根据排便情况采取通便措施 □ 留取标本 □ 观察切口敷料,有渗出时报告医师处理 □ 观察静脉输液情况,停用镇痛泵 □ 术后心理与生活护理
	护理评估	□ 评估患肢感觉、运动情况,有异常时立即报告医师处理 □ 评估压疮风险	□ 评估患肢感觉、运动情况,有异常时立即报告医师处理 □ 评估跌倒风险 □ 评估压疮风险	□ 评估患肢感觉、运动情况,有异常时立即报告医师处理 □ 评估跌倒风险 □ 评估压疮风险
	专科护理	□ 指导患者术后体位摆放及功能锻炼 □ 指导患者正确使用抗血栓压力带 □ 指导患者进行自主排尿训练 □ 指导患者进行股四头肌静止收缩及踝关节运动 □ 指导患者进行床上翻身 □ 指导患者卧床期间患肢保持过伸位 □ 进行防压疮护理	□ 指导患者术后体位摆放及功能锻炼 □ 指导患者正确使用抗血栓压力带 □ 指导患者进行自主排尿训练 □ 指导患者进行股四头肌静止收缩及踝关节运动 □ 指导患者进行床上翻身 □ 指导患者卧床期间患肢保持过伸位 □ 防压疮护理 □ 指导患者正确使用双拐	□ 指导患者正确使用抗血栓压力带 □ 指导患者进行股四头肌静止收缩及踝关节运动 □ 指导患者进行髋关节屈、伸运动 □ 指导患者利用双拐下床活动 □ 防压疮护理 □ 防跌倒护理 □ 指导患者正确使用双拐
	饮食指导	□ 根据医嘱通知配餐员准备膳食 □ 协助进餐	□ 协助进餐	□ 协助进餐
	活动体位			
病情变异记录		□ 无　　□ 有,原因： □ 患者　□ 疾病　□ 医疗 □ 护理　□ 保障　□ 管理	□ 无　　□ 有,原因： □ 患者　□ 疾病　□ 医疗 □ 护理　□ 保障　□ 管理	□ 无　　□ 有,原因： □ 患者　□ 疾病　□ 医疗 □ 护理　□ 保障　□ 管理
护士签名		白班　小夜班　大夜班	白班　小夜班　大夜班	白班　小夜班　大夜班
医师签名				

时间			住院第 7 天（术后第 4 天）	住院第 8 天（出院日）
主要诊疗工作		制度落实	☐ 上级医师查房（主管医师每天查房） ☐ 专科医师会诊（必要时）	☐ 上级医师查房（主管、主诊医师查房）进行手术及切口评估，确定有无手术并发症和切口愈合不良情况，明确是否出院
		病情评估		
		病历书写	☐ 出院前 1 天有上级医师指示出院的病程记录	☐ 出院当天病程记录（由上级医师指示出院） ☐ 出院后 24 小时内完成出院记录 ☐ 出院后 24 小时内完成病案首页 ☐ 开具出院介绍信 ☐ 开具诊断证明书
		知情同意		☐ 向患者交代出院后的注意事项（复诊的时间、地点，发生紧急情况时处理方法等）
		手术治疗		
		其他	☐ 观察切口情况，是否存在渗出、红肿等情况 ☐ 根据患者情况，如贫血严重及时输血，低蛋白、低钾血症及时补充蛋白、血钾 ☐ 继续主、被动功能康复练习和步行练习	☐ 复查血常规、CRP、IL-6、红细胞沉降率、生化 ☐ 出院带药 ☐ 嘱患者拆线换药（根据出院时间决定） ☐ 门诊复查 ☐ 如有不适，随时复诊
重点医嘱	长期医嘱	护理医嘱		
		处置医嘱		
		膳食医嘱		
		药物医嘱	☐ 抗生素 ☐ 术后抗凝	
	临时医嘱	检查检验		☐ 复查血常规、CRP、IL-6、红细胞沉降率、生化
		药物医嘱	☐ 镇痛（必要时） ☐ 补钾（必要时） ☐ 补白蛋白（必要时） ☐ 输血（必要时）	
		手术医嘱		
		处置医嘱	☐ 大换药（必要时） ☐ 功能锻炼	☐ 大换药 ☐ 出院

（续　表）

主要护理工作	健康宣教		□ 告知患者必须在他人的协助下方可下床活动 □ 向患者讲解适当控制体重的意义 □ 向患者讲解人工全髋关节置换术后的注意事项
	护理处置	□ 按护理等级完成基础护理项目 □ 根据排便情况采取通便措施 □ 观察切口敷料,有渗出时报告医师处理 □ 术后心理与生活护理	□ 按护理等级完成基础护理项目 □ 观察切口敷料,有渗出时报告医师处理 □ 观察患者情况 □ 协助患者办理出院手续 □ 指导并监督患者活动 □ 整理床单位
	风险评估	□ 评估患肢感觉、运动情况,有异常时立即报告医师处理 □ 评估跌倒风险 □ 评估压疮风险	□ 评估患肢感觉、运动情况,有异常时立即报告医师处理 □ 评估跌倒风险 □ 评估压疮风险
	专科护理	□ 指导患者正确使用抗血栓压力带 □ 指导患者进行股四头肌静止收缩及踝关节运动 □ 指导患者进行髋关节屈、伸运动,避免过度屈曲、内收内旋 □ 指导患者利用双拐下床活动 □ 防压疮护理 □ 防跌倒护理	□ 指导患者进行髋关节屈、伸运动,避免过度屈曲、内收内旋 □ 指导患者利用双拐下床活动 □ 告知患者出院后注意事项并附书面出院指导
	饮食指导		
	活动体位		
病情变异记录		□ 无　　□ 有,原因: □ 患者　□ 疾病　□ 医疗 □ 护理　□ 保障　□ 管理	□ 无　　□ 有,原因: □ 患者　□ 疾病　□ 医疗 □ 护理　□ 保障　□ 管理
护士签名		白班　｜　小夜班　｜　大夜班	白班　｜　小夜班　｜　大夜班
医师签名			

第八节 双侧原发性髋关节骨性关节炎行双侧全髋关节置换术临床路径

一、双侧原发性髋关节骨性关节炎行双侧全髋关节置换术路径标准住院流程

(一)适用对象

第一诊断为双侧原发性髋关节骨性关节炎(ICD-10:M16.001)行双侧全髋关节置换术(ICD-9-CM-3:81.5104)的患者。

(二)诊断依据

根据《临床诊疗指南·骨科分册》(中华医学会编著,人民卫生出版社),《实用骨科学》(人民军医出版社,第4版,2012年),《外科学》(临床医学专用)(人民卫生出版社,第8版,2013年)。

1. 病史   患侧髋关节间断疼痛多年,保守治疗无效,近期加重伴活动受限。

2. 体检检查   有明确体征,如"4"字试验阳性,股骨滚动试验阳性。

3. 辅助检查   髋关节负重位X线片可见负重区关节间隙狭窄,股骨头轻度上外侧移位,关节面不规则,不光滑,可见软骨下骨区的囊性变。

(三)治疗方案的选择及依据

根据《临床诊疗指南·骨科分册》(中华医学会编著,人民卫生出版社),《实用骨科学》(人民军医出版社,第4版,2012年),《坎贝尔骨科手术学》(人民军医出版社,第12版,2013年)。

1. 双侧原发性髋关节骨性关节炎诊断明确,关节疼痛、活动受限。

2. 无全身或局部的近期感染。

3. 无严重的合并症。

4. 术前生活质量及活动水平评估。

(四)标准住院天数

8天。

(五)进入路径标准

1. 第一诊断必须符合双侧原发性髋关节骨性关节炎(ICD-10:M16.001)。

2. 年龄:18—70岁。

3. 行双侧全髋关节置换术。

4. 当患有其他疾病时,但在住院期间不需要特殊处理也不影响第一诊断的临床路径流程实施时,可以进入路径。

(六)术前准备2天

1. 术前评估   术前完成术前病情评估,完成必要的检查,做出术前小结、术前讨论。

(1)必需的检查项目:①血常规、尿常规、粪常规。②生化。③红细胞沉降率、C反应蛋白、白细胞介素-6。④凝血功能。⑤感染性疾病筛查(乙肝、丙肝、艾滋病、梅毒等)。⑥血型。

⑦胸部正位 X 线片、心电图。⑧双侧髋关节正、侧位 X 线片。⑨骨盆正位 X 线片。

（2）根据患者病情可选择：①髋关节 CT、超声心动图、血气分析和肺功能。②术前配血。③有相关疾病者及时请相关科室医师会诊。

（3）营养评估：根据《解放军总医院新住院患者营养风险筛查表（NRS-2002）》为新住院患者进行营养评估，评分≥3 分患者给予处置，必要时申请营养科医师会诊。

（4）心理评估：根据新住院患者情况申请心理科医师会诊。

（5）疼痛评估：根据《VAS 评分》实施疼痛评估，评分＞7 分患者给予处置，必要时请疼痛科医师会诊。

（6）康复评估：根据《住院患者康复筛查和评估表》在新住院患者住院后 24 小时内进行康复筛查和评估。任何一项结果为"是"，则申请康复科医师会诊。

（7）深静脉血栓栓塞症风险评估：根据专科《深静脉血栓栓塞症评估量表》在新住院患者住院后 24 小时内进行风险筛查和评估，风险结果为"高危"的，则申请血管外科或介入导管室医师会诊。

（8）髋关节功能评分：根据《Harris 髋关节评分表》在新住院患者住院后 24 小时内进行髋关节功能评分。

2. 术前准备

（1）术前谈话：术者应在术前 1 天与患者及其家属谈话，告知手术方案、相关风险、用血计划、术后转归、植入材料、手术费用和患者及其家属权益，并履行书面知情同意手续。告知高值耗材的使用及费用。

（2）通知手术室：准备手术间、手术药品、手术物品及特殊耗材。

（3）护士做心理护理、交代注意事项：防压疮、防跌倒、指导患者戒烟等，进行术后康复宣教。

（4）手术部位标识：术者、第一助手或经治医师在术前 1 天应对手术部位做体表标识，急诊手术由接诊医师或会诊外科医师标记，标记过程应有责任护士、患者及其家属共同参与，并记入手术安排表。

（5）术前 1 天麻醉医师访视：制订麻醉计划、完成评估、确定麻醉方式，并记入《麻醉术前访视记录》，告知患者及其家属麻醉适应证、麻醉目的、风险、可能出现的情况及其处理原则、替代方案等，签署《麻醉知情同意书》并归入病历。

（七）药品选择及使用时机

1. 抗生素　预防性抗生素选择第二代头孢、第三代头孢或万古霉素（青霉素、头孢过敏者；有感染诱因者）。

2. 使用时机　手术当日、术后预防性使用 5 天。

（八）手术日为住院第 3 天

1. 手术安全核对　患者入手术间后由手术医师、麻醉医师、巡回护士和患者本人共同核对患者身份、手术部位与标识、手术方式。手术医师、麻醉医师、巡回护士三方按《手术安全核对表》逐项核对，共同签名。

2. 麻醉方式　神经阻滞麻醉、椎管内麻醉或全身麻醉。

3. 手术方式　全髋关节置换术。

4. 手术内置物　人工髋关节假体、骨水泥。

5. 输血 视术中出血情况而定。

6. 经治医师或手术医师 应即刻完成术后首次病程记录,观察术后患者病情变化。

(九)术后住院恢复5天

1. 必需的复查项目:血常规、红细胞沉降率、C 反应蛋白、白细胞介素-6、血生化(蛋白、肝功能、肾功能、电解质)。

2. 双髋关节正、侧位 X 线片。

3. 必要时查血气分析、D-Dimer、双下肢深静脉彩超/CTPA。

4. 术后处理

(1)抗生素:预防性抗生素选择第二代头孢、第三代头孢或万古霉素(青霉素、头孢过敏者;有感染诱因者)。

(2)术后预防静脉血栓栓塞症处理:肌内注射低分子肝素或口服利伐沙班。

(3)术后康复:术后 1 天拔除引流管,术后第 2 天行髋关节正、侧位 X 线检查,然后开始主动和被动肌肉功能及活动度锻炼,并扶双拐下床行走。避免出现髋关节屈曲,内收内旋体位以防关节脱位。

(4)术后镇痛:口服非甾体抗炎镇痛药、阿片类镇痛药,镇痛泵。

5. 术者在术后 24 小时内完成手术记录,特殊情况可由一助完成,术者签名确认并归入病历。

6. 上级医师在术后 3 天内至少查房 1 次,根据术中和术后情况修订术后治疗计划。

7. 麻醉医师术后 3 天内访视患者,如有特殊情况应详细记录,及时与手术医师或重症监护室医师沟通并迅速处理。

8. 术后护理

(1)按照护理等级进行日常护理,监测患者生命体征,观察引流管引流情况、切口敷料有无渗出。

(2)观察患肢疼痛情况,患肢感觉运动状况。

(3)指导患者术后体位摆放及功能锻炼:患肢避免屈曲,内收内旋体位。其中屈曲不超过 90°,内收不超过中线。指导床上翻身(双膝关节间夹枕头),扶双拐下床行走。

(4)指导患者正确使用抗血栓压力带、掌握床上排便排尿(使用便器)方法、进行自主排尿训练、使用双拐下床训练,防跌倒、防压疮护理等。

(十)出院标准

1. 体温正常,常规检验指标无明显异常,血细胞沉降率、CRP 指标下降。

2. 切口愈合良好:引流管拔除,切口无感染征象(可以在门诊处理的切口)、无皮瓣坏死。

3. 髋关节功能改善。

4. 不需要住院处理的并发症和(或)合并症。

(十一)变异及原因分析

1. 内科合并症 晚期重度骨关节炎的患者常合并内科基础疾病,围术期需要详细检查内科情况并请相关科室会诊,术前准备时间需要延长,同时使用相关药物,将增加住院费用。

2. 围术期并发症 患者骨质条件、畸形类型、关节炎病变的严重程度有差异,有可能出现手术相关并发症,如骨折、韧带损伤、神经血管损伤、深静脉血栓形成、感染等。术后需要延长下床和康复时间,可能造成住院天数延长和费用增加。

3. 术中评估血气　不适合同期行双侧人工关节置换术。

4. 人工髋关节假体的选择　目前可供选择的人工髋关节假体较多,适用于不同类型的关节病损,可导致住院费用存在差异。

二、双侧原发性髋关节骨性关节炎行全髋关节置换术路径表单

适用对象	第一诊断为双侧原发性髋关节骨性关节炎(ICD-10:M16.001) 行双侧全髋关节置换术(ICD-9-CM-3:81.5104)的患者		
患者基本信息	姓名:_____　性别:____　年龄:____ 门诊号:_____　住院号:_____　过敏史:_____ 住院日期:____年__月__日　出院日期:____年__月__日		住院天数:8天
时间	住院第1天	住院第2天(术前日)	住院第3天(手术日)
主要诊疗工作 — 制度落实	□ 住院2小时内经治或值班医师完成接诊 □ 住院后24小时内主管医师完成检诊 □ 专科医师会诊(必要时)	□ 经治医师查房(早、晚) □ 主诊医师查房 □ 完成术前准备 □ 组织术前讨论 □ 手术部位标识	□ 手术安全核查
主要诊疗工作 — 病情评估	□ 经治医师询问病史及体格检查 □ 心理评估 □ 营养评估 □ 疼痛评估 □ 康复评估 □ 深静脉血栓栓塞症风险评估 □ 完成髋关节功能评分	□ 相关科室医师会诊	
主要诊疗工作 — 病历书写	□ 住院8小时内完成首次病程记录 □ 住院24小时内完成住院记录	□ 完成主管医师查房记录 □ 完成主诊医师查房记录 □ 完成术前讨论、术前小结	□ 术者或一助术后24小时内完成手术记录(术者签名) □ 术后即刻完成术后首次病程记录
主要诊疗工作 — 知情同意	□ 病情告知 □ 患者及其家属签署授权委托书 □ 患者或其家属在住院记录单上签名	□ 术者术前谈话,告知患者及其家属病情和围术期注意事项,签署手术知情同意书、授权委托书、自费用品协议书(必要时)、军人目录外耗材审批单(必要时)、输血同意书等	□ 告知患者及其家属手术过程概况及术后注意事项

(续　表)

主要诊疗工作	手术治疗			□ 预约手术	□ 实施手术(手术安全核查记录、手术清点记录)
	其他		□ 及时通知上级医师检诊 □ 经治医师检查整理病历资料	□ 检查住院押金使用情况	□ 术后病情交接 □ 观察手术切口及周围情况
重点医嘱	长期医嘱	护理医嘱	□ 按骨科护理常规 □ 二级或三级护理		□ 按骨科术后护理常规 □ 一级护理
		处置医嘱			□ 持续心电、血压、呼吸、血氧饱和度监测 □ 留置导尿并记录量 □ 留置切口引流并计录量 □ 持续低流量吸氧
		膳食医嘱	□ 普食 □ 糖尿病饮食 □ 低盐、低脂饮食 □ 低盐、低脂糖尿病饮食	□ 禁食、禁水(22:00 时后)	
		药物医嘱	□ 自带药(必要时)		□ 镇痛 □ 消肿 □ 镇吐、保胃 □ 抗生素 □ 抗凝
	临时医嘱	检查检验	□ 血常规(含 CRP＋IL-6) □ 尿常规 □ 粪常规 □ 凝血四项 □ 血清术前八项 □ 红细胞沉降率 □ 血型 □ 胸部正位 X 线片 □ 心电图检查(多导) □ 双髋关节正、侧位 X 线片 □ 肺功能(必要时) □ 超声心动图(必要时)		

重点医嘱	临时医嘱	药物医嘱		□ 抗生素（视病情）	
		手术医嘱		□ 常规准备明日在神经阻滞麻醉/椎管内麻醉/全身麻醉下行人工全髋关节置换术	
		处置医嘱	□ 静脉抽血	□ 备血 □ 备皮（＞30cm²）	□ 输血（视病情） □ 补液（视病情） □ 拔除导尿管（必要时）
主要护理工作		健康宣教	□ 住院宣教（住院环境、规章制度） □ 进行护理安全指导 □ 进行等级护理、活动范围指导 □ 进行饮食指导 □ 进行关于疾病知识的宣教 □ 检查、检验项目的目的和意义	□ 术前宣教	□ 术后宣教 □ 术后心理疏导 □ 指导术后康复训练 □ 指导术后注意事项
		护理处置	□ 患者身份核对 □ 佩戴腕带 □ 建立住院病历，通知医师 □ 住院介绍：介绍责任护士，病区环境、设施、规章制度、基础护理服务项目 □ 询问病史，填写护理记录单首页 □ 观察病情 □ 监测基本生命体征 □ 抽血、留取标本 □ 心理与生活护理 □ 根据评估结果采取相应护理措施 □ 通知检查项目及检查注意事项	□ 术前患者准备（术前沐浴、更衣、备皮） □ 检查术前物品准备 □ 指导患者准备术后所需用品，贵重物品交由其家属保管 □ 指导患者进行肠道准备并检查准备效果 □ 告知入手术室前取下活动义齿 □ 监测基本生命体征 □ 备血、皮试	□ 晨起监测生命体征并记录 □ 确认无上呼吸道感染症状，确认无月经来潮 □ 与手术室护士交接病历、影像资料、术中带药等 □ 术前补液（必要时） □ 嘱患者入手术室前膀胱排空 □ 与手术室护士交接 □ 术后监测生命体征 □ 术后心电监护 □ 各类管道护理 □ 术后心理与生活护理
		风险评估	□ 一般评估：生命体征、神志、皮肤、药物过敏史等 □ 专科评估：生活自理能力、患肢屈曲、伸直功能，足背动脉搏动、皮肤温度、指（趾）端末梢感觉情况 □ 风险评估：评估有无跌倒、坠床、压疮风险 □ 心理评估 □ 营养评估 □ 疼痛评估 □ 康复评估	□ 评估患者心理状态	□ 评估意识情况 □ 评估切口疼痛情况 □ 评估术侧足背动脉搏动、肢体皮肤颜色、温度变化、肢体感觉运动情况，并采取相应护理措施 □ 风险评估：评估有无跌倒、坠床、压疮、导管滑脱、液体外渗的风险

（续　表）

主要护理工作	专科护理	□ 观察患肢情况 □ 指导功能锻炼 □ 指导双拐的使用方法 □ 指导患者戒烟（必要时）	□ 指导患者掌握床上翻身方法 □ 指导患者掌握床上排尿、排便（使用便器）方法	□ 与手术室护士共同评估皮肤、切口敷料、输液及引流情况 □ 指导患者进行股四头肌静止收缩及踝关节运动 □ 指导患者掌握床上排尿、排便（使用便器）方法
	饮食指导	□ 根据医嘱通知配餐员准备膳食 □ 协助进餐	□ 通知患者 22：00 时后禁食、禁水	□ 禁食、禁水，口干时协助湿润口唇 □ 排气后指导患者间断、少量饮用温开水
	活动体位	□ 根据护理等级指导活动		□ 根据手术及麻醉方式安置合适体位，术肢保持过伸位 □ 指导患者掌握床上翻身方法
	洗浴要求	□ 协助患者洗澡、更换病号服	□ 协助患者晨、晚间护理	
病情变异记录		□ 无　　□ 有，原因： □ 患者　□ 疾病　□ 医疗 □ 护理　□ 保障　□ 管理	□ 无　　□ 有，原因： □ 患者　□ 疾病　□ 医疗 □ 护理　□ 保障　□ 管理	□ 无　　□ 有，原因： □ 患者　□ 疾病　□ 医疗 □ 护理　□ 保障　□ 管理
护士签名		白班　小夜班　大夜班	白班　小夜班　大夜班	白班　小夜班　大夜班
医师签名				

	时间	住院第 4 天（术后第 1 天）	住院第 5 天（术后第 2 天）	住院第 6 天（术后第 3 天）
主要诊疗工作	制度落实	□ 手术医师查房 □ 专科医师会诊（必要时）		□ 主诊医师查房
	病情评估			
	病历书写	□ 术后首日病程记录	□ 术后次日病程记录	□ 术后 3 天病程记录
	知情同意			
	手术治疗			
	其他	□ 根据引流量拔除引流管 □ 观察切口情况，是否存在渗出、红肿等情况 □ 观察体温、血压等 □ 复查血常规、CRP、IL-6、红细胞沉降率、生化	□ 观察切口情况，是否存在渗出、红肿等情况 □ 复查双髋正、侧位 X 线片 □ 根据患者情况，如贫血严重及时输血，低蛋白、低钾血症及时补充蛋白、血钾 □ 开始主、被动功能康复练习	□ 观察切口情况，是否存在渗出、红肿等情况 □ 复查血常规、CRP、IL-6、红细胞沉降率、生化（如贫血严重及时输血，低蛋白、低钾血症及时补充蛋白、血钾） □ 指导患者下床，进行主、被动功能康复练习和步行练习

重点医嘱	长期医嘱	护理医嘱	□ 骨科术后护理常规 □ 一级或二级护理	□ 骨科术后护理常规 □ 二级护理	
		处置医嘱	□ 抬高患肢 □ 使用抗血栓弹力带 □ 观察患肢感觉及血液循环 □ 更换切口引流袋并记录量		
		膳食医嘱	□ 饮食医嘱（普食/半流食/ 流食/糖尿病饮食/低盐、 低脂饮食）		
		药物医嘱	□ 抗生素 □ 术后抗凝 □ 镇痛 □ 保胃	□ 抗生素 □ 术后抗凝	□ 抗生素 □ 术后抗凝
	临时医嘱	检查检验	□ 复查血常规、CRP、IL-6、 红细胞沉降率、生化	□ 复查髋关节正、侧位 X 线 片	□ 复查血常规、CRP、 IL-6、红细胞沉降率、 生化
		药物医嘱	□ 镇吐 □ 补钾（必要时） □ 补白蛋白（必要时） □ 输血（必要时）	□ 镇痛（必要时） □ 补钾（必要时） □ 补白蛋白（必要时） □ 输血（必要时）	□ 镇痛（必要时） □ 补钾（必要时） □ 补白蛋白（必要时） □ 输血（必要时）
		手术医嘱			
		处置医嘱	□ 大换药（必要时） □ 拔除切口引流（必要时） □ 拔除导尿管（必要时）	□ 大换药（必要时） □ 功能锻炼	□ 大换药（必要时） □ 功能锻炼
主要护理工作		健康宣教	□ 告知护理风险 □ 进行压疮预防知识宣教	□ 压疮预防知识宣教 □ 跌倒预防知识宣教	
		护理处置	□ 按一级护理要求完成基础护理项目 □ 监测生命体征 □ 留取标本 □ 观察切口疼痛情况、检测镇痛泵运转情况 □ 观察静脉输液情况 □ 观察留置尿管引流情况 □ 妥善固定各类管道 □ 观察切口引流情况，并记录引流量及性状 □ 观察切口敷料，有渗出时报告医师处理 □ 术后心理与生活护理	□ 按护理等级完成基础护理项目 □ 监测生命体征 □ 观察切口疼痛情况、检测镇痛泵运转情况 □ 观察静脉输液情况 □ 妥善固定各类管道 □ 观察切口敷料，有渗出时报告医师，处理观察患者情况 □ 提供基础护理服务 □ 术后心理与生活护理	□ 按护理等级完成基础护理项目 □ 根据排便情况采取通便措施 □ 留取标本 □ 观察切口敷料，有渗出时报告医师处理 □ 观察静脉输液情况，停用镇痛泵 □ 术后心理与生活护理

主要护理工作	护理评估	□ 评估患肢感觉、运动情况，有异常时立即报告医师处理 □ 评估压疮风险	□ 评估患肢感觉、运动情况，有异常时立即报告医师处理 □ 评估跌倒风险 □ 评估压疮风险	□ 评估患肢感觉、运动情况，有异常时立即报告医师处理 □ 评估跌倒风险 □ 评估压疮风险
	专科护理	□ 指导患者术后体位摆放及功能锻炼 □ 指导患者正确使用抗血栓压力带 □ 指导患者进行自主排尿训练 □ 指导患者进行股四头肌静止收缩及踝关节运动 □ 指导患者进行床上翻身 □ 指导患者卧床期间患肢保持过伸位 □ 进行防压疮护理	□ 指导患者术后体位摆放及功能锻炼 □ 指导患者正确使用抗血栓压力带 □ 指导患者进行自主排尿训练 □ 指导患者进行股四头肌静止收缩及踝关节运动 □ 指导患者进行床上翻身 □ 指导患者卧床期间患肢保持过伸位 □ 防压疮护理 □ 指导患者正确使用双拐	□ 指导患者正确使用抗血栓压力带 □ 指导患者进行股四头肌静止收缩及踝关节运动 □ 指导患者进行髋关节屈、伸运动 □ 指导患者利用双拐下床活动 □ 防压疮护理 □ 防跌倒护理 □ 指导患者正确使用双拐
	饮食指导	□ 根据医嘱通知配餐员准备膳食 □ 协助进餐	□ 协助进餐	□ 协助进餐
	活动体位			
病情变异记录		□ 无　　□ 有，原因： □ 患者　□ 疾病　□ 医疗 □ 护理　□ 保障　□ 管理	□ 无　　□ 有，原因： □ 患者　□ 疾病　□ 医疗 □ 护理　□ 保障　□ 管理	□ 无　　□ 有，原因： □ 患者　□ 疾病　□ 医疗 □ 护理　□ 保障　□ 管理
护士签名		白班　　小夜班　　大夜班	白班　　小夜班　　大夜班	白班　　小夜班　　大夜班
医师签名				

时间		住院第 7 天（术后第 4 天）	住院第 8 天（出院日）
主要诊疗工作	制度落实	□ 上级医师查房（主管医师每天查房） □ 专科医师会诊（必要时）	□ 上级医师查房（主管、主诊医师查房）进行手术及切口评估，确定有无手术并发症和切口愈合不良情况，明确是否出院
	病情评估		
	病历书写	□ 出院前 1 天有上级医师指示出院的病程记录	□ 出院当天病程记录（由上级医师指示出院） □ 出院后 24 小时内完成出院记录 □ 出院后 24 小时内完成病案首页 □ 开具出院介绍信 □ 开具诊断证明书

主要诊疗工作	知情同意			□ 向患者交代出院后的注意事项（复诊的时间、地点，发生紧急情况时处理方法等）
	手术治疗			
	其他		□ 观察切口情况，是否存在渗出、红肿等情况 □ 根据患者情况，如贫血严重及时输血，低蛋白、低钾血症及时补充蛋白、血钾 □ 继续主、被动功能康复练习和步行练习	□ 复查血常规、CRP、IL-6、红细胞沉降率、生化 □ 出院带药 □ 嘱患者拆线换药（根据出院时间决定） □ 门诊复查 □ 如有不适，随时复诊
重点医嘱	长期医嘱	护理医嘱		
		处置医嘱		
		膳食医嘱		
		药物医嘱	□ 抗生素 □ 术后抗凝	
	临时医嘱	检查检验		□ 复查血常规、CRP、IL-6、红细胞沉降率、生化
		药物医嘱	□ 镇痛（必要时） □ 补钾（必要时） □ 补白蛋白（必要时） □ 输血（必要时）	
		手术医嘱		
		处置医嘱	□ 大换药（必要时） □ 功能锻炼	□ 大换药 □ 出院
主要护理工作	健康宣教			□ 告知患者必须在他人的协助下方可下床活动 □ 向患者讲解适当控制体重的意义 □ 向患者讲解人工全髋关节置换术后的注意事项
	护理处置		□ 按护理等级完成基础护理项目 □ 根据排便情况采取通便措施 □ 观察切口敷料，有渗出时报告医师处理 □ 术后心理与生活护理	□ 按护理等级完成基础护理项目 □ 观察切口敷料，有渗出时报告医师处理 □ 观察患者情况 □ 协助患者办理出院手续 □ 指导并监督患者活动 □ 整理床单位

主要护理工作	风险评估	□ 评估患肢感觉、运动情况,有异常时立即报告医师处理 □ 评估跌倒风险 □ 评估压疮风险	□ 评估患肢感觉、运动情况,有异常时立即报告医师处理 □ 评估跌倒风险 □ 评估压疮风险
	专科护理	□ 指导患者正确使用抗血栓压力带 □ 指导患者进行股四头肌静止收缩及踝关节运动 □ 指导患者进行髋关节屈、伸运动,避免过度屈曲、内收内旋 □ 指导患者利用双拐下床活动 □ 防压疮护理 □ 防跌倒护理	□ 指导患者进行髋关节屈、伸运动,避免过度屈曲、内收内旋 □ 指导患者利用双拐下床活动 □ 告知患者出院后注意事项并附书面出院指导
	饮食指导		
	活动体位		
病情变异记录		□ 无　　□ 有,原因: □ 患者　□ 疾病　□ 医疗 □ 护理　□ 保障　□ 管理	□ 无　　□ 有,原因: □ 患者　□ 疾病　□ 医疗 □ 护理　□ 保障　□ 管理
护士签名		白班　　小夜班　　人夜班	白班　　小夜班　　人夜班
医师签名			

第九节　髋关节发育不良继发骨关节炎行单侧全髋关节置换术临床路径

一、单侧髋关节发育不良继发骨关节炎行单侧全髋关节置换术路径标准住院流程

(一)适用对象

第一诊断为单侧髋关节发育不良继发骨关节炎(ICD-10:M16.301)行单侧全髋关节置换术(ICD-9-CM-3:81.5104)的患者。

(二)诊断依据

根据《临床诊疗指南·骨科分册》(中华医学会编著,人民卫生出版社),《实用骨科学》(人民军医出版社,第 4 版,2012 年),《外科学》(临床医学专用)(人民卫生出版社,第 8 版,2013年)。

1. **病史**　患侧髋关节间断疼痛多年,保守治疗无效,近期加重伴活动受限。

2. 体格检查 有明确体征,如"4"字试验阳性,股骨滚动试验阳性。

3. 辅助检查 髋关节负重位 X 线片可见负重区关节间隙狭窄,股骨头轻度上外侧移位,关节面不规则,不光滑,可见软骨下骨区的囊性变。

(三)治疗方案的选择及依据

根据《临床诊疗指南·骨科分册》(中华医学会编著,人民卫生出版社),《实用骨科学》(人民军医出版社,第 4 版,2012 年),《坎贝尔骨科手术学》(人民军医出版社,第 12 版,2013 年)。

1. 单侧原发性髋关节骨性关节炎诊断明确,关节疼痛、活动受限。

2. 无全身或局部的近期感染。

3. 无严重的合并症。

4. 术前生活质量及活动水平评估。

(四)标准住院天数

8 天。

(五)进入路径标准

1. 第一诊断必须符合单侧髋关节发育不良继发骨关节炎(ICD-10:M16.301)。

2. 年龄:18—70 岁。

3. 行单侧全髋关节置换术。

4. 当患有其他疾病时,但在住院期间不需要特殊处理也不影响第一诊断的临床路径流程实施时,可以进入路径。

(六)术前准备 2 天

1. 术前评估 术前 24 小时内完成术前病情评估,完成必要的检查,做出术前小结、术前讨论。

(1)必需的检查项目:①血常规、尿常规、粪常规。②生化。③红细胞沉降率、C 反应蛋白、白细胞介素-6。④凝血功能。⑤感染性疾病筛查(乙肝、丙肝、艾滋病、梅毒等)。⑥血型。⑦胸部正位 X 线片、心电图。⑧双侧髋关节正、侧位 X 线片。⑨骨盆正位 X 线片。

(2)根据患者病情可选择:①髋关节 CT、超声心动图、血气分析和肺功能。②术前配血。③有相关疾病者及时请相关科室医师会诊。

(3)营养评估:根据《解放军总医院新住院患者营养风险筛查表(NRS-2002)》为新住院患者进行营养评估,评分≥3 分患者给予处置,必要时申请营养科医师会诊。

(4)心理评估:根据新住院患者情况申请心理科医师会诊。

(5)疼痛评估:根据《VAS 评分》实施疼痛评估,评分>7 分患者给予处置,必要时请疼痛科医师会诊。

(6)康复评估:根据《住院患者康复筛查和评估表》在新住院患者住院后 24 小时内进行康复筛查和评估。任何一项结果为"是",则申请康复科医师会诊。

(7)深静脉血栓栓塞症风险评估:根据专科《深静脉血栓栓塞症评估量表》在新住院患者住院后 24 小时内进行风险筛查和评估,风险结果为"高危"的,则申请血管外科或介入导管室医师会诊。

(8)髋关节功能评分:根据《Harris 髋关节评分表》在新住院患者住院后 24 小时内进行髋

关节功能评分。

2. 术前准备

(1)术前谈话:术者应在术前1天与患者及其家属谈话,告知手术方案、相关风险、用血计划、术后转归、置入材料、手术费用和患者及其家属权益,并履行书面知情同意手续。告知高值耗材的使用及费用。

(2)通知手术室:准备手术间、手术药品、手术物品及特殊耗材。

(3)护士做心理护理、交代注意事项:防压疮、防跌倒、指导患者戒烟等,进行术后康复宣教。

(4)手术部位标识:术者、一助或经治医师在术前1天应对手术部位做体表标识,急诊手术由接诊医师或会诊外科医师标记,标记过程应有责任护士、患者及其家属共同参与,并记入手术安排表。

(5)术前1天麻醉医师访视:制订麻醉计划、完成评估、确定麻醉方式,并记入《麻醉术前访视记录》,告知患者及其家属麻醉适应证、麻醉目的、风险、可能出现的情况及其处理原则、替代方案等,签署《麻醉知情同意书》并归入病历。

(七)药品选择及使用时机

1. **抗生素** 预防性抗生素选择第二代头孢、第三代头孢或万古霉素(青霉素、头孢过敏者;有感染诱因者)。

2. **使用时机** 手术当日、术后预防性使用5天。

(八)手术日为住院第3天

1. **手术安全核对** 患者入手术间后由手术医师、麻醉医师、巡回护士和患者本人共同核对患者身份、手术部位与标识、手术方式。手术医师、麻醉医师、巡回护士三方按《手术安全核对表》逐项核对,共同签名。

2. **麻醉方式** 神经阻滞麻醉、椎管内麻醉或全身麻醉。

3. **手术方式** 全髋关节置换术。

4. **手术内置物** 人工髋关节假体,骨水泥。

5. **输血** 视术中出血情况而定。

6. **经治医师或手术医师** 应即刻完成术后首次病程记录,观察术后患者病情变化。

(九)术后住院恢复5天

1. **必需的复查项目**:血常规、红细胞沉降率、C反应蛋白、白细胞介素-6、血生化(蛋白、肝功能、肾功能、电解质)。

2. **双髋关节正、侧位X线片**。

3. **必要时查血气分析、D-Dimer、双下肢深静脉彩超/CTPA**。

4. **术后处理**

(1)抗生素:预防性抗生素选择第二代头孢、第三代头孢或万古霉素(青霉素、头孢过敏者;有感染诱因者)。

(2)术后预防静脉血栓栓塞症处理:肌内注射低分子肝素或口服利伐沙班。

(3)术后康复:术后1天拔除引流管,术后第2天行髋关节正、侧位X线检查,然后开始主动和被动肌肉功能及活动度锻炼,并开始扶双拐下床行走。避免出现髋关节屈曲,内收内旋体位以防关节脱位。

(4)术后镇痛:口服非甾体抗炎镇痛药、阿片类镇痛药,镇痛泵。

5. 术者在术后 24 小时内完成手术记录,特殊情况可由一助完成,术者签名确认并归入病历。

6. 上级医师在术后 3 天内至少查房 1 次,根据术中和术后情况修订术后治疗计划。

7. 麻醉医师术后 3 天内访视患者,如有特殊情况应详细记录,及时与手术医师或重症监护室医师沟通并迅速处理。

8. 术后护理

(1)按照护理等级进行日常护理,监测患者生命体征,观察引流管引流情况、切口敷料有无渗出。

(2)观察患肢疼痛情况,患肢感觉运动状况。

(3)指导患者术后体位摆放及功能锻炼:患肢避免屈曲,内收内旋体位。其中屈曲不超过90°,内收不超过中线。指导床上翻身(双膝关节间夹枕头,指导并帮助患者手扶拉环向健侧翻身),扶双拐下床行走。

(4)指导患者正确使用抗血栓压力带、掌握床上排便排尿(使用便器)方法、进行自主排尿训练、使用双拐下床训练,防跌倒、防压疮护理等。

(十)出院标准

1. 体温正常,常规检验指标无明显异常,红细胞沉降率、CRP 指标下降。

2. 切口愈合良好:引流管拔除,切口无感染征象(可以在门诊处理的切口)、无皮瓣坏死。

3. 髋关节功能改善。

4. 不需要住院处理的并发症和(或)合并症。

(十一)变异及原因分析

1. 内科合并症 晚期重度骨关节炎的患者常合并内科基础疾病,围术期需要详细检查内科情况并请相关科室会诊,术前准备时间需延长;同时使用相关药物,将增加住院费用。

2. 围术期并发症 患者骨质条件、畸形类型、关节炎病变的严重程度有差异,有可能出现手术相关并发症,如骨折、韧带损伤、神经血管损伤、深静脉血栓形成、感染等。术后需要延长下床和康复时间,可能造成住院天数延长和费用增加。

3. 人工髋关节假体的选择 目前可供选择的人工髋关节假体较多,适用于不同类型的关节病损,可导致住院费用存在差异。

二、单侧髋关节发育不良继发骨关节炎 行单侧全髋关节置换术路径表单

适用对象	第一诊断为单侧髋关节发育不良继发骨关节炎(ICD-10:M16.301) 行单侧全髋关节置换术(ICD-9-CM-3:81.5104)的患者	
患者基本信息	姓名:_____ 性别:____ 年龄:____ 门诊号:_____ 住院号:_____ 过敏史:_____ 住院日期:____年__月__日 出院日期:____年__月__日	住院天数:8 天

	时间	住院第 1 天	住院第 2 天(术前日)	住院第 3 天(手术日)
主要诊疗工作	制度落实	□ 住院 2 小时内经治或值班医师完成接诊 □ 住院后 24 小时内主管医师完成检诊 □ 专科医师会诊(必要时)	□ 经治医师查房(早、晚) □ 主诊医师查房 □ 完成术前准备 □ 组织术前讨论 □ 手术部位标识	□ 手术安全核查
	病情评估	□ 经治医师询问病史及体格检查 □ 心理评估 □ 营养评估 □ 疼痛评估 □ 康复评估 □ 深静脉血栓栓塞症风险评估 □ 完成髋关节功能评分	□ 相关科室医师会诊	
	病历书写	□ 住院 8 小时内完成首次病程记录 □ 住院 24 小时内完成住院记录	□ 完成主管医师查房记录 □ 完成主诊医师查房记录 □ 完成术前讨论、术前小结	□ 术者或一助术后 24 小时内完成手术记录(术者签名) □ 术后即刻完成术后首次病程记录
	知情同意	□ 病情告知 □ 患者及其家属签署授权委托书 □ 患者或其家属在住院记录单上签名	□ 术者术前谈话,告知患者及其家属病情和围术期注意事项,签署手术知情同意书、授权委托书、自费用品协议书(必要时)、军人目录外耗材审批单(必要时)、输血同意书等	□ 告知患者及其家属手术过程概况及术后注意事项
	手术治疗		□ 预约手术	□ 实施手术(手术安全核查记录、手术清点记录)
	其他	□ 及时通知上级医师检诊 □ 经治医师检查整理病历资料	□ 检查住院押金使用情况	□ 术后病情交接 □ 观察手术切口及周围情况

长期医嘱	护理医嘱	☐ 按骨科护理常规 ☐ 二级或三级护理			☐ 按骨科术后护理常规 ☐ 一级护理
	处置医嘱				☐ 持续心电、血压、呼吸、血氧饱和度监测 ☐ 留置导尿并记录量 ☐ 留置切口引流并记录量 ☐ 持续低流量吸氧
	膳食医嘱	☐ 普食 ☐ 糖尿病饮食 ☐ 低盐、低脂饮食 ☐ 低盐、低脂糖尿病饮食	☐ 禁食、禁水（22：00 时后）		
	药物医嘱	☐ 自带药（必要时）			☐ 镇痛 ☐ 消肿 ☐ 镇吐、保胃 ☐ 抗生素 ☐ 抗凝
重点医嘱 临时医嘱	检查检验	☐ 血常规（含 CRP＋IL-6） ☐ 尿常规 ☐ 粪常规 ☐ 凝血四项 ☐ 血清术前八项 ☐ 红细胞沉降率 ☐ 血型 ☐ 胸部正位 X 线片 ☐ 心电图检查（多导） ☐ 双髋关节正、侧位 X 线片 ☐ 肺功能（必要时） ☐ 超声心动图（必要时）			
	药物医嘱		☐ 抗生素（视病情）		
	手术医嘱		☐ 常规准备明日在神经阻滞麻醉/椎管内麻醉/全身麻醉下行人工全髋关节置换术		
	处置医嘱	☐ 静脉抽血	☐ 备血 ☐ 备皮（＞30cm²）		☐ 输血（视病情） ☐ 补液（视病情） ☐ 拔除导尿管（必要时）

（续 表）

主要护理工作				
	健康宣教	□ 住院宣教（住院环境、规章制度） □ 进行护理安全指导 □ 进行等级护理、活动范围指导 □ 进行饮食指导 □ 进行关于疾病知识的宣教 □ 检查、检验项目的目的和意义	□ 术前宣教	□ 术后宣教 □ 术后心理疏导 □ 指导术后康复训练 □ 指导术后注意事项
	护理处置	□ 患者身份核对 □ 佩戴腕带 □ 建立住院病历，通知医师 □ 住院介绍：介绍责任护士，病区环境、设施、规章制度、基础护理服务项目 □ 询问病史，填写护理记录单首页 □ 观察病情 □ 监测基本生命体征 □ 抽血、留取标本 □ 心理与生活护理 □ 根据评估结果采取相应护理措施 □ 通知检查项目及检查注意事项	□ 术前患者准备（术前沐浴、更衣、备皮） □ 检查术前物品准备 □ 指导患者准备术后所需用品，贵重物品交由其家属保管 □ 指导患者进行肠道准备并检查准备效果 □ 告知入手术室前取下活动义齿 □ 监测基本生命体征 □ 备血、皮试	□ 晨起监测生命体征并记录 □ 确认无上呼吸道感染症状，确认无月经来潮 □ 与手术室护士交接病历、影像资料、术中带药等 □ 术前补液（必要时） □ 嘱患者入手术室前膀胱排空 □ 与手术室护士交接 □ 术后监测生命体征 □ 术后心电监护 □ 各类管道护理 □ 术后心理与生活护理
	风险评估	□ 一般评估：生命体征、神志、皮肤、药物过敏史等 □ 专科评估：生活自理能力、患肢屈曲、伸直功能，足背动脉搏动、皮肤温度、指（趾）端末梢感觉情况 □ 风险评估：评估有无跌倒、坠床、压疮风险 □ 心理评估 □ 营养评估 □ 疼痛评估 □ 康复评估	□ 评估患者心理状态	□ 评估意识情况 □ 评估切口疼痛情况 □ 评估术侧足背动脉搏动、肢体皮肤颜色、温度变化、肢体感觉运动情况，并采取相应护理措施 □ 风险评估：评估有无跌倒、坠床、压疮、导管滑脱、液体外渗的风险
	专科护理	□ 观察患肢情况 □ 指导功能锻炼 □ 指导双拐的使用方法 □ 指导患者戒烟（必要时）	□ 指导患者掌握床上翻身方法 □ 指导患者掌握床上排尿、排便（使用便器）方法	□ 与手术室护士共同评估皮肤、切口敷料、输液及引流情况 □ 指导患者进行股四头肌静止收缩及踝关节运动 □ 指导患者掌握床上排尿、排便（使用便器）方法

（续　表）

主要护理工作	饮食指导	□ 根据医嘱通知配餐员准备膳食 □ 协助进餐	□ 通知患者22:00时后禁食、禁水	□ 禁食、禁水,口干时协助湿润口唇 □ 排气后指导患者间断、少量饮用温开水
	活动体位	□ 根据护理等级指导活动		□ 根据手术及麻醉方式安置合适体位,术肢保持过伸位 □ 指导患者掌握床上翻身方法
	洗浴要求	□ 协助患者洗澡、更换病号服	□ 协助患者晨、晚间护理	
病情变异记录		□ 无　　□ 有,原因: □ 患者　□ 疾病　□ 医疗 □ 护理　□ 保障　□ 管理	□ 无　　□ 有,原因: □ 患者　□ 疾病　□ 医疗 □ 护理　□ 保障　□ 管理	□ 无　　□ 有,原因: □ 患者　□ 疾病　□ 医疗 □ 护理　□ 保障　□ 管理
护士签名		白班　小夜班　大夜班	白班　小夜班　大夜班	白班　小夜班　大夜班
医师签名				

时间		住院第4天(术后第1天)	住院第5天(术后第2天)	住院第6天(术后第3天)
主要诊疗工作	制度落实	□ 手术医师查房 □ 专科医师会诊(必要时)		□ 主诊医师查房
	病情评估			
	病历书写	□ 术后首日病程记录	□ 术后次日病程记录	□ 术后3天病程记录
	知情同意			
	手术治疗			
	其他	□ 根据引流量拔除引流管 □ 观察切口情况,是否存在渗出、红肿等情况 □ 观察体温、血压等 □ 复查血常规、CRP、IL-6、红细胞沉降率、生化	□ 观察切口情况,是否存在渗出、红肿等情况 □ 复查双髋正、侧位X线片 □ 根据患者情况,如贫血严重及时输血,低蛋白、低钾血症及时补充蛋白、血钾 □ 开始主、被动功能康复练习	□ 观察切口情况,是否存在渗出、红肿等情况 □ 复查血常规、CRP、IL-6、红细胞沉降率、生化(如贫血严重及时输血,低蛋白、低钾血症及时补充蛋白、血钾) □ 指导患者下床,进行主、被动功能康复练习和步行练习

（续　表）

重点医嘱	长期医嘱	护理医嘱	□ 骨科术后护理常规 □ 一级或二级护理	□ 骨科术后护理常规 □ 二级护理	
		处置医嘱	□ 抬高患肢 □ 使用抗血栓弹力带 □ 观察患肢感觉及血液循环 □ 更换切口引流袋并记录量		
		膳食医嘱	□ 饮食医嘱（普食/半流食/流食/糖尿病饮食/低盐、低脂饮食）		
		药物医嘱	□ 抗生素 □ 术后抗凝 □ 镇痛 □ 保胃	□ 抗生素 □ 术后抗凝	□ 抗生素 □ 术后抗凝
	临时医嘱	检查检验	□ 复查血常规、CRP、IL-6、红细胞沉降率、生化	□ 复查髋关节正、侧位X线片	□ 复查血常规、CRP、IL-6、红细胞沉降率、生化
		药物医嘱	□ 镇吐 □ 补钾（必要时） □ 补白蛋白（必要时） □ 输血（必要时）	□ 镇痛（必要时） □ 补钾（必要时） □ 补白蛋白（必要时） □ 输血（必要时）	□ 镇痛（必要时） □ 补钾（必要时） □ 补白蛋白（必要时） □ 输血（必要时）
		手术医嘱			
		处置医嘱	□ 大换药（必要时） □ 拔除切口引流（必要时） □ 拔除导尿管（必要时）	□ 大换药（必要时） □ 功能锻炼	□ 大换药（必要时） □ 功能锻炼
主要护理工作		健康宣教	□ 告知护理风险 □ 进行压疮预防知识宣教	□ 压疮预防知识宣教 □ 跌倒预防知识宣教	
		护理处置	□ 按一级护理要求完成基础护理项目 □ 监测生命体征 □ 留取标本 □ 观察切口疼痛情况、检测镇痛泵运转情况 □ 观察静脉输液情况 □ 观察留置尿管引流情况 □ 妥善固定各类管道 □ 观察切口引流情况，并记录引流量及性状 □ 观察切口敷料，有渗出时报告医师处理 □ 术后心理与生活护理	□ 按护理等级完成基础护理项目 □ 监测生命体征 □ 观察切口疼痛情况、检测镇痛泵运转情况 □ 观察静脉输液情况 □ 妥善固定各类管道 □ 观察切口敷料，有渗出时报告医师处理，观察患者情况 □ 提供基础护理服务 □ 术后心理与生活护理	□ 按护理等级完成基础护理项目 □ 根据排便情况采取通便措施 □ 留取标本 □ 观察切口敷料，有渗出时报告医师处理 □ 观察静脉输液情况，停用镇痛泵 □ 术后心理与生活护理

主要护理工作	护理评估	□ 评估患肢感觉、运动情况,有异常时立即报告医师处理 □ 评估压疮风险	□ 评估患肢感觉、运动情况,有异常时立即报告医师处理 □ 评估跌倒风险 □ 评估压疮风险	□ 评估患肢感觉、运动情况,有异常时立即报告医师处理 □ 评估跌倒风险 □ 评估压疮风险
	专科护理	□ 指导患者术后体位摆放及功能锻炼 □ 指导患者正确使用抗血栓压力带 □ 指导患者进行自主排尿训练 □ 指导患者进行股四头肌静止收缩及踝关节运动 □ 指导患者进行床上翻身 □ 指导患者卧床期间患肢保持过伸位 □ 进行防压疮护理	□ 指导患者术后体位摆放及功能锻炼 □ 指导患者正确使用抗血栓压力带 □ 指导患者进行自主排尿训练 □ 指导患者进行股四头肌静止收缩及踝关节运动 □ 指导患者进行床上翻身 □ 指导患者卧床期间患肢保持过伸位 □ 防压疮护理 □ 指导患者正确使用双拐	□ 指导患者正确使用抗血栓压力带 □ 指导患者进行股四头肌静止收缩及踝关节运动 □ 指导患者进行髋关节屈、伸运动 □ 指导患者利用双拐下床活动 □ 防压疮护理 □ 防跌倒护理 □ 指导患者正确使用双拐
	饮食指导	□ 根据医嘱通知配餐员准备膳食 □ 协助进餐	□ 协助进餐	□ 协助进餐
	活动体位			
病情变异记录		□ 无　　□ 有,原因: □ 患者　□ 疾病　□ 医疗 □ 护理　□ 保障　□ 管理	□ 无　　□ 有,原因: □ 患者　□ 疾病　□ 医疗 □ 护理　□ 保障　□ 管理	□ 无　　□ 有,原因: □ 患者　□ 疾病　□ 医疗 □ 护理　□ 保障　□ 管理
护士签名		白班　小夜班　大夜班	白班　小夜班　大夜班	白班　小夜班　大夜班
医师签名				

	时间	住院第7天(术后第4天)	住院第8天(出院日)
主要诊疗工作	制度落实	□ 上级医师查房(主管医师每天查房) □ 专科医师会诊(必要时)	□ 上级医师查房(主管、主诊医师查房)进行手术及切口评估,确定有无手术并发症和切口愈合不良情况,明确是否出院
	病情评估		
	病历书写	□ 出院前1天有上级医师指示出院的病程记录	□ 出院当天病程记录(由上级医师指示出院) □ 出院后24小时内完成出院记录 □ 出院后24小时内完成病案首页 □ 开具出院介绍信 □ 开具诊断证明书

（续　表）

主要诊疗工作	知情同意		□ 向患者交代出院后的注意事项（复诊的时间、地点，发生紧急情况时处理方法等）
	手术治疗		
	其他	□ 观察切口情况，是否存在渗出、红肿等情况 □ 根据患者情况，如贫血严重及时输血，低蛋白、低钾血症及时补充蛋白、血钾 □ 继续主、被动功能康复练习和步行练习	□ 复查血常规、CRP、IL-6、红细胞沉降率、生化 □ 出院带药 □ 嘱患者拆线换药（根据出院时间决定） □ 门诊复查 □ 如有不适，随时复诊
重点医嘱	长期医嘱 护理医嘱		
	长期医嘱 处置医嘱		
	长期医嘱 膳食医嘱		
	长期医嘱 药物医嘱	□ 抗生素 □ 术后抗凝	
	临时医嘱 检查检验		□ 复查血常规、CRP、IL-6、红细胞沉降率、生化
	临时医嘱 药物医嘱	□ 镇痛（必要时） □ 补钾（必要时） □ 补白蛋白（必要时） □ 输血（必要时）	
	临时医嘱 手术医嘱		
	临时医嘱 处置医嘱	□ 大换药（必要时） □ 功能锻炼	□ 大换药 □ 出院
主要护理工作	健康宣教		□ 告知患者必须在他人的协助下方可下床活动 □ 向患者讲解适当控制体重的意义 □ 向患者讲解人工全髋关节置换术后的注意事项
	护理处置	□ 按护理等级完成基础护理项目 □ 根据排便情况采取通便措施 □ 观察切口敷料，有渗出时报告医师处理 □ 术后心理与生活护理	□ 按护理等级完成基础护理项目 □ 观察切口敷料，有渗出时报告医师处理 □ 观察患者情况 □ 协助患者办理出院手续 □ 指导并监督患者活动 □ 整理床单位

主要护理工作	风险评估	□ 评估患肢感觉、运动情况,有异常时立即报告医师处理 □ 评估跌倒风险 □ 评估压疮风险	□ 评估患肢感觉、运动情况,有异常时立即报告医师处理 □ 评估跌倒风险 □ 评估压疮风险
	专科护理	□ 指导患者正确使用抗血栓压力带 □ 指导患者进行股四头肌静止收缩及踝关节运动 □ 指导患者进行髋关节屈、伸运动,避免过度屈曲、内收内旋 □ 指导患者利用双拐下床活动 □ 防压疮护理 □ 防跌倒护理	□ 指导患者进行髋关节屈、伸运动,避免过度屈曲、内收内旋 □ 指导患者利用双拐下床活动 □ 告知患者出院后注意事项并附书面出院指导
	饮食指导		
	活动体位		
病情变异记录		□ 无　　□ 有,原因: □ 患者　□ 疾病　□ 医疗 □ 护理　□ 保障　□ 管理	□ 无　　□ 有,原因: □ 患者　□ 疾病　□ 医疗 □ 护理　□ 保障　□ 管理
护士签名		白班　| 小夜班　| 大夜班	白班　| 小夜班　| 大夜班
医师签名			

第十节　双侧髋关节发育不良继发骨关节炎行全髋关节置换术临床路径

一、双侧髋关节发育不良继发骨关节炎行全髋关节置换术路径标准住院流程

(一)适用对象

第一诊断为双侧髋关节发育不良继发骨关节炎(ICD-10:M16.001)行双侧全髋关节置换术(ICD-9-CM-3:81.5104)的患者。

(二)诊断依据

根据《临床诊疗指南·骨科分册》(中华医学会编著,人民卫生出版社),《实用骨科学》(人民军医出版社,第 4 版,2012 年),《外科学》(临床医学专用)(人民卫生出版社,第 8 版,2013年)。

1. **病史** 患侧髋关节间断疼痛多年，保守治疗无效，近期加重伴活动受限。

2. **体格检查** 有明确体征，如"4"字试验阳性，股骨滚动试验阳性。

3. **辅助检查** 髋关节负重位 X 线片可见髋臼变浅，明显的关节间隙狭窄，关节面不规则，不光滑，股骨头变扁甚至变平，骨赘增生。

(三)治疗方案的选择及依据

根据《临床诊疗指南·骨科分册》(中华医学会编著，人民卫生出版社)，《实用骨科学》(人民军医出版社，第 4 版，2012 年)，《坎贝尔骨科手术学》(人民军医出版社，第 12 版，2013 年)。

1. 双侧原发性髋关节骨性关节炎诊断明确，关节疼痛、活动受限。

2. 无全身或局部的近期感染。

3. 无严重的合并症。

4. 术前生活质量及活动水平评估。

(四)标准住院天数

8 天。

(五)进入路径标准

1. 第一诊断必须符合双侧髋关节发育不良继发骨关节炎(ICD-10:M16.001)。

2. 年龄:18—70 岁。

3. 行双侧全髋关节置换术。

4. 当患有其他疾病时，但在住院期间不需要特殊处理也不影响第一诊断的临床路径流程实施时，可以进入路径。

(六)术前准备 2 天

1. **术前评估** 术前完成术前病情评估，完成必要的检查，做出术前小结、术前讨论。

(1)必需的检查项目:①血常规、尿常规、粪常规。②生化。③红细胞沉降率、C 反应蛋白、白细胞介素-6。④凝血功能。⑤感染性疾病筛查(乙肝、丙肝、艾滋病、梅毒等)。⑥血型。⑦胸部正位 X 线片、心电图。⑧双侧髋关节正、侧位 X 线片。⑨骨盆正位 X 线片。

(2)根据患者病情可选择:①髋关节 CT、超声心动图、血气分析和肺功能。②术前配血。③有相关疾病者及时请相关科室医师会诊。

(3)营养评估:根据《解放军总医院新住院患者营养风险筛查表(NRS-2002)》为新住院患者进行营养评估，评分≥3 分患者给予处置，必要时申请营养科医师会诊。

(4)心理评估:根据新住院患者情况申请心理科医师会诊。

(5)疼痛评估:根据《VAS 评分》实施疼痛评估，评分＞7 分患者给予处置，必要时请疼痛科医师会诊。

(6)康复评估:根据《住院患者康复筛查和评估表》在新住院患者住院后 24 小时内进行康复筛查和评估。任何一项结果为"是"，则申请康复科医师会诊。

(7)深静脉血栓栓塞症风险评估:根据专科《深静脉血栓栓塞症评估量表》在新住院患者住院后 24 小时内进行风险筛查和评估，风险结果为"高危"的，则申请血管外科或介入导管室医师会诊。

(8)髋关节功能评分:根据《Harris 髋关节评分表》在新住院患者住院后 24 小时内进行髋关节功能评分。

2. 术前准备

(1) 术前谈话：术者应在术前 1 天与患者及其家属谈话，告知手术方案、相关风险、用血计划、术后转归、植入材料、手术费用和患者及其家属权益，并履行书面知情同意手续。告知高值耗材的使用及费用。

(2) 通知手术室：准备手术间、手术药品、手术物品及特殊耗材。

(3) 护士做心理护理、交代注意事项：防压疮、防跌倒、指导患者戒烟（如果吸烟）等，并进行术后康复宣教。

(4) 手术部位标识：术者、一助或经治医师在术前 1 天应对手术部位做体表标识，急诊手术由接诊医师或会诊外科医师标记，标记过程应有责任护士、患者及其家属共同参与，并记入手术安排表。

(5) 术前 1 天麻醉医师访视：制订麻醉计划、完成评估、确定麻醉方式，并记入《麻醉术前访视记录》，告知患者及其家属麻醉适应证、麻醉目的、风险、可能出现的情况及其处理原则、替代方案等，签署《麻醉知情同意书》并归入病历。

(七) 药品选择及使用时机

1. 抗生素　预防性抗生素选择第二代头孢、第三代头孢或万古霉素（青霉素、头孢过敏者；有感染诱因者）。

2. 使用时机　手术当日、术后预防性使用 5 天。

(八) 手术日为住院第 3 天

1. 手术安全核对　患者入手术间后由手术医师、麻醉医师、巡回护士和患者本人共同核对患者身份、手术部位与标识、手术方式。手术医师、麻醉医师、巡回护士三方按《手术安全核对表》逐项核对，共同签名。

2. 麻醉方式　神经阻滞麻醉、椎管内麻醉或全身麻醉。

3. 手术方式　全髋关节置换术。

4. 手术内置物　人工髋关节假体、骨水泥。

5. 输血　视术中出血情况而定。

6. 经治医师或手术医师　应即刻完成术后首次病程记录，观察术后患者病情变化。

(九) 术后住院恢复 5 天

1. 必需的复查项目：血常规、红细胞沉降率、C 反应蛋白、白细胞介素-6、血生化（蛋白、肝功能、肾功能、电解质）。

2. 双髋关节正、侧位 X 线片。

3. 必要时查血气分析、D-Dimer、双下肢深静脉彩超/CTPA。

4. 术后处理

(1) 抗生素：预防性抗生素选择第二代头孢、第三代头孢或万古霉素（青霉素、头孢过敏者；有感染诱因者）。

(2) 术后预防静脉血栓栓塞症处理：肌内注射低分子肝素或口服利伐沙班。

(3) 术后康复：术后 1 天拔除引流管，术后第 2 天行髋关节正、侧位 X 线检查，然后开始主动和被动肌肉功能及活动度锻炼，并扶双拐下床行走。避免出现髋关节屈曲，内收内旋体位以防关节脱位。

(4) 术后镇痛：口服非甾体抗炎镇痛药、阿片类镇痛药，镇痛泵。

5. 术者在术后 24 小时内完成手术记录,特殊情况可由第一助手完成,术者签名确认并归入病历。

6. 上级医师在术后 3 天内至少查房 1 次,根据术中和术后情况修订术后治疗计划。

7. 麻醉医师术后 3 天内访视患者,如有特殊情况应详细记录,及时与手术医师或重症监护室医师沟通并迅速处理。

8. 术后护理

(1)按照护理等级进行日常护理,监测患者生命体征,观察引流管引流情况、切口敷料有无渗出。

(2)观察患肢疼痛情况,患肢感觉运动状况。

(3)指导患者术后体位摆放及功能锻炼:患肢避免屈曲,内收内旋体位。其中屈曲不超过 90°,内收不超过中线。指导床上翻身(双膝关节间夹枕头),扶双拐下床行走。

(4)指导患者正确使用抗血栓压力带、掌握床上排便排尿(使用便器)方法、进行自主排尿训练、使用双拐下床训练、防跌倒、防压疮护理等。

(十)出院标准

1. 体温正常,常规检验指标无明显异常,红细胞沉降率、CRP 指标下降。

2. 切口愈合良好:引流管拔除,切口无感染征象(可以在门诊处理的切口)、无皮瓣坏死。

3. 髋关节功能改善。

4. 不需要住院处理的并发症和(或)合并症。

(十一)变异及原因分析

1. 内科合并症 晚期重度骨关节炎的患者常合并内科基础疾病,围术期需要详细检查内科情况并请相关科室会诊,术前准备时间需要延长,同时使用相关药物,将增加住院费用。

2. 围术期并发症 患者骨质条件、畸形类型、关节炎病变的严重程度有差异,有可能出现手术相关并发症,如骨折、韧带损伤、神经血管损伤、深静脉血栓形成、感染等。术后需要延长下床和康复时间,可能造成住院天数延长和费用增加。

3. 术中评估血气 不适合同期行双侧人工关节置换术。

4. 人工髋关节假体的选择 目前可供选择的人工髋关节假体较多,适用于不同类型的关节病损,可导致住院费用存在差异。

二、双侧髋关节发育不良继发骨关节炎
行双侧全髋关节置换术路径表单

适用对象	第一诊断为双侧髋关节发育不良继发骨关节炎(ICD-10:M16.001) 行双侧全髋关节置换术(ICD-9-CM-3:81.5104)的患者		
患者基本信息	姓名:_____ 性别:____ 年龄:_____ 门诊号:_____ 住院号:_____ 过敏史:_____ 住院日期:___年__月__日 出院日期:___年__月__日		住院天数:8 天
时间	住院第 1 天	住院第 2 天(术前日)	住院第 3 天(手术日)
主要诊疗工作 / 制度落实	□ 住院 2 小时内经治或值班医师完成接诊 □ 住院后 24 小时内主管医师完成检诊 □ 专科医师会诊(必要时)	□ 经治医师查房(早、晚) □ 主诊医师查房 □ 完成术前准备 □ 组织术前讨论 □ 手术部位标识	□ 手术安全核查
病情评估	□ 经治医师询问病史及体格检查 □ 心理评估 □ 营养评估 □ 疼痛评估 □ 康复评估 □ 深静脉血栓栓塞症风险评估 □ 完成髋关节功能评分	□ 相关科室医师会诊	
病历书写	□ 住院 8 小时内完成首次病程记录 □ 住院 24 小时内完成住院记录	□ 完成主管医师查房记录 □ 完成主诊医师查房记录 □ 完成术前讨论、术前小结	□ 术者或一助术后 24 小时内完成手术记录(术者签名) □ 术后即刻完成术后首次病程记录
知情同意	□ 病情告知 □ 患者及其家属签署授权委托书 □ 患者或其家属在住院记录单上签名	□ 术者术前谈话,告知患者及其家属病情和围术期注意事项,签署手术知情同意书、授权委托书、自费用品协议书(必要时)、军人目录外耗材审批单(必要时)、输血同意书等	□ 告知患者及其家属手术过程概况及术后注意事项
手术治疗		□ 预约手术	□ 实施手术(手术安全核查记录、手术清点记录)
其他	□ 及时通知上级医师检诊 □ 经治医师检查整理病历资料	□ 检查住院押金使用情况	□ 术后病情交接 □ 观察手术切口及周围情况

重点医嘱	**长期医嘱**	护理医嘱	□ 按骨科护理常规 □ 二级或三级护理		□ 按骨科术后护理常规 □ 一级护理
		处置医嘱			□ 持续心电、血压、呼吸、血氧饱和度监测 □ 留置导尿并记录量 □ 留置切口引流并记录量 □ 持续低流量吸氧
		膳食医嘱	□ 普食 □ 糖尿病饮食 □ 低盐、低脂饮食 □ 低盐、低脂糖尿病饮食	□ 禁食、禁水（22：00 时后）	
		药物医嘱	□ 自带药（必要时）		□ 镇痛 □ 消肿 □ 镇吐、保胃 □ 抗生素 □ 抗凝
	临时医嘱	检查检验	□ 血常规（含 CRP＋IL-6） □ 尿常规 □ 粪常规 □ 凝血四项 □ 血清术前八项 □ 红细胞沉降率 □ 血型 □ 胸部正位 X 线片 □ 心电图检查（多导） □ 双髋关节正、侧位 X 线片 □ 肺功能（必要时） □ 超声心动图（必要时）		
		药物医嘱		□ 抗生素（视病情）	
		手术医嘱		□ 常规准备明日在神经阻滞麻醉/椎管内麻醉/全身麻醉下行人工全髋关节置换术	
		处置医嘱	□ 静脉抽血	□ 备血 □ 备皮（＞30cm²）	□ 输血（视病情） □ 补液（视病情） □ 拔除导尿管（必要时）

		□ 住院宣教(住院环境、规章制度) □ 进行护理安全指导 □ 进行等级护理、活动范围指导 □ 进行饮食指导 □ 进行关于疾病知识的宣教 □ 检查、检验项目的目的和意义	□ 术前宣教	□ 术后宣教 □ 术后心理疏导 □ 指导术后康复训练 □ 指导术后注意事项
主要护理工作	护理处置	□ 患者身份核对 □ 佩戴腕带 □ 建立住院病历,通知医师 □ 住院介绍:介绍责任护士,病区环境、设施、规章制度、基础护理服务项目 □ 询问病史,填写护理记录单首页 □ 观察病情 □ 监测基本生命体征 □ 抽血、留取标本 □ 心理与生活护理 □ 根据评估结果采取相应护理措施 □ 通知检查项目及检查注意事项	□ 术前患者准备(术前沐浴、更衣、备皮) □ 检查术前物品准备 □ 指导患者准备术后所需用品,贵重物品交由其家属保管 □ 指导患者进行肠道准备并检查准备效果 □ 告知入手术室前取下活动义齿 □ 监测基本生命体征 □ 备血、皮试	□ 晨起监测生命体征并记录 □ 确认无上呼吸道感染症状,确认无月经来潮 □ 与手术室护士交接病历、影像资料、术中带药等 □ 术前补液(必要时) □ 嘱患者入手术室前膀胱排空 □ 与手术室护士交接 □ 术后监测生命体征 □ 术后心电监护 □ 各类管道护理 □ 术后心理与生活护理
	风险评估	□ 一般评估:生命体征、神志、皮肤、药物过敏史等 □ 专科评估:生活自理能力、患肢屈曲、伸直功能,足背动脉搏动、皮肤温度、指(趾)端末梢感觉情况 □ 风险评估:评估有无跌倒、坠床、压疮风险 □ 心理评估 □ 营养评估 □ 疼痛评估 □ 康复评估	□ 评估患者心理状态	□ 评估意识情况 □ 评估切口疼痛情况 □ 评估术侧足背动脉搏动、肢体皮肤颜色、温度变化、肢体感觉运动情况,并采取相应护理措施 □ 风险评估:评估有无跌倒、坠床、压疮、导管滑脱、液体外渗的风险

（续　表）

主要护理工作	专科护理	□ 观察患肢情况 □ 指导功能锻炼 □ 指导双拐的使用方法 □ 指导患者戒烟（必要时）	□ 指导患者掌握床上翻身方法 □ 指导患者掌握床上排尿、排便（使用便器）方法	□ 与手术室护士共同评估皮肤、切口敷料、输液及引流情况 □ 指导患者进行股四头肌静止收缩及踝关节运动 □ 指导患者掌握床上排尿、排便（使用便器）方法
	饮食指导	□ 根据医嘱通知配餐员准备膳食 □ 协助进餐	□ 通知患者 22:00 时后禁食、禁水	□ 禁食、禁水，口干时协助湿润口唇 □ 排气后指导患者间断、少量饮用温开水
	活动体位	□ 根据护理等级指导活动		□ 根据手术及麻醉方式安置合适体位，术肢保持过伸位 □ 指导患者掌握床上翻身方法
	洗浴要求	□ 协助患者洗澡、更换病号服	□ 协助患者晨、晚间护理	
病情变异记录		□ 无　　□ 有，原因： □ 患者　□ 疾病　□ 医疗 □ 护理　□ 保障　□ 管理	□ 无　　□ 有，原因： □ 患者　□ 疾病　□ 医疗 □ 护理　□ 保障　□ 管理	□ 无　　□ 有，原因： □ 患者　□ 疾病　□ 医疗 □ 护理　□ 保障　□ 管理
护士签名		白班　｜小夜班｜　大夜班	白班　｜小夜班｜　大夜班	白班　｜小夜班｜　大夜班
医师签名				

	时间	住院第 4 天（术后第 1 天）	住院第 5 天（术后第 2 天）	住院第 6 天（术后第 3 天）
主要诊疗工作	制度落实	□ 手术医师查房 □ 专科医师会诊（必要时）		□ 主诊医师查房
	病情评估			
	病历书写	□ 术后首日病程记录	□ 术后次日病程记录	□ 术后 3 天病程记录
	知情同意			
	手术治疗			
	其他	□ 根据引流量拔除引流管 □ 观察切口情况，是否存在渗出、红肿等情况 □ 观察体温、血压等 □ 复查血常规、CRP、IL-6、红细胞沉降率、生化	□ 观察切口情况，是否存在渗出、红肿等情况 □ 复查双髋正、侧位 X 线片 □ 根据患者情况，如贫血严重及时输血，低蛋白、低钾血症及时补充蛋白、血钾 □ 开始主、被动功能康复练习	□ 观察切口情况，是否存在渗出、红肿等情况 □ 复查血常规、CRP、IL-6、红细胞沉降率、生化（如贫血严重及时输血，低蛋白、低钾血症及时补充蛋白、血钾） □ 指导患者下床，进行主、被动功能康复练习和步行练习

(续 表)

重点医嘱	长期医嘱	护理医嘱	□ 骨科术后护理常规 □ 一级或二级护理	□ 骨科术后护理常规 □ 二级护理	
		处置医嘱	□ 抬高患肢 □ 使用抗血栓弹力带 □ 观察患肢感觉及血液循环 □ 更换切口引流袋并记录量		
		膳食医嘱	□ 饮食医嘱(普食/半流食/流食/糖尿病饮食/低盐、低脂饮食)		
		药物医嘱	□ 抗生素 □ 术后抗凝 □ 镇痛 □ 保胃	□ 抗生素 □ 术后抗凝	□ 抗生素 □ 术后抗凝
	临时医嘱	检查检验	□ 复查血常规、CRP、IL-6、红细胞沉降率、生化	□ 复查髋关节正、侧位 X 线片	□ 复查血常规、CRP、IL-6、红细胞沉降率、生化
		药物医嘱	□ 镇吐 □ 补钾(必要时) □ 补白蛋白(必要时) □ 输血(必要时)	□ 镇痛(必要时) □ 补钾(必要时) □ 补白蛋白(必要时) □ 输血(必要时)	□ 镇痛(必要时) □ 补钾(必要时) □ 补白蛋白(必要时) □ 输血(必要时)
		手术医嘱			
		处置医嘱	□ 大换药(必要时) □ 拔除切口引流(必要时) □ 拔除导尿管(必要时)	□ 大换药(必要时) □ 功能锻炼	□ 大换药(必要时) □ 功能锻炼
主要护理工作		健康宣教	□ 告知护理风险 □ 进行压疮预防知识宣教	□ 压疮预防知识宣教 □ 跌倒预防知识宣教	
		护理处置	□ 按一级护理要求完成基础护理项目 □ 监测生命体征 □ 留取标本 □ 观察切口疼痛情况、检测镇痛泵运转情况 □ 观察静脉输液情况 □ 观察留置尿管引流情况 □ 妥善固定各类管道 □ 观察切口引流情况,并记录引流量及性状 □ 观察切口敷料,有渗出时报告医师处理 □ 术后心理与生活护理	□ 按护理等级完成基础护理项目 □ 监测生命体征 □ 观察切口疼痛情况、检测镇痛泵运转情况 □ 观察静脉输液情况 □ 妥善固定各类管道 □ 观察切口敷料,有渗出时报告医师处理,观察患者情况 □ 提供基础护理服务 □ 术后心理与生活护理	□ 按护理等级完成基础护理项目 □ 根据排便情况采取通便措施 □ 留取标本 □ 观察切口敷料,有渗出时报告医师处理 □ 观察静脉输液情况,停用镇痛泵 □ 术后心理与生活护理

（续　表）

主要护理工作	护理评估	□ 评估患肢感觉、运动情况，有异常时立即报告医师处理 □ 评估压疮风险	□ 评估患肢感觉、运动情况，有异常时立即报告医师处理 □ 评估跌倒风险 □ 评估压疮风险	□ 评估患肢感觉、运动情况，有异常时立即报告医师处理 □ 评估跌倒风险 □ 评估压疮风险
	专科护理	□ 指导患者术后体位摆放及功能锻炼 □ 指导患者正确使用抗血栓压力带 □ 指导患者进行自主排尿训练 □ 指导患者进行股四头肌静止收缩及踝关节运动 □ 指导患者进行床上翻身 □ 指导患者卧床期间患肢保持过伸位 □ 进行防压疮护理	□ 指导患者术后体位摆放及功能锻炼 □ 指导患者正确使用抗血栓压力带 □ 指导患者进行自主排尿训练 □ 指导患者进行股四头肌静止收缩及踝关节运动 □ 指导患者进行床上翻身 □ 指导患者卧床期间患肢保持过伸位 □ 防压疮护理 □ 指导患者正确使用双拐	□ 指导患者正确使用抗血栓压力带 □ 指导患者进行股四头肌静止收缩及踝关节运动 □ 指导患者进行髋关节屈、伸运动 □ 指导患者利用双拐下床活动 □ 防压疮护理 □ 防跌倒护理 □ 指导患者正确使用双拐
	饮食指导	□ 根据医嘱通知配餐员准备膳食 □ 协助进餐	□ 协助进餐	□ 协助进餐
	活动体位			
病情变异记录		□ 无　　□ 有，原因： □ 患者　□ 疾病　□ 医疗 □ 护理　□ 保障　□ 管理	□ 无　　□ 有，原因： □ 患者　□ 疾病　□ 医疗 □ 护理　□ 保障　□ 管理	□ 无　　□ 有，原因： □ 患者　□ 疾病　□ 医疗 □ 护理　□ 保障　□ 管理
护士签名		白班　　小夜班　　大夜班	白班　　小夜班　　大夜班	白班　　小夜班　　大夜班
医师签名				

	时间	住院第 7 天（术后第 4 天）	住院第 8 天（出院日）
主要诊疗工作	制度落实	□ 上级医师查房（主管医师每天查房） □ 专科医师会诊（必要时）	□ 上级医师查房（主管、主诊医师查房）进行手术及伤口评估，确定有无手术并发症和切口愈合不良情况，明确是否出院
	病情评估		
	病历书写	□ 出院前 1 天有上级医师指示出院的病程记录	□ 出院当天病程记录（由上级医师指示出院） □ 出院后 24 小时内完成出院记录 □ 出院后 24 小时内完成病案首页 □ 开具出院介绍信 □ 开具诊断证明书

主要诊疗工作	知情同意		☐ 向患者交代出院后的注意事项（复诊的时间、地点，发生紧急情况时处理方法等）
	手术治疗		
	其他	☐ 观察切口情况，是否存在渗出、红肿等情况 ☐ 根据患者情况，如贫血严重及时输血，低蛋白、低钾血症及时补充蛋白、血钾 ☐ 继续主、被动功能康复练习和步行练习	☐ 复查血常规、CRP、IL-6、红细胞沉降率、生化 ☐ 出院带药 ☐ 嘱患者拆线换药（根据出院时间决定） ☐ 门诊复查 ☐ 如有不适，随时复诊
重点医嘱	长期医嘱 护理医嘱		
	长期医嘱 处置医嘱		
	长期医嘱 膳食医嘱		
	长期医嘱 药物医嘱	☐ 抗生素 ☐ 术后抗凝	
	临时医嘱 检查检验		☐ 复查血常规、CRP、IL-6、红细胞沉降率、生化
	临时医嘱 药物医嘱	☐ 镇痛（必要时） ☐ 补钾（必要时） ☐ 补白蛋白（必要时） ☐ 输血（必要时）	
	临时医嘱 手术医嘱		
	临时医嘱 处置医嘱	☐ 大换药（必要时） ☐ 功能锻炼	☐ 大换药 ☐ 出院
主要护理工作	健康宣教		☐ 告知患者必须在他人的协助下方可下床活动 ☐ 向患者讲解适当控制体重的意义 ☐ 向患者讲解人工全髋关节置换术后的注意事项
	护理处置	☐ 按护理等级完成基础护理项目 ☐ 根据排便情况采取通便措施 ☐ 观察切口敷料，有渗出时报告医师处理 ☐ 术后心理与生活护理	☐ 按护理等级完成基础护理项目 ☐ 观察切口敷料，有渗出时报告医师处理 ☐ 观察患者情况 ☐ 协助患者办理出院手续 ☐ 指导并监督患者活动 ☐ 整理床单位

（续　表）

主要护理工作	风险评估	□ 评估患肢感觉、运动情况,有异常时立即报告医师处理 □ 评估跌倒风险 □ 评估压疮风险	□ 评估患肢感觉、运动情况,有异常时立即报告医师处理 □ 评估跌倒风险 □ 评估压疮风险
	专科护理	□ 指导患者正确使用抗血栓压力带 □ 指导患者进行股四头肌静止收缩及踝关节运动 □ 指导患者进行髋关节屈、伸运动,避免过度屈曲、内收内旋 □ 指导患者利用双拐下床活动 □ 防压疮护理 □ 防跌倒护理	□ 指导患者进行髋关节屈、伸运动,避免过度屈曲、内收内旋 □ 指导患者利用双拐下床活动 □ 告知患者出院后注意事项并附书面出院指导
	饮食指导		
	活动体位		
病情变异记录		□ 无　　□ 有,原因: □ 患者　□ 疾病　□ 医疗 □ 护理　□ 保障　□ 管理	□ 无　　□ 有,原因: □ 患者　□ 疾病　□ 医疗 □ 护理　□ 保障　□ 管理
护士签名		白班　　小夜班　　大夜班	白班　　小夜班　　大夜班
医师签名			

第十一节　成人髋关节发育不良(Crowe 4 期)行单侧全髋关节置换术临床路径

一、成人髋关节发育不良行单侧全髋关节置换术临床路径标准住院流程

(一)适用对象

第一诊断为成人髋关节发育不良(Crowe 4 期)(ICD-10:Q65.804)拟行单侧全髋关节置换术(ICD-9-CM-3:81.5104)的患者。

(二)诊断依据

根据《临床诊疗指南·骨科分册》(中华医学会编著,人民卫生出版社),《实用骨科学》(人民军医出版社,第 4 版,2012 年),《外科学》(临床医学专用)(人民卫生出版社,第 8 版,2013 年)。

1. 病史　有小儿先天性髋关节发育不良病史,步态异常,伴或不伴有髋关节及腰部疼痛不适。

2. 体格检查　有明确体征,鸭步步态,撞击试验阳性、Trendelenlberg 征阳性。

3. 辅助检查　CE 角小于 25°,股骨头移位超过股骨头高度的 100% 或骨盆高度的 20%。

(三)治疗方案的选择及依据

根据《临床诊疗指南·骨科分册》(中华医学会编著,人民卫生出版社),《实用骨科学》(人民军医出版社,第 4 版,2012 年),《坎贝尔骨科手术学》(人民军医出版社,第 12 版,2013 年)。

1. 成年人髋关节发育不良(Crowe 4 期)诊断明确,关节疼痛、活动受限。

2. 无全身或局部的近期感染。

3. 无严重的合并症。

4. 术前生活质量及活动水平评估。

(四)标准住院天数

8 天。

(五)进入路径标准

1. 第一诊断必须符合成年人髋关节发育不良(Crowe 4 期)(ICD-10:Q65.804)。

2. 年龄:18－70 岁。

3. 行单侧全髋关节置换术。

4. 当患有其他疾病时,但在住院期间不需要特殊处理也不影响第一诊断的临床路径流程实施时,可以进入路径。

(六)术前准备 2 天

1. 术前评估　术前完成术前病情评估,完成必要的检查,做出术前小结、术前讨论。

(1)必需的检查项目:①血常规、尿常规、粪常规。②生化。③红细胞沉降率、C 反应蛋白、白细胞介素-6。④凝血功能。⑤感染性疾病筛查(乙肝、丙肝、艾滋病、梅毒等)。⑥血型。⑦胸部正位 X 线片、心电图。⑧双侧髋关节正、侧位 X 线片。⑨骨盆正位 X 线片。

(2)根据患者病情可选择:①髋关节 CT、超声心动图、血气分析和肺功能。②术前配血。③有相关疾病者及时请相关科室医师会诊。

(3)营养评估:根据《解放军总医院新住院患者营养风险筛查表(NRS-2002)》为新住院患者进行营养评估,评分≥3 分患者给予处置,必要时申请营养科医师会诊。

(4)心理评估:根据新住院患者情况申请心理科医师会诊。

(5)疼痛评估:根据《VAS 评分》实施疼痛评估,评分＞7 分患者给予处置,必要时请疼痛科医师会诊。

(6)康复评估:根据《住院患者康复筛查和评估表》在新住院患者住院后 24 小时内进行康复筛查和评估。任何一项结果为"是",则申请康复科医师会诊。

(7)深静脉血栓栓塞症风险评估:根据专科《深静脉血栓栓塞症评估量表》在新住院患者住院后 24 小时内进行风险筛查和评估,风险结果为"高危"的,则申请血管外科或介入导管室医师会诊。

(8)髋关节功能评分:根据《Harris 髋关节评分表》在新住院患者住院后 24 小时内进行髋关节功能评分。

2. 术前准备

(1)术前谈话:术者应在术前1天与患者及其家属谈话,告知手术方案、相关风险、用血计划、术后转归、植入材料、手术费用和患者及其家属权益,并履行书面知情同意手续。告知高值耗材的使用及费用。

(2)通知手术室:准备手术间、手术药品、手术物品及特殊耗材。

(3)护士做心理护理、交代注意事项:防压疮、防跌倒、指导患者戒烟等,进行术后康复宣教。

(4)手术部位标识:术者、第一助手或经治医师在术前1天应对手术部位做体表标识,急诊手术由接诊医师或会诊外科医师标记,标记过程应有责任护士、患者及亲属共同参与,并记入手术安排表。

(5)术前1天麻醉医师访视:制订麻醉计划、完成评估、确定麻醉方式,并记入《麻醉术前访视记录》,告知患者及其家属麻醉适应证、麻醉目的、风险、可能出现的情况及其处理原则、替代方案等,签署《麻醉知情同意书》并归入病历。

(七)药品选择及使用时机

1. 抗生素　预防性抗生素选择第二代头孢、第三代头孢或万古霉素(青霉素、头孢过敏者;有感染诱因者)。

2. 使用时机　手术当日、术后预防性使用5天。

(八)手术日为住院第3天

1. 手术安全核对　患者入手术间后由手术医师、麻醉医师、巡回护士和患者本人共同核对患者身份、手术部位与标识、手术方式。手术医师、麻醉医师、巡回护士三方按《手术安全核对表》逐项核对,共同签名。

2. 麻醉方式　神经阻滞麻醉、椎管内麻醉或全身麻醉。

3. 手术方式　全髋关节置换术,粗隆下截骨术。

4. 手术内置物　人工髋关节假体,骨水泥。

5. 输血　视术中出血情况而定。

6. 经治医师或手术医师　应即刻完成术后首次病程记录,观察术后患者病情变化。

(九)术后住院恢复5天

1. 必需的复查项目:血常规、红细胞沉降率、C反应蛋白、白细胞介素-6、血生化(蛋白、肝功能、肾功能、电解质)。

2. 双髋关节正、侧位X线片。

3. 必要时查血气分析、D-Dimer、双下肢深静脉彩超/CTPA。

4. 术后处理

(1)抗生素:预防性抗生素选择第二代头孢、第三代头孢或万古霉素(青霉素、头孢过敏者;有感染诱因者)。

(2)术后预防静脉血栓栓塞症处理:肌内注射低分子肝素或口服利伐沙班。

(3)术后康复:术后1天拔除引流管,术后第2天行髋关节正、侧位X线检查,然后开始主动和被动肌肉功能及活动度锻炼。避免出现髋关节屈曲,内收内旋体位以防关节脱位。

(4)术后镇痛:口服非甾体抗炎镇痛药、阿片类镇痛药,镇痛泵。

5. 术者在术后24小时内完成手术记录,特殊情况可由第一助手完成,术者签名确认并归入病历。

6. 上级医师在术后 3 天内至少查房 1 次,根据术中和术后情况修订术后治疗计划。

7. 麻醉医师术后 3 天内访视患者,如有特殊情况应详细记录,及时与手术医师或重症监护室医师沟通并迅速处理。

8. 术后护理

(1)按照护理等级进行日常护理,监测患者生命体征,观察引流管引流情况、切口敷料有无渗出。

(2)观察患肢疼痛情况,患肢感觉运动状况。

(3)指导患者术后体位摆放及功能锻炼,嘱患者严格卧床 6 周,患肢避免屈曲,内收内旋体位。其中屈曲不超过 90°,内收不超过中线。指导床上翻身(双膝关节间夹枕头,指导并帮助患者手扶拉环向健侧翻身)。

(4)指导患者正确使用抗血栓压力带、掌握床上排便排尿(使用便器)方法、进行自主排尿训练,防跌倒、防压疮护理等。

(十)出院标准

1. 体温正常,常规检验指标无明显异常,红细胞沉降率、CRP 指标下降。

2. 切口愈合良好:引流管拔除,切口无感染征象(可以在门诊处理的切口)、无皮瓣坏死。

3. 髋关节功能改善。

4. 不需要住院处理的并发症和(或)合并症。

(十一)变异及原因分析

1. 内科合并症 晚期重度骨关节炎的患者常合并内科基础疾病,围术期需要详细检查内科情况并请相关科室会诊,术前准备时间需要延长,同时使用相关药物,将增加住院费用。

2. 围术期并发症 患者骨质条件、畸形类型、关节炎病变的严重程度有差异,有可能出现手术相关并发症,如骨折、韧带损伤、神经血管损伤、深静脉血栓形成、感染等。术后需要延长下床和康复时间,可能造成住院天数延长和费用增加。

3. 人工髋关节假体的选择 目前可供选择的人工髋关节假体较多,适用于不同类型的关节病损,可导致住院费用存在差异。

4. 其他 个别患者无须粗隆下截骨术。

二、单侧原发性髋关节骨性关节炎行全髋关节置换术路径表单

适用对象	第一诊断为成人髋关节发育不良(Crowe 4 期)(ICD-10:Q65.804) 行单侧全髋关节置换术(ICD-9-CM-3:81.5104)的患者		
患者基本信息	姓名:_____ 性别:____ 年龄:___ 门诊号:_____ 住院号:_____ 过敏史:_____ 住院日期:____年__月__日 出院日期:____年__月__日		住院天数:8 天

	时间	住院第 1 天	住院第 2 天(术前日)	住院第 3 天(手术日)
主要诊疗工作	制度落实	□ 住院 2 小时内经治或值班医师完成接诊 □ 住院后 24 小时内主管医师完成检诊 □ 专科医师会诊(必要时)	□ 经治医师查房(早、晚) □ 主诊医师查房 □ 完成术前准备 □ 组织术前讨论 □ 手术部位标识	□ 手术安全核查
	病情评估	□ 经治医师询问病史及体格检查 □ 心理评估 □ 营养评估 □ 疼痛评估 □ 康复评估 □ 深静脉血栓栓塞症风险评估 □ 完成髋关节功能评分	□ 相关科室医师会诊	
	病历书写	□ 住院 8 小时内完成首次病程记录 □ 住院 24 小时内完成住院记录	□ 完成主管医师查房记录 □ 完成主诊医师查房记录 □ 完成术前讨论、术前小结	□ 术者或一助术后 24 小时内完成手术记录(术者签名) □ 术后即刻完成术后首次病程记录
	知情同意	□ 病情告知 □ 患者及其家属签署授权委托书 □ 患者及其家属在住院记录单上签名	□ 术者术前谈话,告知患者及其家属病情和围术期注意事项,签署手术知情同意书、授权委托书、自费用品协议书(必要时)、军人目录外耗材审批单(必要时)、输血同意书等	□ 告知患者及其家属手术过程概况及术后注意事项
	手术治疗		□ 预约手术	□ 实施手术(手术安全核查记录、手术清点记录)
	其他	□ 及时通知上级医师检诊 □ 经治医师检查整理病历资料	□ 检查住院押金使用情况	□ 术后病情交接 □ 观察手术切口及周围情况

长期医嘱	护理医嘱	□ 按骨科护理常规 □ 二级或三级护理		□ 按骨科术后护理常规 □ 一级护理
	处置医嘱			□ 持续心电、血压、呼吸、血氧饱和度监测 □ 留置导尿并记录量 □ 留置切口引流并记录量 □ 持续低流量吸氧
	膳食医嘱	□ 普食 □ 糖尿病饮食 □ 低盐、低脂饮食 □ 低盐、低脂糖尿病饮食	□ 禁食、禁水（22：00 时后）	
	药物医嘱	□ 自带药（必要时）		□ 镇痛 □ 消肿 □ 镇吐、保胃 □ 抗生素 □ 抗凝
重点医嘱 临时医嘱	检查检验	□ 血常规（含 CRP＋IL-6） □ 尿常规 □ 粪常规 □ 凝血四项 □ 血清术前八项 □ 红细胞沉降率 □ 血型 □ 胸部正位 X 线片 □ 心电图检查（多导） □ 双髋关节正、侧位 X 线片 □ 肺功能（必要时） □ 超声心动图（必要时）		
	药物医嘱		□ 抗生素（视病情）	
	手术医嘱		□ 常规准备明日在神经阻滞麻醉/椎管内麻醉/全身麻醉下行人工全髋关节置换术	
	处置医嘱	□ 静脉抽血	□ 备血 □ 备皮（＞30cm²）	□ 输血（视病情） □ 补液（视病情） □ 拔除导尿管（必要时）

（续　表）

主要护理工作	健康宣教	□ 住院宣教（住院环境、规章制度） □ 进行护理安全指导 □ 进行等级护理、活动范围指导 □ 进行饮食指导 □ 进行关于疾病知识的宣教 □ 检查、检验项目的目的和意义	□ 术前宣教	□ 术后宣教 □ 术后心理疏导 □ 指导术后康复训练 □ 指导术后注意事项
	护理处置	□ 患者身份核对 □ 佩戴腕带 □ 建立住院病历，通知医师 □ 住院介绍：介绍责任护士，病区环境、设施、规章制度、基础护理服务项目 □ 询问病史，填写护理记录单首页 □ 观察病情 □ 监测基本生命体征 □ 抽血、留取标本 □ 心理与生活护理 □ 根据评估结果采取相应护理措施 □ 通知检查项目及检查注意事项	□ 术前患者准备（术前沐浴、更衣、备皮） □ 检查术前物品准备 □ 指导患者准备术后所需用品，贵重物品交由其家属保管 □ 指导患者进行肠道准备并检查准备效果 □ 告知入手术室前取下活动义齿 □ 监测基本生命体征 □ 备血、皮试	□ 晨起监测生命体征并记录 □ 确认无上呼吸道感染症状，确认无月经来潮 □ 与手术室护士交接病历、影像资料、术中带药等 □ 术前补液（必要时） □ 嘱患者入手术室前膀胱排空 □ 与手术室护士交接 □ 术后监测生命体征 □ 术后心电监护 □ 各类管道护理 □ 术后心理与生活护理
	风险评估	□ 一般评估：生命体征、神志、皮肤、药物过敏史等 □ 专科评估：生活自理能力、患肢屈曲、伸直功能，足背动脉搏动，皮肤温度、指（趾）端末梢感觉情况 □ 风险评估：评估有无跌倒、坠床、压疮风险 □ 心理评估 □ 营养评估 □ 疼痛评估 □ 康复评估	□ 评估患者心理状态	□ 评估意识情况 □ 评估切口疼痛情况 □ 评估术侧足背动脉搏动、肢体皮肤颜色、温度变化、肢体感觉运动情况，并采取相应护理措施 □ 风险评估：评估有无跌倒、坠床、压疮、导管滑脱、液体外渗的风险
	专科护理	□ 观察患肢情况 □ 指导功能锻炼 □ 指导患者戒烟（必要时）	□ 指导患者掌握床上翻身方法 □ 指导患者掌握床上排尿、排便（使用便器）方法	□ 与手术室护士共同评估皮肤、切口敷料、输液及引流情况 □ 指导患者进行股四头肌静止收缩及踝关节运动 □ 指导患者掌握床上排尿、排便（使用便器）方法

主要护理工作	饮食指导	□ 根据医嘱通知配餐员准备膳食 □ 协助进餐	□ 通知患者 22：00 时后禁食、禁水	□ 禁食、禁水，口干时协助湿润口唇 □ 排气后指导患者间断、少量饮用温开水
	活动体位	□ 根据护理等级指导活动		□ 根据手术及麻醉方式安置合适体位，术肢保持过伸位 □ 指导患者掌握床上翻身方法
	洗浴要求	□ 协助患者洗澡、更换病号服	□ 协助患者晨、晚间护理	
病情变异记录		□ 无　　□ 有，原因： □ 患者　□ 疾病　□ 医疗 □ 护理　□ 保障　□ 管理	□ 无　　□ 有，原因： □ 患者　□ 疾病　□ 医疗 □ 护理　□ 保障　□ 管理	□ 无　　□ 有，原因： □ 患者　□ 疾病　□ 医疗 □ 护理　□ 保障　□ 管理
护士签名		白班　小夜班　大夜班	白班　小夜班　大夜班	白班　小夜班　大夜班
医师签名				

时间		住院第 4 天（术后第 1 天）	住院第 5 天（术后第 2 天）	住院第 6 天（术后第 3 天）
主要诊疗工作	制度落实	□ 手术医师查房 □ 专科医师会诊（必要时）		□ 主诊医师查房
	病情评估			
	病历书写	□ 术后首日病程记录	□ 术后次日病程记录	□ 术后 3 天病程记录
	知情同意			
	手术治疗			
	其他	□ 根据引流量拔除引流管 □ 观察切口情况，是否存在渗出、红肿等情况 □ 观察体温、血压等 □ 复查血常规、CRP、IL-6、红细胞沉降率、生化	□ 观察切口情况，是否存在渗出、红肿等情况 □ 复查双髋正、侧位 X 线片 □ 根据患者情况，如贫血严重及时输血，低蛋白、低钾血症及时补充蛋白、血钾 □ 开始主、被动功能康复练习	□ 观察切口情况，是否存在渗出、红肿等情况 □ 复查血常规、CRP、IL-6、红细胞沉降率、生化（如贫血严重及时输血，低蛋白、低钾血症及时补充蛋白、血钾） □ 指导主、被动功能康复练习

（续　表）

重点医嘱	长期医嘱	护理医嘱	□ 骨科术后护理常规 □ 一级或二级护理	□ 骨科术后护理常规 □ 二级护理	
		处置医嘱	□ 抬高患肢 □ 使用抗血栓弹力带 □ 观察患肢感觉及血液循环 □ 更换切口引流袋并记录量		
		膳食医嘱	□ 饮食医嘱（普食/半流食/流食/糖尿病饮食/低盐、低脂饮食）		
		药物医嘱	□ 抗生素 □ 术后抗凝 □ 镇痛 □ 保胃	□ 抗生素 □ 术后抗凝	□ 抗生素 □ 术后抗凝
	临时医嘱	检查检验	□ 复查血常规、CRP、IL-6、红细胞沉降率、生化	□ 复查髋关节正、侧位 X 线片	□ 复查血常规、CRP、IL-6、红细胞沉降率、生化
		药物医嘱	□ 镇吐 □ 补钾（必要时） □ 补白蛋白（必要时） □ 输血（必要时）	□ 镇痛（必要时） □ 补钾（必要时） □ 补白蛋白（必要时） □ 输血（必要时）	□ 镇痛（必要时） □ 补钾（必要时） □ 补白蛋白（必要时） □ 输血（必要时）
		手术医嘱			
		处置医嘱	□ 大换药（必要时） □ 拔除切口引流（必要时） □ 拔除导尿管（必要时）	□ 大换药（必要时） □ 功能锻炼	□ 大换药（必要时） □ 功能锻炼
主要护理工作	健康宣教		□ 告知护理风险 □ 进行压疮预防知识宣教	□ 压疮预防知识宣教 □ 跌倒预防知识宣教	
	护理处置		□ 按一级护理要求完成基础护理项目 □ 监测生命体征 □ 留取标本 □ 观察切口疼痛情况、检测镇痛泵运转情况 □ 观察静脉输液情况 □ 观察留置尿管引流情况 □ 妥善固定各类管道 □ 观察切口引流情况，并记录引流量及性状 □ 观察切口敷料，有渗出时报告医师处理 □ 术后心理与生活护理	□ 按护理等级完成基础护理项目 □ 监测生命体征 □ 观察切口疼痛情况、检测镇痛泵运转情况 □ 观察静脉输液情况 □ 妥善固定各类管道 □ 观察切口敷料，有渗出时报告医师处理观察患者情况 □ 提供基础护理服务 □ 术后心理与生活护理	□ 按护理等级完成基础护理项目 □ 根据排便情况采取通便措施 □ 留取标本 □ 观察切口敷料，有渗出时报告医师处理 □ 观察静脉输液情况，停用镇痛泵 □ 术后心理与生活护理

（续　表）

主要护理工作	护理评估	□ 评估患肢感觉、运动情况,有异常时立即报告医师处理 □ 评估压疮风险	□ 评估患肢感觉、运动情况,有异常时立即报告医师处理 □ 评估跌倒风险 □ 评估压疮风险	□ 评估患肢感觉、运动情况,有异常时立即报告医师处理 □ 评估跌倒风险 □ 评估压疮风险
	专科护理	□ 指导患者术后体位摆放及功能锻炼 □ 指导患者正确使用抗血栓压力带 □ 指导患者进行自主排尿训练 □ 指导患者进行股四头肌静止收缩及踝关节运动 □ 指导患者进行床上翻身 □ 指导患者卧床期间患肢保持过伸位 □ 进行防压疮护理	□ 指导患者术后体位摆放及功能锻炼 □ 指导患者正确使用抗血栓压力带 □ 指导患者进行自主排尿训练 □ 指导患者进行股四头肌静止收缩及踝关节运动 □ 指导患者进行床上翻身 □ 指导患者卧床期间患肢保持过伸位 □ 防压疮护理	□ 指导患者正确使用抗血栓压力带 □ 指导患者进行股四头肌静止收缩及踝关节运动 □ 指导患者进行髋关节屈、伸运动 □ 防压疮护理 □ 防跌倒护理
	饮食指导	□ 根据医嘱通知配餐员准备膳食 □ 协助进餐	□ 协助进餐	□ 协助进餐
	活动体位			
病情变异记录		□ 无　　□ 有,原因: □ 患者　□ 疾病　□ 医疗 □ 护理　□ 保障　□ 管理	□ 无　　□ 有,原因: □ 患者　□ 疾病　□ 医疗 □ 护理　□ 保障　□ 管理	□ 无　　□ 有,原因: □ 患者　□ 疾病　□ 医疗 □ 护理　□ 保障　□ 管理

护士签名	白班	小夜班	大夜班	白班	小夜班	大夜班	白班	小夜班	大夜班

医师签名	

	时间	住院第 7 天(术后第 4 天)	住院第 8 天(出院日)
主要诊疗工作	制度落实	□ 上级医师查房(主管医师每天查房) □ 专科医师会诊(必要时)	□ 上级医师查房(主管、主诊医师查房)进行手术及切口评估,确定有无手术并发症和切口愈合不良情况,明确是否出院
	病情评估		
	病历书写	□ 出院前 1 天有上级医师指示出院的病程记录	□ 出院当天病程记录(由上级医师指示出院) □ 出院后 24 小时内完成出院记录 □ 出院后 24 小时内完成病案首页 □ 开具出院介绍信 □ 开具诊断证明书

主要诊疗工作	知情同意			□ 向患者交代出院后的注意事项（复诊的时间、地点，发生紧急情况时处理方法等）
	手术治疗			
	其他		□ 观察切口情况，是否存在渗出、红肿等情况 □ 根据患者情况，如贫血严重及时输血，低蛋白、低钾血症及时补充蛋白、血钾 □ 继续主、被动功能康复练习	□ 复查血常规、CRP、IL-6、红细胞沉降率、生化 □ 出院带药 □ 嘱患者拆线换药（根据出院时间决定） □ 门诊复查 □ 如有不适，随时复诊
重点医嘱	长期医嘱	护理医嘱		
		处置医嘱		
		膳食医嘱		
		药物医嘱	□ 抗生素 □ 术后抗凝	
	临时医嘱	检查检验		□ 复查血常规、CRP、IL-6、红细胞沉降率、生化
		药物医嘱	□ 镇痛（必要时） □ 补钾（必要时） □ 补白蛋白（必要时） □ 输血（必要时）	
		手术医嘱		
		处置医嘱	□ 大换药（必要时） □ 功能锻炼	□ 大换药 □ 出院
主要护理工作	健康宣教			□ 告知患者卧床 6 周后，根据情况扶双拐下床 □ 向患者讲解适当控制体重的意义 □ 向患者讲解人工全髋关节置换术后的注意事项
	护理处置		□ 按护理等级完成基础护理项目 □ 根据排便情况采取通便措施 □ 观察切口敷料，有渗出时报告医师处理 □ 术后心理与生活护理	□ 按护理等级完成基础护理项目 □ 观察切口敷料，有渗出时报告医师处理 □ 观察患者情况 □ 协助患者办理出院手续 □ 指导并监督患者活动 □ 整理床单位

主要护理工作	风险评估	□ 评估患肢感觉、运动情况,有异常时立即报告医师处理 □ 评估跌倒风险 □ 评估压疮风险		□ 评估患肢感觉、运动情况,有异常时立即报告医师处理 □ 评估跌倒风险 □ 评估压疮风险	
	专科护理	□ 指导患者正确使用抗血栓压力带 □ 指导患者进行股四头肌静止收缩及踝关节运动 □ 指导患者进行髋关节屈、伸运动,避免过度屈曲、内收内旋 □ 防压疮护理 □ 防跌倒护理		□ 指导患者进行髋关节屈、伸运动,避免过度屈曲、内收内旋 □ 告知患者出院后注意事项并附书面出院指导	
	饮食指导				
	活动体位				
病情变异记录		□ 无　　□ 有,原因: □ 患者　□ 疾病　□ 医疗 □ 护理　□ 保障　□ 管理		□ 无　　□ 有,原因: □ 患者　□ 疾病　□ 医疗 □ 护理　□ 保障　□ 管理	
护士签名		白班	小夜班	大夜班	白班	小夜班	大夜班
医师签名					

第十二节　成人髋关节发育不良(Crowe 4 期) 行双侧全髋关节置换术临床路径

一、成人髋关节发育不良(Crowe 4 期)行双侧全髋 关节置换术临床路径标准住院流程

(一)适用对象

第一诊断为成人髋关节发育不良(Crowe 4 期)(ICD-10:Q65.804)拟行双侧全髋关节置换术(ICD-9-CM-3:81.5104)的患者。

(二)诊断依据

根据《临床诊疗指南·骨科分册》(中华医学会编著,人民卫生出版社),《实用骨科学》(人民军医出版社,第 4 版,2012 年),《外科学》(临床医学专用)(人民卫生出版社,第 8 版,2013 年)。

1. **病史**　有小儿先天性髋关节发育不良病史,步态异常,伴或不伴有髋关节及腰部疼痛不适。

2. 体格检查　鸭步步态,撞击试验阳性、Trendelenlberg 征阳性。

3. X 线及磁共振检查　CE 角小于 25°,股骨头移位超过股骨头高度的 100% 或骨盆高度的 20%。

(三)治疗方案的选择及依据

根据《临床诊疗指南·骨科分册》(中华医学会编著,人民卫生出版社),《实用骨科学》(人民军医出版社,第 4 版,2012 年),《坎贝尔骨科手术学》(人民军医出版社,第 12 版,2013 年)。

1. 成人髋关节发育不良(Crowe 4 期)诊断明确,关节疼痛、活动受限。

2. 无全身或局部的近期感染。

3. 无严重的合并症。

4. 术前生活质量及活动水平评估。

(四)标准住院天数

8 天。

(五)进入路径标准

1. 第一诊断必须符合成年人髋关节发育不良(Crowe 4 期)(ICD-10:Q65.804)。

2. 年龄:18－70 岁。

3. 行双侧全髋关节置换术。

4. 当患有其他疾病时,但在住院期间不需要特殊处理也不影响第一诊断的临床路径流程实施时,可以进入路径。

(六)术前准备 2 天

1. 术前评估　术前完成术前病情评估,完成必要的检查,做出术前小结、术前讨论。

(1)必需的检查项目:①血常规、尿常规、粪常规。②生化。③红细胞沉降率、C 反应蛋白、白细胞介素-6。④凝血功能。⑤感染性疾病筛查(乙肝、丙肝、艾滋病、梅毒等)。⑥血型。⑦胸部正位 X 线片、心电图。⑧双侧髋关节正、侧位 X 线片。⑨骨盆正位 X 线片。

(2)根据患者病情可选择:①髋关节 CT、超声心动图、血气分析和肺功能。②术前配血。③有相关疾病者及时请相关科室医师会诊。

(3)营养评估:根据《解放军总医院新住院患者营养风险筛查表(NRS-2002)》为新住院患者进行营养评估,评分≥3 分患者给予处置,必要时申请营养科医师会诊。

(4)心理评估:根据新住院患者情况申请心理科医师会诊。

(5)疼痛评估:根据《VAS 评分》实施疼痛评估,评分＞7 分患者给予处置,必要时请疼痛科医师会诊。

(6)康复评估:根据《住院患者康复筛查和评估表》在新住院患者住院后 24 小时内进行康复筛查和评估。任何一项结果为“是”,则申请康复科医师会诊。

(7)深静脉血栓栓塞症风险评估:根据专科《深静脉血栓栓塞症评估量表》在新住院患者住院后 24 小时内进行风险筛查和评估,风险结果为“高危”的,则申请血管外科或介入导管室医师会诊。

(8)髋关节功能评分:根据《Harris 髋关节评分表》在新住院患者住院后 24 小时内进行髋关节功能评分。

2. 术前准备

(1)术前谈话:术者应在术前 1 天与患者及其家属谈话,告知手术方案、相关风险、用血计划、术后转归、植入材料、手术费用和患者及其家属权益,并履行书面知情同意手续。告知高值耗材的使用及费用。

(2)通知手术室:准备手术间、手术药品、手术物品及特殊耗材。

(3)护士做心理护理、交代注意事项:防压疮、防跌倒、指导患者戒烟等,并进行术后康复宣教。

(4)手术部位标识:术者、第一助手或经治医师在术前 1 天应对手术部位做体表标识,急诊手术由接诊医师或会诊外科医师标记,标记过程应有责任护士、患者及其家属共同参与,并记入手术安排表。

(5)术前 1 天麻醉医师访视:制订麻醉计划、完成评估、确定麻醉方式,并记入《麻醉术前访视记录》,告知患者及其家属麻醉适应证、麻醉目的、风险、可能出现的情况及其处理原则、替代方案等,签署《麻醉知情同意书》并归入病历。

(七)药品选择及使用时机

1. 抗生素　预防性抗生素选择第二代头孢、第三代头孢或万古霉素(青霉素、头孢过敏者;有感染诱因者)。

2. 使用时机　手术当日、术后预防性使用 5 天。

(八)手术日为住院第 3 天

1. 手术安全核对　患者入手术间后由手术医师、麻醉医师、巡回护士和患者本人共同核对患者身份、手术部位与标识、手术方式。手术医师、麻醉医师、巡回护士三方按《手术安全核对表》逐项核对,共同签名。

2. 麻醉方式　神经阻滞麻醉、椎管内麻醉或全身麻醉。

3. 手术方式　全髋关节置换术,粗隆下截骨术。

4. 手术内置物　人工髋关节假体、骨水泥。

5. 输血　视术中出血情况而定。

6. 经治医师或手术医师　应即刻完成术后首次病程记录,观察术后患者病情变化。

(九)术后住院恢复 5 天

1. 必需的复查项目:血常规、红细胞沉降率、C 反应蛋白、白细胞介素-6、血生化(蛋白、肝功能、肾功能、电解质)。

2. 双髋关节正、侧位 X 线片。

3. 必要时查血气分析、D-Dimer、双下肢深静脉彩超/CTPA。

4. 术后处理

(1)抗生素:预防性抗生素选择第二代头孢、第三代头孢或万古霉素(青霉素、头孢过敏者;有感染诱因者)。

(2)术后预防静脉血栓栓塞症处理:肌内注射低分子肝素或口服利伐沙班。

(3)术后康复:术后 1 天拔除引流管,术后第 2 天行髋关节正、侧位 X 线检查,然后开始主动和被动肌肉功能及活动度锻炼。避免出现髋关节屈曲,内收内旋体位以防关节脱位。卧床6 周。

(4)术后镇痛:口服非甾体抗炎镇痛药、阿片类镇痛药,镇痛泵。

5. 术者在术后 24 小时内完成手术记录,特殊情况可由一助完成,术者签名确认并归入病历。

6. 上级医师在术后 3 天内至少查房 1 次,根据术中和术后情况修订术后治疗计划。

7. 麻醉医师术后 3 天内访视患者,如有特殊情况应详细记录,及时与手术医师或重症监护室医师沟通并迅速处理。

8. 术后护理

(1)按照护理等级进行日常护理,监测患者生命体征,观察引流管引流情况、切口敷料有无渗出。

(2)观察患肢疼痛情况,患肢感觉运动状况。

(3)指导患者术后体位摆放及功能锻炼:嘱患者严格卧床 6 周,患肢避免屈曲,内收内旋体位。其中屈曲不超过 $90°$,内收不超过中线。指导床上翻身(双膝关节间夹枕头)。

(4)指导患者正确使用抗血栓压力带、掌握床上排便排尿(使用便器)方法、进行自主排尿训练,防跌倒、防压疮护理等。

(十)出院标准

1. 体温正常,常规检验指标无明显异常,血细胞沉降率、CRP 指标下降。

2. 切口愈合良好:引流管拔除,切口无感染征象(可以在门诊处理的切口)、无皮瓣坏死。

3. 髋关节功能改善。

4. 不需要住院处理的并发症和(或)合并症。

(十一)变异及原因分析

1. 内科合并症 晚期重度骨关节炎的患者常合并内科基础疾病,围术期需要详细检查内科情况并请相关科室会诊,术前准备时间需延长;同时使用相关药物,将增加住院费用。

2. 围术期并发症 患者骨质条件、畸形类型、关节炎病变的严重程度有差异,有可能出现手术相关并发症,如骨折、韧带损伤、神经血管损伤、深静脉血栓形成、感染等。术后需要延长下床和康复时间,可能造成住院天数延长和费用增加。

3. 术中评估血气 不适合同期行双侧人工关节置换术。

4. 人工髋关节假体的选择 目前可供选择的人工髋关节假体较多,适用于不同类型的关节病损,可导致住院费用存在差异。

5. 其他 个别患者无须行粗隆下截骨术。

二、成人髋关节发育不良(Crowe 4 期)行双侧全髋关节置换术路径表单

适用对象	第一诊断为成人髋关节发育不良(Crowe 4)期(ICD-10:Q65.804) 行双侧全髋关节置换术(ICD-9-CM-3:81.5104)的患者	
患者基本信息	姓名:_____ 性别:____ 年龄:___ 门诊号:_____ 住院号:_____ 过敏史:_____ 住院日期:____年__月__日 出院日期:____年__月__日	住院天数:8 天

	时间	住院第 1 天	住院第 2 天(术前日)	住院第 3 天(手术日)
主要诊疗工作	制度落实	□ 住院 2 小时内经治或值班医师完成接诊 □ 住院后 24 小时内主管医师完成检诊 □ 专科医师会诊(必要时)	□ 经治医师查房(早、晚) □ 主诊医师查房 □ 完成术前准备 □ 组织术前讨论 □ 手术部位标识	□ 手术安全核查
	病情评估	□ 经治医师询问病史及体格检查 □ 心理评估 □ 营养评估 □ 疼痛评估 □ 康复评估 □ 深静脉血栓栓塞症风险评估 □ 完成髋关节功能评分	□ 相关科室医师会诊	
	病历书写	□ 住院 8 小时内完成首次病程记录 □ 住院 24 小时内完成住院记录	□ 完成主管医师查房记录 □ 完成主诊医师查房记录 □ 完成术前讨论、术前小结	□ 术者或一助术后 24 小时内完成手术记录(术者签名) □ 术后即刻完成术后首次病程记录
	知情同意	□ 病情告知 □ 患者及其家属签署授权委托书 □ 患者或其家属在住院记录单上签名	□ 术者术前谈话,告知患者及其家属病情和围术期注意事项,签署手术知情同意书、授权委托书、自费用品协议书(必要时)、军人目录外耗材审批单(必要时)、输血同意书等	□ 告知患者及其家属手术过程概况及术后注意事项
	手术治疗		□ 预约手术	□ 实施手术(手术安全核查记录、手术清点记录)
	其他	□ 及时通知上级医师检诊 □ 经治医师检查整理病历资料	□ 检查住院押金使用情况	□ 术后病情交接 □ 观察手术切口及周围情况

（续　表）

重点医嘱	长期医嘱	护理医嘱	□ 按骨科护理常规 □ 二级或三级护理		□ 按骨科术后护理常规 □ 一级护理
		处置医嘱			□ 持续心电、血压、呼吸、血氧饱和度监测 □ 留置导尿并记录量 □ 留置切口引流并记录量 □ 持续低流量吸氧
		膳食医嘱	□ 普食 □ 糖尿病饮食 □ 低盐、低脂饮食 □ 低盐、低脂糖尿病饮食	□ 禁食、禁水（22:00 时后）	
		药物医嘱	□ 自带药（必要时）		□ 镇痛 □ 消肿 □ 镇吐、保胃 □ 抗生素 □ 抗凝
	临时医嘱	检查检验	□ 血常规（含 CRP＋IL-6） □ 尿常规 □ 粪常规 □ 凝血四项 □ 血清术前八项 □ 红细胞沉降率 □ 血型 □ 胸部正位 X 线片 □ 心电图检查（多导） □ 双髋关节正、侧位 X 线片 □ 肺功能（必要时） □ 超声心动图（必要时）		
		药物医嘱		□ 抗生素（视病情）	
		手术医嘱		□ 常规准备明日在神经阻滞麻醉/椎管内麻醉/全身麻醉下行人工全髋关节置换术	
		处置医嘱	□ 静脉抽血	□ 备血 □ 备皮（＞30cm²）	□ 输血（视病情） □ 补液（视病情） □ 拔除导尿管（必要时）

主要护理工作	健康宣教	□ 住院宣教（住院环境、规章制度） □ 进行护理安全指导 □ 进行等级护理、活动范围指导 □ 进行饮食指导 □ 进行关于疾病知识的宣教 □ 检查、检验项目的目的和意义	□ 术前宣教	□ 术后宣教 □ 术后心理疏导 □ 指导术后康复训练 □ 指导术后注意事项
	护理处置	□ 患者身份核对 □ 佩戴腕带 □ 建立住院病历，通知医师 □ 住院介绍：介绍责任护士，病区环境、设施、规章制度、基础护理服务项目 □ 询问病史，填写护理记录单首页 □ 观察病情 □ 监测基本生命体征 □ 抽血、留取标本 □ 心理与生活护理 □ 根据评估结果采取相应护理措施 □ 通知检查项目及检查注意事项	□ 术前患者准备（术前沐浴、更衣、备皮） □ 检查术前物品准备 □ 指导患者准备术后所需用品，贵重物品交由其家属保管 □ 指导患者进行肠道准备并检查准备效果 □ 告知入手术室前取下活动义齿 □ 监测基本生命体征 □ 备血、皮试	□ 晨起监测生命体征并记录 □ 确认无上呼吸道感染症状，确认无月经来潮 □ 与手术室护士交接病历、影像资料、术中带药等 □ 术前补液（必要时） □ 嘱患者入手术室前膀胱排空 □ 与手术室护士交接 □ 术后监测生命体征 □ 术后心电监护 □ 各类管道护理 □ 术后心理与生活护理
	风险评估	□ 一般评估：生命体征、神志、皮肤、药物过敏史等 □ 专科评估：生活自理能力、患肢屈曲、伸直功能，足背动脉搏动、皮肤温度、指（趾）端末梢感觉情况 □ 风险评估：评估有无跌倒、坠床、压疮风险 □ 心理评估 □ 营养评估 □ 疼痛评估 □ 康复评估	□ 评估患者心理状态	□ 评估意识情况 □ 评估切口疼痛情况 □ 评估术侧足背动脉搏动、肢体皮肤颜色、温度变化、肢体感觉运动情况，并采取相应护理措施 □ 风险评估：评估有无跌倒、坠床、压疮、导管滑脱、液体外渗的风险

（续　表）

主要护理工作	专科护理	□ 观察患肢情况 □ 指导功能锻炼 □ 指导患者戒烟（必要时）	□ 指导患者掌握床上翻身方法 □ 指导患者掌握床上排尿、排便（使用情况）方法	□ 与手术室护士共同评估皮肤、切口敷料、输液及引流情况 □ 指导患者进行股四头肌静止收缩及踝关节运动 □ 指导患者掌握床上排尿、排便（使用便器）方法
	饮食指导	□ 根据医嘱通知配餐员准备膳食 □ 协助进餐	□ 通知患者 22:00 时后禁食、禁水	□ 禁食、禁水，口干时协助湿润口唇 □ 排气后指导患者间断、少量饮用温开水
	活动体位	□ 根据护理等级指导活动		□ 根据手术及麻醉方式安置合适体位，术肢保持过伸位 □ 指导患者掌握床上翻身方法
	洗浴要求	□ 协助患者洗澡、更换病号服	□ 协助患者晨、晚间护理	
病情变异记录		□ 无　　□ 有，原因： □ 患者　□ 疾病　□ 医疗 □ 护理　□ 保障　□ 管理	□ 无　　□ 有，原因： □ 患者　□ 疾病　□ 医疗 □ 护理　□ 保障　□ 管理	□ 无　　□ 有，原因： □ 患者　□ 疾病　□ 医疗 □ 护理　□ 保障　□ 管理
护士签名		白班　小夜班　大夜班	白班　小夜班　大夜班	白班　小夜班　大夜班
医师签名				

	时间	住院第 4 天（术后第 1 天）	住院第 5 天（术后第 2 天）	住院第 6 天（术后第 3 天）
主要诊疗工作	制度落实	□ 手术医师查房 □ 专科医师会诊（必要时）		□ 主诊医师查房
	病情评估			
	病历书写	□ 术后首日病程记录	□ 术后次日病程记录	□ 术后 3 天病程记录
	知情同意			
	手术治疗			
	其他	□ 根据引流量拔除引流管 □ 观察切口情况，是否存在渗出、红肿等情况 □ 观察体温、血压等 □ 复查血常规、CRP、IL-6、红细胞沉降率、生化	□ 观察切口情况，是否存在渗出、红肿等情况 □ 复查双髋正、侧位 X 线片 □ 根据患者情况，如贫血严重及时输血，低蛋白、低钾血症及时补充蛋白、血钾 □ 开始主、被动功能康复练习	□ 观察切口情况，是否存在渗出、红肿等情况 □ 复查血常规、CRP、IL-6、红细胞沉降率、生化（如贫血严重及时输血，低蛋白、低钾血症及时补充蛋白、血钾） □ 指导患者下床，进行主、被动功能康复练习

（续　表）

重点医嘱	长期医嘱	护理医嘱	□ 骨科术后护理常规 □ 一级或二级护理	□ 骨科术后护理常规 □ 二级护理	
		处置医嘱	□ 抬高患肢 □ 使用抗血栓弹力带 □ 观察患肢感觉及血液循环 □ 更换切口引流袋并记录量		
		膳食医嘱	□ 饮食医嘱（普食/半流食/ 流食/糖尿病饮食/低盐、 低脂饮食）		
		药物医嘱	□ 抗生素 □ 术后抗凝 □ 镇痛 □ 保胃	□ 抗生素 □ 术后抗凝	□ 抗生素 □ 术后抗凝
	临时医嘱	检查检验	□ 复查血常规、CRP、IL-6、 红细胞沉降率、生化	□ 复查髋关节正、侧位 X 线 片	□ 复查血常规、CRP、 IL-6、红细胞沉降率、 生化
		药物医嘱	□ 镇吐 □ 补钾（必要时） □ 补白蛋白（必要时） □ 输血（必要时）	□ 镇痛（必要时） □ 补钾（必要时） □ 补白蛋白（必要时） □ 输血（必要时）	□ 镇痛（必要时） □ 补钾（必要时） □ 补白蛋白（必要时） □ 输血（必要时）
		手术医嘱			
		处置医嘱	□ 大换药（必要时） □ 拔除切口引流（必要时） □ 拔除导尿管（必要时）	□ 大换药（必要时） □ 功能锻炼	□ 大换药（必要时） □ 功能锻炼
主要护理工作		健康宣教	□ 告知护理风险 □ 进行压疮预防知识宣教	□ 压疮预防知识宣教 □ 跌倒预防知识宣教	
		护理处置	□ 按一级护理要求完成基础护理项目 □ 监测生命体征 □ 留取标本 □ 观察切口疼痛情况、检测镇痛泵运转情况 □ 观察静脉输液情况 □ 观察留置尿管引流情况 □ 妥善固定各类管道 □ 观察切口引流情况，并记录引流量及性状 □ 观察切口敷料，有渗出时报告医师处理 □ 术后心理与生活护理	□ 按护理等级完成基础护理项目 □ 监测生命体征 □ 观察切口疼痛情况、检测镇痛泵运转情况 □ 观察静脉输液情况 □ 妥善固定各类管道 □ 观察切口敷料，有渗出时报告医师处理观察患者情况 □ 提供基础护理服务 □ 术后心理与生活护理	□ 按护理等级完成基础护理项目 □ 根据排便情况采取通便措施 □ 留取标本 □ 观察切口敷料，有渗出时报告医师处理 □ 观察静脉输液情况，停用镇痛泵 □ 术后心理与生活护理

（续 表）

主要护理工作	护理评估	□ 评估患肢感觉、运动情况,有异常时立即报告医师处理 □ 评估压疮风险	□ 评估患肢感觉、运动情况,有异常时立即报告医师处理 □ 评估跌倒风险 □ 评估压疮风险	□ 评估患肢感觉、运动情况,有异常时立即报告医师处理 □ 评估跌倒风险 □ 评估压疮风险
	专科护理	□ 指导患者术后体位摆放及功能锻炼 □ 指导患者正确使用抗血栓压力带 □ 指导患者进行自主排尿训练 □ 指导患者进行股四头肌静止收缩及踝关节运动 □ 指导患者进行床上翻身 □ 指导患者卧床期间患肢保持过伸位 □ 进行防压疮护理	□ 指导患者术后体位摆放及功能锻炼 □ 指导患者正确使用抗血栓压力带 □ 指导患者进行自主排尿训练 □ 指导患者进行股四头肌静止收缩及踝关节运动 □ 指导患者进行床上翻身 □ 指导患者卧床期间患肢保持过伸位 □ 防压疮护理	□ 指导患者正确使用抗血栓压力带 □ 指导患者进行股四头肌静止收缩及踝关节运动 □ 指导患者进行髋关节屈、伸运动 □ 防压疮护理 □ 防跌倒护理
	饮食指导	□ 根据医嘱通知配餐员准备膳食 □ 协助进餐	□ 协助进餐	□ 协助进餐
	活动体位			
病情变异记录		□ 无　□ 有,原因: □ 患者　□ 疾病　□ 医疗 □ 护理　□ 保障　□ 管理	□ 无　□ 有,原因: □ 患者　□ 疾病　□ 医疗 □ 护理　□ 保障　□ 管理	□ 无　□ 有,原因: □ 患者　□ 疾病　□ 医疗 □ 护理　□ 保障　□ 管理
护士签名		白班　小夜班　大夜班	白班　小夜班　大夜班	白班　小夜班　大夜班
医师签名				

时间		住院第7天(术后第4天)	住院第8天(出院日)
主要诊疗工作	制度落实	□ 上级医师查房(主管医师每天查房) □ 专科医师会诊(必要时)	□ 上级医师查房(主管、主诊医师查房)进行手术及切口评估,确定有无手术并发症和切口愈合不良情况,明确是否出院
	病情评估		
	病历书写	□ 出院前1天有上级医师指示出院的病程记录	□ 出院当天病程记录(由上级医师指示出院) □ 出院后24小时内完成出院记录 □ 出院后24小时内完成病案首页 □ 开具出院介绍信 □ 开具诊断证明书

主要诊疗工作	知情同意			□ 向患者交代出院后的注意事项（复诊的时间、地点，发生紧急情况时处理方法等）
	手术治疗			
	其他		□ 观察切口情况，是否存在渗出、红肿等情况 □ 根据患者情况，如贫血严重及时输血，低蛋白、低钾血症及时补充蛋白、血钾 □ 继续主、被动功能康复练习	□ 复查血常规、CRP、IL-6、红细胞沉降率、生化 □ 出院带药 □ 嘱患者拆线换药（根据出院时间决定） □ 门诊复查 □ 如有不适，随时复诊
重点医嘱	长期医嘱	护理医嘱		
		处置医嘱		
		膳食医嘱		
		药物医嘱	□ 抗生素 □ 术后抗凝	
	临时医嘱	检查检验		□ 复查血常规、CRP、IL-6、红细胞沉降率、生化
		药物医嘱	□ 镇痛（必要时） □ 补钾（必要时） □ 补白蛋白（必要时） □ 输血（必要时）	
		手术医嘱		
		处置医嘱	□ 大换药（必要时） □ 功能锻炼	□ 大换药 □ 出院
主要护理工作	健康宣教			□ 告知患者必须在他人的协助下方可下床活动 □ 向患者讲解适当控制体重的意义 □ 向患者讲解人工全髋关节置换术后的注意事项
	护理处置		□ 按护理等级完成基础护理项目 □ 根据排便情况采取通便措施 □ 观察切口敷料，有渗出时报告医师处理 □ 术后心理与生活护理	□ 按护理等级完成基础护理项目 □ 观察切口敷料，有渗出时报告医师处理 □ 观察患者情况 □ 协助患者办理出院手续 □ 指导并监督患者活动 □ 整理床单位
	风险评估		□ 评估患肢感觉、运动情况，有异常时立即报告医师处理 □ 评估跌倒风险 □ 评估压疮风险	□ 评估患肢感觉、运动情况，有异常时立即报告医师处理 □ 评估跌倒风险 □ 评估压疮风险

（续　表）

主要护理工作	专科护理	□ 指导患者正确使用抗血栓压力带 □ 指导患者进行股四头肌静止收缩及踝关节运动 □ 指导患者进行髋关节屈、伸运动，避免过度屈曲、内收内旋 □ 防压疮护理 □ 防跌倒护理		□ 指导患者进行髋关节屈、伸运动，避免过度屈曲、内收内旋 □ 告知患者出院后注意事项并附书面出院指导	
	饮食指导				
	活动体位				
病情变异记录		□ 无　　□ 有，原因： □ 患者　□ 疾病　□ 医疗 □ 护理　□ 保障　□ 管理		□ 无　　□ 有，原因： □ 患者　□ 疾病　□ 医疗 □ 护理　□ 保障　□ 管理	
护士签名		白班	小夜班	大夜班	白班	小夜班	大夜班
医师签名						

第十三节　创伤后髋关节骨关节炎行全髋关节置换术临床路径

一、创伤后单侧髋关节骨关节炎行单侧全髋关节置换术临床路径标准住院流程

（一）适用对象

第一诊断为创伤后单侧髋关节骨关节炎（ICD-10：M16.501）行单侧全髋关节置换术（ICD-9-CM-3：81.5104）的患者。

（二）诊断依据

根据《临床诊疗指南·骨科分册》（中华医学会编著，人民卫生出版社），《实用骨科学》（人民军医出版社，第 4 版，2012 年），《外科学》（临床医学专用）（人民卫生出版社，第 8 版，2013 年）。

1. **病史**　有髋关节骨折、脱位等创伤病史。髋关节间断性疼痛，保守治疗无效，近期加重伴活动受限。

2. **体格检查**　有明确体征，患侧腹股沟区压痛，髋关节活动度不同程度受限，"4"字试验阳性。

3. **辅助检查**　髋关节负重位 X 线片可见明显的关节间隙狭窄，关节面不规则，不光滑，骨

赘增生。

(三)治疗方案的选择及依据

根据《临床诊疗指南·骨科分册》(中华医学会编著,人民卫生出版社),《实用骨科学》(人民军医出版社,第 4 版,2012 年),《坎贝尔骨科手术学》(人民军医出版社,第 12 版,2013 年)。

1. 创伤后髋骨关节炎诊断明确,关节疼痛及功能受限、明显影响日常生活。

2. 无全身或局部的近期感染。

3. 无严重的合并症。

4. 术前生活质量及活动水平评估。

(四)标准住院天数

8 天。

(五)进入路径标准

1. 第一诊断必须符合创伤后单侧髋关节骨关节炎(ICD-10:M16.501)。

2. 年龄:18-70 岁。

3. 行单侧全髋关节置换术。

4. 当患有其他疾病时,但在住院期间不需要特殊处理也不影响第一诊断的临床路径流程实施时,可以进入路径。

(六)术前准备

1. 术前评估 术前完成术前病情评估,完成必要的检查,做出术前小结、术前讨论。

(1)必需的检查项目:①血常规、尿常规、粪常规。②生化。③红细胞沉降率、C 反应蛋白、白细胞介素-6。④凝血功能。⑤感染性疾病筛查(乙型肝炎、丙型肝炎、艾滋病、梅毒等)。⑥血型。⑦胸部正位 X 线片、心电图。⑧髋关节正、侧位 X 线片及骨盆正位片。

(2)根据患者病情可选择:①超声心动图、血气分析和肺功能。②术前配血。③有相关疾病者及时请相关科室医师会诊。

(3)营养评估:根据《解放军总医院新住院患者营养风险筛查表(NRS-2002)》为新住院患者进行营养评估,评分≥3 分的患者给予处置,必要时申请营养科医师会诊。

(4)心理评估:根据新住院患者情况申请心理科医师会诊。

(5)疼痛评估:根据《VAS 评分》实施疼痛评估,评分＞7 分的患者给予处置,必要时请疼痛科医师会诊。

(6)康复评估:根据《住院患者康复筛查和评估表》在新住院患者住院后 24 小时内进行康复筛查和评估。任何一项结果为"是",则申请康复科医师会诊。

(7)深静脉血栓栓塞症风险评估:根据专科《深静脉血栓栓塞症评估量表》在新住院患者住院后 24 小时内进行风险筛查和评估,风险结果为"高危"的,则申请血管外科或介入导管室医师会诊。

(8)髋关节功能评分:根据《Harris 髋关节评分表》在新住院患者住院后 24 小时内进行髋关节功能评分。

2. 术前准备

(1)术前谈话:术者应在术前 1 天与患者及其家属谈话,告知手术方案、相关风险、用血计划、术后转归、植入材料、手术费用和患者及其家属权益,并履行书面知情同意手续。告知高值耗材的使用及费用。

(2)术前抗血小板药物负荷应用。

(3)通知手术室:准备手术间、手术药品、手术物品及特殊耗材。

(4)护士做心理护理、交代注意事项:防压疮、防跌倒、指导患者戒烟等,并进行术后康复宣教。

(5)手术部位标识:术者、一助或经治医师在术前1天应对手术部位做体表标识,急诊手术由接诊医师或会诊外科医师标记,标记过程应有责任护士、患者及其家属共同参与,并记入手术安排表。

(6)术前1天麻醉医师访视:制订麻醉计划、完成评估、确定麻醉方式,并记入《麻醉术前访视记录》,告知患者及其家属麻醉适应证、麻醉目的、风险、可能出现的情况及其处理原则、替代方案等,签署《麻醉知情同意书》并归入病历。

(七)药品选择及使用时机

1. 抗生素　预防性抗生素选择第二代头孢、第三代头孢或万古霉素(青霉素、头孢过敏者;有感染诱因者)。

2. 使用时机　手术当日、术后预防性使用5天。

(八)手术日为住院第3天

1. 手术安全核对　患者入手术间后由手术医师、麻醉医师、巡回护士和患者本人共同核对患者身份、手术部位与标识、手术方式。手术医师、麻醉医师、巡回护士三方按《手术安全核对表》逐项核对,共同签名。

2. 麻醉方式　神经阻滞麻醉、椎管内麻醉或全身麻醉。

3. 手术方式　全髋关节置换术。

4. 手术内置物　人工髋关节假体、骨水泥。

5. 输血　视术中出血情况而定。

6. 经治医师或手术医师　应即刻完成术后首次病程记录,观察术后患者病情变化。

(九)术后住院恢复5天

1. 必需的复查项目:血常规、红细胞沉降率、C反应蛋白、白细胞介素-6、血生化(蛋白、肝功能、肾功能、电解质)。

2. 骨盆正位和双髋正、侧位X线片。

3. 必要时查血气分析、D-Dimer、双下肢深静脉彩超/CTPA。

4. 术后处理

(1)抗生素:预防性抗生素选择第二代头孢、第三代头孢或万古霉素(青霉素、头孢过敏者;有感染诱因者)。

(2)术后预防静脉血栓栓塞症处理:肌内注射低分子肝素或口服利伐沙班。

(3)术后康复:术后即开始踝关节主动跖屈背伸锻炼、术后3天拔除引流管并行X线检查,然后主动和被动肌肉功能及活动度锻炼。

(4)术后镇痛:口服非甾体抗炎镇痛药、阿片类镇痛药,镇痛泵。

5. 术者在术后24小时内完成手术记录,特殊情况可由一助完成,术者签名确认并归入病历。

6. 上级医师在术后3天内至少查房1次,根据术中和术后情况修订术后治疗计划。

7. 麻醉医师术后 3 天内访视患者,如有特殊情况应详细记录,及时与手术医师或重症监护室医师沟通并迅速处理。

8. 术后护理

(1)按照护理等级进行日常护理,监测患者生命体征,观察引流管引流情况、切口敷料有无渗出。

(2)观察患肢疼痛情况,患肢感觉运动状况。

(3)指导患者术后体位摆放及功能锻炼:指导患者踝关节主动跖屈背伸主动和被动肌肉功能及活动度锻炼。指导患者双侧下肢外展中立位,避免髋关节过度屈曲,指导并帮助患者手扶拉环向健侧翻身、进行股四头肌静止收缩及踝关节屈伸运动。

(4)指导患者正确使用抗血栓压力带、掌握床上排便排尿(使用便器)方法、进行自主排尿训练、使用助行器下床训练,防跌倒、防压疮护理等。

(十)出院标准

1. 体温正常,常规检验指标无明显异常。

2. 切口愈合良好;引流管拔除,切口无感染征象(可在门诊处理的切口)、无皮瓣坏死。

3. 髋关节功能改善。

4. 不需要住院处理的并发症和(或)合并症。

(十一)变异及原因分析

1. 内科合并症　患者常合并内科基础疾病,围术期需要详细检查内科情况并请相关科室会诊,术前准备时间需要延长,同时使用相关药物,将增加住院费用。

2. 围术期并发症　患者骨质条件、畸形类型、关节炎病变的严重程度差异,有可能出现手术相关并发症,如骨折、韧带损伤、神经血管损伤、深静脉血栓形成、感染等。术后需要延长下床和康复时间,可能造成住院天数延长和费用增加。

3. 人工髋关节假体的选择　目前可供选择的人工髋关节假体较多,适用于不同类型的关节病损,可导致住院费用存在差异。

二、创伤后髋关节骨关节炎行全髋关节置换术临床路径表单

适用对象	第一诊断为创伤后单侧髋关节骨关节炎(ICD-10:M16.501) 行单侧全髋关节置换术(ICD-9-CM-3:81.5104)的患者		
患者基本信息	姓名:_____　性别:____　年龄:____ 门诊号:_____　住院号:_____　过敏史:_____ 住院日期:____年__月__日　出院日期:____年__月__日		住院天数:8 天
时间		住院第 1 天	住院第 2 天(术前日)	住院第 3 天(手术日)
主要诊疗工作	制度落实	□ 住院 2 小时内经治或值班医师完成接诊 □ 住院后 24 小时内主管医师完成检诊 □ 专科医师会诊(必要时)	□ 经治医师查房(早、晚) □ 主诊医师查房 □ 完成术前准备 □ 组织术前讨论 □ 手术部位标识	□ 手术安全核查

(续　表)

主要诊疗工作	病情评估	□ 经治医师询问病史及体格检查 □ 心理评估 □ 营养评估 □ 疼痛评估 □ 康复评估 □ 深静脉血栓栓塞症风险评估 □ 完成髋关节功能评分		
	病历书写	□ 住院 8 小时内完成首次病程记录 □ 住院 24 小时内完成住院记录	□ 完成主管医师查房记录 □ 完成主诊医师查房记录 □ 完成术前讨论、术前小结	□ 术者或一助术后 24 小时内完成手术记录（术者签名） □ 术后即刻完成术后首次病程记录
	知情同意	□ 病情告知 □ 患者及其家属签署授权委托书 □ 患者或其家属在住院记录单上签名	□ 术者术前谈话，告知患者及其家属病情和围术期注意事项，签署手术知情同意书、授权委托书、自费用品协议书（必要时）、军人目录外耗材审批单（必要时）、输血同意书等	□ 告知患者及其家属手术过程概况及术后注意事项
	手术治疗		□ 预约手术	□ 实施手术（手术安全核查记录、手术清点记录）
	其他	□ 及时通知上级医师检诊 □ 经治医师检查整理病历资料	□ 检查住院押金使用情况	□ 术后病情交接 □ 观察手术切口及周围情况
重点医嘱	长期医嘱	护理医嘱	□ 按骨科护理常规 □ 二级或三级护理		□ 按骨科术后护理常规 □ 一级护理
		处置医嘱			□ 持续心电、血压、呼吸、血氧饱和度监测 □ 留置导尿并记录量 □ 留置切口引流并记录量 □ 持续低流量吸氧
		膳食医嘱	□ 普食 □ 糖尿病饮食 □ 低盐、低脂饮食 □ 低盐、低脂糖尿病饮食	□ 禁食、禁水（22:00 时后）	

长期医嘱	药物医嘱	□ 自带药（必要时）		□ 镇痛 □ 消肿 □ 镇吐、保胃 □ 抗生素 □ 抗凝
重点医嘱	临时医嘱	检查检验	□ 血常规（含 CRP＋IL-6） □ 尿常规 □ 粪常规 □ 凝血四项 □ 血清术前八项 □ 红细胞沉降率 □ 血型 □ 胸部正位 X 线片 □ 心电图检查（多导） □ 骨盆正位及髋关节正、侧位 X 线片 □ 肺功能（必要时） □ 超声心动图（必要时）	
		药物医嘱		□ 抗生素（视病情）
		手术医嘱		□ 常规准备明日在神经阻滞麻醉/椎管内麻醉/全身麻醉下行人工全髋关节置换术
		处置医嘱	□ 静脉抽血	□ 备血 □ 备皮（＞30cm²）	□ 输血（视病情） □ 补液（视病情） □ 拔除导尿管（必要时）
主要护理工作	健康宣教	□ 住院宣教（住院环境、规章制度） □ 进行护理安全指导 □ 进行等级护理、活动范围指导 □ 进行饮食指导 □ 进行关于疾病知识的宣教 □ 检查、检验项目的目的和意义	□ 术前宣教	□ 术后宣教 □ 术后心理疏导 □ 指导术后康复训练 □ 指导术后注意事项

主要护理工作	护理处置	☐ 患者身份核对 ☐ 佩戴腕带 ☐ 建立住院病历，通知医师 ☐ 住院介绍：介绍责任护士，病区环境、设施、规章制度、基础护理服务项目 ☐ 询问病史，填写护理记录单首页 ☐ 观察病情 ☐ 监测基本生命体征 ☐ 抽血、留取标本 ☐ 心理与生活护理 ☐ 根据评估结果采取相应护理措施 ☐ 通知检查项目及检查注意事项	☐ 术前患者准备（术前沐浴、更衣、备皮） ☐ 检查术前物品准备 ☐ 指导患者准备术后所需用品，贵重物品交由其家属保管 ☐ 指导患者进行肠道准备并检查准备效果 ☐ 告知入手术室前取下活动义齿 ☐ 监测基本生命体征 ☐ 备血、皮试	☐ 晨起监测生命体征并记录 ☐ 确认无上呼吸道感染症状，确认无月经来潮 ☐ 与手术室护士交接病历、影像资料、术中带药等 ☐ 术前补液（必要时） ☐ 嘱患者入手术室前排空膀胱 ☐ 与手术室护士交接 ☐ 术后监测生命体征 ☐ 术后心电监护 ☐ 各类管道护理 ☐ 术后心理与生活护理
	风险评估	☐ 一般评估：生命体征、神志、皮肤、药物过敏史等 ☐ 专科评估：生活自理能力、患肢屈曲、伸直功能，足背动脉搏动、皮肤温度、指（趾）端末梢感觉情况 ☐ 风险评估：评估有无跌倒、坠床、压疮风险 ☐ 心理评估 ☐ 营养评估 ☐ 疼痛评估 ☐ 康复评估	☐ 评估患者心理状态	☐ 评估意识情况 ☐ 评估切口疼痛情况 ☐ 评估术侧足背动脉搏动、肢体皮肤颜色、温度变化、肢体感觉运动情况，并采取相应护理措施 ☐ 风险评估：评估有无跌倒、坠床、压疮、导管滑脱、液体外渗的风险
	专科护理	☐ 观察患肢情况 ☐ 指导功能锻炼 ☐ 指导助行器及双拐的使用方法 ☐ 指导患者戒烟（必要时）	☐ 指导患者掌握床上翻身方法 ☐ 指导患者掌握床上排尿、排便（使用便器）方法	☐ 与手术室护士共同评估皮肤、切口敷料、输液及引流情况 ☐ 指导患者进行股四头肌静止收缩及踝关节运动 ☐ 指导患者掌握床上排尿、排便（使用便器）方法
	饮食指导	☐ 根据医嘱通知配餐员准备膳食 ☐ 协助进餐	☐ 通知患者 22:00 时后禁食、禁水	☐ 禁食、禁水，口干时协助湿润口唇 ☐ 排气后指导患者间断、少量饮用温开水
	活动体位	☐ 根据护理等级指导活动		☐ 根据手术及麻醉方式安置合适体位，髋关节轻度屈曲，外展中立位 ☐ 指导患者掌握床上翻身方法
	洗浴要求	☐ 协助患者洗澡、更换病员服	☐ 协助患者晨、晚间护理	

（续　表）

病情变异记录	□ 无　　□ 有,原因: □ 患者　□ 疾病　□ 医疗 □ 护理　□ 保障　□ 管理	□ 无　　□ 有,原因: □ 患者　□ 疾病　□ 医疗 □ 护理　□ 保障　□ 管理	□ 无　　□ 有,原因: □ 患者　□ 疾病　□ 医疗 □ 护理　□ 保障　□ 管理

护士签名	白班	小夜班	大夜班	白班	小夜班	大夜班	白班	小夜班	大夜班

医师签名									

	时间	住院第 4 天(术后第 1 天)	住院第 5 天(术后第 2 天)	住院第 6 天(术后第 3 天)
主要诊疗工作	制度落实	□ 手术医师查房 □ 专科医师会诊(必要时)		□ 主诊医师查房
	病情评估			
	病历书写	□ 术后首日病程记录	□ 术后次日病程记录	□ 术后 3 天病程记录
	知情同意			
	手术治疗			
	其他	□ 根据引流量拔除引流管 □ 观察切口情况,是否存在渗出、红肿等情况 □ 观察体温、血压等 □ 复查血常规、CRP、IL-6、红细胞沉降率、生化	□ 观察切口情况,是否存在渗出、红肿等情况 □ 复查骨盆正位和髋关节正、侧位 X 线片 □ 根据患者情况,如贫血严重及时输血,低蛋白、低钾血症及时补充蛋白、血钾 □ 开始主、被动功能康复练习	□ 观察切口情况,是否存在渗出、红肿等情况 □ 复查血常规、CRP、IL-6、红细胞沉降率、生化(如贫血严重及时输血,低蛋白、低钾血症及时补充蛋白、血钾) □ 指导患者下床,进行主、被动功能康复练习和步行练习
重点医嘱　长期医嘱	护理医嘱	□ 骨科术后护理常规 □ 一级或二级护理	□ 骨科术后护理常规 □ 二级护理	
	处置医嘱	□ 抬高患肢 □ 使用抗血栓弹力带 □ 观察患肢感觉及血液循环 □ 更换切口引流袋并记录量		
	膳食医嘱	□ 饮食医嘱(普食/半流食/流食/糖尿病饮食/低盐、低脂饮食)		
	药物医嘱	□ 抗生素 □ 术后抗凝 □ 镇痛 □ 保胃	□ 抗生素 □ 术后抗凝	□ 抗生素 □ 术后抗凝

（续　表）

		检查检验	☐ 复查血常规、CRP、IL-6、红细胞沉降率、生化	☐ 复查骨盆正位和髋关节关节正、侧位 X 线片	☐ 复查血常规、CRP、IL-6、红细胞沉降率、生化
重点医嘱	临时医嘱	药物医嘱	☐ 镇吐 ☐ 补钾（必要时） ☐ 补白蛋白（必要时） ☐ 输血（必要时）	☐ 镇痛（必要时） ☐ 补钾（必要时） ☐ 补白蛋白（必要时） ☐ 输血（必要时）	☐ 镇痛（必要时） ☐ 补钾（必要时） ☐ 补白蛋白（必要时） ☐ 输血（必要时）
		手术医嘱			
		处置医嘱	☐ 大换药（必要时） ☐ 拔除切口引流（必要时） ☐ 拔除导尿管（必要时）	☐ 大换药（必要时） ☐ 功能锻炼	☐ 大换药（必要时） ☐ 功能锻炼
主要护理工作		健康宣教	☐ 告知护理风险 ☐ 进行压疮预防知识宣教	☐ 压疮预防知识宣教 ☐ 跌倒预防知识宣教	
		护理处置	☐ 按一级护理要求完成基础护理项目 ☐ 监测生命体征 ☐ 留取标本 ☐ 观察切口疼痛情况、检测镇痛泵运转情况 ☐ 观察静脉输液情况 ☐ 观察留置尿管引流情况 ☐ 妥善固定各类管道 ☐ 观察切口引流情况，并记录引流量及性状 ☐ 观察切口敷料，有渗出时报告医师处理 ☐ 术后心理与生活护理	☐ 按护理等级完成基础护理项目 ☐ 监测生命体征 ☐ 观察切口疼痛情况、检测镇痛泵运转情况 ☐ 观察静脉输液情况 ☐ 妥善固定各类管道 ☐ 观察切口敷料，有渗出时报告医师处理观察患者情况 ☐ 提供基础护理服务 ☐ 术后心理与生活护理	☐ 按护理等级完成基础护理项目 ☐ 根据排便情况采取通便措施 ☐ 留取标本 ☐ 观察切口敷料，有渗出时报告医师处理 ☐ 观察静脉输液情况，停用镇痛泵 ☐ 术后心理与生活护理
		护理评估	☐ 评估患肢感觉、运动情况，有异常时立即报告医师处理 ☐ 评估压疮风险	☐ 评估患肢感觉、运动情况，有异常时立即报告医师处理 ☐ 评估跌倒风险 ☐ 评估压疮风险	☐ 评估患肢感觉、运动情况，有异常时立即报告医师处理 ☐ 评估跌倒风险 ☐ 评估压疮风险
		专科护理	☐ 指导患者术后体位摆放及功能锻炼 ☐ 指导患者正确使用抗血栓压力带 ☐ 指导患者进行自主排尿训练 ☐ 指导患者进行股四头肌静止收缩及踝关节运动 ☐ 指导患者进行床上翻身 ☐ 指导患者卧床期间患肢保持外展中立位 ☐ 进行防压疮护理	☐ 指导患者术后体位摆放及功能锻炼 ☐ 指导患者正确使用抗血栓压力带 ☐ 指导患者进行自主排尿训练 ☐ 指导患者进行股四头肌静止收缩及踝关节运动 ☐ 指导患者进行床上翻身 ☐ 防压疮护理 ☐ 指导患者正确使用助行器	☐ 指导患者正确使用抗血栓压力带 ☐ 指导患者进行股四头肌静止收缩及踝关节运动 ☐ 使用床档，骨突出部位给予保护，摇高床头时不超过 40° ☐ 防跌倒护理 ☐ 防压疮护理

（续　表）

主要护理工作	饮食指导	□ 根据医嘱通知配餐员准备膳食 □ 协助进餐	□ 协助进餐		□ 协助进餐	
	活动体位					
	病情变异记录	□ 无　　□ 有,原因: □ 患者　□ 疾病　□ 医疗 □ 护理　□ 保障　□ 管理	□ 无　　□ 有,原因: □ 患者　□ 疾病　□ 医疗 □ 护理　□ 保障　□ 管理		□ 无　　□ 有,原因: □ 患者　□ 疾病　□ 医疗 □ 护理　□ 保障　□ 管理	

护士签名	白班	小夜班	大夜班	白班	小夜班	大夜班	白班	小夜班	大夜班
医师签名									

时间		住院第 7 天(术后第 4 天)	住院第 8 天(出院日)
主要诊疗工作	制度落实	□ 上级医师查房(主管医师每天查房) □ 专科医师会诊(必要时)	□ 上级医师查房(主管、主诊医师查房)进行手术及切口评估,确定有无手术并发症和切口愈合不良情况,明确是否出院
	病情评估		
	病历书写	□ 出院前 1 天有上级医师指示出院的病程记录	□ 出院当天病程记录(由上级医师指示出院) □ 出院后 24 小时内完成出院记录 □ 出院后 24 小时内完成病案首页 □ 开具出院介绍信 □ 开具诊断证明书
	知情同意		□ 向患者交代出院后的注意事项(复诊的时间、地点,发生紧急情况时处理方法等)
	手术治疗		
	其他	□ 观察切口情况,是否存在渗出、红肿等情况 □ 根据患者情况,如贫血严重及时输血,低蛋白、低钾血症及时补充蛋白、血钾 □ 继续主、被动功能康复练习	□ 复查血常规、CRP、IL-6、红细胞沉降率、生化 □ 出院带药 □ 嘱患者拆线换药(根据出院时间决定) □ 门诊复查 □ 如有不适,随时复诊
重点医嘱	长期医嘱　护理医嘱		
	长期医嘱　处置医嘱		
	长期医嘱　膳食医嘱		
	长期医嘱　药物医嘱	□ 抗生素 □ 术后抗凝	

（续　表）

重点医嘱	临时医嘱	检查检验		□ 复查血常规、CRP、IL-6、红细胞沉降率、生化
		药物医嘱	□ 镇痛（必要时） □ 补钾（必要时） □ 补白蛋白（必要时） □ 输血（必要时）	
		手术医嘱		
		处置医嘱	□ 大换药（必要时） □ 功能锻炼	□ 大换药 □ 出院
主要护理工作		健康宣教		□ 告知患者必须在他人的协助下方可下床活动 □ 向患者讲解适当控制体重的意义 □ 向患者讲解人工全髋关节置换术后的注意事项
		护理处置	□ 按护理等级完成基础护理项目 □ 根据排便情况采取通便措施 □ 观察切口敷料,有渗出时报告医师处理 □ 术后心理与生活护理	□ 按护理等级完成基础护理项目 □ 观察切口敷料,有渗出时报告医师处理 □ 观察患者情况 □ 协助患者办理出院手续 □ 指导并监督患者活动 □ 整理床单位
		风险评估	□ 评估患肢感觉、运动情况,有异常时立即报告医师处理 □ 评估跌倒风险 □ 评估压疮风险	□ 评估患肢感觉、运动情况,有异常时立即报告医师处理 □ 评估跌倒风险 □ 评估压疮风险
		专科护理	□ 指导患者正确使用抗血栓压力带 □ 指导患者进行股四头肌静止收缩及踝关节运动 □ 指导患者卧床期间患肢保持外展中立位 □ 指导患者利用助行器下床活动 □ 防压疮护理 □ 防跌倒护理 □ 指导患者正确使用助行器 □ 告知患者必须在他人的协助下方可下床活动 □ 向患者强调人工全髋关节置换术后的禁忌动作,如跷二郎腿、盘腿、坐矮凳等	□ 指导患者利用助行器下床活动 □ 告知患者出院后注意事项并附书面出院指导
		饮食指导		
		活动体位		

病情变异记录	□ 无　　□ 有,原因: □ 患者　□ 疾病　□ 医疗 □ 护理　□ 保障　□ 管理			□ 无　　□ 有,原因: □ 患者　□ 疾病　□ 医疗 □ 护理　□ 保障　□ 管理		
护士签名	白班	小夜班	大夜班	白班	小夜班	大夜班
医师签名						

第十四节　股骨颈骨折行全髋关节置换术临床路径

一、股骨颈骨折行全髋关节置换术临床路径标准住院流程

(一)适用对象

第一诊断为股骨颈骨折(ICD-10:S72.004)行全髋关节置换术(ICD-9-CM-3:81.5104)的患者。

(二)诊断依据

根据《临床诊疗指南·骨科分册》(中华医学会编著,人民卫生出版社),《实用骨科学》(人民军医出版社,第4版,2012年),《外科学》(临床医学专用)(人民卫生出版社,第8版,2013年)。

1. 病史　髋关节外伤后疼痛、活动受限。

2. 体格检查　有明确体征,髋关节肿胀、出现屈曲、外旋或内旋畸形,髋关节活动度不同程度受限,伸、屈、旋转活动时疼痛明显。

3. 辅助检查　髋关节X线片可见股骨颈骨折,骨折移位。

(三)治疗方案的选择及依据

根据《临床诊疗指南·骨科分册》(中华医学会编著,人民卫生出版社),《实用骨科学》(人民军医出版社,第4版,2012年),《坎贝尔骨科手术学》(人民军医出版社,第12版,2013年)。

1. 股骨颈骨折、移位明确。

2. 无全身或局部的近期感染。

3. 无严重的合并症。

4. 术前生活质量及活动水平评估。

(四)标准住院天数

8天。

(五)进入路径标准

1. 第一诊断必须符合股骨颈骨折(ICD-10:S72.004)。

2. 年龄:18-70岁。

3. 行全髋关节置换术。

4. 当患有其他疾病时,但在住院期间不需要特殊处理也不影响第一诊断的临床路径流程实施时,可以进入路径。

(六)术前准备

1. 术前评估 术前完成术前病情评估,完成必要的检查,做出术前小结、术前讨论。

(1)必需的检查项目:①血常规、尿常规、粪常规。②生化。③红细胞沉降率、C反应蛋白、白细胞介素-6。④凝血功能。⑤感染性疾病筛查(乙型肝炎、丙型肝炎、艾滋病、梅毒等)。⑥血型。⑦胸部正位X线片、心电图。⑧髋关节正、侧位及骨盆正位X线片。

(2)根据患者病情可选择:①超声心动图、血气分析和肺功能。②术前配血。③有相关疾病者及时请相关科室医师会诊。

(3)营养评估:根据《解放军总医院新住院患者营养风险筛查表(NRS-2002)》为新住院患者进行营养评估,评分≥3分的患者给予处置,必要时申请营养科医师会诊。

(4)心理评估:根据新住院患者情况申请心理科医师会诊。

(5)疼痛评估:根据《VAS评分》实施疼痛评估,评分>7分的患者给予处置,必要时请疼痛科医师会诊。

(6)康复评估:根据《住院患者康复筛查和评估表》在新住院患者住院后24小时内进行康复筛查和评估。任何一项结果为"是",则申请康复科医师会诊。

(7)深静脉血栓栓塞症风险评估:根据专科《深静脉血栓栓塞症评估量表》在新住院患者住院后24小时内进行风险筛查和评估,风险结果为"高危"的,则申请血管外科或介入导管室医师会诊。

(8)髋关节功能评分:根据《Harris髋关节评分表》在新住院患者住院后24小时内进行髋关节功能评分。

2. 术前准备

(1)术前谈话:术者应在术前1天与患者及其家属谈话,告知手术方案、相关风险、用血计划、术后转归、植入材料、手术费用和患者及其家属权益,并履行书面知情同意手续。告知高值耗材的使用及费用。

(2)术前用药:抗血小板药物负荷应用。

(3)通知手术室:准备手术间、手术药品、手术物品及特殊耗材。

(4)护士做心理护理、交代注意事项:防压疮、防跌倒、指导患者戒烟等,进行术后康复宣教。

(5)手术部位标识:术者、一助或经治医师在术前1天应对手术部位做体表标识,急诊手术由接诊医师或会诊外科医师标记,标记过程应有责任护士、患者及其家属共同参与,并记入手术安排表。

(6)术前1天麻醉医师访视:制订麻醉计划、完成评估、确定麻醉方式,并记入《麻醉术前访视记录》,告知患者及其家属麻醉适应证、麻醉目的、风险、可能出现的情况及其处理原则、替代方案等,签署《麻醉知情同意书》并归入病历。

(七)药品选择及使用时机

1. 抗生素 预防性抗生素选择第二代头孢、第三代头孢或万古霉素(青霉素、头孢过敏者;有感染诱因者)。

2. 使用时机　手术当日、术后预防性使用 5 天。

（八）手术日为住院第 3 天

1. 手术安全核对　患者入手术间后由手术医师、麻醉医师、巡回护士和患者本人共同核对患者身份、手术部位与标识、手术方式。手术医师、麻醉医师、巡回护士三方按《手术安全核对表》逐项核对,共同签名。

2. 麻醉方式　神经阻滞麻醉、椎管内麻醉或全身麻醉。

3. 手术方式　全髋关节置换术。

4. 手术内置物　人工髋关节假体、骨水泥。

5. 输血　视术中出血情况而定。

6. 经治医师或手术医师　应即刻完成术后首次病程记录,观察术后患者病情变化。

（九）术后住院恢复 5 天

1. 必需的复查项目:血常规、红细胞沉降率、C 反应蛋白、白细胞介素-6、血生化(蛋白、肝功能、肾功能、电解质)。

2. 骨盆正位和双髋正、侧位 X 线片。

3. 必要时查血气分析、D-Dimer、双下肢深静脉彩超/CTPA。

4. 术后处理

(1)抗生素:预防性抗生素选择第二代头孢、第三代头孢或万古霉素(青霉素、头孢过敏者;有感染诱因者)。

(2)术后预防静脉血栓栓塞症处理:肌内注射低分子肝素或口服利伐沙班。

(3)术后康复:术后即开始踝关节主动跖屈背伸锻炼、术后 3 天拔除引流管并拍片,拍片后开始主动和被动肌肉功能及活动度锻炼。

(4)术后镇痛:口服非甾体抗炎镇痛药、阿片类镇痛药,镇痛泵。

5. 术者在术后 24 小时内完成手术记录,特殊情况可由一助完成,术者签名确认并归入病历。

6. 上级医师在术后 3 天内至少查房 1 次,根据术中和术后情况修订术后治疗计划。

7. 麻醉医师术后 3 天内访视患者,如有特殊情况应详细记录,及时与手术医师或重症监护室医师沟通并迅速处理。

8. 术后护理

(1)按照护理等级进行日常护理,监测患者生命体征,观察引流管引流情况、切口敷料有无渗出。

(2)观察患肢疼痛情况,患肢感觉运动状况。

(3)指导患者术后体位摆放及功能锻炼:指导患者踝关节主动跖屈背伸主动和被动肌肉功能及活动度锻炼。指导患者双侧下肢外展中立位,避免髋关节过度屈曲,指导并帮助患者手扶拉环向健侧翻身,进行股四头肌静止收缩及踝关节屈伸运动。

(4)指导患者正确使用抗血栓压力带、掌握床上排便排尿(使用便器)方法、进行自主排尿训练、使用助行器下床训练,防跌倒、防压疮护理等。

（十）出院标准

1. 体温正常,常规检验指标无明显异常。

2. 切口愈合良好:引流管拔除,切口无感染征象(可以在门诊处理的切口)、无皮瓣坏死。

3. 髋关节功能改善。

4. 不需要住院处理的并发症和(或)合并症。

(十一)变异及原因分析

1. **内科合并症** 患者常合并内科基础疾病,围术期需要详细检查内科情况并请相关科室会诊,术前准备时间需要延长,同时使用相关药物,将增加住院费用。

2. **围术期并发症** 患者骨质条件、畸形类型、关节炎病变的严重程度有差异,有可能出现手术相关并发症,如骨折、韧带损伤、神经血管损伤、深静脉血栓形成、感染等。术后需要延长下床和康复时间,可能造成住院天数延长和费用增加。

3. **人工髋关节假体的选择** 目前可供选择的人工髋关节假体较多,适用于不同类型的关节病损,可导致住院费用存在差异。

二、股骨颈骨折行全髋关节置换术临床路径表单

适用对象	第一诊断为股骨颈骨折(ICD-10:S72.004) 行全髋关节置换术(ICD-9-CM-3:81.5104)的患者		
患者基本信息	姓名:_____ 性别:____ 年龄:____ 门诊号:_____ 住院号:_____ 过敏史:_____ 住院日期:___年__月__日 出院日期:___年__月__日		住院天数:8 天
	时间	住院第 1 天	住院第 2 天(术前日)	住院第 3 天(手术日)

| 主要诊疗工作 | 制度落实 | □ 住院 2 小时内经治或值班医师完成接诊
□ 住院后 24 小时内主管医师完成检诊
□ 专科医师会诊(必要时) | □ 经治医师查房(早、晚)
□ 主诊医师查房
□ 完成术前准备
□ 组织术前讨论
□ 手术部位标识 | □ 手术安全核查 |
| | 病情评估 | □ 经治医师询问病史及体格检查
□ 心理评估
□ 营养评估
□ 疼痛评估
□ 康复评估
□ 深静脉血栓栓塞症风险评估
□ 完成髋关节功能评分 | | |

主要诊疗工作	病历书写		☐ 住院 8 小时内完成首次病程记录 ☐ 住院 24 小时内完成住院记录	☐ 完成主管医师查房记录 ☐ 完成主诊医师查房记录 ☐ 完成术前讨论、术前小结	☐ 术者或一助术后 24 小时内完成手术记录（术者签名） ☐ 术后即刻完成术后首次病程记录
	知情同意		☐ 病情告知 ☐ 患者及其家属签署授权委托书 ☐ 患者或其家属在住院记录单上签名	☐ 术者术前谈话，告知患者及其家属病情和围术期注意事项，签署手术知情同意书、授权委托书、自费用品协议书（必要时）、军人目录外耗材审批单（必要时）、输血同意书等	☐ 告知患者及其家属手术过程概况及术后注意事项
	手术治疗			☐ 预约手术	☐ 实施手术（手术安全核查记录、手术清点记录）
	其他		☐ 及时通知上级医师检诊 ☐ 经治医师检查整理病历资料	☐ 检查住院押金使用情况	☐ 术后病情交接 ☐ 观察手术切口及周围情况
重点医嘱	长期医嘱	护理医嘱	☐ 按骨科护理常规 ☐ 二级或三级护理		☐ 按骨科术后护理常规 ☐ 一级护理
		处置医嘱			☐ 持续心电、血压、呼吸、血氧饱和度监测 ☐ 留置导尿并记录量 ☐ 留置切口引流并记录量 ☐ 持续低流量吸氧
		膳食医嘱	☐ 普食 ☐ 糖尿病饮食 ☐ 低盐、低脂饮食 ☐ 低盐、低脂糖尿病饮食	☐ 禁食、禁水（22：00 时后）	
		药物医嘱	☐ 自带药（必要时）		☐ 镇痛 ☐ 消肿 ☐ 镇吐、保胃 ☐ 抗生素 ☐ 抗凝

（续　表）

重点医嘱	临时医嘱	检查检验	□ 血常规（含 CRP＋IL-6） □ 尿常规 □ 粪常规 □ 凝血四项 □ 血清术前八项 □ 红细胞沉降率 □ 血型 □ 胸部正位 X 线片 □ 心电图检查（多导） □ 骨盆正位及髋关节正、侧位 X 线片 □ 肺功能（必要时） □ 超声心动图（必要时）		
		药物医嘱		□ 抗生素（视病情）	
		手术医嘱		□ 常规准备明日在神经阻滞麻醉/椎管内麻醉/全身麻醉下行人工全髋关节置换术	
		处置医嘱	□ 静脉抽血	□ 备血 □ 备皮（＞30cm²）	□ 输血（视病情） □ 补液（视病情） □ 拔除导尿管（必要时）
主要护理工作		健康宣教	□ 住院宣教（住院环境、规章制度） □ 进行护理安全指导 □ 进行等级护理、活动范围指导 □ 进行饮食指导 □ 进行关于疾病知识的宣教 □ 检查、检验项目的目的和意义	□ 术前宣教	□ 术后宣教 □ 术后心理疏导 □ 指导术后康复训练 □ 指导术后注意事项
		护理处置	□ 患者身份核对 □ 佩戴腕带 □ 建立住院病历，通知医师 □ 住院介绍：介绍责任护士，病区环境、设施、规章制度、基础护理服务项目 □ 询问病史，填写护理记录单首页 □ 观察病情 □ 监测基本生命体征 □ 抽血、留取标本 □ 心理与生活护理 □ 根据评估结果采取相应护理措施 □ 通知检查项目及检查注意事项	□ 术前患者准备（术前沐浴、更衣、备皮） □ 检查术前物品准备 □ 指导患者准备术后所需用品、贵重物品交由其家属保管 □ 指导患者进行肠道准备并检查准备效果 □ 告知入手术室前取下活动义齿 □ 监测基本生命体征 □ 备血、皮试	□ 晨起监测生命体征并记录 □ 确认无上呼吸道感染症状，确认无月经来潮 □ 与手术室护士交接病历、影像资料、术中带药等 □ 术前补液（必要时） □ 嘱患者入手术室前膀胱排空 □ 与手术室护士交接 □ 术后监测生命体征 □ 术后心电监护 □ 各类管道护理 □ 术后心理与生活护理

（续 表）

主要护理工作	风险评估	□ 一般评估：生命体征、神志、皮肤、药物过敏史等 □ 专科评估：生活自理能力、患肢屈曲、伸直功能，足背动脉搏动、皮肤温度、指（趾）端末梢感觉情况 □ 风险评估：评估有无跌倒、坠床、压疮风险 □ 心理评估 □ 营养评估 □ 疼痛评估 □ 康复评估	□ 评估患者心理状态	□ 评估意识情况 □ 评估切口疼痛情况 □ 评估术侧足背动脉搏动、肢体皮肤颜色、温度变化、肢体感觉运动情况，并采取相应护理措施 □ 风险评估：评估有无跌倒、坠床、压疮、导管滑脱、液体外渗的风险
	专科护理	□ 观察患肢情况 □ 指导功能锻炼 □ 指导助行器及双拐的使用方法 □ 指导患者戒烟（必要时）	□ 指导患者掌握床上翻身方法 □ 指导患者掌握床上排尿、排便（使用便器）方法	□ 与手术室护士共同评估皮肤、切口敷料、输液及引流情况 □ 指导患者进行股四头肌静止收缩及踝关节运动 □ 指导患者掌握床上排尿、排便（使用便器）方法
	饮食指导	□ 根据医嘱通知配餐员准备膳食 □ 协助进餐	□ 通知患者 22:00 时后禁食、禁水	□ 禁食、禁水，口干时协助湿润口唇 □ 排气后指导患者间断、少量饮用温开水
	活动体位	□ 根据护理等级指导活动		□ 根据手术及麻醉方式安置合适体位，髋关节轻度屈曲，外展中立位 □ 指导患者掌握床上翻身方法
	洗浴要求	□ 协助患者洗澡、更换病员服	□ 协助患者晨、晚间护理	
病情变异记录		□ 无　　□ 有，原因： □ 患者　□ 疾病　□ 医疗 □ 护理　□ 保障　□ 管理	□ 无　　□ 有，原因： □ 患者　□ 疾病　□ 医疗 □ 护理　□ 保障　□ 管理	□ 无　　□ 有，原因： □ 患者　□ 疾病　□ 医疗 □ 护理　□ 保障　□ 管理
护士签名		白班｜小夜班｜大夜班	白班｜小夜班｜大夜班	白班｜小夜班｜大夜班
医师签名				

— 147 —

时间			住院第4天(术后第1天)	住院第5天(术后第2天)	住院第6天(术后第3天)
主要诊疗工作	制度落实		□ 手术医师查房 □ 专科医师会诊(必要时)		□ 主诊医师查房
	病情评估				
	病历书写		□ 术后首日病程记录	□ 术后次日病程记录	□ 术后3天病程记录
	知情同意				
	手术治疗				
	其他		□ 根据引流量拔除引流管 □ 观察切口情况,是否存在渗出、红肿等情况 □ 观察体温、血压等 □ 复查血常规、CRP、IL-6、红细胞沉降率、生化	□ 观察切口情况,是否存在渗出、红肿等情况 □ 复查骨盆正位、髋关节正、侧位X线片 □ 根据患者情况,如贫血严重及时输血,低蛋白、低钾血症及时补充蛋白、血钾 □ 开始主、被动功能康复练习	□ 观察切口情况,是否存在渗出、红肿等情况 □ 复查血常规、CRP、IL-6、红细胞沉降率、生化(如贫血严重及时输血,低蛋白、低钾血症及时补充蛋白、血钾) □ 指导患者下床,进行主、被动功能康复练习和步行练习
重点医嘱	长期医嘱	护理医嘱	□ 骨科术后护理常规 □ 一级或二级护理	□ 骨科术后护理常规 □ 二级护理	
		处置医嘱	□ 抬高患肢 □ 使用抗血栓弹力带 □ 观察患肢感觉及血液循环 □ 更换切口引流袋并记录量		
		膳食医嘱	□ 饮食医嘱(普食/半流食/流食/糖尿病饮食/低盐、低脂饮食)		
		药物医嘱	□ 抗生素 □ 术后抗凝 □ 镇痛 □ 保胃	□ 抗生素 □ 术后抗凝	□ 抗生素 □ 术后抗凝
	临时医嘱	检查检验	□ 复查血常规、CRP、IL-6、红细胞沉降率、生化	□ 复查骨盆正位和髋关节正、侧位X线片	□ 复查血常规、CRP、IL-6、红细胞沉降率、生化
		药物医嘱	□ 镇吐 □ 补钾(必要时) □ 补白蛋白(必要时) □ 输血(必要时)	□ 镇痛(必要时) □ 补钾(必要时) □ 补白蛋白(必要时) □ 输血(必要时)	□ 镇痛(必要时) □ 补钾(必要时) □ 补白蛋白(必要时) □ 输血(必要时)

重点医嘱	临时医嘱	手术医嘱			
		处置医嘱	□ 大换药（必要时） □ 拔除切口引流（必要时） □ 拔除导尿管（必要时）	□ 大换药（必要时） □ 功能锻炼	□ 大换药（必要时） □ 功能锻炼
主要护理工作	健康宣教		□ 告知护理风险 □ 进行压疮预防知识宣教	□ 压疮预防知识宣教 □ 跌倒预防知识宣教	
	护理处置		□ 按一级护理要求完成基础护理项目 □ 监测生命体征 □ 留取标本 □ 观察切口疼痛情况、检测镇痛泵运转情况 □ 观察静脉输液情况 □ 观察留置尿管引流情况 □ 妥善固定各类管道 □ 观察切口引流情况，并记录引流量及性状 □ 观察切口敷料，有渗出时报告医师处理 □ 术后心理与生活护理	□ 按护理等级完成基础护理项目 □ 监测生命体征 □ 观察切口疼痛情况、检测镇痛泵运转情况 □ 观察静脉输液情况 □ 妥善固定各类管道 □ 观察切口敷料，有渗出时报告医师处理，观察患者情况 □ 提供基础护理服务 □ 术后心理与生活护理	□ 按护理等级完成基础护理项目 □ 根据排便情况采取通便措施 □ 留取标本 □ 观察切口敷料，有渗出时报告医师处理 □ 观察静脉输液情况，停用镇痛泵 □ 术后心理与生活护理
	护理评估		□ 评估患肢感觉、运动情况，有异常时立即报告医师处理 □ 评估压疮风险	□ 评估患肢感觉、运动情况，有异常时立即报告医师处理 □ 评估跌倒风险 □ 评估压疮风险	□ 评估患肢感觉、运动情况，有异常时立即报告医师处理 □ 评估跌倒风险 □ 评估压疮风险
	专科护理		□ 指导患者术后体位摆放及功能锻炼 □ 指导患者正确使用抗血栓压力带 □ 指导患者进行自主排尿训练 □ 指导患者进行股四头肌静止收缩及踝关节运动 □ 指导患者进行床上翻身 □ 指导患者卧床期间患肢保持外展中立位 □ 进行防压疮护理	□ 指导患者术后体位摆放及功能锻炼 □ 指导患者正确使用抗血栓压力带 □ 指导患者进行自主排尿训练 □ 指导患者进行股四头肌静止收缩及踝关节运动 □ 指导患者进行床上翻身 □ 防压疮护理 □ 指导患者正确使用助行器	□ 指导患者正确使用抗血栓压力带 □ 指导患者进行股四头肌静止收缩及踝关节运动 □ 使用床档，骨突出部位给予保护，摇高床头时不超过 40° □ 防跌倒护理 □ 防压疮护理
	饮食指导		□ 根据医嘱通知配餐员准备膳食 □ 协助进餐	□ 协助进餐	□ 协助进餐
	活动体位				

（续　表）

病情变异记录	□ 无　　□ 有,原因: □ 患者　□ 疾病　□ 医疗 □ 护理　□ 保障　□ 管理	□ 无　　□ 有,原因: □ 患者　□ 疾病　□ 医疗 □ 护理　□ 保障　□ 管理	□ 无　　□ 有,原因: □ 患者　□ 疾病　□ 医疗 □ 护理　□ 保障　□ 管理
护士签名	白班　　小夜班　　大夜班	白班　　小夜班　　大夜班	白班　　小夜班　　大夜班
医师签名			

	时间	住院第 7 天(术后第 4 天)	住院第 8 天(出院日)
主要诊疗工作	制度落实	□ 上级医师查房(主管医师每天查房) □ 专科医师会诊(必要时)	□ 上级医师查房(主管、主诊医师查房)进行手术及切口评估,确定有无手术并发症和切口愈合不良情况,明确是否出院
	病情评估		
	病历书写	□ 出院前 1 天有上级医师指示出院的病程记录	□ 出院当天病程记录(由上级医师指示出院) □ 出院后 24 小时内完成出院记录 □ 出院后 24 小时内完成病案首页 □ 开具出院介绍信 □ 开具诊断证明书
	知情同意		□ 向患者交代出院后的注意事项(复诊的时间、地点,发生紧急情况时处理方法等)
	手术治疗		
	其他	□ 观察切口情况,是否存在渗出、红肿等情况 □ 根据患者情况,如贫血严重及时输血,低蛋白、低钾血症及时补充蛋白、血钾 □ 继续主、被动功能康复练习	□ 复查血常规、CRP、IL-6、红细胞沉降率、生化 □ 出院带药 □ 嘱患者拆线换药(根据出院时间决定) □ 门诊复查 □ 如有不适,随时复诊
重点医嘱	长期医嘱　护理医嘱		
	长期医嘱　处置医嘱		
	长期医嘱　膳食医嘱		
	长期医嘱　药物医嘱	□ 抗生素 □ 术后抗凝	
	临时医嘱　检查检验		□ 复查血常规、CRP、IL-6、红细胞沉降率、生化
	临时医嘱　药物医嘱	□ 镇痛(必要时) □ 补钾(必要时) □ 补白蛋白(必要时) □ 输血(必要时)	

重点医嘱	临时医嘱	手术医嘱		
		处置医嘱	□ 大换药(必要时) □ 功能锻炼	□ 大换药 □ 出院
主要护理工作		健康宣教		□ 告知患者必须在他人的协助下方可下床活动 □ 向患者讲解适当控制体重的意义 □ 向患者讲解人工全髋关节置换术后的注意事项
		护理处置	□ 按护理等级完成基础护理项目 □ 根据排便情况采取通便措施 □ 观察切口敷料,有渗出时报告医师处理 □ 术后心理与生活护理	□ 按护理等级完成基础护理项目 □ 观察切口敷料,有渗出时报告医师处理 □ 观察患者情况 □ 协助患者办理出院手续 □ 指导并监督患者活动 □ 整理床单位
		风险评估	□ 评估患肢感觉、运动情况,有异常时立即报告医师处理 □ 评估跌倒风险 □ 评估压疮风险	□ 评估患肢感觉、运动情况,有异常时立即报告医师处理 □ 评估跌倒风险 □ 评估压疮风险
		专科护理	□ 指导患者正确使用抗血栓压力带 □ 指导患者进行股四头肌静止收缩及踝关节运动 □ 指导患者卧床期间患肢保持外展中立位 □ 指导患者利用助行器下床活动 □ 防压疮护理 □ 防跌倒护理 □ 指导患者正确使用助行器 □ 告知患者必须在他人的协助下方可下床活动 □ 向患者强调人工全髋关节置换术后的禁忌动作,如跷二郎腿、盘腿、坐矮凳等	□ 指导患者利用助行器下床活动 □ 告知患者出院后注意事项并附书面出院指导
		饮食指导		
		活动体位		
病情变异记录			□ 无　　□ 有,原因: □ 患者　□ 疾病　□ 医疗 □ 护理　□ 保障　□ 管理	□ 无　　□ 有,原因: □ 患者　□ 疾病　□ 医疗 □ 护理　□ 保障　□ 管理
护士签名			白班　　小夜班　　大夜班	白班　　小夜班　　大夜班
医师签名				

第十五节　股骨颈骨折行人工股骨头置换术临床路径

一、股骨颈骨折行人工股骨头置换术临床路径标准住院流程

(一)适用对象

第一诊断为股骨颈骨折(ICD-10:S72.004)行人工股骨头置换术(ICD-9-CM-3:81.52)的患者。

(二)诊断依据

根据《临床诊疗指南·骨科分册》(中华医学会编著,人民卫生出版社),《实用骨科学》(人民军医出版社,第 4 版,2012 年),《外科学》(临床医学专用)(人民卫生出版社,第 8 版,2013 年)。

1. 病史　髋关节外伤后疼痛、活动受限。

2. 体格检查　有明确体征,髋关节肿胀、出现屈曲、外旋或内旋畸形,髋关节活动度不同程度受限,伸、屈、旋转活动时疼痛明显。

3. 辅助检查　髋关节 X 线片可见股骨颈骨折,骨折移位。

(三)治疗方案的选择及依据

根据《临床诊疗指南·骨科分册》(中华医学会编著,人民卫生出版社),《实用骨科学》(人民军医出版社,第 4 版,2012 年),《坎贝尔骨科手术学》(人民军医出版社,第 12 版,2013 年)。

1. 股骨颈骨折、移位明确。

2. 无全身或局部的近期感染。

3. 无严重的合并症。

4. 术前生活质量及活动水平评估。

(四)标准住院天数

8 天。

(五)进入路径标准

1. 第一诊断必须符合股骨颈骨折(ICD-10:S72.004)。

2. 年龄:18－70 岁。

3. 行人工股骨头置换术。

4. 当患有其他疾病时,但在住院期间不需要特殊处理也不影响第一诊断的临床路径流程实施时,可以进入路径。

(六)术前准备

1. 术前评估　术前完成术前病情评估,完成必要的检查,做出术前小结、术前讨论。

(1)必需的检查项目:①血常规、尿常规、粪常规。②生化。③红细胞沉降率、C 反应蛋白、白细胞介素-6。④凝血功能。⑤感染性疾病筛查(乙型肝炎、丙型肝炎、艾滋病、梅毒等)。⑥血型。⑦胸部正位 X 线片、心电图。⑧髋关节正、侧位 X 线片及骨盆正位 X 线片。

(2)根据患者病情可选择:①超声心动图、血气分析和肺功能。②术前配血。③有相关疾

病者及时请相关科室医师会诊。

（3）营养评估：根据《解放军总医院新住院患者营养风险筛查表（NRS-2002）》为新住院患者进行营养评估，评分≥3分的患者给予处置，必要时申请营养科医师会诊。

（4）心理评估：根据新住院患者情况申请心理科医师会诊。

（5）疼痛评估：根据《VAS评分》实施疼痛评估，评分＞7分的患者给予处置，必要时请疼痛科医师会诊。

（6）康复评估：根据《住院患者康复筛查和评估表》在新住院患者住院后24小时内进行康复筛查和评估。任何一项结果为"是"，则申请康复科医师会诊。

（7）深静脉血栓栓塞症风险评估：根据专科《深静脉血栓栓塞症评估量表》在新住院患者住院后24小时内进行风险筛查和评估，风险结果为"高危"的，则申请血管外科或介入导管室医师会诊。

（8）髋关节功能评分：根据《Harris髋关节评分表》在新住院患者住院后24小时内进行髋关节功能评分。

2. 术前准备

（1）术前谈话：术者应在术前1天与患者及其家属谈话，告知手术方案、相关风险、用血计划、术后转归、植入材料、手术费用和患者及其家属权益，并履行书面知情同意手续。告知高值耗材的使用及费用。

（2）术前用药：抗血小板药物负荷应用。

（3）通知手术室：准备手术间、手术药品、手术物品及特殊耗材。

（4）护士做心理护理、交代注意事项：防压疮、防跌倒、指导患者戒烟等，进行术后康复宣教。

（5）手术部位标识：术者、一助或经治医师在术前1天应对手术部位做体表标识，急诊手术由接诊医师或会诊外科医师标记，标记过程应有责任护士、患者及其家属共同参与，并记入手术安排表。

（6）术前1天麻醉医师访视：制订麻醉计划、完成评估、确定麻醉方式，并记入《麻醉术前访视记录》，告知患者及其家属麻醉适应证、麻醉目的、风险、可能出现的情况及其处理原则、替代方案等，签署《麻醉知情同意书》并归入病历。

（七）药品选择及使用时机

1. 抗生素　预防性抗生素选择第二代头孢、第三代头孢或万古霉素（青霉素、头孢过敏者；有感染诱因者）。

2. 使用时机　手术当日、术后预防性使用5天。

（八）手术日为住院第3天

1. 手术安全核对　患者入手术间后由手术医师、麻醉医师、巡回护士和患者本人共同核对患者身份、手术部位与标识、手术方式。手术医师、麻醉医师、巡回护士三方按《手术安全核对表》逐项核对，共同签名。

2. 麻醉方式　神经阻滞麻醉、椎管内麻醉或全身麻醉。

3. 手术方式　人工股骨头置换术。

4. 手术内置物　人工股骨头假体、骨水泥。

5. 输血　视术中出血情况而定。

6. 经治医师或手术医师 应即刻完成术后首次病程记录,观察术后患者病情变化。

(九)术后住院恢复5天

1. 必需的复查项目:血常规、红细胞沉降率、C反应蛋白、白细胞介素-6、血生化(蛋白、肝功能、肾功能、电解质)。

2. 骨盆正位和双髋正、侧位 X 线片。

3. 必要时查血气分析、D-Dimer、双下肢深静脉彩超/CTPA。

4. 术后处理

(1)抗生素:预防性抗生素选择第二代头孢、第三代头孢或万古霉素(青霉素、头孢过敏者;有感染诱因者)。

(2)术后预防静脉血栓栓塞症处理:肌内注射低分子肝素或口服利伐沙班。

(3)术后康复:术后即开始踝关节主动跖屈背伸锻炼、术后3天拔除引流管并行 X 线检查,然后开始主动和被动肌肉功能及活动度锻炼。

(4)术后镇痛:口服非甾体抗炎镇痛药、阿片类镇痛药,镇痛泵。

5. 术者在术后24小时内完成手术记录,特殊情况可由一助完成,术者签名确认并归入病历。

6. 上级医师在术后3天内至少查房1次,根据术中和术后情况修订术后治疗计划。

7. 麻醉医师术后3天内访视患者,如有特殊情况应详细记录,及时与手术医师或重症监护室医师沟通并迅速处理。

8. 术后护理

(1)按照护理等级进行日常护理,监测患者生命体征,观察引流管引流情况、切口敷料有无渗出。

(2)观察患肢疼痛情况,患肢感觉运动状况。

(3)指导患者术后体位摆放及功能锻炼:指导患者踝关节主动跖屈背伸主动和被动肌肉功能及活动度锻炼。指导患者双侧下肢外展中立位,避免髋关节过度屈曲,指导并帮助患者手扶拉环向健侧翻身、进行股四头肌静止收缩及踝关节屈伸运动。

(4)指导患者正确使用抗血栓压力带、掌握床上排便排尿(使用便器)方法、进行自主排尿训练、使用助行器下床训练、防跌倒、防压疮护理等。

(十)出院标准

1. 体温正常,常规检验指标无明显异常。

2. 切口愈合良好:引流管拔除,切口无感染征象(可以在门诊处理的切口)、无皮瓣坏死。

3. 髋关节功能改善。

4. 不需要住院处理的并发症和(或)合并症。

(十一)变异及原因分析

1. 内科合并症 患者常合并内科基础疾病,围术期需要详细检查内科情况并请相关科室会诊,术前准备时间需延长;同时使用相关药物,将增加住院费用。

2. 围术期并发症 患者骨质条件、畸形类型、关节炎病变的严重程度差异,有可能出现手术相关并发症,如骨折、韧带损伤、神经血管损伤、深静脉血栓形成、感染等。术后需要延长下床和康复时间,可能造成住院天数延长和费用增加。

3. 人工髋关节假体的选择 目前可供选择的人工髋关节假体较多,适用于不同类型的关节病损,可导致住院费用存在差异。

二、股骨颈骨折行人工股骨头术临床路径表单(医师版)

适用对象	第一诊断为股骨颈骨折(ICD-10:S72.004) 行人工股骨头置换术(ICD-9-CM-3:81.52)的患者		
患者基本信息	姓名:＿＿＿＿ 性别:＿＿ 年龄:＿＿ 门诊号:＿＿＿＿ 住院号:＿＿＿＿ 过敏史:＿＿＿＿ 住院日期:＿＿年＿月＿日 出院日期:＿＿年＿月＿日		住院天数:8 天
时间		住院第 1 天	住院第 2 天(术前日)	住院第 3 天(手术日)

主要诊疗工作	制度落实	□ 住院 2 小时内经治或值班医师完成接诊 □ 住院后 24 小时内主管医师完成检诊 □ 专科医师会诊(必要时)	□ 经治医师查房(早、晚) □ 主诊医师查房 □ 完成术前准备 □ 组织术前讨论 □ 手术部位标识	□ 手术安全核查
	病情评估	□ 经治医师询问病史及体格检查 □ 心理评估 □ 营养评估 □ 疼痛评估 □ 康复评估 □ 深静脉血栓栓塞症风险评估 □ 完成髋关节功能评分		
	病历书写	□ 住院 8 小时内完成首次病程记录 □ 住院 24 小时内完成住院记录	□ 完成主管医师查房记录 □ 完成主诊医师查房记录 □ 完成术前讨论、术前小结	□ 术者或一助术后 24 小时内完成手术记录(术者签名) □ 术后即刻完成术后首次病程记录
	知情同意	□ 病情告知 □ 患者及其家属签署授权委托书 □ 患者或其家属在住院记录单上签名	□ 术者术前谈话,告知患者及其家属病情和围术期注意事项,签署手术知情同意书、授权委托书、自费用品协议书(必要时)、军人目录外耗材审批单(必要时)、输血同意书等	□ 告知患者及其家属手术过程概况及术后注意事项

（续　表）

主要诊疗工作	手术治疗			□ 预约手术	□ 实施手术（手术安全核查记录、手术清点记录）
	其他		□ 及时通知上级医师检诊 □ 经治医师检查整理病历资料	□ 检查住院押金使用情况	□ 术后病情交接 □ 观察手术切口及周围情况
重点医嘱	长期医嘱	护理医嘱	□ 按骨科护理常规 □ 二级或三级护理		□ 按骨科术后护理常规 □ 一级护理
		处置医嘱			□ 持续心电、血压、呼吸、血氧饱和度监测 □ 留置导尿并记录量 □ 留置切口引流并记录量 □ 持续低流量吸氧
		膳食医嘱	□ 普食 □ 糖尿病饮食 □ 低盐、低脂饮食 □ 低盐、低脂糖尿病饮食	□ 禁食、禁水（22:00 时后）	
		药物医嘱	□ 自带药（必要时）		□ 镇痛 □ 消肿 □ 镇吐、保胃 □ 抗生素 □ 抗凝
	临时医嘱	检查检验	□ 血常规（含 CRP＋IL-6） □ 尿常规 □ 粪常规 □ 凝血四项 □ 血清术前八项 □ 红细胞沉降率 □ 血型 □ 胸部正位 X 线片 □ 心电图检查（多导） □ 骨盆正位及髋关节正、侧位 X 线片 □ 肺功能（必要时） □ 超声心动图（必要时）		
		药物医嘱		□ 抗生素（视病情）	
		手术医嘱		□ 常规准备明日在神经阻滞麻醉/椎管内麻醉/全身麻醉下行人工股骨头置换术	
		处置医嘱	□ 静脉抽血	□ 备血 □ 备皮（>30cm²）	□ 输血（视病情） □ 补液（视病情） □ 拔除导尿管（必要时）

主要护理工作	健康宣教	□ 住院宣教（住院环境、规章制度） □ 进行护理安全指导 □ 进行等级护理、活动范围指导 □ 进行饮食指导 □ 进行关于疾病知识的宣教 □ 检查、检验项目的目的和意义	□ 术前宣教	□ 术后宣教 □ 术后心理疏导 □ 指导术后康复训练 □ 指导术后注意事项
	护理处置	□ 患者身份核对 □ 佩戴腕带 □ 建立住院病历，通知医师 □ 住院介绍：介绍责任护士、病区环境、设施、规章制度、基础护理服务项目 □ 询问病史，填写护理记录单首页 □ 观察病情 □ 监测基本生命体征 □ 抽血、留取标本 □ 心理与生活护理 □ 根据评估结果采取相应护理措施 □ 通知检查项目及检查注意事项	□ 术前患者准备（术前沐浴、更衣、备皮） □ 检查术前物品准备 □ 指导患者准备术后所需用品，贵重物品交由其家属保管 □ 指导患者进行肠道准备并检查准备效果 □ 告知入手术室前取下活动义齿 □ 监测基本生命体征 □ 备血、皮试	□ 晨起监测生命体征并记录 □ 确认无上呼吸道感染症状，确认无月经来潮 □ 与手术室护士交接病历、影像资料、术中带药等 □ 术前补液（必要时） □ 嘱患者入手术室前膀胱排空 □ 与手术室护士交接 □ 术后监测生命体征 □ 术后心电监护 □ 各类管道护理 □ 术后心理与生活护理
	风险评估	□ 一般评估：生命体征、神志、皮肤、药物过敏史等 □ 专科评估：生活自理能力、患肢屈曲、伸直功能，足背动脉搏动、皮肤温度、指（趾）端末梢感觉情况 □ 风险评估：评估有无跌倒、坠床、压疮风险 □ 心理评估 □ 营养评估 □ 疼痛评估 □ 康复评估	□ 评估患者心理状态	□ 评估意识情况 □ 评估切口疼痛情况 □ 评估术侧足背动脉搏动、肢体皮肤颜色、温度变化、肢体感觉运动情况，并采取相应护理措施 □ 风险评估：评估有无跌倒、坠床、压疮、导管滑脱、液体外渗的风险
	专科护理	□ 观察患肢情况 □ 指导功能锻炼 □ 指导助行器及双拐的使用方法 □ 指导患者戒烟（必要时）	□ 指导患者掌握床上翻身方法 □ 指导患者掌握床上排尿、排便（使用便器）方法	□ 与手术室护士共同评估皮肤、切口敷料、输液及引流情况 □ 指导患者进行股四头肌静止收缩及踝关节运动 □ 指导患者掌握床上排尿、排便（使用便器）方法

（续　表）

主要护理工作	饮食指导	□ 根据医嘱通知配餐员准备膳食 □ 协助进餐	□ 通知患者 22：00 时后禁食、禁水	□ 禁食、禁水，口干时协助湿润口唇 □ 排气后指导患者间断、少量饮用温开水
	活动体位	□ 根据护理等级指导活动		□ 根据手术及麻醉方式安置合适体位，髋关节轻度屈曲，外展中立位 □ 指导患者掌握床上翻身方法
	洗浴要求	□ 协助患者洗澡、更换病员服	□ 协助患者晨、晚间护理	
病情变异记录		□ 无　　□ 有，原因： □ 患者　□ 疾病　□ 医疗 □ 护理　□ 保障　□ 管理	□ 无　　□ 有，原因： □ 患者　□ 疾病　□ 医疗 □ 护理　□ 保障　□ 管理	□ 无　　□ 有，原因： □ 患者　□ 疾病　□ 医疗 □ 护理　□ 保障　□ 管理
护士签名		白班　小夜班　大夜班	白班　小夜班　大夜班	白班　小夜班　大夜班
医师签名				

时间		住院第 4 天（术后第 1 天）	住院第 5 天（术后第 2 天）	住院第 6 天（术后第 3 天）
主要诊疗工作	制度落实	□ 手术医师查房 □ 专科医师会诊（必要时）		□ 主诊医师查房
	病情评估			
	病历书写	□ 术后首日病程记录	□ 术后次日病程记录	□ 术后 3 天病程记录
	知情同意			
	手术治疗			
	其他	□ 根据引流量拔除引流管 □ 观察切口情况，是否存在渗出、红肿等情况 □ 观察体温、血压等 □ 复查血常规、CRP、IL-6、红细胞沉降率、生化	□ 观察切口情况，是否存在渗出、红肿等情况 □ 复查骨盆正位和髋关节正、侧位 X 线片 □ 根据患者情况，如贫血严重及时输血，低蛋白、低钾血症及时补充蛋白、血钾 □ 开始主、被动功能康复练习	□ 观察切口情况，是否存在渗出、红肿等情况 □ 复查血常规、CRP、IL-6、红细胞沉降率、生化（如贫血严重及时输血，低蛋白、低钾血症及时补充蛋白、血钾） □ 指导患者下床，进行主、被动功能康复练习和步行练习

（续 表）

重点医嘱	长期医嘱	护理医嘱	□ 骨科术后护理常规 □ 一级或二级护理	□ 骨科术后护理常规 □ 二级护理	
		处置医嘱	□ 抬高患肢 □ 使用抗血栓弹力带 □ 观察患肢感觉及血液循环 □ 更换切口引流袋并记录量		
		膳食医嘱	□ 饮食医嘱（普食/半流食/流食/糖尿病饮食/低盐、低脂饮食）		
		药物医嘱	□ 抗生素 □ 术后抗凝 □ 镇痛 □ 保胃	□ 抗生素 □ 术后抗凝	□ 抗生素 □ 术后抗凝
	临时医嘱	检查检验	□ 复查血常规、CRP、IL-6、红细胞沉降率、生化	□ 复查骨盆正位和髋关节关节正、侧位 X 线片	□ 复查血常规、CRP、IL-6、红细胞沉降率、生化
		药物医嘱	□ 镇吐 □ 补钾（必要时） □ 补白蛋白（必要时） □ 输血（必要时）	□ 镇痛（必要时） □ 补钾（必要时） □ 补白蛋白（必要时） □ 输血（必要时）	□ 镇痛（必要时） □ 补钾（必要时） □ 补白蛋白（必要时） □ 输血（必要时）
		手术医嘱			
		处置医嘱	□ 大换药（必要时） □ 拔除切口引流（必要时） □ 拔除导尿管（必要时）	□ 大换药（必要时） □ 功能锻炼	□ 大换药（必要时） □ 功能锻炼
主要护理工作		健康宣教	□ 告知护理风险 □ 进行压疮预防知识宣教	□ 压疮预防知识宣教 □ 跌倒预防知识宣教	
		护理处置	□ 按一级护理要求完成基础护理项目 □ 监测生命体征 □ 留取标本 □ 观察切口疼痛情况、检测镇痛泵运转情况 □ 观察静脉输液情况 □ 观察留置尿管引流情况 □ 妥善固定各类管道 □ 观察切口引流情况，并记录引流量及性状 □ 观察切口敷料，有渗出时报告医师处理 □ 术后心理与生活护理	□ 按护理等级完成基础护理项目 □ 监测生命体征 □ 观察切口疼痛情况、检测镇痛泵运转情况 □ 观察静脉输液情况 □ 妥善固定各类管道 □ 观察切口敷料，有渗出时报告医师处理，观察患者情况 □ 提供基础护理服务 □ 术后心理与生活护理	□ 按护理等级完成基础护理项目 □ 根据排便情况采取通便措施 □ 留取标本 □ 观察切口敷料，有渗出时报告医师处理 □ 观察静脉输液情况，停用镇痛泵 □ 术后心理与生活护理

（续　表）

主要护理工作	护理评估	□ 评估患肢感觉、运动情况，有异常时立即报告医师处理 □ 评估压疮风险	□ 评估患肢感觉、运动情况，有异常时立即报告医师处理 □ 评估跌倒风险 □ 评估压疮风险	□ 评估患肢感觉、运动情况，有异常时立即报告医师处理 □ 评估跌倒风险 □ 评估压疮风险
	专科护理	□ 指导患者术后体位摆放及功能锻炼 □ 指导患者正确使用抗血栓压力带 □ 指导患者进行自主排尿训练 □ 指导患者进行股四头肌静止收缩及踝关节运动 □ 指导患者进行床上翻身 □ 指导患者卧床期间患肢保持外展中立位 □ 进行防压疮护理	□ 指导患者术后体位摆放及功能锻炼 □ 指导患者正确使用抗血栓压力带 □ 指导患者进行自主排尿训练 □ 指导患者进行股四头肌静止收缩及踝关节运动 □ 指导患者进行床上翻身 □ 防压疮护理 □ 指导患者正确使用助行器	□ 指导患者正确使用抗血栓压力带 □ 指导患者进行股四头肌静止收缩及踝关节运动 □ 使用床档，骨突出部位给予保护，摇高床头时不超过40° □ 防跌倒护理 □ 防压疮护理
	饮食指导	□ 根据医嘱通知配餐员准备膳食 □ 协助进餐	□ 协助进餐	□ 协助进餐
	活动体位			
病情变异记录		□ 无　　□ 有，原因： □ 患者　□ 疾病　□ 医疗 □ 护理　□ 保障　□ 管理	□ 无　　□ 有，原因： □ 患者　□ 疾病　□ 医疗 □ 护理　□ 保障　□ 管理	□ 无　　□ 有，原因： □ 患者　□ 疾病　□ 医疗 □ 护理　□ 保障　□ 管理
护士签名		白班　小夜班　大夜班	白班　小夜班　大夜班	白班　小夜班　大夜班
医师签名				

	时间	住院第7天（术后第4天）	住院第8天（出院日）
主要诊疗工作	制度落实	□ 上级医师查房（主管医师每天查房） □ 专科医师会诊（必要时）	□ 上级医师查房（主管、主诊医师查房）进行手术及切口评估，确定有无手术并发症和切口愈合不良情况，明确是否出院
	病情评估		
	病历书写	□ 出院前1天有上级医师指示出院的病程记录	□ 出院当天病程记录（由上级医师指示出院） □ 出院后24小时内完成出院记录 □ 出院后24小时内完成病案首页 □ 开具出院介绍信 □ 开具诊断证明书

（续　表）

主要诊疗工作	知情同意		□ 向患者交代出院后的注意事项（复诊的时间、地点，发生紧急情况时处理方法等）
	手术治疗		
	其他	□ 观察切口情况，是否存在渗出、红肿等情况 □ 根据患者情况，如贫血严重及时输血，低蛋白、低钾血症及时补充蛋白、血钾 □ 继续主、被动功能康复练习	□ 复查血常规、CRP、IL-6、红细胞沉降率、生化 □ 出院带药 □ 嘱患者拆线换药（根据出院时间决定） □ 门诊复查 □ 如有不适，随时复诊
重点医嘱	长期医嘱	护理医嘱	
		处置医嘱	
		膳食医嘱	
		药物医嘱	□ 抗生素 □ 术后抗凝
	临时医嘱	检查检验	□ 复查血常规、CRP、IL-6、红细胞沉降率、生化
		药物医嘱	□ 镇痛（必要时） □ 补钾（必要时） □ 补白蛋白（必要时） □ 输血（必要时）
		手术医嘱	
		处置医嘱	□ 大换药（必要时） □ 功能锻炼 ‖ □ 大换药 □ 出院
主要护理工作	健康宣教		□ 告知患者必须在他人的协助下方可下床活动 □ 向患者讲解适当控制体重的意义 □ 向患者讲解人工全髋关节置换术后的注意事项
	护理处置		□ 按护理等级完成基础护理项目 □ 根据排便情况采取通便措施 □ 观察切口敷料，有渗出时报告医师处理 □ 术后心理与生活护理 ‖ □ 按护理等级完成基础护理项目 □ 观察切口敷料，有渗出时报告医师处理 □ 观察患者情况 □ 协助患者办理出院手续 □ 指导并监督患者活动 □ 整理床单位

（续　表）

	风险评估	□ 评估患肢感觉、运动情况,有异常时立即报告医师处理 □ 评估跌倒风险 □ 评估压疮风险	□ 评估患肢感觉、运动情况,有异常时立即报告医师处理 □ 评估跌倒风险 □ 评估压疮风险
主要护理工作	专科护理	□ 指导患者正确使用抗血栓压力带 □ 指导患者进行股四头肌静止收缩及踝关节运动 □ 指导患者卧床期间患肢保持外展中立位 □ 指导患者利用助行器下床活动 □ 防压疮护理 □ 防跌倒护理 □ 指导患者正确使用助行器 □ 告知患者必须在他人的协助下方可下床活动 □ 向患者强调人工全髋关节置换术后的禁忌动作,如跷二郎腿、盘腿、坐矮凳等	□ 指导患者利用助行器下床活动 □ 告知患者出院后注意事项并附书面出院指导
	饮食指导		
	活动体位		
病情变异记录		□ 无　　　□ 有,原因: □ 患者　□ 疾病　□ 医疗 □ 护理　□ 保障　□ 管理	□ 无　　　□ 有,原因: □ 患者　□ 疾病　□ 医疗 □ 护理　□ 保障　□ 管理
护士签名		白班　　小夜班　　大夜班	白班　　小夜班　　大夜班
医师签名			

第十六节　髋关节发育不良行截骨矫形术临床路径

一、髋关节发育不良行截骨矫形术临床路径标准住院流程

（一）适用对象

第一诊断为髋关节发育不良(ICD-10:Q65.804)行截骨矫形术(ICD-9-CM-3:77.3908)的患者。

(二)诊断依据

根据《临床诊疗指南·骨科分册》(中华医学会编著,人民卫生出版社),《实用骨科学》(人民军医出版社,第 4 版,2012 年),《外科学》(临床医学专用)(人民卫生出版社,第 8 版,2013 年)。

1. 病史　步态异常(跛行)伴或不伴有髋关节疼痛。

2. 体格检查　有明确体征,双下肢不等长,患侧下肢短缩。

3. 辅助检查　髋关节 X 线片可见髋关节半脱位,髋臼变浅,髋臼角超过 30°。

(三)治疗方案的选择及依据

根据《临床诊疗指南·骨科分册》(中华医学会编著,人民卫生出版社),《实用骨科学》(人民军医出版社,第 4 版,2012 年),《坎贝尔骨科手术学》(人民军医出版社,第 12 版,2013 年)。

1. 髋关节发育不良诊断明确,伴或不伴有髋关节疼痛,患者年龄较轻。

2. 无全身或局部的近期感染。

3. 无严重的合并症。

4. 术前生活质量及活动水平评估。

(四)标准住院天数

8 天。

(五)进入路径标准

1. 第一诊断必须符合髋关节发育不良(ICD-10:Q65.804)。

2. 年龄:18—70 岁。

3. 拟行截骨矫形术。

4. 当患有其他疾病时,但在住院期间不需要特殊处理也不影响第一诊断的临床路径流程实施时,可以进入路径。

(六)术前准备

1. 术前评估　术前完成术前病情评估,完成必要的检查,做出术前小结、术前讨论。

(1)必需的检查项目:①血常规、尿常规、粪常规。②生化。③红细胞沉降率、C 反应蛋白、白细胞介素-6。④凝血功能。⑤感染性疾病筛查(乙型肝炎、丙型肝炎、艾滋病、梅毒等)。⑥血型。⑦胸部正位 X 线片、心电图。⑧髋关节正、侧位及骨盆正位 X 线片。

(2)根据患者病情可选择:①超声心动图、血气分析和肺功能。②术前配血。③有相关疾病者及时请相关科室医师会诊。

(3)营养评估:根据《解放军总医院新住院患者营养风险筛查表(NRS-2002)》为新住院患者进行营养评估,评分≥3 分的患者给予处置,必要时申请营养科医师会诊。

(4)心理评估:根据新住院患者情况申请心理科医师会诊。

(5)疼痛评估:根据《VAS 评分》实施疼痛评估,评分>7 分的患者给予处置,必要时请疼痛科医师会诊。

(6)康复评估:根据《住院患者康复筛查和评估表》在新住院患者住院后 24 小时内进行康复筛查和评估。任何一项结果为"是",则申请康复科医师会诊。

(7)深静脉血栓栓塞症风险评估:根据专科《深静脉血栓栓塞症评估量表》在新住院患者住院后 24 小时内进行风险筛查和评估,风险结果为"高危"的,则申请血管外科或介入导管室医师会诊。

(8)髋关节功能评分:根据《Harris髋关节评分表》在新住院患者住院后24小时内进行髋关节功能评分。

2. 术前准备

(1)术前谈话:术者应在术前1天与患者及其家属谈话,告知手术方案、相关风险、用血计划、术后转归、植入材料、手术费用和患者及其家属权益,并履行书面知情同意手续。告知高值耗材的使用及费用。

(2)术前用药:抗血小板药物负荷应用。

(3)通知手术室:准备手术间、手术药品、手术物品及特殊耗材。

(4)护士做心理护理、交代注意事项:防压疮、防跌倒、指导患者戒烟等,进行术后康复宣教。

(5)手术部位标识:术者、一助或经治医师在术前1天应对手术部位做体表标识,急诊手术由接诊医师或会诊外科医师标记,标记过程应有责任护士、患者及其家属共同参与,并记入手术安排表。

(6)术前1天麻醉医师访视:制订麻醉计划、完成评估、确定麻醉方式,并记入《麻醉术前访视记录》,告知患者及其家属麻醉适应证、麻醉目的、风险、可能出现的情况及其处理原则、替代方案等,签署《麻醉知情同意书》并归入病历。

(七)药品选择及使用时机

1. 抗生素 预防性抗生素选择第二代头孢、第三代头孢或万古霉素(青霉素、头孢过敏者;有感染诱因者)。

2. 使用时机 手术当日、术后预防性使用5天。

(八)手术日为住院第3天

1. 手术安全核对 患者入手术间后由手术医师、麻醉医师、巡回护士和患者本人共同核对患者身份、手术部位与标识、手术方式。手术医师、麻醉医师、巡回护士三方按《手术安全核对表》逐项核对,共同签名。

2. 麻醉方式 神经阻滞麻醉、椎管内麻醉或全身麻醉。

3. 手术方式 截骨矫形术。

4. 手术内置物 螺钉,钢板。

5. 输血 视术中出血情况而定。

6. 经治医师或手术医师 应即刻完成术后首次病程记录,观察术后患者病情变化。

(九)术后住院恢复5天

1. 必需的复查项目:血常规、红细胞沉降率、C反应蛋白、白细胞介素-6、血生化(蛋白、肝功能、肾功能、电解质)。

2. 骨盆正位和双髋正、侧位X线片。

3. 必要时查血气分析、D-Dimer、双下肢深静脉彩超/CTPA。

4. 术后处理

(1)抗生素:预防性抗生素选择第二代头孢、第三代头孢或万古霉素(青霉素、头孢过敏者;有感染诱因者)。

(2)术后预防静脉血栓栓塞症处理:肌内注射低分子肝素或口服利伐沙班。

(3)术后康复:术后即开始踝关节主动跖屈背伸锻炼、术后3天拔除引流管并行X线检查,然后开始主动和被动肌肉功能及活动度锻炼。

(4)术后镇痛:口服非甾体抗炎镇痛药、阿片类镇痛药,镇痛泵。

5. 术者在术后 24 小时内完成手术记录,特殊情况可由一助完成,术者签名确认并归入病历。

6. 上级医师在术后 3 天内至少查房 1 次,根据术中和术后情况修订术后治疗计划。

7. 麻醉医师术后 3 天内访视患者,如有特殊情况应详细记录,及时与手术医师或重症监护室医师沟通并迅速处理。

8. 术后护理

(1)按照护理等级进行日常护理,监测患者生命体征,观察引流管引流情况、切口敷料有无渗出。

(2)观察患肢疼痛情况,患肢感觉运动状况。

(3)指导患者术后体位摆放及功能锻炼:指导患者踝关节主动跖屈背伸主动和被动肌肉功能及活动度锻炼。指导患者双侧下肢外展中立位,避免髋关节过度屈曲,指导并帮助患者手扶拉环向健侧翻身、进行股四头肌静止收缩及踝关节屈伸运动。

(4)指导患者正确使用抗血栓压力带、掌握床上排便排尿(使用便器)方法、进行自主排尿训练、使用助行器下床训练,防跌倒、防压疮护理等。

(十)出院标准

1. 体温正常,常规检验指标无明显异常。

2. 切口愈合良好:引流管拔除,切口无感染征象(可以在门诊处理的切口)、无皮瓣坏死。

3. 髋关节功能改善。

4. 不需要住院处理的并发症和(或)合并症。

(十一)变异及原因分析

1. 内科合并症　患者常合并内科基础疾病,围术期需要详细检查内科情况并请相关科室会诊,术前准备时间需延长;同时使用相关药物,将增加住院费用。

2. 围术期并发症　患者骨质条件、畸形类型、关节炎病变的严重程度有差异,有可能出现手术相关并发症,如骨折、韧带损伤、神经血管损伤、深静脉血栓形成、感染等。术后需要延长下床和康复时间,可能造成住院天数延长和费用增加。

3. 人工髋关节假体的选择　目前可供选择的人工髋关节假体较多,适用于不同类型的关节病损,可导致住院费用存在差异。

二、髋关节发育不良行截骨矫形术临床路径表单

适用对象	第一诊断为髋关节发育不良(ICD-10:Q65.804) 行截骨矫形术(ICD-9-CM-3:77.3908)的患者		
患者基本信息	姓名:_____ 性别:____ 年龄:___ 门诊号:_____ 住院号:_____ 过敏史:_____ 住院日期:___年__月__日 出院日期:___年__月__日		住院天数:8 天

	时间	住院第 1 天	住院第 2 天(术前日)	住院第 3 天(手术日)
主要诊疗工作	制度落实	□ 住院 2 小时内经治或值班医师完成接诊 □ 住院后 24 小时内主管医师完成检诊 □ 专科医师会诊(必要时)	□ 经治医师查房(早、晚) □ 主诊医师查房 □ 完成术前准备 □ 组织术前讨论 □ 手术部位标识	□ 手术安全核查
	病情评估	□ 经治医师询问病史及体格检查 □ 心理评估 □ 营养评估 □ 疼痛评估 □ 康复评估 □ 深静脉血栓栓塞症风险评估 □ 完成髋关节功能评分		
	病历书写	□ 住院 8 小时内完成首次病程记录 □ 住院 24 小时内完成住院记录	□ 完成主管医师查房记录 □ 完成主诊医师查房记录 □ 完成术前讨论、术前小结	□ 术者或一助术后 24 小时内完成手术记录(术者签名) □ 术后即刻完成术后首次病程记录
	知情同意	□ 病情告知 □ 患者及其家属签署授权委托书 □ 患者或其家属在住院记录单上签名	□ 术者术前谈话,告知患者及其家属病情和围术期注意事项,签署手术知情同意书、授权委托书、自费用品协议书(必要时)、军人目录外耗材审批单(必要时)、输血同意书等	□ 告知患者及其家属手术过程概况及术后注意事项
	手术治疗		□ 预约手术	□ 实施手术(手术安全核查记录、手术清点记录)
	其他	□ 及时通知上级医师检诊 □ 经治医师检查整理病历资料	□ 检查住院押金使用情况	□ 术后病情交接 □ 观察手术切口及周围情况

长期医嘱	护理医嘱	□ 按骨科护理常规 □ 二级或三级护理		□ 按骨科术后护理常规 □ 一级护理
	处置医嘱			□ 持续心电、血压、呼吸、血氧饱和度监测 □ 留置导尿并记录量 □ 留置切口引流并记录量 □ 持续低流量吸氧
	膳食医嘱	□ 普食 □ 糖尿病饮食 □ 低盐、低脂饮食 □ 低盐、低脂糖尿病饮食	□ 禁食、禁水（22：00 时后）	
	药物医嘱	□ 自带药（必要时）		□ 镇痛 □ 消肿 □ 镇吐、保胃 □ 抗生素 □ 抗凝
重点医嘱	检查检验	□ 血常规（含 CRP＋IL-6） □ 尿常规 □ 粪常规 □ 凝血四项 □ 血清术前八项 □ 红细胞沉降率 □ 血型 □ 胸部正位 X 线片 □ 心电图检查（多导） □ 骨盆正位及髋关节正、侧位 X 线片 □ 肺功能（必要时） □ 超声心动图（必要时）		
	药物医嘱		□ 抗生素（视病情）	
	手术医嘱		□ 常规准备明日在神经阻滞麻醉/椎管内麻醉/全身麻醉下行截骨矫形术	
	处置医嘱	□ 静脉抽血	□ 备血 □ 备皮（＞30cm²）	□ 输血（视病情） □ 补液（视病情） □ 拔除导尿管（必要时）

注：重点医嘱下含"临时医嘱"行合并。

（续　表）

主要护理工作	健康宣教	□ 住院宣教（住院环境、规章制度） □ 进行护理安全指导 □ 进行等级护理、活动范围指导 □ 进行饮食指导 □ 进行关于疾病知识的宣教 □ 检查、检验项目的目的和意义	□ 术前宣教	□ 术后宣教 □ 术后心理疏导 □ 指导术后康复训练 □ 指导术后注意事项
	护理处置	□ 患者身份核对 □ 佩戴腕带 □ 建立住院病历，通知医师 □ 住院介绍：介绍责任护士，病区环境、设施、规章制度、基础护理服务项目 □ 询问病史，填写护理记录单首页 □ 观察病情 □ 监测基本生命体征 □ 抽血、留取标本 □ 心理与生活护理 □ 根据评估结果采取相应护理措施 □ 通知检查项目及检查注意事项	□ 术前患者准备（术前沐浴、更衣、备皮） □ 检查术前物品准备 □ 指导患者准备术后所需用品、贵重物品交由其家属保管 □ 指导患者进行肠道准备并检查准备效果 □ 告知入手术室前取下活动义齿 □ 监测基本生命体征 □ 备血、皮试	□ 晨起监测生命体征并记录 □ 确认无上呼吸道感染症状，确认无月经来潮 □ 与手术室护士交接病历、影像资料、术中带药等 □ 术前补液（必要时） □ 嘱患者入手术室前膀胱排空 □ 与手术室护士交接 □ 术后监测生命体征 □ 术后心电监护 □ 各类管道护理 □ 术后心理与生活护理
	风险评估	□ 一般评估：生命体征、神志、皮肤、药物过敏史等 □ 专科评估：生活自理能力、患肢屈曲、伸直功能，足背动脉搏动、皮肤温度、指（趾）端末梢感觉情况 □ 风险评估：评估有无跌倒、坠床、压疮风险 □ 心理评估 □ 营养评估 □ 疼痛评估 □ 康复评估	□ 评估患者心理状态	□ 评估意识情况 □ 评估切口疼痛情况 □ 评估术侧足背动脉搏动、肢体皮肤颜色、温度变化、肢体感觉运动情况，并采取相应护理措施 □ 风险评估：评估有无跌倒、坠床、压疮、导管滑脱、液体外渗的风险
	专科护理	□ 观察患肢情况 □ 指导功能锻炼 □ 指导助行器及双拐的使用方法 □ 指导患者戒烟（必要时）	□ 指导患者掌握床上翻身方法 □ 指导患者掌握床上排尿、排便（使用便器）方法	□ 与手术室护士共同评估皮肤、切口敷料、输液及引流情况 □ 指导患者进行股四头肌静止收缩及踝关节运动 □ 指导患者掌握床上排尿、排便（使用便器）方法

主要护理工作	饮食指导	☐ 根据医嘱通知配餐员准备膳食 ☐ 协助进餐	☐ 通知患者 22：00 时后禁食、禁水	☐ 禁食、禁水，口干时协助湿润口唇 ☐ 排气后指导患者间断、少量饮用温开水
	活动体位	☐ 根据护理等级指导活动		☐ 根据手术及麻醉方式安置合适体位，髋关节轻度屈曲，外展中立位 ☐ 指导患者掌握床上翻身方法
	洗浴要求	☐ 协助患者洗澡、更换病员服	☐ 协助患者晨、晚间护理	
病情变异记录		☐ 无　　☐ 有，原因： ☐ 患者　☐ 疾病　☐ 医疗 ☐ 护理　☐ 保障　☐ 管理	☐ 无　　☐ 有，原因： ☐ 患者　☐ 疾病　☐ 医疗 ☐ 护理　☐ 保障　☐ 管理	☐ 无　　☐ 有，原因： ☐ 患者　☐ 疾病　☐ 医疗 ☐ 护理　☐ 保障　☐ 管理
护士签名		白班　小夜班　大夜班	白班　小夜班　大夜班	白班　小夜班　大夜班
医师签名				

	时间	住院第 4 天（术后第 1 天）	住院第 5 天（术后第 2 天）	住院第 6 天（术后第 3 天）
主要诊疗工作	制度落实	☐ 手术医师查房 ☐ 专科医师会诊（必要时）		☐ 主诊医师查房
	病情评估			
	病历书写	☐ 术后首日病程记录	☐ 术后次日病程记录	☐ 术后 3 天病程记录
	知情同意			
	手术治疗			
	其他	☐ 根据引流量拔除引流管 ☐ 观察切口情况，是否存在渗出、红肿等情况 ☐ 观察体温、血压等 ☐ 复查血常规、CRP、IL-6、红细胞沉降率、生化	☐ 观察切口情况，是否存在渗出、红肿等情况 ☐ 复查骨盆正位和髋关节正、侧位 X 线片 ☐ 根据患者情况，如贫血严重及时输血，低蛋白、低钾血症及时补充蛋白、血钾 ☐ 开始主、被动功能康复练习	☐ 观察切口情况，是否存在渗出、红肿等情况 ☐ 复查血常规、CRP、IL-6、红细胞沉降率、生化（如贫血严重及时输血，低蛋白、低钾血症及时补充蛋白、血钾） ☐ 指导患者下床，进行主、被动功能康复练习和步行练习

（续　表）

重点医嘱	长期医嘱	护理医嘱	□ 骨科术后护理常规 □ 一级或二级护理	□ 骨科术后护理常规 □ 二级护理	
		处置医嘱	□ 抬高患肢 □ 使用抗血栓弹力带 □ 观察患肢感觉及血液循环 □ 更换切口引流袋并记录量		
		膳食医嘱	□ 饮食医嘱（普食/半流食/流食/糖尿病饮食/低盐、低脂饮食）		
		药物医嘱	□ 抗生素 □ 术后抗凝 □ 镇痛 □ 保胃	□ 抗生素 □ 术后抗凝	□ 抗生素 □ 术后抗凝
	临时医嘱	检查检验	□ 复查血常规、CRP、IL-6、红细胞沉降率、生化	□ 复查骨盆正位和髋关节关节正、侧位X线片	□ 复查血常规、CRP、IL-6、红细胞沉降率沉、生化
		药物医嘱	□ 镇吐 □ 补钾（必要时） □ 补白蛋白（必要时） □ 输血（必要时）	□ 镇痛（必要时） □ 补钾（必要时） □ 补白蛋白（必要时） □ 输血（必要时）	□ 镇痛（必要时） □ 补钾（必要时） □ 补白蛋白（必要时） □ 输血（必要时）
		手术医嘱			
		处置医嘱	□ 大换药（必要时） □ 拔除切口引流（必要时） □ 拔除导尿管（必要时）	□ 大换药（必要时） □ 功能锻炼	□ 大换药（必要时） □ 功能锻炼
主要护理工作		健康宣教	□ 告知护理风险 □ 进行压疮预防知识宣教	□ 压疮预防知识宣教 □ 跌倒预防知识宣教	
		护理处置	□ 按一级护理要求完成基础护理项目 □ 监测生命体征 □ 留取标本 □ 观察切口疼痛情况、检测镇痛泵运转情况 □ 观察静脉输液情况 □ 观察留置尿管引流情况 □ 妥善固定各类管道 □ 观察切口引流情况，并记录引流量及性状 □ 观察切口敷料，有渗出时报告医师处理 □ 术后心理与生活护理	□ 按护理等级完成基础护理项目 □ 监测生命体征 □ 观察切口疼痛情况、检测镇痛泵运转情况 □ 观察静脉输液情况 □ 妥善固定各类管道 □ 观察切口敷料，有渗出时报告医师处理观察患者情况 □ 提供基础护理服务 □ 术后心理与生活护理	□ 按护理等级完成基础护理项目 □ 根据排便情况采取通便措施 □ 留取标本 □ 观察切口敷料，有渗出时报告医师处理 □ 观察静脉输液情况，停用镇痛泵 □ 术后心理与生活护理

（续　表）

主要护理工作	护理评估	□ 评估患肢感觉、运动情况，有异常时立即报告医师处理 □ 评估压疮风险	□ 评估患肢感觉、运动情况，有异常时立即报告医师处理 □ 评估跌倒风险 □ 评估压疮风险	□ 评估患肢感觉、运动情况，有异常时立即报告医师处理 □ 评估跌倒风险 □ 评估压疮风险
	专科护理	□ 指导患者术后体位摆放及功能锻炼 □ 指导患者正确使用抗血栓压力带 □ 指导患者进行自主排尿训练 □ 指导患者进行股四头肌静止收缩及踝关节运动 □ 指导患者进行床上翻身 □ 指导患者卧床期间患肢保持外展中立位 □ 进行防压疮护理	□ 指导患者术后体位摆放及功能锻炼 □ 指导患者正确使用抗血栓压力带 □ 指导患者进行自主排尿训练 □ 指导患者进行股四头肌静止收缩及踝关节运动 □ 指导患者进行床上翻身 □ 防压疮护理 □ 指导患者正确使用助行器	□ 指导患者正确使用抗血栓压力带 □ 指导患者进行股四头肌静止收缩及踝关节运动 □ 使用床档，骨突出部位给予保护，摇高床头时不超过 40° □ 防跌倒护理 □ 防压疮护理
	饮食指导	□ 根据医嘱通知配餐员准备膳食 □ 协助进餐	□ 协助进餐	□ 协助进餐
	活动体位			
病情变异记录		□ 无　　□ 有,原因： □ 患者　□ 疾病　□ 医疗 □ 护理　□ 保障　□ 管理	□ 无　　□ 有,原因： □ 患者　□ 疾病　□ 医疗 □ 护理　□ 保障　□ 管理	□ 无　　□ 有,原因： □ 患者　□ 疾病　□ 医疗 □ 护理　□ 保障　□ 管理
护士签名		白班　小夜班　大夜班	白班　小夜班　大夜班	白班　小夜班　大夜班
医师签名				

	时间	住院第 7 天（术后第 4 天）	住院第 8 天（出院日）
主要诊疗工作	制度落实	□ 上级医师查房（主管医师每天查房） □ 专科医师会诊（必要时）	□ 上级医师查房（主管、主诊医师查房）进行手术及切口评估，确定有无手术并发症和切口愈合不良情况,明确是否出院
	病情评估		
	病历书写	□ 出院前 1 天有上级医师指示出院的病程记录	□ 出院当天病程记录（由上级医师指示出院） □ 出院后 24 小时内完成出院记录 □ 出院后 24 小时内完成病案首页 □ 开具出院介绍信 □ 开具诊断证明书

（续　表）

主要诊疗工作	知情同意		□ 向患者交代出院后的注意事项（复诊的时间、地点，发生紧急情况时处理方法等）
	手术治疗		
	其他	□ 观察切口情况，是否存在渗出、红肿等情况 □ 根据患者情况，如贫血严重及时输血，低蛋白、低钾血症及时补充蛋白、血钾 □ 继续主、被动功能康复练习	□ 复查血常规、CRP、IL-6、红细胞沉降率、生化 □ 出院带药 □ 嘱患者拆线换药（根据出院时间决定） □ 门诊复查 □ 如有不适，随时复诊
重点医嘱	长期医嘱	护理医嘱		
		处置医嘱		
		膳食医嘱		
		药物医嘱	□ 抗生素 □ 术后抗凝	
	临时医嘱	检查检验		□ 复查血常规、CRP、IL-6、红细胞沉降率、生化
		药物医嘱	□ 镇痛（必要时） □ 补钾（必要时） □ 补白蛋白（必要时） □ 输血（必要时）	
		手术医嘱		
		处置医嘱	□ 大换药（必要时） □ 功能锻炼	□ 大换药 □ 出院
主要护理工作	健康宣教			□ 告知患者必须在他人的协助下方可下床活动 □ 向患者讲解适当控制体重的意义 □ 向患者讲解人工全髋关节置换术后的注意事项
	护理处置		□ 按护理等级完成基础护理项目 □ 根据排便情况采取通便措施 □ 观察切口敷料，有渗出时报告医师处理 □ 术后心理与生活护理	□ 按护理等级完成基础护理项目 □ 观察切口敷料，有渗出时报告医师处理 □ 观察患者情况 □ 协助患者办理出院手续 □ 指导并监督患者活动 □ 整理床单位

主要护理工作	风险评估	□ 评估患肢感觉、运动情况,有异常时立即报告医师处理 □ 评估跌倒风险 □ 评估压疮风险	□ 评估患肢感觉、运动情况,有异常时立即报告医师处理 □ 评估跌倒风险 □ 评估压疮风险
	专科护理	□ 指导患者正确使用抗血栓压力带 □ 指导患者进行股四头肌静止收缩及踝关节运动 □ 指导患者卧床期间患肢保持外展中立位 □ 指导患者利用助行器下床活动 □ 防压疮护理 □ 防跌倒护理 □ 指导患者正确使用助行器 □ 告知患者必须在他人的协助下方可下床活动 □ 向患者强调人工全髋关节置换术后的禁忌动作,如跷二郎腿、盘腿、坐矮凳等	□ 指导患者利用助行器下床活动 □ 告知患者出院后注意事项并附书面出院指导
	饮食指导		
	活动体位		
病情变异记录		□ 无　　□ 有,原因: □ 患者　□ 疾病　□ 医疗 □ 护理　□ 保障　□ 管理	□ 无　　□ 有,原因: □ 患者　□ 疾病　□ 医疗 □ 护理　□ 保障　□ 管理
护士签名		白班　｜　小夜班　｜　大夜班	白班　｜　小夜班　｜　大夜班
医师签名			

第十七节　大骨节病性髋关节炎行双侧同期全髋关节置换术临床路径

一、大骨节病性髋关节炎行双侧同期全髋关节置换术临床路径标准住院流程

(一)适用对象

第一诊断为大骨节病性髋关节炎(ICD-10:M16.701 伴 M12.101)行双侧同期全髋关节置换术(ICD-9-CM-3:81.5104)的患者。

(二)诊断依据

根据《临床诊疗指南·骨科分册》(中华医学会编著,人民卫生出版社),《实用骨科学》(人民军医出版社,第 4 版,2012 年),《外科学》(临床医学专用)(人民卫生出版社,第 8 版,2013年)。

1. **病史**　有好发地区居住史,儿童时期起病,出现髋关节等多关节疼痛,进行性加重。

2. **体格检查**　有明确体征,手指短小粗大,足部扁平,髋关节活动时有摩擦感及疼痛。活动范围有不同程度地减小。

3. **辅助检查**　髋关节 X 线片破坏明显,大量骨质增生,并可有髋内翻畸形。

(三)治疗方案的选择及依据

根据《临床诊疗指南·骨科分册》(中华医学会编著,人民卫生出版社),《实用骨科学》(人民军医出版社,第 4 版,2012 年),《坎贝尔骨科手术学》(人民军医出版社,第 12 版,2013 年)。

1. 大骨节病诊断明确;髋关节受累,疼痛及功能受限,影响日常生活。

2. 无全身或局部的近期感染。

3. 无严重的合并症。

4. 术前生活质量及活动水平评估。

(四)标准住院天数

8 天。

(五)进入路径标准

1. 第一诊断必须符合大骨节病性髋关节炎(ICD-10:M16.701 伴 M12.101)。

2. 年龄:18—70 岁。

3. 行双侧人工全髋关节置换术。

4. 当患有其他疾病时,但在住院期间不需要特殊处理也不影响第一诊断的临床路径流程实施时,可以进入路径。

(六)术前准备

1. **术前评估**　术前完成术前病情评估,完成必要的检查,做出术前小结、术前讨论。

(1)必需的检查项目:①血常规、尿常规、粪常规。②生化。③红细胞沉降率、C 反应蛋白、白细胞介素-6。④凝血功能。⑤感染性疾病筛查(乙型肝炎、丙型肝炎、艾滋病、梅毒等)。⑥血型。⑦胸部正位 X 线片、心电图。⑧髋关节正、侧位及骨盆正位 X 线片。

(2)根据患者病情可选择:①超声心动图、血气分析和肺功能。②术前配血。③腰椎或颈椎正、侧位 X 线片和 MRI 检查(病史或体检提示有脊柱病变者)。④有相关疾病者及时请相关科室医师会诊。

(3)营养评估:根据《解放军总医院新住院患者营养风险筛查表(NRS-2002)》为新住院患者进行营养评估,评分≥3 分的患者给予处置,必要时申请营养科医师会诊。

(4)心理评估:根据新住院患者情况申请心理科医师会诊。

(5)疼痛评估:根据《VAS 评分》实施疼痛评估,评分>7 分的患者给予处置,必要时请疼痛科医师会诊。

(6)康复评估:根据《住院患者康复筛查和评估表》在新住院患者住院后 24 小时内进行康复筛查和评估。任何一项结果为"是",则申请康复科医师会诊。

（7）深静脉血栓栓塞症风险评估：根据专科《深静脉血栓栓塞症评估量表》在新住院患者住院后 24 小时内进行风险筛查和评估，风险结果为"高危"的，则申请血管外科或介入导管室医师会诊。

（8）髋关节功能评分：根据《Harris 髋关节评分表》在新住院患者住院后 24 小时内进行髋关节功能评分。

2. 术前准备

（1）术前谈话：术者应在术前 1 天与患者及其家属谈话，告知手术方案、相关风险、用血计划、术后转归、植入材料、手术费用和患者及其家属权益，并履行书面知情同意手续。告知高值耗材的使用及费用。

（2）术前用药：抗血小板药物负荷应用。

（3）通知手术室：准备手术间、手术药品、手术物品及特殊耗材。

（4）护士做心理护理、交代注意事项：防压疮、防跌倒、指导患者戒烟等，进行术后康复宣教。

（5）手术部位标识：术者、一助或经治医师在术前 1 天应对手术部位做体表标识，急诊手术由接诊医师或会诊外科医师标记，标记过程应有责任护士、患者及其家属共同参与，并记入手术安排表。

（6）术前 1 天麻醉医师访视：制订麻醉计划、完成评估、确定麻醉方式，并记入《麻醉术前访视记录》，告知患者及其家属麻醉适应证、麻醉目的、风险、可能出现的情况及其处理原则、替代方案等，签署《麻醉知情同意书》并归入病历。

（七）药品选择及使用时机

1. 抗生素　预防性抗生素选择第二代头孢、第三代头孢或万古霉素（青霉素、头孢过敏者；有感染诱因者）。

2. 使用时机　手术当日、术后预防性使用 5 天。

（八）手术日为住院第 3 天

1. 手术安全核对　患者入手术间后由手术医师、麻醉医师、巡回护士和患者本人共同核对患者身份、手术部位与标识、手术方式。手术医师、麻醉医师、巡回护士三方按《手术安全核对表》逐项核对，共同签名。

2. 麻醉方式　神经阻滞麻醉、椎管内麻醉或全身麻醉。

3. 手术方式　双侧人工全髋关节置换术。

4. 手术内置物　人工髋关节假体、骨水泥。

5. 输血　视术中出血情况而定。

6. 经治医师或手术医师　应即刻完成术后首次病程记录，观察术后患者病情变化。

（九）术后住院恢复 5 天

1. 必需的复查项目：血常规、红细胞沉降率、C 反应蛋白、白细胞介素-6、血生化（蛋白、肝功能、肾功能、电解质）。

2. 骨盆正位和双髋正、侧位 X 线片。

3. 必要时查血气分析、D-Dimer、双下肢深静脉彩超/CTPA。

4. 术后处理

（1）抗生素：预防性抗生素选择第二代头孢、第三代头孢或万古霉素（青霉素、头孢过敏者；

有感染诱因者)。

(2)术后预防静脉血栓栓塞症处理:肌内注射低分子肝素或口服利伐沙班。

(3)术后康复:术后即开始踝关节主动跖屈背伸锻炼、术后3天拔除引流管并行X线检查,然后开始主动和被动肌肉功能及活动度锻炼。

(4)术后镇痛:口服非甾体抗炎镇痛药、阿片类镇痛药,镇痛泵镇痛。

5. 术者在术后24小时内完成手术记录,特殊情况可由一助完成,术者签名确认并归入病历。

6. 上级医师在术后3天内至少查房1次,根据术中和术后情况修订术后治疗计划。

7. 麻醉医师术后3天内访视患者,如有特殊情况应详细记录,及时与手术医师或重症监护室医师沟通并迅速处理。

8. 术后护理

(1)按照护理等级进行日常护理,监测患者生命体征,观察引流管引流情况、切口敷料有无渗出。

(2)观察患肢疼痛情况,患肢感觉运动状况。

(3)指导患者术后体位摆放及功能锻炼:指导患者踝关节主动跖屈背伸主动和被动肌肉功能及活动度锻炼。指导患者双侧下肢外展中立位,避免髋关节过度屈曲,指导并帮助患者手扶拉环向健侧翻身、进行股四头肌静止收缩及踝关节屈伸运动。

(4)指导患者正确使用抗血栓压力带、掌握床上排便排尿(使用便器)方法、进行自主排尿训练、使用助行器下床训练,防跌倒、防压疮护理等。

(十)出院标准

1. 体温正常,常规检验指标无明显异常。

2. 切口愈合良好:引流管拔除,切口无感染征象(可以在门诊处理的切口)、无皮瓣坏死。

3. 髋关节功能改善。

4. 不需要住院处理的并发症和(或)合并症。

(十一)变异及原因分析

1. 内科合并症 患者常合并内科基础疾病,围术期需要详细检查内科情况并请相关科室会诊,术前准备时间需要延长,同时使用相关药物,将增加住院费用。

2. 围术期并发症 患者骨质条件、畸形类型、关节炎病变的严重程度有差异,有可能出现手术相关并发症,如骨折、韧带损伤、神经血管损伤、深静脉血栓形成、感染等。术后需要延长下床和康复时间,可能造成住院天数延长和费用增加。

3. 人工髋关节假体的选择 目前可供选择的人工髋关节假体较多,适用于不同类型的关节病损,可导致住院费用存在差异。

二、大骨节病性髋关节炎行双侧同期全髋关节置换术临床路径表单

适用对象	第一诊断为大骨节病性髋关节炎(ICD-10:M16.701 伴 M12.101) 行双侧同期全髋关节置换术(ICD-9-CM-3:81.5104)的患者	
患者基本信息	姓名:_____ 性别:____ 年龄:___ 门诊号:_____ 住院号:_____ 过敏史:_____ 住院日期:___年__月__日 出院日期:___年__月__日	住院天数:8 天

时间		住院第 1 天	住院第 2 天(术前日)	住院第 3 天(手术日)
主要诊疗工作	制度落实	□ 住院 2 小时内经治或值班医师完成接诊 □ 住院后 24 小时内主管医师完成检诊 □ 专科医师会诊(必要时)	□ 经治医师查房(早、晚) □ 主诊医师查房 □ 完成术前准备 □ 组织术前讨论 □ 手术部位标识	□ 手术安全核查
	病情评估	□ 经治医师询问病史及体格检查 □ 心理评估 □ 营养评估 □ 疼痛评估 □ 康复评估 □ 深静脉血栓栓塞症风险评估 □ 完成髋关节功能评分		
	病历书写	□ 住院 8 小时内完成首次病程记录 □ 住院 24 小时内完成住院记录	□ 完成主管医师查房记录 □ 完成主诊医师查房记录 □ 完成术前讨论、术前小结	□ 术者或一助术后 24 小时内完成手术记录(术者签名) □ 术后即刻完成术后首次病程记录
	知情同意	□ 病情告知 □ 患者及其家属签署授权委托书 □ 患者及其家属在住院记录单上签名	□ 术者术前谈话,告知患者及其家属病情和围术期注意事项,签署手术知情同意书、授权委托书、自费用品协议书(必要时)、军人目录外耗材审批单(必要时)、输血同意书等	□ 告知患者及其家属手术过程概况及术后注意事项
	手术治疗		□ 预约手术	□ 实施手术(手术安全核查记录、手术清点记录)
	其他	□ 及时通知上级医师检诊 □ 经治医师检查整理病历资料	□ 检查住院押金使用情况	□ 术后病情交接 □ 观察手术切口及周围情况

重点医嘱	**长期医嘱**	护理医嘱	□ 按骨科护理常规 □ 二级或三级护理		□ 按骨科术后护理常规 □ 一级护理
		处置医嘱			□ 持续心电、血压、呼吸、血氧饱和度监测 □ 留置导尿并记录量 □ 留置切口引流并记录量 □ 持续低流量吸氧
		膳食医嘱	□ 普食 □ 糖尿病饮食 □ 低盐、低脂饮食 □ 低盐、低脂糖尿病饮食	□ 禁食、禁水（22：00 时后）	
		药物医嘱	□ 自带药（必要时）		□ 镇痛 □ 消肿 □ 镇吐、保胃 □ 抗生素 □ 抗凝
	临时医嘱	检查检验	□ 血常规（含 CRP＋IL-6） □ 尿常规 □ 粪常规 □ 凝血四项 □ 血清术前八项 □ 红细胞沉降率 □ 血型 □ 胸部正位 X 线片 □ 心电图检查（多导） □ 骨盆正位及髋关节正、侧位 X 线片 □ 肺功能（必要时） □ 超声心动图（必要时）		
		药物医嘱		□ 抗生素（视病情）	
		手术医嘱		□ 常规准备明日在神经阻滞麻醉/椎管内麻醉/全身麻醉下行人工全髋关节置换术	
		处置医嘱	□ 静脉抽血	□ 备血 □ 备皮（＞30cm²）	□ 输血（视病情） □ 补液（视病情） □ 拔除导尿管（必要时）

（续　表）

主要护理工作	健康宣教	□ 住院宣教（住院环境、规章制度） □ 进行护理安全指导 □ 进行等级护理、活动范围指导 □ 进行饮食指导 □ 进行关于疾病知识的宣教 □ 检查、检验项目的目的和意义	□ 术前宣教	□ 术后宣教 □ 术后心理疏导 □ 指导术后康复训练 □ 指导术后注意事项
	护理处置	□ 患者身份核对 □ 佩戴腕带 □ 建立住院病历，通知医师 □ 住院介绍：介绍责任护士，病区环境、设施、规章制度、基础护理服务项目 □ 询问病史，填写护理记录单首页 □ 观察病情 □ 监测基本生命体征 □ 抽血、留取标本 □ 心理与生活护理 □ 根据评估结果采取相应护理措施 □ 通知检查项目及检查注意事项	□ 术前患者准备（术前沐浴、更衣、备皮） □ 检查术前物品准备 □ 指导患者准备术后所需用品，贵重物品交由其家属保管 □ 指导患者进行肠道准备并检查准备效果 □ 告知入手术室前取下活动义齿 □ 监测基本生命体征 □ 备血、皮试	□ 晨起监测生命体征并记录 □ 确认无上呼吸道感染症状，确认无月经来潮 □ 与手术室护士交接病历、影像资料、术中带药等 □ 术前补液（必要时） □ 嘱患者入手术室前膀胱排空 □ 与手术室护士交接 □ 术后检测生命体征 □ 术后心电监护 □ 各类管道护理 □ 术后心理与生活护理
	风险评估	□ 一般评估：生命体征、神志、皮肤、药物过敏史等 □ 专科评估：生活自理能力、患肢屈曲、伸直功能，足背动脉搏动、皮肤温度、指（趾）端末梢感觉情况 □ 风险评估：评估有无跌倒、坠床、压疮风险 □ 心理评估 □ 营养评估 □ 疼痛评估 □ 康复评估	□ 评估患者心理状态	□ 评估意识情况 □ 评估切口疼痛情况 □ 评估术侧足背动脉搏动、肢体皮肤颜色、温度变化、肢体感觉运动情况，并采取相应护理措施 □ 风险评估：评估有无跌倒、坠床、压疮、导管滑脱、液体外渗的风险
	专科护理	□ 观察患肢情况 □ 指导功能锻炼 □ 指导助行器及双拐的使用方法 □ 指导患者戒烟（必要时）	□ 指导患者掌握床上翻身方法 □ 指导患者掌握床上排尿、排便（使用便器）方法	□ 与手术室护士共同评估皮肤、切口敷料、输液及引流情况 □ 指导患者进行股四头肌静止收缩及踝关节运动 □ 指导患者掌握床上排尿、排便（使用便器）方法

（续　表）

主要护理工作	饮食指导	☐ 根据医嘱通知配餐员准备膳食 ☐ 协助进餐	☐ 通知患者 22：00 时后禁食、禁水	☐ 禁食、禁水，口干时协助湿润口唇 ☐ 排气后指导患者间断、少量饮用温开水
	活动体位	☐ 根据护理等级指导活动		☐ 根据手术及麻醉方式安置合适体位，髋关节轻度屈曲，外展中立位 ☐ 指导患者掌握床上翻身方法
	洗浴要求	☐ 协助患者洗澡、更换病员服	☐ 协助患者晨、晚间护理	
病情变异记录		☐ 无　　☐ 有，原因： ☐ 患者　☐ 疾病　☐ 医疗 ☐ 护理　☐ 保障　☐ 管理	☐ 无　　☐ 有，原因： ☐ 患者　☐ 疾病　☐ 医疗 ☐ 护理　☐ 保障　☐ 管理	☐ 无　　☐ 有，原因： ☐ 患者　☐ 疾病　☐ 医疗 ☐ 护理　☐ 保障　☐ 管理
护士签名		白班　　小夜班　　大夜班	白班　　小夜班　　大夜班	白班　　小夜班　　大夜班
医师签名				

时间		住院第 4 天（术后第 1 天）	住院第 5 天（术后第 2 天）	住院第 6 天（术后第 3 天）
主要诊疗工作	制度落实	☐ 手术医师查房 ☐ 专科医师会诊（必要时）		☐ 主诊医师查房
	病情评估			
	病历书写	☐ 术后首日病程记录	☐ 术后次日病程记录	☐ 术后 3 天病程记录
	知情同意			
	手术治疗			
	其他	☐ 根据引流量拔除引流管 ☐ 观察切口情况，是否存在渗出、红肿等情况 ☐ 观察体温、血压等 ☐ 复查血常规、CRP、IL-6、红细胞沉降率、生化	☐ 观察切口情况，是否存在渗出、红肿等情况 ☐ 复查骨盆正位和髋关节正、侧位 X 线片 ☐ 根据患者情况，如贫血严重及时输血，低蛋白、低钾血症及时补充蛋白、血钾 ☐ 开始主、被动功能康复练习	☐ 观察切口情况，是否存在渗出、红肿等情况 ☐ 复查血常规、CRP、IL-6、红细胞沉降率、生化（如贫血严重及时输血，低蛋白、低钾血症及时补充蛋白、血钾） ☐ 指导患者下床，进行主、被动功能康复练习和步行练习

（续 表）

重点医嘱	长期医嘱	护理医嘱	□ 骨科术后护理常规 □ 一级或二级护理	□ 骨科术后护理常规 □ 二级护理	
		处置医嘱	□ 抬高患肢 □ 使用抗血栓弹力带 □ 观察患肢感觉及血液循环 □ 更换切口引流袋并记录量		
		膳食医嘱	□ 饮食医嘱（普食/半流食/流食/糖尿病饮食/低盐、低脂饮食）		
		药物医嘱	□ 抗生素 □ 术后抗凝 □ 镇痛 □ 保胃	□ 抗生素 □ 术后抗凝	□ 抗生素 □ 术后抗凝
	临时医嘱	检查检验	□ 复查血常规、CRP、IL-6、红细胞沉降率、生化	□ 复查骨盆正位、髋关节关节正、侧位X线片	□ 复查血常规、CRP、IL-6、红细胞沉降率、生化
		药物医嘱	□ 镇吐 □ 补钾（必要时） □ 补白蛋白（必要时） □ 输血（必要时）	□ 镇痛（必要时） □ 补钾（必要时） □ 补白蛋白（必要时） □ 输血（必要时）	□ 镇痛（必要时） □ 补钾（必要时） □ 补白蛋白（必要时） □ 输血（必要时）
		手术医嘱			
		处置医嘱	□ 大换药（必要时） □ 拔除切口引流（必要时） □ 拔除导尿管（必要时）	□ 大换药（必要时） □ 功能锻炼	□ 大换药（必要时） □ 功能锻炼
主要护理工作		健康宣教	□ 告知护理风险 □ 进行压疮预防知识宣教	□ 压疮预防知识宣教 □ 跌倒预防知识宣教	
		护理处置	□ 按一级护理要求完成基础护理项目 □ 监测生命体征 □ 留取标本 □ 观察切口疼痛情况、检测镇痛泵运转情况 □ 观察静脉输液情况 □ 观察留置尿管引流情况 □ 妥善固定各类管道 □ 观察切口引流情况，并记录引流量及性状 □ 观察切口敷料，有渗出时报告医师处理 □ 术后心理与生活护理	□ 按护理等级完成基础护理项目 □ 监测生命体征 □ 观察切口疼痛情况、检测镇痛泵运转情况 □ 观察静脉输液情况 □ 妥善固定各类管道 □ 观察切口敷料，有渗出时报告医师处理，观察患者情况 □ 提供基础护理服务 □ 术后心理与生活护理	□ 按护理等级完成基础护理项目 □ 根据排便情况采取通便措施 □ 留取标本 □ 观察切口敷料，有渗出时报告医师处理 □ 观察静脉输液情况，停用镇痛泵 □ 术后心理与生活护理

（续　表）

主要护理工作	护理评估	□ 评估患肢感觉、运动情况,有异常时立即报告医师处理 □ 评估压疮风险	□ 评估患肢感觉、运动情况,有异常时立即报告医师处理 □ 评估跌倒风险 □ 评估压疮风险	□ 评估患肢感觉、运动情况,有异常时立即报告医师处理 □ 评估跌倒风险 □ 评估压疮风险
	专科护理	□ 指导患者术后体位摆放及功能锻炼 □ 指导患者正确使用抗血栓压力带 □ 指导患者进行自主排尿训练 □ 指导患者进行股四头肌静止收缩及踝关节运动 □ 指导患者进行床上翻身 □ 指导患者卧床期间患肢保持外展中立位 □ 进行防压疮护理	□ 指导患者术后体位摆放及功能锻炼 □ 指导患者正确使用抗血栓压力带 □ 指导患者进行自主排尿训练 □ 指导患者进行股四头肌静止收缩及踝关节运动 □ 指导患者进行床上翻身 □ 防压疮护理 □ 指导患者正确使用助行器	□ 指导患者正确使用抗血栓压力带 □ 指导患者进行股四头肌静止收缩及踝关节运动 □ 使用床档,骨突出部位给予保护,摇高床头时不超过40° □ 防跌倒护理 □ 防压疮护理
	饮食指导	□ 根据医嘱通知配餐员准备膳食 □ 协助进餐	□ 协助进餐	□ 协助进餐
	活动体位			
病情变异记录		□ 无　　□ 有,原因: □ 患者　□ 疾病　□ 医疗 □ 护理　□ 保障　□ 管理	□ 无　　□ 有,原因: □ 患者　□ 疾病　□ 医疗 □ 护理　□ 保障　□ 管理	□ 无　　□ 有,原因: □ 患者　□ 疾病　□ 医疗 □ 护理　□ 保障　□ 管理

护士签名	白班	小夜班	大夜班	白班	小夜班	大夜班	白班	小夜班	大夜班

医师签名									

时间		住院第7天(术后第4天)	住院第8天(出院日)
主要诊疗工作	制度落实	□ 上级医师查房(主管医师每天查房) □ 专科医师会诊(必要时)	□ 上级医师查房(主管、主诊医师查房)进行手术及切口评估,确定有无手术并发症和切口愈合不良情况,明确是否出院
	病情评估		
	病历书写	□ 出院前1天有上级医师指示出院的病程记录	□ 出院当天病程记录(由上级医师指示出院) □ 出院后24小时内完成出院记录 □ 出院后24小时内完成病案首页 □ 开具出院介绍信 □ 开具诊断证明书

主要诊疗工作	知情同意		□ 向患者交代出院后的注意事项（复诊的时间、地点，发生紧急情况时处理方法等）
	手术治疗		
	其他	□ 观察切口情况，是否存在渗出、红肿等情况 □ 根据患者情况，如贫血严重及时输血，低蛋白、低钾血症及时补充蛋白、血钾 □ 继续主、被动功能康复练习	□ 复查血常规、CRP、IL-6、红细胞沉降率、生化 □ 出院带药 □ 嘱患者拆线换药（根据出院时间决定） □ 门诊复查 □ 如有不适，随时复诊
重点医嘱	长期医嘱	护理医嘱	
		处置医嘱	
		膳食医嘱	
		药物医嘱	□ 抗生素 □ 术后抗凝
	临时医嘱	检查检验	□ 复查血常规、CRP、IL-6、红细胞沉降率、生化
		药物医嘱	□ 镇痛（必要时） □ 补钾（必要时） □ 补白蛋白（必要时） □ 输血（必要时）
		手术医嘱	
		处置医嘱	□ 大换药（必要时） □ 功能锻炼
主要护理工作	健康宣教		□ 告知患者必须在他人的协助下方可下床活动 □ 向患者讲解适当控制体重的意义 □ 向患者讲解人工全髋关节置换术后的注意事项
	护理处置		□ 按护理等级完成基础护理项目 □ 根据排便情况采取通便措施 □ 观察切口敷料，有渗出时报告医师处理 □ 术后心理与生活护理

（注：重点医嘱-临时医嘱-处置医嘱行右列：□ 大换药 □ 出院）

（注：主要护理工作-护理处置行右列：□ 按护理等级完成基础护理项目 □ 观察切口敷料，有渗出时报告医师处理 □ 观察患者情况 □ 协助患者办理出院手续 □ 指导并监督患者活动 □ 整理床单位）

主要护理工作	风险评估	□ 评估患肢感觉、运动情况,有异常时立即报告医师处理 □ 评估跌倒风险 □ 评估压疮风险	□ 评估患肢感觉、运动情况,有异常时立即报告医师处理 □ 评估跌倒风险 □ 评估压疮风险
	专科护理	□ 指导患者正确使用抗血栓压力带 □ 指导患者进行股四头肌静止收缩及踝关节运动 □ 指导患者卧床期间患肢保持外展中立位 □ 指导患者利用助行器下床活动 □ 防压疮护理 □ 防跌倒护理 □ 指导患者正确使用助行器 □ 告知患者必须在他人的协助下方可下床活动 □ 向患者强调人工全髋关节置换术后的禁忌动作,如跷二郎腿、盘腿、坐矮凳等	□ 指导患者利用助行器下床活动 □ 告知患者出院后注意事项并附书面出院指导
	饮食指导		
	活动体位		
病情变异记录		□ 无　　□ 有,原因: □ 患者　□ 疾病　□ 医疗 □ 护理　□ 保障　□ 管理	□ 无　　□ 有,原因: □ 患者　□ 疾病　□ 医疗 □ 护理　□ 保障　□ 管理
护士签名		白班　｜小夜班｜　大夜班	白班　｜小夜班｜　大夜班
医师签名			

第十八节　大骨节病性髋关节炎行单侧全髋关节置换术临床路径

一、大骨节病性髋关节炎行单侧全髋关节置换术临床路径标准住院流程

（一）适用对象

第一诊断为大骨节病性髋关节炎(ICD-10:M16.701 伴 M12.101),行单侧全髋关节置换术(ICD-9-CM-3:81.5104)的患者。

（二）诊断依据

根据《临床诊疗指南·骨科分册》（中华医学会编著，人民卫生出版社），《实用骨科学》（人民军医出版社，第 4 版，2012 年），《外科学》（临床医学专用）（人民卫生出版社，第 8 版，2013年）。

1. 病史　有好发地区居住史，儿童时期起病，出现髋关节等多关节疼痛，进行性加重。

2. 体格检查　有明确体征，手指短小粗大，足部扁平，髋关节活动时有摩擦感及疼痛。活动范围有不同程度地减小。

3. 辅助检查　髋关节 X 线片破坏明显，大量骨质增生，并可有髋内翻畸形。

（三）治疗方案的选择及依据

根据《临床诊疗指南·骨科分册》（中华医学会编著，人民卫生出版社），《实用骨科学》（人民军医出版社，第 4 版，2012 年），《坎贝尔骨科手术学》（人民军医出版社，第 12版，2013 年）。

1. 大骨节病诊断明确；髋关节受累，疼痛及功能受限，影响日常生活。

2. 无全身或局部的近期感染。

3. 无严重的合并症。

4. 术前生活质量及活动水平评估。

（四）标准住院天数

8 天。

（五）进入路径标准

1. 第一诊断必须符合大骨节病性髋关节炎（ICD-10：M16.701 伴 M12.101）。

2. 年龄：18—70 岁。

3. 行单侧人工全髋关节置换术。

4. 当患有其他疾病时，但在住院期间不需要特殊处理也不影响第一诊断的临床路径流程实施时，可以进入路径。

（六）术前准备

1. 术前评估　术前内完成术前病情评估，完成必要的检查，做出术前小结、术前讨论。

（1）必需的检查项目：①血常规、尿常规、粪常规。②生化。③红细胞沉降率、C 反应蛋白、白细胞介素-6。④凝血功能。⑤感染性疾病筛查（乙型肝炎、丙型肝炎、艾滋病、梅毒等）。⑥血型。⑦胸部正位 X 线片、心电图。⑧髋关节正、侧位及骨盆正位 X 线片。

（2）根据患者病情可选择：①超声心动图、血气分析和肺功能。②术前配血。③有相关疾病者及时请相关科室医师会诊。

（3）营养评估：根据《解放军总医院新住院患者营养风险筛查表（NRS-2002）》为新住院患者进行营养评估，评分≥3 分的患者给予处置，必要时申请营养科医师会诊。

（4）心理评估：根据新住院患者情况申请心理科医师会诊。

（5）疼痛评估：根据《VAS 评分》实施疼痛评估，评分＞7 分的给患者予处置，必要时请疼痛科医师会诊。

（6）康复评估：根据《住院患者康复筛查和评估表》在新住院患者住院后 24 小时内进行康复筛查和评估。任何一项结果为"是"，则申请康复科医师会诊。

（7）深静脉血栓栓塞症风险评估：根据专科《深静脉血栓栓塞症评估量表》在新住院患者住

院后 24 小时内进行风险筛查和评估,风险结果为"高危"的,则申请血管外科或介入导管室医师会诊。

(8)髋关节功能评分:根据《Harris 髋关节评分表》在新住院患者住院后 24 小时内进行髋关节功能评分。

2.术前准备

(1)术前谈话:术者应在术前 1 天与患者及其家属谈话,告知手术方案、相关风险、用血计划、术后转归、植入材料、手术费用和患者及其家属权益,并履行书面知情同意手续。告知高值耗材的使用及费用。

(2)术前用药:抗血小板药物负荷应用。

(3)通知手术室:准备手术间、手术药品、手术物品及特殊耗材。

(4)护士做心理护理、交代注意事项:防压疮、防跌倒、指导患者戒烟等,进行术后康复宣教。

(5)手术部位标识:术者、一助或经治医师在术前 1 天应对手术部位做体表标识,急诊手术由接诊医师或会诊外科医师标记,标记过程应有责任护士、患者及其家属共同参与,并记入手术安排表。

(6)术前 1 天麻醉医师访视:制订麻醉计划、完成评估、确定麻醉方式,并记入《麻醉术前访视记录》,告知患者及其家属麻醉适应证、麻醉目的、风险、可能出现的情况及其处理原则、替代方案等,签署《麻醉知情同意书》并归入病历。

(七)药品选择及使用时机

1.抗生素 预防性抗生素选择第二代头孢、第三代头孢或万古霉素(青霉素、头孢过敏者;有感染诱因者)。

2.使用时机 手术当日、术后预防性使用 5 天。

(八)手术日为住院第 3 天

1.手术安全核对 患者入手术间后由手术医师、麻醉医师、巡回护士和患者本人共同核对患者身份、手术部位与标识、手术方式。手术医师、麻醉医师、巡回护士三方按《手术安全核对表》逐项核对,共同签名。

2.麻醉方式 神经阻滞麻醉、椎管内麻醉或全身麻醉。

3.手术方式 单侧人工全髋关节置换术。

4.手术内置物 人工髋关节假体、骨水泥。

5.输血 视术中出血情况而定。

6.经治医师或手术医师 应即刻完成术后首次病程记录,观察术后患者病情变化。

(九)术后住院恢复 5 天

1.必需的复查项目:血常规、红细胞沉降率、C 反应蛋白、白细胞介素-6、血生化(蛋白、肝功能、肾功能、电解质)。

2.骨盆正位和双髋正、侧位 X 线片。

3.必要时查血气分析、D-Dimer、双下肢深静脉彩超/CTPA。

4.术后处理

(1)抗生素:预防性抗生素选择第二代头孢、第三代头孢或万古霉素(青霉素、头孢过敏者;有感染诱因者)。

(2)术后预防静脉血栓栓塞症处理:肌内注射低分子肝素或口服利伐沙班。

(3)术后康复:术后即开始踝关节主动跖屈背伸锻炼、术后 3 天拔除引流管并行 X 线检查,然后开始主动和被动肌肉功能及活动度锻炼。

(4)术后镇痛:口服非甾体抗炎镇痛药、阿片类镇痛药,镇痛泵。

5. 术者在术后 24 小时内完成手术记录,特殊情况可由一助完成,术者签名确认并归入病历。

6. 上级医师在术后 3 天内至少查房 1 次,根据术中和术后情况修订术后治疗计划。

7. 麻醉医师术后 3 天内访视患者,如有特殊情况应详细记录,及时与手术医师或重症监护室医师沟通并迅速处理。

8. 术后护理

(1)按照护理等级进行日常护理,监测患者生命体征,观察引流管引流情况、切口敷料有无渗出。

(2)观察患肢疼痛情况,患肢感觉运动状况。

(3)指导患者术后体位摆放及功能锻炼:指导患者踝关节主动跖屈背伸主动和被动肌肉功能及活动度锻炼。指导患者双侧下肢外展中立位,避免髋关节过度屈曲,指导并帮助患者手扶拉环向健侧翻身、进行股四头肌静止收缩及踝关节屈伸运动。

(4)指导患者正确使用抗血栓压力带、掌握床上排便排尿(使用便器)方法、进行自主排尿训练、使用助行器下床训练,防跌倒、防压疮护理等。

(十)出院标准

1. 体温正常,常规检验指标无明显异常。

2. 切口愈合良好:引流管拔除,切口无感染征象(可以在门诊处理的切口)、无皮瓣坏死。

3. 髋关节功能改善。

4. 不需要住院处理的并发症和(或)合并症。

(十一)变异及原因分析

1. **内科合并症**　患者常合并内科基础疾病,围术期需要详细检查内科情况并请相关科室会诊,术前准备时间需延长;同时使用相关药物,将增加住院费用。

2. **围术期并发症**　患者骨质条件、畸形类型、关节炎病变的严重程度有差异,有可能出现手术相关并发症,如骨折、韧带损伤、神经血管损伤、深静脉血栓形成、感染等。术后需要延长下床和康复时间,可能造成住院天数延长和费用增加。

3. **人工髋关节假体的选择**　目前可供选择的人工髋关节假体较多,适用于不同类型的关节病损,可导致住院费用存在差异。

二、大骨节病性髋关节炎行单侧全髋关节置换术临床路径表单

适用对象	第一诊断为大骨节病性髋关节炎(ICD-10:M16.701 伴 M12.101) 行单侧人工全髋关节置换术(ICD-9-CM-3:81.5104)的患者	
患者基本信息	姓名:_____ 性别:____ 年龄:____ 门诊号:_____ 住院号:_____ 过敏史:_____ 住院日期:____年__月__日 出院日期:____年__月__日	住院天数:8 天

	时间	住院第 1 天	住院第 2 天(术前日)	住院第 3 天(手术日)
主要诊疗工作	制度落实	□ 住院 2 小时内经治或值班医师完成接诊 □ 住院后 24 小时内主管医师完成检诊 □ 专科医师会诊(必要时)	□ 经治医师查房(早、晚) □ 主诊医师查房 □ 完成术前准备 □ 组织术前讨论 □ 手术部位标识	□ 手术安全核查
	病情评估	□ 经治医师询问病史及体格检查 □ 心理评估 □ 营养评估 □ 疼痛评估 □ 康复评估 □ 深静脉血栓栓塞症风险评估 □ 完成髋关节功能评分		
	病历书写	□ 住院 8 小时内完成首次病程记录 □ 住院 24 小时内完成住院记录	□ 完成主管医师查房记录 □ 完成主诊医师查房记录 □ 完成术前讨论、术前小结	□ 术者或一助术后 24 小时内完成手术记录(术者签名) □ 术后即刻完成术后首次病程记录
	知情同意	□ 病情告知 □ 患者及其家属签署授权委托书 □ 患者或家属在住院记录单上签名	□ 术者术前谈话,告知患者及其家属病情和围术期注意事项,签署手术知情同意书、授权委托书、自费用品协议书(必要时)、军人目录外耗材审批单(必要时)、输血同意书等	□ 告知患者及其家属手术过程概况及术后注意事项
	手术治疗		□ 预约手术	□ 实施手术(手术安全核查记录、手术清点记录)
	其他	□ 及时通知上级医师检诊 □ 经治医师检查整理病历资料	□ 检查住院押金使用情况	□ 术后病情交接 □ 观察手术切口及周围情况

（续　表）

		护理医嘱	□ 按骨科护理常规 □ 二级或三级护理		□ 按骨科术后护理常规 □ 一级护理
长期医嘱		处置医嘱			□ 持续心电、血压、呼吸、血氧饱和度监测 □ 留置导尿并记录量 □ 留置切口引流并记录量 □ 持续低流量吸氧
		膳食医嘱	□ 普食 □ 糖尿病饮食 □ 低盐、低脂饮食 □ 低盐、低脂糖尿病饮食	□ 禁食、禁水(22:00 时后)	
		药物医嘱	□ 自带药(必要时)		□ 镇痛 □ 消肿 □ 镇吐、保胃 □ 抗生素 □ 抗凝
重点医嘱	临时医嘱	检查检验	□ 血常规(含 CRP＋IL-6) □ 尿常规 □ 粪常规 □ 凝血四项 □ 血清术前八项 □ 红细胞沉降率 □ 血型 □ 胸部正位 X 线片 □ 心电图检查(多导) □ 骨盆正位及髋关节正、侧位 X 线片 □ 肺功能(必要时) □ 超声心动图(必要时)		
		药物医嘱		□ 抗生素(视病情)	
		手术医嘱		□ 常规准备明日在神经阻滞麻醉/椎管内麻醉/全身麻醉下行人工全髋关节置换术	
		处置医嘱	□ 静脉抽血	□ 备血 □ 备皮(>30cm²)	□ 输血(视病情) □ 补液(视病情) □ 拔除导尿管(必要时)

（续　表）

主要护理工作	健康宣教	□ 住院宣教（住院环境、规章制度） □ 进行护理安全指导 □ 进行等级护理、活动范围指导 □ 进行饮食指导 □ 进行关于疾病知识的宣教 □ 检查、检验项目的目的和意义	□ 术前宣教	□ 术后宣教 □ 术后心理疏导 □ 指导术后康复训练 □ 指导术后注意事项
	护理处置	□ 患者身份核对 □ 佩戴腕带 □ 建立住院病历，通知医师 □ 住院介绍：介绍责任护士，病区环境、设施、规章制度、基础护理服务项目 □ 询问病史，填写护理记录单首页 □ 观察病情 □ 监测基本生命体征 □ 抽血、留取标本 □ 心理与生活护理 □ 根据评估结果采取相应护理措施 □ 通知检查项目及检查注意事项	□ 术前患者准备（术前沐浴、更衣、备皮） □ 检查术前物品准备 □ 指导患者准备术后所需用品，贵重物品交由其家属保管 □ 指导患者进行肠道准备并检查准备效果 □ 告知入手术室前取下活动义齿 □ 监测基本生命体征 □ 备血、皮试	□ 晨起监测生命体征并记录 □ 确认无上呼吸道感染症状，确认无月经来潮 □ 与手术室护士交接病历、影像资料、术中带药等 □ 术前补液（必要时） □ 嘱患者入手术室前膀胱排空 □ 与手术室护士交接 □ 术后监测生命体征 □ 术后心电监护 □ 各类管道护理 □ 术后心理与生活护理
	风险评估	□ 一般评估：生命体征、神志、皮肤、药物过敏史等 □ 专科评估：生活自理能力、患肢屈曲、伸直功能、足背动脉搏动、皮肤温度、指（趾）端末梢感觉情况 □ 风险评估：评估有无跌倒、坠床、压疮风险 □ 心理评估 □ 营养评估 □ 疼痛评估 □ 康复评估	□ 评估患者心理状态	□ 评估意识情况 □ 评估切口疼痛情况 □ 评估术侧足背动脉搏动、肢体皮肤颜色、温度变化、肢体感觉运动情况，并采取相应护理措施 □ 风险评估：评估有无跌倒、坠床、压疮、导管滑脱、液体外渗的风险
	专科护理	□ 观察患肢情况 □ 指导功能锻炼 □ 指导助行器及双拐的使用方法 □ 指导患者戒烟（必要时）	□ 指导患者掌握床上翻身方法 □ 指导患者掌握床上排尿、排便（使用便器）方法	□ 与手术室护士共同评估皮肤、切口敷料、输液及引流情况 □ 指导患者进行股四头肌静止收缩及踝关节运动 □ 指导患者掌握床上排尿、排便（使用便器）方法

（续　表）

主要护理工作	饮食指导	□ 根据医嘱通知配餐员准备膳食 □ 协助进餐	□ 通知患者 22:00 时后禁食、禁水	□ 禁食、禁水,口干时协助湿润口唇 □ 排气后指导患者间断、少量饮用温开水
	活动体位	□ 根据护理等级指导活动		□ 根据手术及麻醉方式安置合适体位,髋关节轻度屈曲,外展中立位 □ 指导患者掌握床上翻身方法
	洗浴要求	□ 协助患者洗澡、更换病员服	□ 协助患者晨、晚间护理	
病情变异记录		□ 无　　□ 有,原因: □ 患者　□ 疾病　□ 医疗 □ 护理　□ 保障　□ 管理	□ 无　　□ 有,原因: □ 患者　□ 疾病　□ 医疗 □ 护理　□ 保障　□ 管理	□ 无　　□ 有,原因: □ 患者　□ 疾病　□ 医疗 □ 护理　□ 保障　□ 管理
护士签名		白班　小夜班　大夜班	白班　小夜班　大夜班	白班　小夜班　大夜班
医师签名				

时间		住院第 4 天(术后第 1 天)	住院第 5 天(术后第 2 天)	住院第 6 天(术后第 3 天)
主要诊疗工作	制度落实	□ 手术医师查房 □ 专科医师会诊(必要时)		□ 主诊医师查房
	病情评估			
	病历书写	□ 术后首日病程记录	□ 术后次日病程记录	□ 术后 3 天病程记录
	知情同意			
	手术治疗			
	其他	□ 根据引流量拔除引流管 □ 观察切口情况,是否存在渗出、红肿等情况 □ 观察体温、血压等 □ 复查血常规、CRP、IL-6、红细胞沉降率、生化	□ 观察切口情况,是否存在渗出、红肿等情况 □ 复查骨盆正位和髋关节正、侧位 X 线片 □ 根据患者情况,如贫血严重及时输血,低蛋白、低钾血症及时补充蛋白、血钾 □ 开始主、被动功能康复练习	□ 观察切口情况,是否存在渗出、红肿等情况 □ 复查血常规、CRP、IL-6、红细胞沉降率、生化(如贫血严重及时输血,低蛋白、低钾血症及时补充蛋白、血钾) □ 指导患者下床,进行主、被动功能康复练习和步行练习

（续　表）

项目		第一栏	第二栏	第三栏
重点医嘱	长期医嘱 护理医嘱	□ 骨科术后护理常规 □ 一级或二级护理	□ 骨科术后护理常规 □ 二级护理	
	处置医嘱	□ 抬高患肢 □ 使用抗血栓弹力带 □ 观察患肢感觉及血液循环 □ 更换切口引流袋并记录量		
	膳食医嘱	□ 饮食医嘱（普食/半流食/流食/糖尿病饮食/低盐、低脂饮食）		
	药物医嘱	□ 抗生素 □ 术后抗凝 □ 镇痛 □ 保胃	□ 抗生素 □ 术后抗凝	□ 抗生素 □ 术后抗凝
	临时医嘱 检查检验	□ 复查血常规、CRP、IL-6、红细胞沉降率、生化	□ 复查骨盆正位和髋关节关节正、侧位X线片	□ 复查血常规、CRP、IL-6、红细胞沉降率、生化
	药物医嘱	□ 镇吐 □ 补钾（必要时） □ 补白蛋白（必要时） □ 输血（必要时）	□ 镇痛（必要时） □ 补钾（必要时） □ 补白蛋白（必要时） □ 输血（必要时）	□ 镇痛（必要时） □ 补钾（必要时） □ 补白蛋白（必要时） □ 输血（必要时）
	手术医嘱			
	处置医嘱	□ 大换药（必要时） □ 拔除切口引流（必要时） □ 拔除导尿管（必要时）	□ 大换药（必要时） □ 功能锻炼	□ 大换药（必要时） □ 功能锻炼
主要护理工作	健康宣教	□ 告知护理风险 □ 进行压疮预防知识宣教	□ 压疮预防知识宣教 □ 跌倒预防知识宣教	
	护理处置	□ 按一级护理要求完成基础护理项目 □ 监测生命体征 □ 留取标本 □ 观察切口疼痛情况、检测镇痛泵运转情况 □ 观察静脉输液情况 □ 妥善固定各类管道 □ 观察切口引流情况，并记录引流量及性状 □ 观察切口敷料，有渗出时报告医师处理 □ 术后心理与生活护理	□ 按护理等级完成基础护理项目 □ 监测生命体征 □ 观察切口疼痛情况、检测镇痛泵运转情况 □ 观察静脉输液情况 □ 妥善固定各类管道 □ 观察切口敷料，有渗出时报告医师处理，观察患者情况 □ 提供基础护理服务 □ 术后心理与生活护理	□ 按护理等级完成基础护理项目 □ 根据排便情况采取通便措施 □ 留取标本 □ 观察切口敷料，有渗出时报告医师处理 □ 观察静脉输液情况，停用镇痛泵 □ 术后心理与生活护理

（续　表）

主要护理工作	护理评估	□ 评估患肢感觉、运动情况,有异常时立即报告医师处理 □ 评估压疮风险	□ 评估患肢感觉、运动情况,有异常时立即报告医师处理 □ 评估跌倒风险 □ 评估压疮风险	□ 评估患肢感觉、运动情况,有异常时立即报告医师处理 □ 评估跌倒风险 □ 评估压疮风险
	专科护理	□ 指导患者术后体位摆放及功能锻炼 □ 指导患者正确使用抗血栓压力带 □ 指导患者进行自主排尿训练 □ 指导患者进行股四头肌静止收缩及踝关节运动 □ 指导患者进行床上翻身 □ 指导患者卧床期间患肢保持外展中立位 □ 进行防压疮护理	□ 指导患者术后体位摆放及功能锻炼 □ 指导患者正确使用抗血栓压力带 □ 指导患者进行自主排尿训练 □ 指导患者进行股四头肌静止收缩及踝关节运动 □ 指导患者进行床上翻身 □ 防压疮护理 □ 指导患者正确使用助行器	□ 指导患者正确使用抗血栓压力带 □ 指导患者进行股四头肌静止收缩及踝关节运动 □ 使用床档,骨突出部位给予保护,摇高床头时不超过40° □ 防跌倒护理 □ 防压疮护理
	饮食指导	□ 根据医嘱通知配餐员准备膳食 □ 协助进餐	□ 协助进餐	□ 协助进餐
	活动体位			
病情变异记录		□ 无　　　□ 有,原因： □ 患者　□ 疾病　□ 医疗 □ 护理　□ 保障　□ 管理	□ 无　　　□ 有,原因： □ 患者　□ 疾病　□ 医疗 □ 护理　□ 保障　□ 管理	□ 无　　　□ 有,原因： □ 患者　□ 疾病　□ 医疗 □ 护理　□ 保障　□ 管理

护士签名	白班	小夜班	大夜班	白班	小夜班	大夜班	白班	小夜班	大夜班

医师签名	

	时间	住院第 7 天（术后第 4 天）	住院第 8 天（出院日）
主要诊疗工作	制度落实	□ 上级医师查房（主管医师每天查房） □ 专科医师会诊（必要时）	□ 上级医师查房（主管、主诊医师查房）进行手术及切口评估,确定有无手术并发症和切口愈合不良情况,明确是否出院
	病情评估		
	病历书写	□ 出院前 1 天有上级医师指示出院的病程记录	□ 出院当天病程记录（由上级医师指示出院） □ 出院后 24 小时内完成出院记录 □ 出院后 24 小时内完成病案首页 □ 开具出院介绍信 □ 开具诊断证明书

主要诊疗工作	知情同意		☐ 向患者交代出院后的注意事项（复诊的时间、地点,发生紧急情况时处理方法等）
	手术治疗		
	其他	☐ 观察切口情况,是否存在渗出、红肿等情况 ☐ 根据患者情况,如贫血严重及时输血,低蛋白、低钾血症及时补充蛋白、血钾 ☐ 继续主、被动功能康复练习	☐ 复查血常规、CRP、IL-6、红细胞沉降率、生化 ☐ 出院带药 ☐ 嘱患者拆线换药（根据出院时间决定） ☐ 门诊复查 ☐ 如有不适,随时复诊
重点医嘱	长期医嘱	护理医嘱		
		处置医嘱		
		膳食医嘱		
		药物医嘱	☐ 抗生素 ☐ 术后抗凝	
	临时医嘱	检查检验		☐ 复查血常规、CRP、IL-6、红细胞沉降率、生化
		药物医嘱	☐ 镇痛（必要时） ☐ 补钾（必要时） ☐ 补白蛋白（必要时） ☐ 输血（必要时）	
		手术医嘱		
		处置医嘱	☐ 大换药（必要时） ☐ 功能锻炼	☐ 大换药 ☐ 出院
主要护理工作	健康宣教			☐ 告知患者必须在他人的协助下方可下床活动 ☐ 向患者讲解适当控制体重的意义 ☐ 向患者讲解人工全髋关节置换术后的注意事项
	护理处置		☐ 按护理等级完成基础护理项目 ☐ 根据排便情况采取通便措施 ☐ 观察切口敷料,有渗出时报告医师处理 ☐ 术后心理与生活护理	☐ 按护理等级完成基础护理项目 ☐ 观察切口敷料,有渗出时报告医师处理 ☐ 观察患者情况 ☐ 协助患者办理出院手续 ☐ 指导并监督患者活动 ☐ 整理床单位

主要护理工作	风险评估	□ 评估患肢感觉、运动情况，有异常时立即报告医师处理 □ 评估跌倒风险 □ 评估压疮风险	□ 评估患肢感觉、运动情况，有异常时立即报告医师处理 □ 评估跌倒风险 □ 评估压疮风险
	专科护理	□ 指导患者正确使用抗血栓压力带 □ 指导患者进行股四头肌静止收缩及踝关节运动 □ 指导患者卧床期间患肢保持外展中立位 □ 指导患者利用助行器下床活动 □ 防压疮护理 □ 防跌倒护理 □ 指导患者正确使用助行器 □ 告知患者必须在他人的协助下方可下床活动 □ 向患者强调人工全髋关节置换术后的禁忌动作，如跷二郎腿、盘腿、坐矮凳等	□ 指导患者利用助行器下床活动 □ 告知患者出院后注意事项并附书面出院指导
	饮食指导		
	活动体位		
病情变异记录		□ 无　　□ 有，原因： □ 患者　□ 疾病　□ 医疗 □ 护理　□ 保障　□ 管理	□ 无　　□ 有，原因： □ 患者　□ 疾病　□ 医疗 □ 护理　□ 保障　□ 管理
护士签名		白班　　小夜班　　大夜班	白班　　小夜班　　大夜班
医师签名			

第十九节　扁平髋行全髋关节置换术临床路径

一、扁平髋行全髋关节置换术临床路径标准住院流程

（一）适用对象

第一诊断为扁平髋（ICD-10：M91.251）行全髋关节置换术（ICD-9-CM-3：81.5104）的患者。

（二）诊断依据

根据《临床诊疗指南·骨科分册》（中华医学会编著，人民卫生出版社），《实用骨科学》（人民军医出版社，第 4 版，2012 年），《外科学》（临床医学专用）（人民卫生出版社，第 8 版，2013 年）。

1. **病史** 有少儿各种因素引起的股骨头坏死病史。成年后再次出现髋关节疼痛不适,进行性加重。

2. **体格检查** 有明确体征,髋部和腹股沟内侧压痛,活动度不同程度低减小,"4"字试验阳性。

3. **辅助检查** 髋关节 X 线片显示股骨头异常增大,关节间隙变窄,可见骨质增生。

(三)治疗方案的选择及依据

根据《临床诊疗指南·骨科分册》(中华医学会编著,人民卫生出版社),《实用骨科学》(人民军医出版社,第 4 版,2012 年),《坎贝尔骨科手术学》(人民军医出版社,第 12版,2013 年)。

1. 扁平髋诊断明确,关节疼痛明显,功能受限,影响日常生活。

2. 无全身或局部的近期感染。

3. 无严重的合并症。

4. 术前生活质量及活动水平评估。

(四)标准住院天数

8 天。

(五)进入路径标准

1. 第一诊断必须符合扁平髋(ICD-10:M91.251)。

2. 年龄:18—70 岁。

3. 行全髋关节置换术。

4. 当患有其他疾病时,但在住院期间不需要特殊处理也不影响第一诊断的临床路径流程实施时,可以进入路径。

(六)术前准备 2 天

1. **术前评估** 术前完成术前病情评估,完成必要的检查,做出术前小结、术前讨论。

(1)必需的检查项目:①血常规、尿常规、粪常规。②生化。③红细胞沉降率、C 反应蛋白、白细胞介素-6。④凝血功能。⑤感染性疾病筛查(乙型肝炎、丙型肝炎、艾滋病、梅毒等)。⑥血型。⑦胸部正位 X 线片、心电图。⑧双侧髋关节正、侧位 X 线片。

(2)根据患者病情可选择:①超声心动图、血气分析和肺功能。②术前配血。③有相关疾病者及时请相关科室医师会诊。

(3)营养评估:根据《解放军总医院新住院患者营养风险筛查表(NRS-2002)》为新住院患者进行营养评估,评分≥3 分的患者给予处置,必要时申请营养科医师会诊。

(4)心理评估:根据新住院患者情况申请心理科医师会诊。

(5)疼痛评估:根据《VAS 评分》实施疼痛评估,评分>7 分的患者给予处置,必要时请疼痛科医师会诊。

(6)康复评估:根据《住院患者康复筛查和评估表》在新住院患者住院后 24 小时内进行康复筛查和评估。任何一项结果为"是",则申请康复科医师会诊。

(7)深静脉血栓栓塞症风险评估:根据专科《深静脉血栓栓塞症评估量表》在新住院患者住院后 24 小时内进行风险筛查和评估,风险结果为"高危"的,则申请血管外科或介入导管室医师会诊。

(8)髋关节功能评分:根据《Harris 髋关节评分表》在新住院患者住院后 24 小时内进行髋

关节功能评分。

2. 术前准备

(1)术前谈话:术者应在术前1天与患者及其家属谈话,告知手术方案、相关风险、用血计划、术后转归、植入材料、手术费用和患者及其家属权益,并履行书面知情同意手续。告知高值耗材的使用及费用。

(2)术前用药:抗血小板药物负荷应用。

(3)通知手术室:准备手术间、手术药品、手术物品及特殊耗材。

(4)护士做心理护理、交代注意事项:防压疮、防跌倒、指导患者戒烟等,进行术后康复宣教。

(5)手术部位标识:术者、一助或经治医师在术前1天应对手术部位做体表标识,急诊手术由接诊医师或会诊外科医师标记,标记过程应有责任护士、患者及其家属共同参与,并记入手术安排表。

(6)术前1天麻醉医师访视:制订麻醉计划、完成评估、确定麻醉方式,并记入《麻醉术前访视记录》,告知患者及其家属麻醉适应证、麻醉目的、风险、可能出现的情况及其处理原则、替代方案等,签署《麻醉知情同意书》并归入病历。

(七)药品选择及使用时机

1. 抗生素 预防性抗生素选择第二代头孢、第三代头孢或万古霉素(青霉素、头孢过敏者;有感染诱因者)。

2. 使用时机 手术当日、术后预防性使用5天。

(八)手术日为住院第3天

1. 手术安全核对 患者入手术间后由手术医师、麻醉医师、巡回护士和患者本人共同核对患者身份、手术部位与标识、手术方式。手术医师、麻醉医师、巡回护士三方按《手术安全核对表》逐项核对,共同签名。

2. 麻醉方式 神经阻滞麻醉、椎管内麻醉或全身麻醉。

3. 手术方式 全髋关节置换术。

4. 手术内置物 人工髋关节假体、骨水泥。

5. 输血 视术中出血情况而定。

6. 经治医师或手术医师 应即刻完成术后首次病程记录,观察术后患者病情变化。

(九)术后住院恢复5天

1. 必需的复查项目:血常规、红细胞沉降率、C反应蛋白、白细胞介素-6、血生化(蛋白、肝功能、肾功能、电解质)。

2. 双髋正、侧位X线片。

3. 必要时查血气分析、D-Dimer、双下肢深静脉彩超/CTPA。

4. 术后处理

(1)抗生素:预防性抗生素选择第二代头孢、第三代头孢或万古霉素(青霉素、头孢过敏者;有感染诱因者)。

(2)术后预防静脉血栓栓塞症处理:肌内注射低分子肝素或口服利伐沙班。

(3)术后康复:术后1天拔除引流管,术后第2天行髋关节正、侧位X线检查,然后开始主动和被动肌肉功能及活动度锻炼,并开始扶双拐下地行走,3~5天关节活动度应超过 100°。

(4)术后镇痛:口服非甾体抗炎镇痛药、阿片类镇痛药,镇痛泵。

5. 术者在术后 24 小时内完成手术记录,特殊情况可由一助完成,术者签名确认并归入病历。

6. 上级医师在术后 3 天内至少查房 1 次,根据术中和术后情况修订术后治疗计划。

7. 麻醉医师术后 3 天内访视患者,如有特殊情况应详细记录,及时与手术医师或重症监护室医师沟通并迅速处理。

8. 术后护理

(1)按照护理等级进行日常护理,监测患者生命体征,观察引流管引流情况、切口敷料有无渗出。

(2)观察患肢疼痛情况,患肢感觉运动状况。

(3)术后即开始踝关节主动跖屈背伸锻炼,拍片后开始主、被动肌肉功能及活动度锻炼。

(4)指导患者正确使用抗血栓压力带、掌握床上排便排尿(使用便器)方法、进行自主排尿训练、使用双拐下床训练、防跌倒、防压疮护理等。

(十)出院标准

1. 体温正常,常规化验指标无明显异常,红细胞沉降率、CRP 指标下降。

2. 切口愈合良好:引流管拔除,切口无感染征象(可以在门诊处理的切口)、无皮瓣坏死。

3. 髋关节功能改善。

4. 不需要住院处理的并发症和(或)合并症。

(十一)变异及原因分析

1. 内科合并症 晚期重度骨关节炎的患者常合并内科基础疾病,围术期需要详细检查内科情况并请相关科室会诊,术前准备时间需要延长,同时使用相关药物,将增加住院费用。

2. 围术期并发症 患者骨质条件、畸形类型、扁平髋病变的严重程度有差异,有可能出现手术相关并发症,如骨折、韧带损伤、神经血管损伤、深静脉血栓形成、感染等。术后需要延长下床和康复时间,可能造成住院天数延长和费用增加。

3. 人工髋关节假体的选择 目前可供选择的人工髋关节假体较多,适用于不同类型的关节病损,可导致住院费用存在差异。

二、扁平髋行全髋关节置换术临床路径医护表单

适用对象	第一诊断为扁平髋（ICD-10：M91.251） 行全髋关节置换术（ICD-9-CM-3：81.5104）的患者		
患者基本信息	姓名：_____ 性别：____ 年龄：____ 门诊号：_____ 住院号：_____ 过敏史：_____ 住院日期：____年__月__日 出院日期：____年__月__日		住院天数：8 天
时间	住院第 1 天	住院第 2 天（术前日）	住院第 3 天（手术日）

		住院第 1 天	住院第 2 天（术前日）	住院第 3 天（手术日）
主要诊疗工作	制度落实	□ 住院 2 小时内经治或值班医师完成接诊 □ 住院后 24 小时内主管医师完成检诊 □ 专科医师会诊（必要时）	□ 经治医师查房（早、晚） □ 主诊医师查房 □ 完成术前准备 □ 组织术前讨论 □ 手术部位标识	□ 手术安全核查
	病情评估	□ 经治医师询问病史及体格检查 □ 心理评估 □ 营养评估 □ 疼痛评估 □ 康复评估 □ 深静脉血栓栓塞症风险评估 □ 完成髋关节功能评分		
	病历书写	□ 住院 8 小时内完成首次病程记录 □ 住院 24 小时内完成住院记录	□ 完成主管医师查房记录 □ 完成主诊医师查房记录 □ 完成术前讨论、术前小结	□ 术者或第一助手术后 24 小时内完成手术记录（术者签名） □ 术后即刻完成术后首次病程记录
	知情同意	□ 病情告知 □ 患者及其家属签署授权委托书 □ 患者及其家属在住院记录单上签名	□ 术者术前谈话,告知患者及其家属病情和围术期注意事项,签署手术知情同意书、授权委托书、自费用品协议书（必要时）、军人目录外耗材审批单（必要时）、输血同意书等	□ 告知患者及其家属手术过程概况及术后注意事项
	手术治疗		□ 预约手术	□ 实施手术（手术安全核查记录、手术清点记录）
	其他	□ 及时通知上级医师检诊 □ 经治医师检查整理病历资料	□ 检查住院押金使用情况	□ 术后病情交接 □ 观察手术切口及周围情况

重点医嘱	长期医嘱	护理医嘱	□ 按骨科护理常规 □ 二级或三级护理		□ 按骨科术后护理常规 □ 一级护理
		处置医嘱			□ 持续心电、血压、呼吸、血氧饱和度监测 □ 留置导尿并记录量 □ 留置切口引流并记录量 □ 持续低流量吸氧
		膳食医嘱	□ 普食 □ 糖尿病饮食 □ 低盐、低脂饮食 □ 低盐、低脂糖尿病饮食	□ 禁食、禁水（22：00 时后）	
		药物医嘱	□ 自带药（必要时）		□ 镇痛 □ 消肿 □ 镇吐、保胃 □ 抗生素 □ 抗凝
	临时医嘱	检查检验	□ 血常规（含 CRP＋IL-6） □ 尿常规 □ 粪常规 □ 凝血四项 □ 血清术前八项 □ 红细胞沉降率 □ 血型 □ 胸部正位 X 线片 □ 心电图检查（多导） □ 双髋负重正、侧位 X 线片 □ 肺功能（必要时） □ 超声心动图（必要时）		
		药物医嘱		□ 抗生素（视病情）	
		手术医嘱		□ 常规准备明日在神经阻滞麻醉/椎管内麻醉/全身麻醉下行人工全髋关节置换术	
		处置医嘱	□ 静脉抽血	□ 备血 □ 备皮（>30cm²）	□ 输血（视病情） □ 补液（视病情） □ 拔除导尿管（必要时）

（续　表）

		□ 住院宣教（住院环境、规章制度） □ 进行护理安全指导 □ 进行等级护理、活动范围指导 □ 进行饮食指导 □ 进行关于疾病知识的宣教 □ 检查、检验项目的目的和意义	□ 术前宣教	□ 术后宣教 □ 术后心理疏导 □ 指导术后康复训练 □ 指导术后注意事项
主要护理工作	健康宣教			
	护理处置	□ 患者身份核对 □ 佩戴腕带 □ 建立住院病历，通知医师 □ 住院介绍：介绍责任护士,病区环境、设施、规章制度、基础护理服务项目 □ 询问病史,填写护理记录单首页 □ 观察病情 □ 监测基本生命体征 □ 抽血、留取标本 □ 心理与生活护理 □ 根据评估结果采取相应护理措施 □ 通知检查项目及检查注意事项	□ 术前患者准备（术前沐浴、更衣、备皮） □ 检查术前物品准备 □ 指导患者准备术后所需用品,贵重物品交由其家属保管 □ 指导患者进行肠道准备并检查准备效果 □ 告知入手术室前取下活动义齿 □ 监测基本生命体征 □ 备血、皮试	□ 晨起监测生命体征并记录 □ 确认无上呼吸道感染症状,确认无月经来潮 □ 与手术室护士交接病历、影像资料、术中带药等 □ 术前补液（必要时） □ 嘱患者入手术室前膀胱排空 □ 与手术室护士交接 □ 术后监测生命体征 □ 术后心电监护 □ 各类管道护理 □ 术后心理与生活护理
	风险评估	□ 一般评估：生命体征、神志、皮肤、药物过敏史等 □ 专科评估：生活自理能力、患肢屈曲、伸直功能,足背动脉搏动、皮肤温度、指（趾）端末梢感觉情况 □ 心理评估 □ 营养评估 □ 疼痛评估 □ 康复评估	□ 评估患者心理状态	□ 评估意识情况 □ 评估切口疼痛情况 □ 评估术侧足背动脉搏动、肢体皮肤颜色、温度变化、肢体感觉运动情况,并采取相应护理措施 □ 风险评估：评估有无跌倒、坠床、压疮、导管滑脱、液体外渗的风险
	专科护理	□ 观察患肢情况 □ 指导功能锻炼 □ 指导助行器及双拐的使用方法 □ 指导患者戒烟（必要时）	□ 指导患者掌握床上翻身方法 □ 指导患者掌握床上排尿、排便（使用便器）方法	□ 与手术室护士共同评估皮肤、切口敷料、输液及引流情况 □ 指导患者进行股四头肌静止收缩及踝关节运动 □ 指导患者进行床上引体向上运动 □ 指导患者卧床期间患肢保持外展中立位进行压疮预防知识宣教

（续　表）

主要护理工作	饮食指导	☐ 根据医嘱通知配餐员准备膳食 ☐ 协助进餐	☐ 通知患者 22:00 时后禁食、禁水	☐ 禁食、禁水，口干时协助湿润口唇 ☐ 排气后指导患者间断、少量饮用温开水
	活动体位	☐ 根据护理等级指导活动		☐ 根据手术及麻醉方式安置合适体位，术肢保持过伸位 ☐ 指导患者掌握床上翻身方法
	洗浴要求	☐ 协助患者洗澡、更换病员服	☐ 协助患者晨、晚间护理	
病情变异记录		☐ 无　☐ 有，原因： ☐ 患者　☐ 疾病　☐ 医疗 ☐ 护理　☐ 保障　☐ 管理	☐ 无　☐ 有，原因： ☐ 患者　☐ 疾病　☐ 医疗 ☐ 护理　☐ 保障　☐ 管理	☐ 无　☐ 有，原因： ☐ 患者　☐ 疾病　☐ 医疗 ☐ 护理　☐ 保障　☐ 管理
护士签名		白班　　小夜班　　大夜班	白班　　小夜班　　大夜班	白班　　小夜班　　大夜班
医师签名				

	时间	住院第 4 天（术后第 1 天）	住院第 5 天（术后第 2 天）	住院第 6 天（术后第 3 天）
主要诊疗工作	制度落实	☐ 手术医师查房 ☐ 专科医师会诊（必要时）		☐ 主诊医师查房
	病情评估			
	病历书写	☐ 术后首日病程记录	☐ 术后次日病程记录	☐ 术后 3 天病程记录
	知情同意			
	手术治疗			
	其他	☐ 根据引流量拔除引流管 ☐ 观察切口情况，是否存在渗出、红肿等情况 ☐ 观察体温、血压等 ☐ 复查血常规、CRP、IL-6、红细胞沉降率、生化	☐ 观察切口情况，是否存在渗出、红肿等情况 ☐ 复查双髋正、侧位 X 线片 ☐ 根据患者情况，如贫血严重及时输血，低蛋白、低钾血症及时补充蛋白、血钾 ☐ 开始主、被动功能康复练习	☐ 观察切口情况，是否存在渗出、红肿等情况 ☐ 复查血常规、CRP、IL-6、红细胞沉降率、生化（如贫血严重及时输血，低蛋白、低钾血症及时补充蛋白、血钾） ☐ 指导患者下床，进行主、被动功能康复练习和步行练习

重点医嘱	长期医嘱	护理医嘱	□ 骨科术后护理常规 □ 一级或二级护理	□ 骨科术后护理常规 □ 二级护理	
		处置医嘱	□ 抬高患肢 □ 使用抗血栓弹力带 □ 观察患肢感觉及血液循环 □ 更换切口引流袋并记录量		
		膳食医嘱	□ 饮食医嘱（普食/半流食/流食/糖尿病饮食/低盐、低脂饮食）		
		药物医嘱	□ 抗生素 □ 术后抗凝 □ 镇痛 □ 保胃	□ 抗生素 □ 术后抗凝	□ 抗生素 □ 术后抗凝
	临时医嘱	检查检验	□ 复查血常规、CRP、IL-6、红细胞沉降率、生化	□ 复查髋关节正、侧位 X 线片	□ 复查血常规、CRP、IL-6、红细胞沉降率、生化
		药物医嘱	□ 镇吐 □ 补钾（必要时） □ 补白蛋白（必要时） □ 输血（必要时）	□ 镇痛（必要时） □ 补钾（必要时） □ 补白蛋白（必要时） □ 输血（必要时）	□ 镇痛（必要时） □ 补钾（必要时） □ 补白蛋白（必要时） □ 输血（必要时）
		手术医嘱			
		处置医嘱	□ 大换药（必要时） □ 拔除切口引流（必要时） □ 拔除导尿管（必要时）	□ 大换药（必要时） □ 功能锻炼	□ 大换药（必要时） □ 功能锻炼
主要护理工作		健康宣教	□ 告知护理风险 □ 进行压疮预防知识宣教	□ 压疮预防知识宣教 □ 跌倒预防知识宣教	
		护理处置	□ 按一级护理要求完成基础护理项目 □ 监测生命体征 □ 留取标本 □ 观察切口疼痛情况、检测镇痛泵运转情况 □ 观察静脉输液情况 □ 观察留置尿管引流情况 □ 妥善固定各类管道 □ 观察切口引流情况，并记录引流量及性状 □ 观察切口敷料，有渗出时报告医师处理 □ 术后心理与生活护理	□ 按护理等级完成基础护理项目 □ 监测生命体征 □ 观察切口疼痛情况、检测镇痛泵运转情况 □ 观察静脉输液情况 □ 妥善固定各类管道 □ 观察切口敷料，有渗出时报告医师处理观察患者情况 □ 提供基础护理服务 □ 术后心理与生活护理	□ 按护理等级完成基础护理项目 □ 根据排便情况采取通便措施 □ 留取标本 □ 观察切口敷料，有渗出时报告医师处理 □ 观察静脉输液情况，停用镇痛泵 □ 术后心理与生活护理

（续　表）

主要护理工作	护理评估	☐ 评估患肢感觉、运动情况，有异常时立即报告医师处理 ☐ 评估压疮风险	☐ 评估患肢感觉、运动情况，有异常时立即报告医师处理 ☐ 评估跌倒风险 ☐ 评估压疮风险	☐ 评估患肢感觉、运动情况，有异常时立即报告医师处理 ☐ 评估跌倒风险 ☐ 评估压疮风险
	专科护理	☐ 指导患者术后体位摆放及功能锻炼 ☐ 指导患者正确使用抗血栓压力带 ☐ 指导患者进行自主排尿训练 ☐ 指导患者进行股四头肌静止收缩及踝关节运动 ☐ 指导患者进行床上翻身 ☐ 指导患者卧床期间患肢保持过伸位 ☐ 进行防压疮护理	☐ 指导患者术后体位摆放及功能锻炼 ☐ 指导患者正确使用抗血栓压力带 ☐ 指导患者进行自主排尿训练 ☐ 指导患者进行股四头肌静止收缩及踝关节运动 ☐ 指导患者进行床上翻身 ☐ 指导患者卧床期间患肢保持过伸位 ☐ 防压疮护理 ☐ 指导患者正确使用助行器	☐ 指导患者正确使用抗血栓压力带 ☐ 指导患者进行股四头肌静止收缩及踝关节运动 ☐ 指导患者利用助行器下床活动 ☐ 防压疮护理 ☐ 防跌倒护理
	饮食指导	☐ 根据医嘱通知配餐员准备膳食 ☐ 协助进餐	☐ 协助进餐	☐ 协助进餐
	活动体位			
病情变异记录		☐ 无　　☐ 有，原因： ☐ 患者　☐ 疾病　☐ 医疗 ☐ 护理　☐ 保障　☐ 管理	☐ 无　　☐ 有，原因： ☐ 患者　☐ 疾病　☐ 医疗 ☐ 护理　☐ 保障　☐ 管理	☐ 无　　☐ 有，原因： ☐ 患者　☐ 疾病　☐ 医疗 ☐ 护理　☐ 保障　☐ 管理

护士签名	白班	小夜班	大夜班	白班	小夜班	大夜班	白班	小夜班	大夜班

医师签名			

时间		住院第7天（术后第4天）	住院第8天（出院日）
主要诊疗工作	制度落实	☐ 上级医师查房（主管医师每天查房） ☐ 专科医师会诊（必要时）	☐ 上级医师查房（主管、主诊医师查房）进行手术及切口评估，确定有无手术并发症和切口愈合不良情况，明确是否出院
	病情评估		
	病历书写	☐ 出院前1天有上级医师指示出院的病程记录	☐ 出院当天病程记录（由上级医师指示出院） ☐ 出院后24小时内完成出院记录 ☐ 出院后24小时内完成病案首页 ☐ 开具出院介绍信 ☐ 开具诊断证明书

主要诊疗工作	知情同意		□ 向患者交代出院后的注意事项（复诊的时间、地点，发生紧急情况时处理方法等）
	手术治疗		
	其他	□ 观察切口情况，是否存在渗出、红肿等情况 □ 根据患者情况，如贫血严重及时输血，低蛋白、低钾血症及时补充蛋白、血钾 □ 继续主、被动功能康复练习和步行练习	□ 复查血常规、CRP、IL-6、红细胞沉降率、生化 □ 出院带药 □ 嘱患者拆线换药（根据出院时间决定） □ 门诊复查 □ 如有不适，随时复诊
重点医嘱	长期医嘱 护理医嘱		
	长期医嘱 处置医嘱		
	长期医嘱 膳食医嘱		
	长期医嘱 药物医嘱	□ 抗生素 □ 术后抗凝	
	临时医嘱 检查检验		□ 复查血常规、CRP、IL-6、红细胞沉降率、生化
	临时医嘱 药物医嘱	□ 镇痛（必要时） □ 补钾（必要时） □ 补白蛋白（必要时） □ 输血（必要时）	
	临时医嘱 手术医嘱		
	临时医嘱 处置医嘱	□ 大换药（必要时） □ 功能锻炼	□ 大换药 □ 出院
主要护理工作	健康宣教		□ 告知患者必须在他人的协助下方可下床活动 □ 向患者讲解适当控制体重的意义 □ 向患者讲解人工全髋关节置换术后的注意事项
	护理处置	□ 按护理等级完成基础护理项目 □ 根据排便情况采取通便措施 □ 观察切口敷料，有渗出时报告医师处理 □ 术后心理与生活护理	□ 按护理等级完成基础护理项目 □ 观察切口敷料，有渗出时报告医师处理 □ 观察患者情况 □ 协助患者办理出院手续 □ 指导并监督患者活动 □ 整理床单位

（续　表）

主要护理工作	风险评估	☐ 评估患肢感觉、运动情况，有异常时立即报告医师处理 ☐ 评估跌倒风险 ☐ 评估压疮风险	☐ 评估患肢感觉、运动情况，有异常时立即报告医师处理 ☐ 评估跌倒风险 ☐ 评估压疮风险
	专科护理	☐ 指导患者正确使用抗血栓压力带 ☐ 指导患者进行髋关节屈、伸运动 ☐ 指导患者进行股四头肌静止收缩及踝关节运动 ☐ 指导患者进行床上引体向上运动 ☐ 指导患者利用双拐下床活动 ☐ 防压疮护理 ☐ 防跌倒护理 ☐ 指导患者	☐ 根据护理等级指导活动 ☐ 告知患者必须在他人的协助下方可下床活动 ☐ 向患者强调人工全髋关节置换术后的禁忌动作，如跷二郎腿、盘腿、坐矮凳等 ☐ 告知患者出院后注意事项并附书面出院指导
	饮食指导		
	活动体位		
病情变异记录		☐ 无　　☐ 有，原因： ☐ 患者　☐ 疾病　☐ 医疗 ☐ 护理　☐ 保障　☐ 管理	☐ 无　　☐ 有，原因： ☐ 患者　☐ 疾病　☐ 医疗 ☐ 护理　☐ 保障　☐ 管理
护士签名		白班　｜小夜班｜　大夜班	白班　｜小夜班｜　大夜班
医师签名			

第二十节　人工髋关节置换术后假体无菌性松动行人工髋关节翻修术临床路径

一、人工髋关节置换术后假体无菌性松动行人工髋关节翻修术临床路径标准住院流程

(一)适用对象

第一诊断为人工髋关节置换术后假体无菌性松动（ICD-10：T84.006）行人工髋关节翻修术（ICD-9-CM-3：81.5302）的患者。

(二)诊断依据

根据《临床诊疗指南·骨科分册》（中华医学会编著，人民卫生出版社），《实用骨科学》（人

民军医出版社,第4版,2012年),《外科学》(临床医学专用)(人民卫生出版社,第8版,2013年)。

1. 病史:有人工全髋关节置换手术史。

2. 有人工关节假体松动的依据:活动后关节疼痛,假体周围透光线、假体移位。

3. 除外人工关节假体感染性松动。

(三)治疗方案的选择及依据

根据《临床诊疗指南·骨科分册》(中华医学会编著,人民卫生出版社),《实用骨科学》(人民军医出版社,第4版,2012年),《坎贝尔骨科手术学》(人民军医出版社,第12版,2013年)。

1. 人工关节置换术后假体松动诊断明确。

2. 无全身或局部的近期感染。

3. 无严重的合并症。

(四)标准住院天数

8天。

(五)进入路径标准

1. 第一诊断必须符合人工关节置换术后无菌性松动(ICD-10:T84.006)。

2. 年龄:18－70岁。

3. 当患有其他疾病时,但在住院期间不需要特殊处理也不影响第一诊断的临床路径流程实施时,可以进入路径。

(六)术前准备2天

1. 术前评估　术前完成术前病情评估,完成必要的检查,做出术前小结、术前讨论。

(1)必需的检查项目:①血常规、尿常规、粪常规。②生化。③红细胞沉降率、C反应蛋白、白细胞介素-6。④凝血功能。⑤感染性疾病筛查(乙型肝炎、丙型肝炎、艾滋病、梅毒等)。⑥血型。⑦胸部正位X线片、心电图。⑧双侧髋关节正、侧位X线片。

(2)根据患者病情可选择:①超声心动图、血气分析和肺功能。②术前配血。③有相关疾病者及时请相关科室医师会诊。

(3)营养评估:根据《解放军总医院新住院患者营养风险筛查表(NRS-2002)》为新住院患者进行营养评估,评分≥3分的患者给予处置,必要时申请营养科医师会诊。

(4)心理评估:根据新住院患者情况申请心理科医师会诊。

(5)疼痛评估:根据《VAS评分》实施疼痛评估,评分＞7分的患者给予处置,必要时请疼痛科医师会诊。

(6)康复评估:根据《住院患者康复筛查和评估表》在新住院患者住院后24小时内进行康复筛查和评估。任何一项结果为"是",则申请康复科医师会诊。

(7)深静脉血栓栓塞症风险评估:根据专科《深静脉血栓栓塞评估量表》在新住院患者住院后24小时内进行风险筛查和评估,风险结果为"高危"的,则申请血管外科或介入导管室医师会诊。

(8)髋关节功能评分:根据《Harris髋关节评分表》在新住院患者住院后24小时内进行髋关节功能评分。

2. 术前准备

（1）术前谈话：术者应在术前1天与患者及其家属谈话，告知手术方案、相关风险、用血计划、术后转归、植入材料、手术费用和患者及其家属权益，并履行书面知情同意手续。告知高值耗材的使用及费用。

（2）术前用药：抗血小板药物负荷应用。

（3）通知手术室：准备手术间、手术药品、手术物品及特殊耗材。

（4）护士做心理护理、交代注意事项：防压疮、防跌倒、指导患者戒烟等，进行术后康复宣教。

（5）手术部位标识：术者、一助或经治医师在术前1天应对手术部位做体表标识，急诊手术由接诊医师或会诊外科医师标记，标记过程应有责任护士、患者及其家属共同参与，并记入手术安排表。

（6）术前1天麻醉医师访视：制订麻醉计划、完成评估、确定麻醉方式，并记入《麻醉术前访视记录》，告知患者及其家属麻醉适应证、麻醉目的、风险、可能出现的情况及其处理原则、替代方案等，签署《麻醉知情同意书》并归入病历。

（七）药品选择及使用时机

1. **抗生素**　预防性抗生素选择第二代头孢、第三代头孢或万古霉素（青霉素、头孢过敏者；有感染诱因者）。

2. **使用时机**　手术当日、术后预防性使用5天。

（八）手术日为住院第3天

1. **手术安全核对**　患者入手术间后由手术医师、麻醉医师、巡回护士和患者本人共同核对患者身份、手术部位与标识、手术方式。手术医师、麻醉医师、巡回护士三方按《手术安全核对表》逐项核对，共同签名。

2. **麻醉方式**　神经阻滞麻醉、椎管内麻醉或全身麻醉。

3. **手术方式**　人工髋关节翻修术。

4. **手术内置物**　人工髋关节假体、骨水泥。

5. **输血**　视术中出血情况而定。

6. **经治医师或手术医师**　应即刻完成术后首次病程记录，观察术后患者病情变化。

（九）术后住院恢复5天

1. 必需的复查项目：血常规、红细胞沉降率、C反应蛋白、白细胞介素-6、血生化（蛋白、肝功能、肾功能、电解质）。

2. 双髋正、侧位X线片。

3. 必要时查血气分析、D-Dimer、双下肢深静脉彩超/CTPA。

4. 术后处理

（1）抗生素：预防性抗生素选择第二代头孢、第三代头孢或万古霉素（青霉素、头孢过敏者；有感染诱因者）。

（2）术后预防静脉血栓栓塞症处理：肌内注射低分子肝素或口服利伐沙班。

（3）术后康复：术后即开始踝关节主动跖屈背伸锻炼、术后3天拔除引流管并行X线检查，然后主动和被动肌肉功能及活动度锻炼。

(4)术后镇痛：口服非甾体抗炎镇痛药、阿片类镇痛药、镇痛泵。

5. 术者在术后 24 小时内完成手术记录，特殊情况可由一助完成，术者签名确认并归入病历。

6. 上级医师在术后 3 天内至少查房 1 次，根据术中和术后情况修订术后治疗计划。

7. 麻醉医师术后 3 天内访视患者，如有特殊情况应详细记录，及时与手术医师或重症监护室医师沟通并迅速处理。

8. 术后护理

(1)按照护理等级进行日常护理，监测患者生命体征，观察引流管引流情况、切口敷料有无渗出。

(2)观察患肢疼痛情况，患肢感觉运动状况。

(3)术后即开始踝关节主动跖屈背伸锻炼，拍片后开始主、被动肌肉功能及活动度锻炼。

(4)指导患者正确使用抗血栓压力带、掌握床上排便排尿(使用便器)方法、进行自主排尿训练、使用双拐下床训练，防跌倒、防压疮护理等。

(十)出院标准

1. 体温正常，常规化验指标无明显异常，血细胞沉降率、CRP 指标下降。

2. 切口愈合良好：引流管拔除，切口无感染征象(可以在门诊处理的切口)、无皮瓣坏死。

3. 髋关节功能改善。

4. 不需要住院处理的并发症和(或)合并症。

(十一)变异及原因分析

1. 内科合并症　患者常合并内科基础疾病，围术期需要详细检查内科情况并请相关科室会诊，术前准备时间需延长；同时使用相关药物，将增加住院费用。

2. 围术期并发症　患者骨质条件、畸形类型、关节炎病变的严重程度有差异，有可能出现手术相关并发症，如骨折、韧带损伤、神经血管损伤、深静脉血栓形成、感染等。术后需要延长下床和康复时间，可能造成住院天数延长和费用增加。

3. 人工髋关节假体的选择　目前可供选择的人工髋关节假体较多，适用于不同类型的关节病损，可导致住院费用存在差异。

二、人工髋关节置换术后假体无菌性松动行人工髋关节翻修术临床路径表单

适用对象	第一诊断为人工髋关节置换术后假体无菌性松动(ICD-10:T84.006) 行人工髋关节翻修术(ICD-9-CM-3:81.5302)的患者	
患者基本信息	姓名：_____ 性别：____ 年龄：____ 门诊号：_____ 住院号：_____ 过敏史：_____ 住院日期：____年__月__日 出院日期：____年__月__日	住院天数:8天

	时间	住院第1天	住院第2天(术前日)	住院第3天(手术日)
主要诊疗工作	制度落实	□ 住院2小时内经治或值班医师完成接诊 □ 住院后24小时内主管医师完成检诊 □ 专科医师会诊(必要时)	□ 经治医师查房(早、晚) □ 主诊医师查房 □ 完成术前准备 □ 组织术前讨论 □ 手术部位标识	□ 手术安全核查
	病情评估	□ 经治医师询问病史及体格检查 □ 心理评估 □ 营养评估 □ 疼痛评估 □ 康复评估 □ 深静脉血栓栓塞症风险评估 □ 完成髋关节功能评分		
	病历书写	□ 住院8小时内完成首次病程记录 □ 住院24小时内完成住院记录	□ 完成主管医师查房记录 □ 完成主诊医师查房记录 □ 完成术前讨论、术前小结	□ 术者或一助术后24小时内完成手术记录(术者签名) □ 术后即刻完成术后首次病程记录
	知情同意	□ 病情告知 □ 患者及其家属签署授权委托书 □ 患者及其家属在住院记录单上签名	术者术前谈话,告知患者及其家属病情和围术期注意事项,签署手术知情同意书、授权委托书、自费用品协议书(必要时)、军人目录外耗材审批单(必要时)、输血同意书等	告知患者及其家属手术过程概况及术后注意事项
	手术治疗		□ 预约手术	□ 实施手术(手术安全核查记录、手术清点记录)
	其他	□ 及时通知上级医师检诊 □ 经治医师检查整理病历资料	检查住院押金使用情况	□ 术后病情交接 □ 观察手术切口及周围情况

长期医嘱	护理医嘱	□ 按骨科护理常规 □ 二级或三级护理		□ 按骨科术后护理常规 □ 一级护理
	处置医嘱			□ 持续心电、血压、呼吸、血氧饱和度监测 □ 留置导尿并记录量 □ 留置切口引流并记录量 □ 持续低流量吸氧
	膳食医嘱	□ 普食 □ 糖尿病饮食 □ 低盐、低脂饮食 □ 低盐、低脂糖尿病饮食	□ 禁食、禁水（22:00 时后）	
	药物医嘱	□ 自带药（必要时）		□ 镇痛 □ 消肿 □ 镇吐、保胃 □ 抗生素 □ 抗凝
重点医嘱 临时医嘱	检查检验	□ 血常规（含 CRP＋IL-6） □ 尿常规 □ 粪常规 □ 凝血四项 □ 血清术前八项 □ 红细胞沉降率 □ 血型 □ 胸部正位 X 线片 □ 心电图检查（多导） □ 双髋负重正、侧位 X 线片 □ 肺功能（必要时） □ 超声心动图（必要时）		
	药物医嘱		□ 抗生素（视病情）	
	手术医嘱		□ 常规准备明日在神经阻滞麻醉/椎管内麻醉/全身麻醉下行人工髋关节翻修术	
	处置医嘱	□ 静脉抽血	□ 备血 □ 备皮（＞30cm²）	□ 输血（视病情） □ 补液（视病情） □ 拔除导尿管（必要时）

（续　表）

主要护理工作	健康宣教	□ 住院宣教（住院环境、规章制度） □ 进行护理安全指导 □ 进行等级护理、活动范围指导 □ 进行饮食指导 □ 进行关于疾病知识的宣教 □ 检查、检验项目的目的和意义	□ 术前宣教	□ 术后宣教 □ 术后心理疏导 □ 指导术后康复训练 □ 指导术后注意事项
	护理处置	□ 患者身份核对 □ 佩戴腕带 □ 建立住院病历，通知医师 □ 住院介绍：介绍责任护士，病区环境、设施、规章制度、基础护理服务项目 □ 询问病史，填写护理记录单首页 □ 观察病情 □ 监测基本生命体征 □ 抽血、留取标本 □ 心理与生活护理 □ 根据评估结果采取相应护理措施 □ 通知检查项目及检查注意事项	□ 术前患者准备（术前沐浴、更衣、备皮） □ 检查术前物品准备 □ 指导患者准备术后所需用品，贵重物品交由其家属保管 □ 指导患者进行肠道准备并检查准备效果 □ 告知入手术室前取下活动义齿 □ 监测基本生命体征 □ 备血、皮试	□ 晨起监测生命体征并记录 □ 确认无上呼吸道感染症状，确认无月经来潮 □ 与手术室护士交接病历、影像资料、术中带药等 □ 术前补液（必要时） □ 嘱患者入手术室前膀胱排空 □ 与手术室护士交接 □ 术后监测生命体征 □ 术后心电监护 □ 各类管道护理 □ 术后心理与生活护理
	风险评估	□ 一般评估：生命体征、神志、皮肤、药物过敏史等 □ 专科评估：生活自理能力、患肢屈曲、伸直功能，足背动脉搏动、皮肤温度、指（趾）端末梢感觉情况 □ 心理评估 □ 营养评估 □ 疼痛评估 □ 康复评估	□ 评估患者心理状态	□ 评估意识情况 □ 评估切口疼痛情况 □ 评估术侧足背动脉搏动、肢体皮肤颜色、温度变化、肢体感觉运动情况，并采取相应护理措施 □ 风险评估：评估有无跌倒、坠床、压疮、导管滑脱、液体外渗的风险
	专科护理	□ 观察患肢情况 □ 指导功能锻炼 □ 指导助行器及双拐的使用方法 □ 指导患者戒烟（必要时）	□ 指导患者掌握床上翻身方法 □ 指导患者掌握床上排尿、排便（使用便器）方法	□ 与手术室护士共同评估皮肤、切口敷料、输液及引流情况 □ 指导患者进行髋关节屈、伸运动 □ 指导患者进行床上引体向上运动 □ 指导患者卧床期间患肢保持外展中立位进行压疮预防知识宣教

（续　表）

主要护理工作	饮食指导	☐ 根据医嘱通知配餐员准备膳食 ☐ 协助进餐	☐ 通知患者 22:00 时后禁食、禁水	☐ 禁食、禁水,口干时协助湿润口唇 ☐ 排气后指导患者间断、少量饮用温开水
	活动体位	☐ 根据护理等级指导活动		☐ 根据手术及麻醉方式安置合适体位 ☐ 指导患者掌握床上翻身方法
	洗浴要求	☐ 协助患者洗澡、更换病员服	☐ 协助患者晨、晚间护理	
病情变异记录		☐ 无　　☐ 有,原因: ☐ 患者　☐ 疾病　☐ 医疗 ☐ 护理　☐ 保障　☐ 管理	☐ 无　　☐ 有,原因: ☐ 患者　☐ 疾病　☐ 医疗 ☐ 护理　☐ 保障　☐ 管理	☐ 无　　☐ 有,原因: ☐ 患者　☐ 疾病　☐ 医疗 ☐ 护理　☐ 保障　☐ 管理

护士签名	白班	小夜班	大夜班	白班	小夜班	大夜班	白班	小夜班	大夜班
医师签名									

	时间	住院第 4 天(术后第 1 天)	住院第 5 天(术后第 2 天)	住院第 6 天(术后第 3 天)
主要诊疗工作	制度落实	☐ 手术医师查房 ☐ 专科医师会诊(必要时)		☐ 主诊医师查房
	病情评估			
	病历书写	☐ 术后首日病程记录	☐ 术后次日病程记录	☐ 术后 3 天病程记录
	知情同意			
	手术治疗			
	其他	☐ 根据引流量拔除引流管 ☐ 观察切口情况,是否存在渗出、红肿等情况 ☐ 观察体温、血压等 ☐ 复查血常规、CRP、IL-6、红细胞沉降率、生化	☐ 观察切口情况,是否存在渗出、红肿等情况 ☐ 复查双髋正、侧位 X 线片 ☐ 根据患者情况,如贫血严重及时输血,低蛋白、低钾血症及时补充蛋白、血钾 ☐ 开始主、被动功能康复练习	☐ 观察切口情况,是否存在渗出、红肿等情况 ☐ 复查血常规、CRP、IL-6、红细胞沉降率、生化(如贫血严重及时输血,低蛋白、低钾血症及时补充蛋白、血钾) ☐ 指导患者下床,进行主、被动功能康复练习和步行练习

（续　表）

重点医嘱	长期医嘱	护理医嘱	□ 骨科术后护理常规 □ 一级或二级护理	□ 骨科术后护理常规 □ 二级护理	
		处置医嘱	□ 抬高患肢 □ 使用抗血栓弹力带 □ 观察患肢感觉及血液循环 □ 更换切口引流袋并记录量		
		膳食医嘱	□ 饮食医嘱（普食/半流食/流食/糖尿病饮食/低盐、低脂饮食）		
		药物医嘱	□ 抗生素 □ 术后抗凝 □ 镇痛 □ 保胃	□ 抗生素 □ 术后抗凝	□ 抗生素 □ 术后抗凝
	临时医嘱	检查检验	□ 复查血常规、CRP、IL-6、红细胞沉降率、生化	□ 复查髋关节正、侧位 X 线片	□ 复查血常规、CRP、IL-6、红细胞沉降率、生化
		药物医嘱	□ 镇吐 □ 补钾（必要时） □ 补白蛋白（必要时） □ 输血（必要时）	□ 镇痛（必要时） □ 补钾（必要时） □ 补白蛋白（必要时） □ 输血（必要时）	□ 镇痛（必要时） □ 补钾（必要时） □ 补白蛋白（必要时） □ 输血（必要时）
		手术医嘱			
		处置医嘱	□ 大换药（必要时） □ 拔除切口引流（必要时） □ 拔除导尿管（必要时）	□ 大换药（必要时） □ 功能锻炼	□ 大换药（必要时） □ 功能锻炼
主要护理工作	健康宣教		□ 告知护理风险 □ 进行压疮预防知识宣教	□ 压疮预防知识宣教 □ 跌倒预防知识宣教	
	护理处置		□ 按一级护理要求完成基础护理项目 □ 监测生命体征 □ 留取标本 □ 观察切口疼痛情况、检测镇痛泵运转情况 □ 观察静脉输液情况 □ 观察留置尿管引流情况 □ 妥善固定各类管道 □ 观察切口引流情况，并记录引流量及性状 □ 观察切口敷料，有渗出时报告医师处理 □ 术后心理与生活护理	□ 按护理等级完成基础护理项目 □ 监测生命体征 □ 观察切口疼痛情况、检测镇痛泵运转情况 □ 观察静脉输液情况 □ 妥善固定各类管道 □ 观察切口敷料，有渗出时报告医师处理，观察患者情况 □ 提供基础护理服务 □ 术后心理与生活护理	□ 按护理等级完成基础护理项目 □ 根据排便情况采取通便措施 □ 留取标本 □ 观察切口敷料，有渗出时报告医师处理 □ 观察静脉输液情况，停用镇痛泵 □ 术后心理与生活护理

主要护理工作	护理评估	□ 评估患肢感觉、运动情况,有异常时立即报告医师处理 □ 评估压疮风险	□ 评估患肢感觉、运动情况,有异常时立即报告医师处理 □ 评估跌倒风险 □ 评估压疮风险	□ 评估患肢感觉、运动情况,有异常时立即报告医师处理 □ 评估跌倒风险 □ 评估压疮风险
	专科护理	□ 指导患者术后体位摆放及功能锻炼 □ 指导患者正确使用抗血栓压力带 □ 指导患者进行自主排尿训练 □ 指导患者进行股四头肌静止收缩及踝关节运动 □ 指导患者进行床上翻身 □ 指导患者卧床期间患肢保持过伸位 □ 进行防压疮护理	□ 指导患者术后体位摆放及功能锻炼 □ 指导患者正确使用抗血栓压力带 □ 指导患者进行自主排尿训练 □ 指导患者进行股四头肌静止收缩及踝关节运动 □ 指导患者进行床上翻身 □ 指导患者卧床期间患肢保持过伸位 □ 防压疮护理	□ 指导患者正确使用抗血栓压力带 □ 指导患者利用双拐下床活动 □ 防压疮护理 □ 防跌倒护理
	饮食指导	□ 根据医嘱通知配餐员准备膳食 □ 协助进餐	□ 协助进餐	□ 协助进餐
	活动体位			
病情变异记录		□ 无　　□ 有,原因: □ 患者　□ 疾病　□ 医疗 □ 护理　□ 保障　□ 管理	□ 无　　□ 有,原因: □ 患者　□ 疾病　□ 医疗 □ 护理　□ 保障　□ 管理	□ 无　　□ 有,原因: □ 患者　□ 疾病　□ 医疗 □ 护理　□ 保障　□ 管理
护士签名		白班　小夜班　大夜班	白班　小夜班　大夜班	白班　小夜班　大夜班
医师签名				

	时间	住院第 7 天(术后第 4 天)	住院第 8 天(出院日)
主要诊疗工作	制度落实	□ 上级医师查房(主管医师每天查房) □ 专科医师会诊(必要时)	□ 上级医师查房(主管、主诊医师查房)进行手术及切口评估,确定有无手术并发症和切口愈合不良情况,明确是否出院
	病情评估		
	病历书写	□ 出院前 1 天有上级医师指示出院的病程记录	□ 出院当天病程记录(由上级医师指示出院) □ 出院后 24 小时内完成出院记录 □ 出院后 24 小时内完成病案首页 □ 开具出院介绍信 □ 开具诊断证明书

主要诊疗工作	知情同意			□ 向患者交代出院后的注意事项（复诊的时间、地点，发生紧急情况时处理方法等）
	手术治疗			
	其他		□ 观察切口情况，是否存在渗出、红肿等情况 □ 根据患者情况，如贫血严重及时输血，低蛋白、低钾血症及时补充蛋白、血钾 □ 继续主、被动功能康复练习和步行练习	□ 复查血常规、CRP、IL-6、红细胞沉降率、生化 □ 出院带药 □ 嘱患者拆线换药（根据出院时间决定） □ 门诊复查 □ 如有不适，随时复诊
重点医嘱	长期医嘱	护理医嘱		
		处置医嘱		
		膳食医嘱		
		药物医嘱	□ 抗生素 □ 术后抗凝	
	临时医嘱	检查检验		□ 复查血常规、CRP、IL-6、红细胞沉降率、生化
		药物医嘱	□ 镇痛（必要时） □ 补钾（必要时） □ 补白蛋白（必要时） □ 输血（必要时）	
		手术医嘱		
		处置医嘱	□ 大换药（必要时） □ 功能锻炼	□ 大换药 □ 出院
主要护理工作	健康宣教			□ 告知患者必须在他人的协助下方可下床活动 □ 向患者讲解适当控制体重的意义 □ 向患者讲解人工全髋关节置换术后的注意事项
	护理处置		□ 按护理等级完成基础护理项目 □ 根据排便情况采取通便措施 □ 观察切口敷料，有渗出时报告医师处理 □ 术后心理与生活护理	□ 按护理等级完成基础护理项目 □ 观察切口敷料，有渗出时报告医师处理 □ 观察患者情况 □ 协助患者办理出院手续 □ 指导并监督患者活动 □ 整理床单位

主要护理工作	风险评估	□ 评估患肢感觉、运动情况,有异常时立即报告医师处理 □ 评估跌倒风险 □ 评估压疮风险	□ 评估患肢感觉、运动情况,有异常时立即报告医师处理 □ 评估跌倒风险 □ 评估压疮风险
	专科护理	□ 指导患者正确使用抗血栓压力带 □ 指导患者进行髋关节屈、伸运动 □ 指导患者进行股四头肌静止收缩及踝关节运动 □ 指导患者进行床上引体向上运动 □ 指导患者利用双拐下床活动 □ 防压疮护理 □ 防跌倒护理 □ 指导患者	□ 根据护理等级指导活动 □ 告知患者必须在他人的协助下方可下床活动 □ 向患者强调人工全髋关节置换术后的禁忌动作,如跷二郎腿、盘腿、坐矮凳等 □ 告知患者出院后注意事项并附书面出院指导
	饮食指导		
	活动体位		
病情变异记录		□ 无　　□ 有,原因: □ 患者　□ 疾病　□ 医疗 □ 护理　□ 保障　□ 管理	□ 无　　□ 有,原因: □ 患者　□ 疾病　□ 医疗 □ 护理　□ 保障　□ 管理
护士签名		白班　｜　小夜班　｜　大夜班	白班　｜　小夜班　｜　大夜班
医师签名			

第二十一节　髋关节置换术后感染行关节清创、占位器置入术临床路径

一、髋关节置换术后感染行关节清创、占位器置入术临床路径标准住院流程

(一)适用对象

第一诊断为髋关节置换术后感染(ICD-10:T84.501)行关节清创、占位器置入术(ICD-9-CM-3:84.5602)的患者。

(二)诊断依据

根据《临床诊疗指南·骨科分册》(中华医学会编著,人民卫生出版社),《实用骨科学》(人民军医出版社,第 4 版,2012 年),《外科学》(临床医学专用)(人民卫生出版社,第 8 版,2013年)。

1. 病史 有人工全髋关节置换手术史。

2. 有关节感染的依据 包括窦道形成、关节液培养阳性或其他高度怀疑感染的指标。

(三)治疗方案的选择及依据

根据《临床诊疗指南·骨科分册》(中华医学会编著,人民卫生出版社),《实用骨科学》(人民军医出版社,第 4 版,2012 年),《坎贝尔骨科手术学》(人民军医出版社,第 12版,2013 年)。

1. 人工关节置换术后感染诊断明确。

2. 无严重的合并症。

3. 无手术禁忌证。

(四)标准住院天数

8 天。

(五)进入路径标准

1. 第一诊断必须符合髋关节置换术后感染(ICD-10:T84.501)。

2. 年龄:18—70 岁。

3. 拟行髋关节清创、占位器置入术。

4. 当患有其他疾病时,但在住院期间不需要特殊处理也不影响第一诊断的临床路径流程实施时,可以进入路径。

(六)术前准备 2 天

1. 术前评估 术前完成术前病情评估,完成必要的检查,做出术前小结、术前讨论。

(1)必需的检查项目:①血常规、尿常规、粪常规。②生化。③红细胞沉降率、C 反应蛋白、白细胞介素-6。④凝血功能。⑤感染性疾病筛查(乙型肝炎、丙型肝炎、艾滋病、梅毒等)。⑥血型。⑦胸部正位 X 线片、心电图。⑧双侧髋关节正、侧位 X 线片。

(2)根据患者病情可选择:①超声心动图、血气分析和肺功能。②术前配血。③有相关疾病者及时请相关科室医师会诊。

(3)营养评估:根据《解放军总医院新住院患者营养风险筛查表(NRS-2002)》为新住院患者进行营养评估,评分≥3 分的患者给予处置,必要时申请营养科医师会诊。

(4)心理评估:根据新住院患者情况申请心理科医师会诊。

(5)疼痛评估:根据《VAS 评分》实施疼痛评估,评分>7 分的患者给予处置,必要时请疼痛科医师会诊。

(6)康复评估:根据《住院患者康复筛查和评估表》在新住院患者住院后 24 小时内进行康复筛查和评估。任何一项结果为"是",则申请康复科医师会诊。

(7)深静脉血栓栓塞症风险评估:根据专科《深静脉血栓栓塞症评估量表》在新住院患者住院后 24 小时内进行风险筛查和评估,风险结果为"高危"的,则申请血管外科或介入导管室医师会诊。

(8)髋关节功能评分:根据《Harris 髋关节评分表》在新住院患者住院后 24 小时内进行髋关节功能评分。

2. 术前准备

(1)术前谈话:术者应在术前 1 天与患者及其家属谈话,告知手术方案、相关风险、用血计划、术后转归、植入材料、手术费用和患者及其家属权益,并履行书面知情同意手续。告知高值耗材的使用及费用。

(2)术前用药:抗血小板药物负荷应用。

(3)通知手术室:准备手术间、手术药品、手术物品及特殊耗材。

(4)护士做心理护理、交代注意事项:防压疮、防跌倒、指导患者戒烟等,进行术后康复宣教。

(5)手术部位标识:术者、一助或经治医师在术前 1 天应对手术部位做体表标识,急诊手术由接诊医师或会诊外科医师标记,标记过程应有责任护士、患者及其家属共同参与,并记入手术安排表。

(6)术前 1 天麻醉医师访视:制订麻醉计划、完成评估、确定麻醉方式,并记入《麻醉术前访视记录》,告知患者及其家属麻醉适应证、麻醉目的、风险、可能出现的情况及其处理原则、替代方案等,签署《麻醉知情同意书》并归入病历。

(七)药品选择及使用时机

1. 抗生素 预防性抗生素选择第二代头孢、第三代头孢或万古霉素(青霉素、头孢过敏者;有感染诱因者)。

2. 使用时机 手术当日、术后预防性使用 5 天。

(八)手术日为住院第 3 天

1. 手术安全核对 患者入手术间后由手术医师、麻醉医师、巡回护士和患者本人共同核对患者身份、手术部位与标识、手术方式。手术医师、麻醉医师、巡回护士三方按《手术安全核对表》逐项核对,共同签名。

2. 麻醉方式 神经阻滞麻醉、椎管内麻醉或全身麻醉。

3. 手术方式 人工全髋关节清创、占位器置入术。

4. 手术内置物 抗生素骨水泥占位器。

5. 输血 视术中出血情况而定。

6. 经治医师或手术医师 应即刻完成术后首次病程记录,观察术后患者病情变化。

(九)术后住院恢复 5 天

1. 必需的复查项目:血常规、红细胞沉降率、C 反应蛋白、白细胞介素-6、血生化(蛋白、肝功能、肾功能、电解质)。

2. 双髋正、侧位 X 线片。

3. 必要时查血气分析、D-Dimer、双下肢深静脉彩超/CTPA。

4. 术后处理

(1)抗生素:预防性抗生素选择第二代头孢、第三代头孢或万古霉素(青霉素、头孢过敏者;有感染诱因者)。根据关节液培养及药敏试验结果指导用药。

(2)术后预防静脉血栓栓塞症处理:肌内注射低分子肝素或口服利伐沙班。

(3)术后康复:术后即开始踝关节主动跖屈背伸锻炼、术后 1 天拔除引流管并行 X 线检查,然后主动和被动肌肉功能及活动度锻炼。

(4)术后镇痛:口服非甾体抗炎镇痛药、阿片类镇痛药、镇痛泵。

5. 术者在术后 24 小时内完成手术记录,特殊情况可由一助完成,术者签名确认并归入病历。

6. 上级医师在术后 3 天内至少查房 1 次,根据术中和术后情况修订术后治疗计划。

7. 麻醉医师术后 3 天内访视患者,如有特殊情况应详细记录,及时与手术医师或重症监护室医师沟通并迅速处理。

8. 术后护理

(1)按照护理等级进行日常护理,监测患者生命体征,观察引流管引流情况、切口敷料有无渗出。

(2)观察患肢疼痛情况,患肢感觉运动状况。

(3)术后即开始踝关节主动跖屈背伸锻炼,拍片后开始主、被动肌肉功能及活动度锻炼。

(4)指导患者正确使用抗血栓压力带、掌握床上排便排尿(使用便器)方法、进行自主排尿训练、使用双拐下床训练,防跌倒、防压疮护理等。

(十)出院标准

1. 体温正常,常规化验指标无明显异常,红细胞沉降率、CRP 指标下降。

2. 切口愈合良好:引流管拔除,切口无感染征象(可以在门诊处理的切口)、无皮瓣坏死。

3. 不需要住院处理的并发症和(或)合并症。

(十一)变异及原因分析

1. 内科合并症 患者常合并内科基础疾病,围术期需要详细检查内科情况并请相关科室会诊,术前准备时间需延长;同时使用相关药物,将增加住院费用。

2. 围术期并发症 患者骨质条件、畸形类型、关节炎病变的严重程度有差异,有可能出现手术相关并发症,如骨折、韧带损伤、神经血管损伤、深静脉血栓形成、感染等。术后需要延长下床和康复时间,可能造成住院天数延长和费用增加。

3. 人工髋关节假体的选择 目前可供选择的人工髋关节假体较多,适用于不同类型的关节病损,可导致住院费用存在差异。

二、髋关节置换术感染行占位器置入术临床路径表单

适用对象	第一诊断为髋关节置换术后感染(ICD-10:T84.501) 行关节清创、占位器置入术(ICD-9-CM-3:84.5602)的患者		
患者基本信息	姓名:_____ 性别:___ 年龄:___ 门诊号:_____ 住院号:_____ 过敏史:_____ 住院日期:___年__月__日 出院日期:___年__月__日		住院天数:8 天

	时间	住院第 1 天	住院第 2 天(术前日)	住院第 3 天(手术日)
主要诊疗工作	制度落实	□ 住院 2 小时内经治或值班医师完成接诊 □ 住院后 24 小时内主管医师完成检诊 □ 专科医师会诊(必要时)	□ 经治医师查房(早、晚) □ 主诊医师查房 □ 完成术前准备 □ 组织术前讨论 □ 手术部位标识	□ 手术安全核查
	病情评估	□ 经治医师询问病史及体格检查 □ 心理评估 □ 营养评估 □ 疼痛评估 □ 康复评估 □ 深静脉血栓栓塞症风险评估 □ 完成髋关节功能评分		
	病历书写	□ 住院 8 小时内完成首次病程记录 □ 住院 24 小时内完成住院记录	□ 完成主管医师查房记录 □ 完成主诊医师查房记录 □ 完成术前讨论、术前小结	□ 术者或一助术后 24 小时内完成手术记录(术者签名) □ 术后即刻完成术后首次病程记录
	知情同意	□ 病情告知 □ 患者及其家属签署授权委托书 □ 患者及其家属在住院记录单上签名	□ 术者术前谈话,告知患者及其家属病情和围术期注意事项,签署手术知情同意书、授权委托书、自费用品协议书(必要时)、军人目录外耗材审批单(必要时)、输血同意书等	□ 告知患者及其家属手术过程概况及术后注意事项
	手术治疗		□ 预约手术	□ 实施手术(手术安全核查记录、手术清点记录)
	其他	□ 及时通知上级医师检诊 □ 经治医师检查整理病历资料	□ 检查住院押金使用情况	□ 术后病情交接 □ 观察手术切口及周围情况

（续　表）

重点医嘱	**长期医嘱**	护理医嘱	□ 按骨科护理常规 □ 二级或三级护理		□ 按骨科术后护理常规 □ 一级护理
		处置医嘱			□ 持续心电、血压、呼吸、血氧饱和度监测 □ 留置导尿并记录量 □ 留置切口引流并记录量 □ 持续低流量吸氧
		膳食医嘱	□ 普食 □ 糖尿病饮食 □ 低盐、低脂饮食 □ 低盐、低脂糖尿病饮食	□ 禁食、禁水(22:00 时后)	
		药物医嘱	□ 自带药(必要时)		□ 镇痛 □ 消肿 □ 镇吐、保胃 □ 抗生素 □ 抗凝
	临时医嘱	检查检验	□ 血常规(含 CRP＋IL-6) □ 尿常规 □ 粪常规 □ 凝血四项 □ 血清术前八项 □ 红细胞沉降率 □ 血型 □ 胸部正位 X 线片 □ 心电图检查(多导) □ 双髋负重正、侧位 X 线片 □ 肺功能(必要时) □ 超声心动图(必要时)		
		药物医嘱		□ 抗生素(视病情)	
		手术医嘱		□ 常规准备明日在神经阻滞麻醉/椎管内麻醉/全身麻醉下行关节清创、占位器置入术	
		处置医嘱	□ 静脉抽血	□ 备血 □ 备皮($>30cm^2$)	□ 输血(视病情) □ 补液(视病情) □ 拔除导尿管(必要时)

（续　表）

主要护理工作				
	健康宣教	☐ 住院宣教（住院环境、规章制度） ☐ 进行护理安全指导 ☐ 进行等级护理、活动范围指导 ☐ 进行饮食指导 ☐ 进行关于疾病知识的宣教 ☐ 检查、检验项目的目的和意义	☐ 术前宣教	☐ 术后宣教 ☐ 术后心理疏导 ☐ 指导术后康复训练 ☐ 指导术后注意事项
	护理处置	☐ 患者身份核对 ☐ 佩戴腕带 ☐ 建立住院病历，通知医师 ☐ 住院介绍：介绍责任护士，病区环境、设施、规章制度、基础护理服务项目 ☐ 询问病史，填写护理记录单首页 ☐ 观察病情 ☐ 监测基本生命体征 ☐ 抽血、留取标本 ☐ 心理与生活护理 ☐ 根据评估结果采取相应护理措施 ☐ 通知检查项目及检查注意事项	☐ 术前患者准备（术前沐浴、更衣、备皮） ☐ 检查术前物品准备 ☐ 指导患者准备术后所需用品，贵重物品交由其家属保管 ☐ 指导患者进行肠道准备并检查准备效果 ☐ 告知入手术室前取下活动义齿 ☐ 监测基本生命体征 ☐ 备血、皮试	☐ 晨起监测生命体征并记录 ☐ 确认无上呼吸道感染症状，确认无月经来潮 ☐ 与手术室护士交接病历、影像资料、术中带药等 ☐ 术前补液（必要时） ☐ 嘱患者入手术室前膀胱排空 ☐ 与手术室护士交接 ☐ 术后监测生命体征 ☐ 术后心电监护 ☐ 各类管道护理 ☐ 术后心理与生活护理
	风险评估	☐ 一般评估：生命体征、神志、皮肤、药物过敏史等 ☐ 专科评估：生活自理能力、患肢屈曲、伸直功能，足背动脉搏动、皮肤温度、指（趾）端末梢感觉情况 ☐ 心理评估 ☐ 营养评估 ☐ 疼痛评估 ☐ 康复评估	☐ 评估患者心理状态	☐ 评估意识情况 ☐ 评估切口疼痛情况 ☐ 评估术侧足背动脉搏动、肢体皮肤颜色、温度变化、肢体感觉运动情况，并采取相应护理措施 ☐ 风险评估：评估有无跌倒、坠床、压疮、导管滑脱、液体外渗的风险
	专科护理	☐ 观察患肢情况 ☐ 指导功能锻炼 ☐ 指导助行器及双拐的使用方法 ☐ 指导患者戒烟（必要时）	☐ 指导患者掌握床上翻身方法 ☐ 指导患者掌握床上排尿、排便（使用便器）方法	☐ 与手术室护士共同评估皮肤、切口敷料、输液及引流情况 ☐ 指导患者进行髋关节屈、伸运动 ☐ 指导患者进行床上引体向上运动 ☐ 指导患者卧床期间患肢保持外展中立位进行压疮预防知识宣教

（续　表）

主要护理工作	饮食指导	□ 根据医嘱通知配餐员准备膳食 □ 协助进餐	□ 通知患者 22:00 时后禁食、禁水	□ 禁食、禁水,口干时协助湿润口唇 □ 排气后指导患者间断、少量饮用温开水
	活动体位	□ 根据护理等级指导活动		□ 根据手术及麻醉方式安置合适体位 □ 指导患者掌握床上翻身方法
	洗浴要求	□ 协助患者洗澡、更换病员服	□ 协助患者晨、晚间护理	
病情变异记录		□ 无　　□ 有,原因: □ 患者　□ 疾病　□ 医疗 □ 护理　□ 保障　□ 管理	□ 无　　□ 有,原因: □ 患者　□ 疾病　□ 医疗 □ 护理　□ 保障　□ 管理	□ 无　　□ 有,原因: □ 患者　□ 疾病　□ 医疗 □ 护理　□ 保障　□ 管理
护士签名		白班　小夜班　大夜班	白班　小夜班　大夜班	白班　小夜班　大夜班
医师签名				

	时间	住院第 4 天(术后第 1 天)	住院第 5 天(术后第 2 天)	住院第 6 天(术后第 3 天)
主要诊疗工作	制度落实	□ 手术医师查房 □ 专科医师会诊(必要时)		□ 主诊医师查房
	病情评估			
	病历书写	□ 术后首日病程记录	□ 术后次日病程记录	□ 术后 3 天病程记录
	知情同意			
	手术治疗			
	其他	□ 根据引流量拔除引流管 □ 观察切口情况,是否存在渗出、红肿等情况 □ 观察体温、血压等 □ 复查血常规、CRP、IL-6、红细胞沉降率、生化	□ 观察切口情况,是否存在渗出、红肿等情况 □ 复查双髋正、侧位 X 线片 □ 根据患者情况,如贫血严重及时输血,低蛋白、低钾血症及时补充蛋白、血钾 □ 开始主、被动功能康复练习	□ 观察切口情况,是否存在渗出、红肿等情况 □ 复查血常规、CRP、IL-6、红细胞沉降率、生化(如贫血严重及时输血,低蛋白、低钾血症及时补充蛋白、血钾) □ 指导患者下床,进行主、被动功能康复练习和步行练习

（续　表）

重点医嘱	长期医嘱	护理医嘱	□ 骨科术后护理常规 □ 一级或二级护理	□ 骨科术后护理常规 □ 二级护理	
		处置医嘱	□ 抬高患肢 □ 使用抗血栓弹力带 □ 观察患肢感觉及血液循环 □ 更换切口引流袋并记录量		
		膳食医嘱	□ 饮食医嘱（普食/半流食/流食/糖尿病饮食/低盐、低脂饮食）		
		药物医嘱	□ 抗生素 □ 术后抗凝 □ 镇痛 □ 保胃	□ 抗生素 □ 术后抗凝	□ 抗生素 □ 术后抗凝
	临时医嘱	检查检验	□ 复查血常规、CRP、IL-6、红细胞沉降率、生化	□ 复查髋关节正、侧位 X 线片	□ 复查血常规、CRP、IL-6、红细胞沉降率、生化
		药物医嘱	□ 镇吐 □ 补钾（必要时） □ 补白蛋白（必要时） □ 输血（必要时）	□ 镇痛（必要时） □ 补钾（必要时） □ 补白蛋白（必要时） □ 输血（必要时）	□ 镇痛（必要时） □ 补钾（必要时） □ 补白蛋白（必要时） □ 输血（必要时）
		手术医嘱			
		处置医嘱	□ 大换药（必要时） □ 拔除切口引流（必要时） □ 拔除导尿管（必要时）	□ 大换药（必要时） □ 功能锻炼	□ 大换药（必要时） □ 功能锻炼
主要护理工作		健康宣教	□ 告知护理风险 □ 进行压疮预防知识宣教	□ 压疮预防知识宣教 □ 跌倒预防知识宣教	
		护理处置	□ 按一级护理要求完成基础护理项目 □ 监测生命体征 □ 留取标本 □ 观察切口疼痛情况、检测镇痛泵运转情况 □ 观察静脉输液情况 □ 观察留置尿管引流情况 □ 妥善固定各类管道 □ 观察切口引流情况，并记录引流量及性状 □ 观察切口敷料，有渗出时报告医师处理 □ 术后心理与生活护理	□ 按护理等级完成基础护理项目 □ 监测生命体征 □ 观察切口疼痛情况、检测镇痛泵运转情况 □ 观察静脉输液情况 □ 妥善固定各类管道 □ 观察切口敷料，有渗出时报告医师处理，观察患者情况 □ 提供基础护理服务 □ 术后心理与生活护理	□ 按护理等级完成基础护理项目 □ 根据排便情况采取通便措施 □ 留取标本 □ 观察切口敷料，有渗出时报告医师处理 □ 观察静脉输液情况，停用镇痛泵 □ 术后心理与生活护理

（续　表）

	护理评估	□ 评估患肢感觉、运动情况，有异常时立即报告医师处理 □ 评估压疮风险	□ 评估患肢感觉、运动情况，有异常时立即报告医师处理 □ 评估跌倒风险 □ 评估压疮风险	□ 评估患肢感觉、运动情况，有异常时立即报告医师处理 □ 评估跌倒风险 □ 评估压疮风险
主要护理工作	专科护理	□ 指导患者术后体位摆放及功能锻炼 □ 指导患者正确使用抗血栓压力带 □ 指导患者进行自主排尿训练 □ 指导患者进行股四头肌静止收缩及踝关节运动 □ 指导患者进行床上翻身 □ 指导患者卧床期间患肢保持过伸位 □ 进行防压疮护理	□ 指导患者术后体位摆放及功能锻炼 □ 指导患者正确使用抗血栓压力带 □ 指导患者进行自主排尿训练 □ 指导患者进行股四头肌静止收缩及踝关节运动 □ 指导患者进行床上翻身 □ 指导患者卧床期间患肢保持过伸位 □ 防压疮护理	□ 指导患者正确使用抗血栓压力带 □ 指导患者利用双拐下床活动 □ 防压疮护理 □ 防跌倒护理
	饮食指导	□ 根据医嘱通知配餐员准备膳食 □ 协助进餐	□ 协助进餐	□ 协助进餐
	活动体位			
病情变异记录		□ 无　　□ 有,原因： □ 患者　□ 疾病　□ 医疗 □ 护理　□ 保障　□ 管理	□ 无　　□ 有,原因： □ 患者　□ 疾病　□ 医疗 □ 护理　□ 保障　□ 管理	□ 无　　□ 有,原因： □ 患者　□ 疾病　□ 医疗 □ 护理　□ 保障　□ 管理
护士签名		白班　小夜班　大夜班	白班　小夜班　大夜班	白班　小夜班　大夜班
医师签名				

	时间	住院第7天（术后第4天）	住院第8天（出院日）
主要诊疗工作	制度落实	□ 上级医师查房（主管医师每天查房） □ 专科医师会诊（必要时）	□ 上级医师查房（主管、主诊医师查房）进行手术及切口评估，确定有无手术并发症和切口愈合不良情况,明确是否出院
	病情评估		
	病历书写	□ 出院前1天有上级医师指示出院的病程记录	□ 出院当天病程记录（由上级医师指示出院） □ 出院后24小时内完成出院记录 □ 出院后24小时内完成病案首页 □ 开具出院介绍信 □ 开具诊断证明书

主要诊疗工作	知情同意			□ 向患者交代出院后的注意事项（复诊的时间、地点，发生紧急情况时处理方法等）
	手术治疗			
	其他		□ 观察切口情况，是否存在渗出、红肿等情况 □ 根据患者情况，如贫血严重及时输血，低蛋白、低钾血症及时补充蛋白、血钾 □ 继续主、被动功能康复练习和步行练习	□ 复查血常规、CRP、IL-6、红细胞沉降率、生化 □ 出院带药 □ 嘱患者拆线换药（根据出院时间决定） □ 门诊复查 □ 如有不适，随时复诊
重点医嘱	长期医嘱	护理医嘱		
		处置医嘱		
		膳食医嘱		
		药物医嘱	□ 抗生素 □ 术后抗凝	
	临时医嘱	检查检验		□ 复查血常规、CRP、IL-6、红细胞沉降率、生化
		药物医嘱	□ 镇痛（必要时） □ 补钾（必要时） □ 补白蛋白（必要时） □ 输血（必要时）	
		手术医嘱		
		处置医嘱	□ 大换药（必要时） □ 功能锻炼	□ 大换药 □ 出院
主要护理工作	健康宣教			□ 告知患者必须在他人的协助下方可下床活动 □ 向患者讲解适当控制体重的意义 □ 向患者讲解关节清创、占位器置入术后的注意事项
	护理处置		□ 按护理等级完成基础护理项目 □ 根据排便情况采取通便措施 □ 观察切口敷料，有渗出时报告医师处理 □ 术后心理与生活护理	□ 按护理等级完成基础护理项目 □ 观察切口敷料，有渗出时报告医师处理 □ 观察患者情况 □ 协助患者办理出院手续 □ 指导并监督患者活动 □ 整理床单位

(续　表)

主要护理工作	风险评估	□ 评估患肢感觉、运动情况，有异常时立即报告医师处理 □ 评估跌倒风险 □ 评估压疮风险	□ 评估患肢感觉、运动情况，有异常时立即报告医师处理 □ 评估跌倒风险 □ 评估压疮风险
	专科护理	□ 指导患者正确使用抗血栓压力带 □ 指导患者进行髋关节屈、伸运动 □ 指导患者进行股四头肌静止收缩及踝关节运动 □ 指导患者进行床上引体向上运动 □ 指导患者利用双拐下床活动 □ 防压疮护理 □ 防跌倒护理 □ 指导患者	□ 根据护理等级指导活动 □ 告知患者必须在他人的协助下方可下床活动 □ 向患者强调人工全髋关节置换术后的禁忌动作，如跷二郎腿、盘腿、坐矮凳等 □ 告知患者出院后注意事项并附书面出院指导
	饮食指导		
	活动体位		
病情变异记录		□ 无　　□ 有,原因： □ 患者　□ 疾病　□ 医疗 □ 护埋　□ 保障　□ 管理	□ 无　　□ 有,原因： □ 患者　□ 疾病　□ 医疗 □ 护理　□ 保障　□ 管理

护士签名	白班	小夜班	大夜班	白班	小夜班	大夜班

医师签名	

第二十二节　全髋关节置换术后感染占位器置入术后行人工髋关节翻修术临床路径

一、全髋关节置换术后感染占位器置入术后行人工髋关节翻修术临床路径标准住院流程

(一)适用对象

第一诊断为全髋关节置换术后感染占位器置入术后（ICD-10：M96.805）行人工髋关节翻修术（ICD-9-CM-3：81.5302）的患者。

(二)诊断依据

根据《临床诊疗指南·骨科分册》（中华医学会编著，人民卫生出版社），《实用骨科学》（人

民军医出版社,第 4 版,2012 年),《外科学》(临床医学专用)(人民卫生出版社,第 8 版,2013 年)。

1. **病史**　人工全髋关节置换术后感染占位器置入术后。

2. **人工关节感染已得到有效控制**　切口愈合良好,红细胞沉降率、CRP 正常,关节液培养阴性。

(三)治疗方案的选择及依据

根据《临床诊疗指南·骨科分册》(中华医学会编著,人民卫生出版社),《实用骨科学》(人民军医出版社,第 4 版,2012 年),《坎贝尔骨科手术学》(人民军医出版社,第 12 版,2013 年)。

1. 无全身或局部的近期感染。

2. 无严重的合并症。

3. 无明确禁忌证。

(四)标准住院天数

8 天。

(五)进入路径标准

1. 第一诊断必须符合全髋关节置换术后感染占位器置入术后(ICD-10:M96.805)。

2. 年龄:18－70 岁。

3. 行全髋关节翻修术。

4. 当患有其他疾病时,但在住院期间不需要特殊处理也不影响第一诊断的临床路径流程实施时,可以进入路径。

(六)术前准备 2 天

1. **术前评估**　术前完成术前病情评估,完成必要的检查,做出术前小结、术前讨论。

(1)必需的检查项目:①血常规、尿常规、粪常规。②生化。③红细胞沉降率、C 反应蛋白、白细胞介素-6。④凝血功能。⑤感染性疾病筛查(乙型肝炎、丙型肝炎、艾滋病、梅毒等)。⑥血型。⑦胸部正位 X 线片、心电图。⑧双侧髋关节正、侧位 X 线片。

(2)根据患者病情可选择:①超声心动图、血气分析和肺功能。②术前配血。③有相关疾病者及时请相关科室医师会诊。

(3)营养评估:根据《解放军总医院新住院患者营养风险筛查表(NRS-2002)》为新住院患者进行营养评估,评分≥3 分的患者给予处置,必要时申请营养科医师会诊。

(4)心理评估:根据新住院患者情况申请心理科医师会诊。

(5)疼痛评估:根据《VAS 评分》实施疼痛评估,评分＞7 分的患者给予处置,必要时请疼痛科医师会诊。

(6)康复评估:根据《住院患者康复筛查和评估表》在新住院患者住院后 24 小时内进行康复筛查和评估。任何一项结果为“是”,则申请康复科医师会诊。

(7)深静脉血栓栓塞症风险评估:根据专科《深静脉血栓栓塞症评估量表》在新住院患者住院后 24 小时内进行风险筛查和评估,风险结果为“高危”的,则申请血管外科或介入导管室医师会诊。

(8)髋关节功能评分:根据《Harris 髋关节评分表》在新住院患者住院后 24 小时内进行髋

关节功能评分。

2. 术前准备

(1)术前谈话:术者应在术前 1 天与患者及其家属谈话,告知手术方案、相关风险、用血计划、术后转归、植入材料、手术费用和患者及其家属权益,并履行书面知情同意手续。告知高值耗材的使用及费用。

(2)术前用药:抗血小板药物负荷应用。

(3)通知手术室:准备手术间、手术药品、手术物品及特殊耗材。

(4)护士做心理护理、交代注意事项:防压疮、防跌倒、指导患者戒烟等,进行术后康复宣教。

(5)手术部位标识:术者、一助或经治医师在术前 1 天应对手术部位做体表标识,急诊手术由接诊医师或会诊外科医师标记,标记过程应有责任护士、患者及其家属共同参与,并记入手术安排表。

(6)术前 1 天麻醉医师访视:制订麻醉计划、完成评估、确定麻醉方式,并记入《麻醉术前访视记录》,告知患者及其家属麻醉适应证、麻醉目的、风险、可能出现的情况及其处理原则、替代方案等,签署《麻醉知情同意书》并归入病历。

(七)药品选择及使用时机

1. 抗生素　预防性抗生素选择第二代头孢、第三代头孢或万古霉素(青霉素、头孢过敏者;有感染诱因者)。

2. 使用时机　手术当日、术后预防性使用 5 天。根据关节液培养及药敏试验选用敏感抗生素。

(八)手术日为住院第 3 天

1. 手术安全核对　患者入手术间后由手术医师、麻醉医师、巡回护士和患者本人共同核对患者身份、手术部位与标识、手术方式。手术医师、麻醉医师、巡回护士三方按《手术安全核对表》逐项核对,共同签名。

2. 麻醉方式　神经阻滞麻醉、椎管内麻醉或全身麻醉。

3. 手术方式　人工髋关节翻修术。

4. 手术内置物　人工髋关节假体、骨水泥。

5. 输血　视术中出血情况而定。

6. 经治医师或手术医师　应即刻完成术后首次病程记录,观察术后患者病情变化。

(九)术后住院恢复 5 天

1. 必需的复查项目:血常规、红细胞沉降率、C 反应蛋白、白细胞介素-6、血生化(蛋白、肝功能、肾功能、电解质)。

2. 双髋正、侧位 X 线片。

3. 必要时查血气分析、D-Dimer、双下肢深静脉彩超/CTPA。

4. 术后处理

(1)抗生素:预防性抗生素选择第二代头孢、第三代头孢或万古霉素(青霉素、头孢过敏者;有感染诱因者)。

(2)术后预防静脉血栓栓塞症处理:肌内注射低分子肝素或口服利伐沙班。

(3)术后康复:术后即开始踝关节主动跖屈背伸锻炼、术后 3 天拔除引流管并行 X 线检查,然后主动和被动肌肉功能及活动度锻炼。

(4)术后镇痛:口服非甾体抗炎镇痛药、阿片类镇痛药,镇痛泵。

5. 术者在术后 24 小时内完成手术记录,特殊情况可由一助完成,术者签名确认并归入病历。

6. 上级医师在术后 3 天内至少查房 1 次,根据术中和术后情况修订术后治疗计划。

7. 麻醉医师术后 3 天内访视患者,如有特殊情况应详细记录,及时与手术医师或重症监护室医师沟通并迅速处理。

8. 术后护理

(1)按照护理等级进行日常护理,监测患者生命体征,观察引流管引流情况、切口敷料有无渗出。

(2)观察患肢疼痛情况,患肢感觉运动状况。

(3)术后即开始踝关节主动跖屈背伸锻炼,拍片后开始主、被动肌肉功能及活动度锻炼。

(4)指导患者正确使用抗血栓压力带、掌握床上排便排尿(使用便器)方法、进行自主排尿训练、使用双拐下床训练,防跌倒、防压疮护理等。

(十)出院标准

1. 体温正常,常规检验指标无明显异常,红细胞沉降率、CRP 指标下降。

2. 切口愈合良好:引流管拔除,切口无感染征象(可以在门诊处理的切口)、无皮瓣坏死。

3. 髋关节功能改善。

4. 不需要住院处理的并发症和(或)合并症。

(十一)变异及原因分析

1. 内科合并症　患者常合并内科基础疾病,围术期需要详细检查内科情况并请相关科室会诊,术前准备时间需延长;同时使用相关药物,将增加住院费用。

2. 围术期并发症　患者骨质条件、畸形类型、关节炎病变的严重程度差异,有可能出现手术相关并发症,如骨折、韧带损伤、神经血管损伤、深静脉血栓形成、感染等。术后需要延长下床和康复时间,可能造成住院天数延长和费用增加。

3. 人工髋关节假体的选择　目前可供选择的人工髋关节假体较多,适用于不同类型的关节病损,可导致住院费用存在差异。

二、全髋关节置换术后感染占位器置入术后
行人工髋关节翻修术临床路径表单

适用对象	第一诊断为全髋关节置换术后感染占位器置入术(ICD-10:M96.805)行人工髋关节翻修术(ICD-9-CM-3:81.5302)的患者	
患者基本信息	姓名:_____ 性别:____ 年龄:____ 门诊号:_____ 住院号:_____ 过敏史:_____ 住院日期:____年__月__日 出院日期:____年__月__日	住院天数:8天

	时间	住院第1天	住院第2天(术前日)	住院第3天(手术日)
主要诊疗工作	制度落实	□ 住院2小时内经治或值班医师完成接诊 □ 住院后24小时内主管医师完成检诊 □ 专科医师会诊(必要时)	□ 经治医师查房(早、晚) □ 主诊医师查房 □ 完成术前准备 □ 组织术前讨论 □ 手术部位标识	□ 手术安全核查
	病情评估	□ 经治医师询问病史及体格检查 □ 心理评估 □ 营养评估 □ 疼痛评估 □ 康复评估 □ 深静脉血栓栓塞症风险评估 □ 完成髋关节功能评分		
	病历书写	□ 住院8小时内完成首次病程记录 □ 住院24小时内完成住院记录	□ 完成主管医师查房记录 □ 完成主诊医师查房记录 □ 完成术前讨论、术前小结	□ 术者或一助术后24小时内完成手术记录(术者签名) □ 术后即刻完成术后首次病程记录
	知情同意	□ 病情告知 □ 患者及其家属签署授权委托书 □ 患者及其家属在住院记录单上签名	□ 术者术前谈话,告知患者及其家属病情和围术期注意事项,签署手术知情同意书、授权委托书、自费用品协议书(必要时)、军人目录外耗材审批单(必要时)、输血同意书等	□ 告知患者及其家属手术过程概况及术后注意事项
	手术治疗		□ 预约手术	□ 实施手术(手术安全核查记录、手术清点记录)
	其他	□ 及时通知上级医师检诊 □ 经治医师检查整理病历资料	□ 检查住院押金使用情况	□ 术后病情交接 □ 观察手术切口及周围情况

长期医嘱	护理医嘱	□ 按骨科护理常规 □ 二级或三级护理		□ 按骨科术后护理常规 □ 一级护理
	处置医嘱			□ 持续心电、血压、呼吸、血氧饱和度监测 □ 留置导尿并记录量 □ 留置切口引流并记录量 □ 持续低流量吸氧
	膳食医嘱	□ 普食 □ 糖尿病饮食 □ 低盐、低脂饮食 □ 低盐、低脂糖尿病饮食	□ 禁食、禁水(22：00时后)	
	药物医嘱	□ 自带药(必要时)		□ 镇痛 □ 消肿 □ 镇吐、保胃 □ 抗生素 □ 抗凝
重点医嘱 临时医嘱	检查检验	□ 血常规(含 CRP＋IL-6) □ 尿常规 □ 粪常规 □ 凝血四项 □ 血清术前八项 □ 红细胞沉降率 □ 血型 □ 胸部正位 X 线片 □ 心电图检查(多导) □ 双髋负重正、侧位 X 线片 □ 肺功能(必要时) □ 超声心动图(必要时)		
	药物医嘱		□ 抗生素(视病情)	
	手术医嘱		□ 常规准备明日在神经阻滞麻醉/椎管内麻醉/全身麻醉下行人工髋关节翻修术	
	处置医嘱	□ 静脉抽血	□ 备血 □ 备皮(>30cm²)	□ 输血(视病情) □ 补液(视病情) □ 拔除导尿管(必要时)

（续　表）

主要护理工作	健康宣教	□ 住院宣教（住院环境、规章制度） □ 进行护理安全指导 □ 进行等级护理、活动范围指导 □ 进行饮食指导 □ 进行关于疾病知识的宣教 □ 检查、检验项目的目的和意义	□ 术前宣教	□ 术后宣教 □ 术后心理疏导 □ 指导术后康复训练 □ 指导术后注意事项
	护理处置	□ 患者身份核对 □ 佩戴腕带 □ 建立住院病历，通知医师 □ 住院介绍：介绍责任护士，病区环境、设施、规章制度、基础护理服务项目 □ 询问病史，填写护理记录单首页 □ 观察病情 □ 监测基本生命体征 □ 抽血、留取标本 □ 心理与生活护理 □ 根据评估结果采取相应护理措施 □ 通知检查项目及检查注意事项	□ 术前患者准备（术前沐浴、更衣、备皮） □ 检查术前物品准备 □ 指导患者准备术后所需用品、贵重物品交由其家属保管 □ 指导患者进行肠道准备并检查准备效果 □ 告知入手术室前取下活动义齿 □ 监测基本生命体征 □ 备血、皮试	□ 晨起监测生命体征并记录 □ 确认无上呼吸道感染症状，确认无月经来潮 □ 与手术室护士交接病历、影像资料、术中带药等 □ 术前补液（必要时） □ 嘱患者入手术室前膀胱排空 □ 与手术室护士交接 □ 术后监测生命体征 □ 术后心电监护 □ 各类管道护理 □ 术后心理与生活护理
	风险评估	□ 一般评估：生命体征、神志、皮肤、药物过敏史等 □ 专科评估：生活自理能力、患肢屈曲、伸直功能、足背动脉搏动、皮肤温度、指（趾）端末梢感觉情况 □ 心理评估 □ 营养评估 □ 疼痛评估 □ 康复评估	□ 评估患者心理状态	□ 评估意识情况 □ 评估切口疼痛情况 □ 评估术侧足背动脉搏动、肢体皮肤颜色、温度变化、肢体感觉运动情况，并采取相应护理措施 □ 风险评估：评估有无跌倒、坠床、压疮、导管滑脱、液体外渗的风险
	专科护理	□ 观察患肢情况 □ 指导功能锻炼 □ 指导助行器及双拐的使用方法 □ 指导患者戒烟（必要时）	□ 指导患者掌握床上翻身方法 □ 指导患者掌握床上排尿、排便（使用便器）方法	□ 与手术室护士共同评估皮肤、切口敷料、输液及引流情况 □ 指导患者进行髋关节屈、伸运动 □ 指导患者进行床上引体向上运动 □ 指导患者卧床期间患肢保持外展中立位进行压疮预防知识宣教

（续 表）

主要护理工作	饮食指导	☐ 根据医嘱通知配餐员准备膳食 ☐ 协助进餐	☐ 通知患者 22:00 时后禁食、禁水	☐ 禁食、禁水,口干时协助湿润口唇 ☐ 排气后指导患者间断、少量饮用温开水
	活动体位	☐ 根据护理等级指导活动		☐ 根据手术及麻醉方式安置合适体位 ☐ 指导患者掌握床上翻身方法
	洗浴要求	☐ 协助患者洗澡、更换病员服	☐ 协助患者晨、晚间护理	
病情变异记录		☐ 无　　☐ 有,原因: ☐ 患者　☐ 疾病　　☐ 医疗 ☐ 护理　☐ 保障　　☐ 管理	☐ 无　　☐ 有,原因: ☐ 患者　☐ 疾病　　☐ 医疗 ☐ 护理　☐ 保障　　☐ 管理	☐ 无　　☐ 有,原因: ☐ 患者　☐ 疾病　　☐ 医疗 ☐ 护理　☐ 保障　　☐ 管理
护士签名		白班　小夜班　大夜班	白班　小夜班　大夜班	白班　小夜班　大夜班
医师签名				

	时间	住院第 4 天(术后第 1 天)	住院第 5 天(术后第 2 天)	住院第 6 天(术后第 3 天)
主要诊疗工作	制度落实	☐ 手术医师查房 ☐ 专科医师会诊(必要时)		☐ 主诊医师查房
	病情评估			
	病历书写	☐ 术后首日病程记录	☐ 术后次日病程记录	☐ 术后 3 天病程记录
	知情同意			
	手术治疗			
	其他	☐ 根据引流量拔除引流管 ☐ 观察切口情况,是否存在渗出、红肿等情况 ☐ 观察体温、血压等 ☐ 复查血常规、CRP、IL-6、红细胞沉降率、生化	☐ 观察切口情况,是否存在渗出、红肿等情况 ☐ 复查双髋正、侧位 X 线片 ☐ 根据患者情况,如贫血严重及时输血,低蛋白、低钾血症及时补充蛋白、血钾 ☐ 开始主、被动功能康复练习	☐ 观察切口情况,是否存在渗出、红肿等情况 ☐ 复查血常规、CRP、IL-6、红细胞沉降率、生化(如贫血严重及时输血,低蛋白、低钾血症及时补充蛋白、血钾) ☐ 指导患者下床,进行主、被动功能康复练习和步行练习

（续　表）

重点医嘱	长期医嘱	护理医嘱	□ 骨科术后护理常规 □ 一级或二级护理	□ 骨科术后护理常规 □ 二级护理	
		处置医嘱	□ 抬高患肢 □ 使用抗血栓弹力带 □ 观察患肢感觉及血液循环 □ 更换切口引流袋并记录量		
		膳食医嘱	□ 饮食医嘱（普食/半流食/流食/糖尿病饮食/低盐、低脂饮食）		
		药物医嘱	□ 抗生素 □ 术后抗凝 □ 镇痛 □ 保胃	□ 抗生素 □ 术后抗凝	□ 抗生素 □ 术后抗凝
	临时医嘱	检查检验	□ 复查血常规、CRP、IL-6、红细胞沉降率、生化	□ 复查髋关节正、侧位X线片	□ 复查血常规、CRP、IL-6、红细胞沉降率、生化
		药物医嘱	□ 镇吐 □ 补钾（必要时） □ 补白蛋白（必要时） □ 输血（必要时）	□ 镇痛（必要时） □ 补钾（必要时） □ 补白蛋白（必要时） □ 输血（必要时）	□ 镇痛（必要时） □ 补钾（必要时） □ 补白蛋白（必要时） □ 输血（必要时）
		手术医嘱			
		处置医嘱	□ 大换药（必要时） □ 拔除切口引流（必要时） □ 拔除导尿管（必要时）	□ 大换药（必要时） □ 功能锻炼	□ 大换药（必要时） □ 功能锻炼
主要护理工作		健康宣教	□ 告知护理风险 □ 进行压疮预防知识宣教	□ 压疮预防知识宣教 □ 跌倒预防知识宣教	
		护理处置	□ 按一级护理要求完成基础护理项目 □ 监测生命体征 □ 留取标本 □ 观察切口疼痛情况、检测镇痛泵运转情况 □ 观察静脉输液情况 □ 观察留置尿管引流情况 □ 妥善固定各类管道 □ 观察切口引流情况，并记录引流量及性状 □ 观察切口敷料，有渗出时报告医师处理 □ 术后心理与生活护理	□ 按护理等级完成基础护理项目 □ 监测生命体征 □ 观察切口疼痛情况、检测镇痛泵运转情况 □ 观察静脉输液情况 □ 妥善固定各类管道 □ 观察切口敷料，有渗出时报告医师处理，观察患者情况 □ 提供基础护理服务 □ 术后心理与生活护理	□ 按护理等级完成基础护理项目 □ 根据排便情况采取通便措施 □ 留取标本 □ 观察切口敷料，有渗出时报告医师处理 □ 观察静脉输液情况，停用镇痛泵 □ 术后心理与生活护理

主要护理工作	护理评估	☐ 评估患肢感觉、运动情况，有异常时立即报告医师处理 ☐ 评估压疮风险	☐ 评估患肢感觉、运动情况，有异常时立即报告医师处理 ☐ 评估跌倒风险 ☐ 评估压疮风险	☐ 评估患肢感觉、运动情况，有异常时立即报告医师处理 ☐ 评估跌倒风险 ☐ 评估压疮风险
	专科护理	☐ 指导患者术后体位摆放及功能锻炼 ☐ 指导患者正确使用抗血栓压力带 ☐ 指导患者进行自主排尿训练 ☐ 指导患者进行股四头肌静止收缩及踝关节运动 ☐ 指导患者进行床上翻身 ☐ 指导患者卧床期间患肢保持过伸位 ☐ 进行防压疮护理	☐ 指导患者术后体位摆放及功能锻炼 ☐ 指导患者正确使用抗血栓压力带 ☐ 指导患者进行自主排尿训练 ☐ 指导患者进行股四头肌静止收缩及踝关节运动 ☐ 指导患者进行床上翻身 ☐ 指导患者卧床期间患肢保持过伸位 ☐ 防压疮护理	☐ 指导患者正确使用抗血栓压力带 ☐ 指导患者利用双拐下床活动 ☐ 防压疮护理 ☐ 防跌倒护理
	饮食指导	☐ 根据医嘱通知配餐员准备膳食 ☐ 协助进餐	☐ 协助进餐	☐ 协助进餐
	活动体位			
病情变异记录		☐ 无　　☐ 有,原因： ☐ 患者　☐ 疾病　☐ 医疗 ☐ 护理　☐ 保障　☐ 管理	☐ 无　　☐ 有,原因： ☐ 患者　☐ 疾病　☐ 医疗 ☐ 护理　☐ 保障　☐ 管理	☐ 无　　☐ 有,原因： ☐ 患者　☐ 疾病　☐ 医疗 ☐ 护理　☐ 保障　☐ 管理
护士签名		白班　小夜班　大夜班	白班　小夜班　大夜班	白班　小夜班　大夜班
医师签名				

		住院第 7 天（术后第 4 天）	住院第 8 天（出院日）
时间			
主要诊疗工作	制度落实	☐ 上级医师查房（主管医师每天查房） ☐ 专科医师会诊（必要时）	☐ 上级医师查房（主管、主诊医师查房）进行手术及切口评估，确定有无手术并发症和切口愈合不良情况，明确是否出院
	病情评估		
	病历书写	☐ 出院前 1 天有上级医师指示出院的病程记录	☐ 出院当天病程记录（由上级医师指示出院） ☐ 出院后 24 小时内完成出院记录 ☐ 出院后 24 小时内完成病案首页 ☐ 开具出院介绍信 ☐ 开具诊断证明书

(续　表)

主要诊疗工作	知情同意			□ 向患者交代出院后的注意事项（复诊的时间、地点，发生紧急情况时处理方法等）
	手术治疗			
	其他		□ 观察切口情况，是否存在渗出、红肿等情况 □ 根据患者情况，如贫血严重及时输血，低蛋白、低钾血症及时补充蛋白、血钾 □ 继续主、被动功能康复练习和步行练习	□ 复查血常规、CRP、IL-6、红细胞沉降率、生化 □ 出院带药 □ 嘱患者拆线换药（根据出院时间决定） □ 门诊复查 □ 如有不适，随时复诊
重点医嘱	长期医嘱	护理医嘱		
		处置医嘱		
		膳食医嘱		
		药物医嘱	□ 抗生素 □ 术后抗凝	
	临时医嘱	检查检验		□ 复查血常规、CRP、IL-6、红细胞沉降率、生化
		药物医嘱	□ 镇痛（必要时） □ 补钾（必要时） □ 补白蛋白（必要时） □ 输血（必要时）	
		手术医嘱		
		处置医嘱	□ 大换药（必要时） □ 功能锻炼	□ 大换药 □ 出院
主要护理工作	健康宣教			□ 告知患者必须在他人的协助下方可下床活动 □ 向患者讲解适当控制体重的意义 □ 向患者讲解人工全髋关节置换术后的注意事项
	护理处置		□ 按护理等级完成基础护理项目 □ 根据排便情况采取通便措施 □ 观察切口敷料，有渗出时报告医师处理 □ 术后心理与生活护理	□ 按护理等级完成基础护理项目 □ 观察切口敷料，有渗出时报告医师处理 □ 观察患者情况 □ 协助患者办理出院手续 □ 指导并监督患者活动 □ 整理床单位
	风险评估		□ 评估患肢感觉、运动情况，有异常时立即报告医师处理 □ 评估跌倒风险 □ 评估压疮风险	□ 评估患肢感觉、运动情况，有异常时立即报告医师处理 □ 评估跌倒风险 □ 评估压疮风险

主要护理工作	专科护理	□ 指导患者正确使用抗血栓压力带 □ 指导患者进行髋关节屈、伸运动 □ 指导患者进行股四头肌静止收缩及踝关节运动 □ 指导患者进行床上引体向上运动 □ 指导患者利用双拐下床活动 □ 防压疮护理 □ 防跌倒护理 □ 指导患者	□ 根据护理等级指导活动 □ 告知患者必须在他人的协助下方可下床活动 □ 向患者强调人工全髋关节置换术后的禁忌动作,如跷二郎腿、盘腿、坐矮凳等 □ 告知患者出院后注意事项并附书面出院指导
	饮食指导		
	活动体位		
病情变异记录		□ 无　　□ 有,原因: □ 患者　□ 疾病　□ 医疗 □ 护理　□ 保障　□ 管理	□ 无　　□ 有,原因: □ 患者　□ 疾病　□ 医疗 □ 护理　□ 保障　□ 管理
护士签名		白班　　小夜班　　大夜班	白班　　小夜班　　大夜班
医师签名			

第二十三节　人工全髋关节置换术后髋臼磨损行人工髋关节翻修术临床路径

一、人工全髋关节置换术后髋臼磨损行人工髋关节翻修术临床路径标准住院流程

(一)适用对象

第一诊断为人工全髋关节置换术后髋臼磨损(ICD-10:M96.802)行人工髋关节翻修术(ICD-9-CM-3:81.5301)的患者。

(二)诊断依据

根据《临床诊疗指南·骨科分册》(中华医学会编著,人民卫生出版社)、《实用骨科学》(人民军医出版社,第4版,2012年)、《外科学》(临床医学专用)(人民卫生出版社,第8版,2013年)。

1. 病史:有人工全髋关节置换手术史。

2. 髋部活动后疼痛,渐进性加重。

3. 髋关节负重位 X 线片示人工股骨头在髋臼假体聚乙烯内衬内出现偏心上移。

4. 除外人工髋关节感染。

(三)治疗方案的选择及依据

根据《临床诊疗指南·骨科分册》(中华医学会编著,人民卫生出版社),《实用骨科学》(人民军医出版社,第 4 版,2012 年),《坎贝尔骨科手术学》(人民军医出版社,第 12 版,2013 年)。

1. 人工全髋关节置换术后中远期出现髋关节疼痛并渐进性加重,影响日常生活。

2. 无全身或局部的近期感染。

3. 无严重的合并症。

(四)标准住院天数

8 天。

(五)进入路径标准

1. 第一诊断必须符合人工全髋置换术后髋臼磨损(ICD-10:M96.802)。

2. 年龄:18—70 岁。

3. 当患有其他疾病时,但在住院期间不需要特殊处理也不影响第一诊断的临床路径流程实施时,可以进入路径。

(六)术前准备 2 天

1. 术前评估 术前完成术前病情评估,完成必要的检查,做出术前小结、术前讨论。

(1)必需的检查项目:①血常规、尿常规、粪常规。②生化。③红细胞沉降率、C 反应蛋白、白细胞介素-6。④凝血功能。⑤感染性疾病筛查(乙型肝炎、丙型肝炎、艾滋病、梅毒等)。⑥血型。⑦胸部正位 X 线片、心电图。⑧双侧髋关节正、侧位 X 线片。

(2)根据患者病情可选择:①超声心动图、血气分析和肺功能。②术前配血。③有相关疾病者及时请相关科室医师会诊。

(3)营养评估:根据《解放军总医院新住院患者营养风险筛查表(NRS-2002)》为新住院患者进行营养评估,评分≥3 分的患者给予处置,必要时申请营养科医师会诊。

(4)心理评估:根据新住院患者情况申请心理科医师会诊。

(5)疼痛评估:根据《VAS 评分》实施疼痛评估,评分>7 分的患者给予处置,必要时请疼痛科医师会诊。

(6)康复评估:根据《住院患者康复筛查和评估表》在新住院患者住院后 24 小时内进行康复筛查和评估。任何一项结果为"是",则申请康复科医师会诊。

(7)深静脉血栓栓塞症风险评估:根据专科《深静脉血栓栓塞症评估量表》在新住院患者住院后 24 小时内进行风险筛查和评估,风险结果为"高危"的,则申请血管外科或介入导管室医师会诊。

(8)髋关节功能评分:根据《Harris 髋关节评分表》在新住院患者住院后 24 小时内进行髋关节功能评分。

2. 术前准备

(1)术前谈话:术者应在术前 1 天与患者及其家属谈话,告知手术方案、相关风险、用血计划、术后转归、置入材料、手术费用和患者及其家属权益,并履行书面知情同意手续。告知高值耗材的使用及费用。

(2)术前用药:抗血小板药物负荷应用。

(3)通知手术室:准备手术间、手术药品、手术物品及特殊耗材。

(4)护士做心理护理、交代注意事项:防压疮、防跌倒、指导患者戒烟等,并进行术后康复宣教。

(5)手术部位标识:术者、一助或经治医师在术前1天应对手术部位做体表标识,急诊手术由接诊医师或会诊外科医师标记,标记过程应有责任护士、患者及其家属共同参与,并记入手术安排表。

(6)术前1天麻醉医师访视:制订麻醉计划、完成评估、确定麻醉方式,并记入《麻醉术前访视记录》,告知患者及其家属麻醉适应证、麻醉目的、风险、可能出现的情况及其处理原则、替代方案等,签署《麻醉知情同意书》并归入病历。

(七)药品选择及使用时机

1. 抗生素 预防性抗生素选择第二代头孢、第三代头孢或万古霉素(青霉素、头孢过敏者;有感染诱因者)。

2. 使用时机 手术当日、术后预防性使用5天。

(八)手术日为住院第3天

1. 手术安全核对 患者入手术间后由手术医师、麻醉医师、巡回护士和患者本人共同核对患者身份、手术部位与标识、手术方式。手术医师、麻醉医师、巡回护士三方按《手术安全核对表》逐项核对,共同签名。

2. 麻醉方式 神经阻滞麻醉、椎管内麻醉或全身麻醉。

3. 手术方式 人工髋关节翻修术。

4. 手术内置物 人工髋关节假体、骨水泥。

5. 输血 视术中出血情况而定。

6. 经治医师或手术医师 应即刻完成术后首次病程记录,观察术后患者病情变化。

(九)术后住院恢复5天

1. 必需的复查项目:血常规、红细胞沉降率、C反应蛋白、白细胞介素-6、血生化(蛋白、肝功能、肾功能、电解质)。

2. 双髋正、侧位X线片。

3. 必要时查血气分析、D-Dimer、双下肢深静脉彩超/CTPA。

4. 术后处理

(1)抗生素:预防性抗生素选择第二代头孢、第三代头孢或万古霉素(青霉素、头孢过敏者;有感染诱因者)。

(2)术后预防静脉血栓栓塞症处理:肌内注射低分子肝素或口服利伐沙班。

(3)术后康复:术后即开始踝关节主动跖屈背伸锻炼、术后3天拔除引流管并行X线检查,然后主动和被动肌肉功能及活动度锻炼。

(4)术后镇痛:口服非甾体抗炎镇痛药、阿片类镇痛药,镇痛泵。

5. 术者在术后24小时内完成手术记录,特殊情况可由一助完成,术者签名确认并归入病历。

6. 上级医师在术后3天内至少查房1次,根据术中和术后情况修订术后治疗计划。

7. 麻醉医师术后 3 天内访视患者,如有特殊情况应详细记录,及时与手术医师或重症监护室医师沟通并迅速处理。

8. 术后护理

(1)按照护理等级进行日常护理,监测患者生命体征,观察引流管引流情况、切口敷料有无渗出。

(2)观察患肢疼痛情况,患肢感觉运动状况。

(3)术后即开始踝关节主动跖屈背伸锻炼,拍片后开始主动和被动肌肉功能及活动度锻炼。

(4)指导患者正确使用抗血栓压力带、掌握床上排便排尿(使用便器)方法、进行自主排尿训练、使用双拐下床训练,防跌倒、防压疮护理等。

(十)出院标准

1. 体温正常,常规检验指标无明显异常,红细胞沉降率、CRP 指标下降。

2. 切口愈合良好:引流管拔除,切口无感染征象(可以在门诊处理的切口)、无皮瓣坏死。

3. 髋关节功能改善。

4. 不需要住院处理的并发症和(或)合并症。

(十一)变异及原因分析

1. **内科合并症**　患者常合并内科基础疾病,围术期需要详细检查内科情况并请相关科室会诊,术前准备时间需延长;同时使用相关药物,将增加住院费用。

2. **围术期并发症**　患者骨质条件、畸形类型、关节炎病变的严重程度有差异,有可能出现手术相关并发症,如骨折、韧带损伤、神经血管损伤、深静脉血栓形成、感染等。术后需要延长下床和康复时间,可能造成住院天数延长和费用增加。

3. **人工髋关节假体的选择**　目前可供选择的人工髋关节假体较多,适用于不同类型的关节病损,可导致住院费用存在差异。

二、人工全髋关节置换术后髋臼磨损行关节翻修术临床路径表单

适用对象	第一诊断为人工全髋关节置换术后髋臼磨损(ICD-10:M96.802) 行人工髋关节翻修术(ICD-9-CM-3:81.5301)的患者		
患者基本信息	姓名:_____　性别:____　年龄:____ 门诊号:_____　住院号:_____　过敏史:_____ 住院日期:____年__月__日　出院日期:____年__月__日		住院天数:8 天
	时间	住院第 1 天	住院第 2 天(术前日)	住院第 3 天(手术日)
主要诊疗工作	制度落实	□ 住院 2 小时内经治或值班医师完成接诊 □ 住院后 24 小时内主管医师完成检诊 □ 专科医师会诊(必要时)	□ 经治医师查房(早、晚) □ 主诊医师查房 □ 完成术前准备 □ 组织术前讨论 □ 手术部位标识	□ 手术安全核查

（续　表）

主要诊疗工作	病情评估	□ 经治医师询问病史及体格检查 □ 心理评估 □ 营养评估 □ 疼痛评估 □ 康复评估 □ 深静脉血栓栓塞症风险评估 □ 完成髋关节功能评分		
	病历书写	□ 住院 8 小时内完成首次病程记录 □ 住院 24 小时内完成住院记录	□ 完成主管医师查房记录 □ 完成主诊医师查房记录 □ 完成术前讨论、术前小结	□ 术者或第一助手术后24 小时内完成手术记录（术者签名） □ 术后即刻完成术后首次病程记录
	知情同意	□ 病情告知 □ 患者及其家属签署授权委托书 □ 患者及其家属在住院记录单上签名	□ 术者术前谈话，告知患者及其家属病情和围术期注意事项，签署手术知情同意书、授权委托书、自费用品协议书（必要时）、军人目录外耗材审批单（必要时）、输血同意书等	□ 告知患者及其家属手术过程概况及术后注意事项
	手术治疗		□ 预约手术	□ 实施手术（手术安全核查记录、手术清点记录）
	其他	□ 及时通知上级医师检诊 □ 经治医师检查整理病历资料	□ 检查住院押金使用情况	□ 术后病情交接 □ 观察手术切口及周围情况
重点医嘱	长期医嘱　护理医嘱	□ 按骨科护理常规 □ 二级或三级护理		□ 按骨科术后护理常规 □ 一级护理
	长期医嘱　处置医嘱			□ 持续心电、血压、呼吸、血氧饱和度监测 □ 留置导尿并记录量 □ 留置切口引流并记录量 □ 持续低流量吸氧
	长期医嘱　膳食医嘱	□ 普食 □ 糖尿病饮食 □ 低盐、低脂饮食 □ 低盐、低脂糖尿病饮食	□ 禁食、禁水（22:00 时后）	

重点医嘱	长期医嘱	药物医嘱	□ 自带药（必要时）		□ 镇痛 □ 消肿 □ 镇吐、保胃 □ 抗生素 □ 抗凝
	临时医嘱	检查检验	□ 血常规（含 CRP＋IL-6） □ 尿常规 □ 粪常规 □ 凝血四项 □ 血清术前八项 □ 红细胞沉降率 □ 血型 □ 胸部正位 X 线片 □ 心电图检查（多导） □ 双髋负重正、侧位 X 线片 □ 肺功能（必要时） □ 超声心动图（必要时）		
		药物医嘱		□ 抗生素（视病情）	
		手术医嘱		□ 常规准备明日在神经阻滞麻醉/椎管内麻醉/全身麻醉下行人工髋关节翻修术	
		处置医嘱	□ 静脉抽血	□ 备血 □ 备皮（＞30cm²）	□ 输血（视病情） □ 补液（视病情） □ 拔除导尿管（必要时）
主要护理工作		健康宣教	□ 住院宣教（住院环境、规章制度） □ 进行护理安全指导 □ 进行等级护理、活动范围指导 □ 进行饮食指导 □ 进行关于疾病知识的宣教 □ 检查、检验项目的目的和意义	□ 术前宣教	□ 术后宣教 □ 术后心理疏导 □ 指导术后康复训练 □ 指导术后注意事项

（续 表）

主要护理工作	护理处置	□ 患者身份核对 □ 佩戴腕带 □ 建立住院病历,通知医师 □ 住院介绍:介绍责任护士,病区环境、设施、规章制度、基础护理服务项目 □ 询问病史,填写护理记录单首页 □ 观察病情 □ 监测基本生命体征 □ 抽血、留取标本 □ 心理与生活护理 □ 根据评估结果采取相应护理措施 □ 通知检查项目及检查注意事项	□ 术前患者准备（术前沐浴、更衣、备皮） □ 检查术前物品准备 □ 指导患者准备术后所需用品,贵重物品交由其家属保管 □ 指导患者进行肠道准备并检查准备效果 □ 告知入手术室前取下活动义齿 □ 监测基本生命体征 □ 备血、皮试	□ 晨起监测生命体征并记录 □ 确认无上呼吸道感染症状,确认无月经来潮 □ 与手术室护士交接病历、影像资料、术中带药等 □ 术前补液（必要时） □ 嘱患者入手术室前膀胱排空 □ 与手术室护士交接 □ 术后监测生命体征 □ 术后心电监护 □ 各类管道护理 □ 术后心理与生活护理
	风险评估	□ 一般评估:生命体征、神志、皮肤、药物过敏史等 □ 专科评估:生活自理能力、患肢屈曲、伸直功能、足背动脉搏动、皮肤温度、指（趾）端末梢感觉情况 □ 心理评估 □ 营养评估 □ 疼痛评估 □ 康复评估	□ 评估患者心理状态	□ 评估意识情况 □ 评估切口疼痛情况 □ 评估术侧足背动脉搏动、肢体皮肤颜色、温度变化、肢体感觉运动情况,并采取相应护理措施 □ 风险评估:评估有无跌倒、坠床、压疮、导管滑脱、液体外渗的风险
	专科护理	□ 观察患肢情况 □ 指导功能锻炼 □ 指导助行器及双拐的使用方法 □ 指导患者戒烟（必要时）	□ 指导患者掌握床上翻身方法 □ 指导患者掌握床上排尿、排便（使用便器）方法	□ 与手术室护士共同评估皮肤、切口敷料、输液及引流情况 □ 指导患者进行髋关节屈、伸运动 □ 指导患者进行床上引体向上运动 □ 指导患者卧床期间患肢保持外展中立位进行压疮预防知识宣教
	饮食指导	□ 根据医嘱通知配餐员准备膳食 □ 协助进餐	□ 通知患者 22:00 时后禁食、禁水	□ 禁食、禁水,口干时协助湿润口唇 □ 排气后指导患者间断、少量饮用温开水
	活动体位	□ 根据护理等级指导活动		□ 根据手术及麻醉方式安置合适体位 □ 指导患者掌握床上翻身方法
	洗浴要求	□ 协助患者洗澡、更换病员服	□ 协助患者晨、晚间护理	

（续　表）

病情变异记录	□ 无　　□ 有,原因： □ 患者　□ 疾病　□ 医疗 □ 护理　□ 保障　□ 管理		□ 无　　□ 有,原因： □ 患者　□ 疾病　□ 医疗 □ 护理　□ 保障　□ 管理		□ 无　　□ 有,原因： □ 患者　□ 疾病　□ 医疗 □ 护理　□ 保障　□ 管理	
护士签名	白班	小夜班	大夜班	白班	小夜班	大夜班	白班	小夜班	大夜班
医师签名			

	时间	住院第 4 天(术后第 1 天)	住院第 5 天(术后第 2 天)	住院第 6 天(术后第 3 天)
主要诊疗工作	制度落实	□ 手术医师查房 □ 专科医师会诊(必要时)		□ 主诊医师查房
	病情评估			
	病历书写	□ 术后首日病程记录	□ 术后次日病程记录	□ 术后 3 天病程记录
	知情同意			
	手术治疗			
	其他	□ 根据引流量拔除引流管 □ 观察切口情况,是否存在渗出、红肿等情况 □ 观察体温、血压等 □ 复查血常规、CRP、IL-6、红细胞沉降率、生化	□ 观察切口情况,是否存在渗出、红肿等情况 □ 复查双髋正、侧位 X 线片 □ 根据患者情况,如贫血严重及时输血,低蛋白、低钾血症及时补充蛋白、血钾 □ 开始主、被动功能康复练习	□ 观察切口情况,是否存在渗出、红肿等情况 □ 复查血常规、CRP、IL-6、红细胞沉降率、生化(如贫血严重及时输血,低蛋白、低钾血症及时补充蛋白、血钾) □ 指导患者下床,进行主、被动功能康复练习和步行练习
重点医嘱	长期医嘱 护理医嘱	□ 骨科术后护理常规 □ 一级或二级护理	□ 骨科术后护理常规 □ 二级护理	
	处置医嘱	□ 抬高患肢 □ 使用抗血栓弹力带 □ 观察患肢感觉及血液循环 □ 更换切口引流袋并记录量		
	膳食医嘱	□ 饮食医嘱(普食/半流食/流食/糖尿病饮食/低盐、低脂饮食)		
	药物医嘱	□ 抗生素 □ 术后抗凝 □ 镇痛 □ 保胃	□ 抗生素 □ 术后抗凝	□ 抗生素 □ 术后抗凝

（续　表）

重点医嘱	临时医嘱	检查检验	□ 复查血常规、CRP、IL-6、红细胞沉降率、生化	□ 复查髋关节正、侧位 X 线片	□ 复查血常规、CRP、IL-6、红细胞沉降率、生化
		药物医嘱	□ 镇吐 □ 补钾（必要时） □ 补白蛋白（必要时） □ 输血（必要时）	□ 镇痛（必要时） □ 补钾（必要时） □ 补白蛋白（必要时） □ 输血（必要时）	□ 镇痛（必要时） □ 补钾（必要时） □ 补白蛋白（必要时） □ 输血（必要时）
		手术医嘱			
		处置医嘱	□ 大换药（必要时） □ 拔除切口引流（必要时） □ 拔除导尿管（必要时）	□ 大换药（必要时） □ 功能锻炼	□ 大换药（必要时） □ 功能锻炼
主要护理工作		健康宣教	□ 告知护理风险 □ 进行压疮预防知识宣教	□ 压疮预防知识宣教 □ 跌倒预防知识宣教	
		护理处置	□ 按一级护理要求完成基础护理项目 □ 监测生命体征 □ 留取标本 □ 观察切口疼痛情况、检测镇痛泵运转情况 □ 观察静脉输液情况 □ 观察留置尿管引流情况 □ 妥善固定各类管道 □ 观察切口引流情况，并记录引流量及性状 □ 观察切口敷料，有渗出时报告医师处理 □ 术后心理与生活护理	□ 按护理等级完成基础护理项目 □ 监测生命体征 □ 观察切口疼痛情况、检测镇痛泵运转情况 □ 观察静脉输液情况 □ 妥善固定各类管道 □ 观察切口敷料，有渗出时报告医师处理，观察患者情况 □ 提供基础护理服务 □ 术后心理与生活护理	□ 按护理等级完成基础护理项目 □ 根据排便情况采取通便措施 □ 留取标本 □ 观察切口敷料，有渗出时报告医师处理 □ 观察静脉输液情况，停用镇痛泵 □ 术后心理与生活护理
		护理评估	□ 评估患肢感觉、运动情况，异常时立即报告医师处理 □ 评估压疮风险	□ 评估患肢感觉、运动情况，异常时立即报告医师处理 □ 评估跌倒风险 □ 评估压疮风险	□ 评估患肢感觉、运动情况，异常时立即报告医师处理 □ 评估跌倒风险 □ 评估压疮风险
		专科护理	□ 指导患者术后体位摆放及功能锻炼 □ 指导患者正确使用抗血栓压力带 □ 指导患者进行自主排尿训练 □ 指导患者进行股四头肌静止收缩及踝关节运动 □ 指导患者进行床上翻身 □ 指导患者卧床期间患肢保持过伸位 □ 进行防压疮护理	□ 指导患者术后体位摆放及功能锻炼 □ 指导患者正确使用抗血栓压力带 □ 指导患者进行自主排尿训练 □ 指导患者进行股四头肌静止收缩及踝关节运动 □ 指导患者进行床上翻身 □ 指导患者卧床期间患肢保持过伸位 □ 防压疮护理	□ 指导患者正确使用抗血栓压力带 □ 指导患者利用双拐下床活动 □ 防压疮护理 □ 防跌倒护理

（续　表）

主要护理工作	饮食指导	☐ 根据医嘱通知配餐员准备膳食 ☐ 协助进餐	☐ 协助进餐	☐ 协助进餐
	活动体位			
病情变异记录		☐ 无　　☐ 有,原因: ☐ 患者　☐ 疾病　☐ 医疗 ☐ 护理　☐ 保障　☐ 管理	☐ 无　　☐ 有,原因: ☐ 患者　☐ 疾病　☐ 医疗 ☐ 护理　☐ 保障　☐ 管理	☐ 无　　☐ 有,原因: ☐ 患者　☐ 疾病　☐ 医疗 ☐ 护理　☐ 保障　☐ 管理

护士签名	白班	小夜班	大夜班	白班	小夜班	大夜班	白班	小夜班	大夜班
医师签名									

时间		住院第 7 天(术后第 4 天)	住院第 8 天(出院日)
主要诊疗工作	制度落实	☐ 上级医师查房(主管医师每天查房) ☐ 专科医师会诊(必要时)	☐ 上级医师查房(主管、主诊医师查房)进行手术及切口评估,确定有无手术并发症和切口愈合不良情况,明确是否出院
	病情评估		
	病历书写	☐ 出院前 1 天有上级医师指示出院的病程记录	☐ 出院当天病程记录(由上级医师指示出院) ☐ 出院后 24 小时内完成出院记录 ☐ 出院后 24 小时内完成病案首页 ☐ 开具出院介绍信 ☐ 开具诊断证明书
	知情同意		☐ 向患者交代出院后的注意事项(复诊的时间、地点,发生紧急情况时处理方法等)
	手术治疗		
	其他	☐ 观察切口情况,是否存在渗出、红肿等情况 ☐ 根据患者情况,如贫血严重及时输血,低蛋白、低钾血症及时补充蛋白、血钾 ☐ 继续主、被动功能康复练习和步行练习	☐ 复查血常规、CRP、IL-6、红细胞沉降率、生化 ☐ 出院带药 ☐ 嘱患者拆线换药(根据出院时间决定) ☐ 门诊复查 ☐ 如有不适,随时复诊
重点医嘱	长期医嘱 护理医嘱		
	处置医嘱		
	膳食医嘱		
	药物医嘱	☐ 抗生素 ☐ 术后抗凝	

重点医嘱	临时医嘱	检查检验		□ 复查血常规、CRP、IL-6、红细胞沉降率、生化
		药物医嘱	□ 镇痛（必要时） □ 补钾（必要时） □ 补白蛋白（必要时） □ 输血（必要时）	
		手术医嘱		
		处置医嘱	□ 大换药（必要时） □ 功能锻炼	□ 大换药 □ 出院
主要护理工作		健康宣教		□ 告知患者必须在他人的协助下方可下床活动 □ 向患者讲解适当控制体重的意义 □ 向患者讲解人工全髋关节置换术后的注意事项
		护理处置	□ 按护理等级完成基础护理项目 □ 根据排便情况采取通便措施 □ 观察切口敷料，有渗出时报告医师处理 □ 术后心理与生活护理	□ 按护理等级完成基础护理项目 □ 观察切口敷料，有渗出时报告医师处理 □ 观察患者情况 □ 协助患者办理出院手续 □ 指导并监督患者活动 □ 整理床单位
		风险评估	□ 评估患肢感觉、运动情况，有异常时立即报告医师处理 □ 评估跌倒风险 □ 评估压疮风险	□ 评估患肢感觉、运动情况，有异常时立即报告医师处理 □ 评估跌倒风险 □ 评估压疮风险
		专科护理	□ 指导患者正确使用抗血栓压力带 □ 指导患者进行髋关节屈、伸运动 □ 指导患者进行股四头肌静止收缩及踝关节运动 □ 指导患者进行床上引体向上运动 □ 指导患者利用双拐下床活动 □ 防压疮护理 □ 防跌倒护理 □ 指导患者	□ 根据护理等级指导活动 □ 告知患者必须在他人的协助下方可下床活动 □ 向患者强调人工全髋关节置换术后的禁忌动作，如跷二郎腿、盘腿、坐矮凳等 □ 告知患者出院后注意事项并附书面出院指导
		饮食指导		
		活动体位		

病情变异记录	□ 无　　□ 有，原因： □ 患者　□ 疾病　□ 医疗 □ 护理　□ 保障　□ 管理			□ 无　　□ 有，原因： □ 患者　□ 疾病　□ 医疗 □ 护理　□ 保障　□ 管理		
护士签名	白班	小夜班	大夜班	白班	小夜班	大夜班
医师签名						

第 2 章　膝 关 节

第一节　创伤性膝骨关节炎行单侧全膝关节置换术临床路径

一、创伤性膝骨关节炎行单侧全膝关节置换术临床路径标准住院流程

（一）适用对象

第一诊断为创伤性膝骨关节炎（ICD-10：M17.301）行单侧全膝关节置换术（ICD-9-CM-3：81.5402/81.5406）的患者。

（二）诊断依据

根据《临床诊疗指南·骨科分册》（中华医学会编著，人民卫生出版社），《实用骨科学》（人民军医出版社，第 4 版，2012 年），《外科学》（临床医学专用）（人民卫生出版社，第 8 版，2013年）。

1. 病史　具有膝关节外伤史，膝关节疼痛渐进性加重，影响日常生活。

2. 体格检查　膝关节过伸试验、过屈试验、髌骨研磨试验阳性，膝关节活动受限，可出现内翻畸形，可合并有屈曲或伸直挛缩。

3. 辅助检查　膝关节 X 线片可见创伤晚期表现，伴有关节间隙明显变窄或消失，伴有骨质增生。

（三）治疗方案的选择及依据

根据《临床诊疗指南·骨科分册》（中华医学会编著，人民卫生出版社），《实用骨科学》（人民军医出版社，第 4 版，2012 年），《坎贝尔骨科手术学》（人民军医出版社，第 12版，2013 年）。

1. 创伤性膝骨关节炎诊断明确。

2. 关节疼痛、活动受限，明显影响生活质量。

3. 无全身或局部的近期感染。

4. 无严重的合并症。

5. 术前生活质量及活动水平评估及 HSS 评分。

（四）标准住院天数

8 天。

（五）进入路径标准

1. 第一诊断必须符合创伤性膝关节病（ICD-10：M17.301）。

2. 年龄:18—70 岁。

3. 当患有其他疾病时,但在住院期间不需要特殊处理也不影响第一诊断的临床路径流程实施时,可以进入路径。

(六)术前准备 2 天

1. 术前评估 术前完成术前病情评估,完成必要的检查,做出术前小结、术前讨论。

(1)必需的检查项目:①血常规、尿常规、粪常规。②生化。③红细胞沉降率、C 反应蛋白、白细胞介素-6。④凝血功能。⑤感染性疾病筛查(乙肝、丙肝、艾滋病、梅毒等)。⑥血型。⑦胸部正位 X 线片、心电图。⑧双侧膝关节正、侧位和髌骨轴位 X 线片。⑨负重位双下肢全长 X 线片。

(2)根据患者病情可选择:①超声心动图、血气分析和肺功能。②术前配血。③有相关疾病者及时请相关科室医师会诊。

(3)营养评估:根据《解放军总医院新住院患者营养风险筛查表(NRS-2002)》为新住院患者进行营养评估,评分≥3 分患者给予处置,必要时申请营养科医师会诊。

(4)心理评估:根据新住院患者情况申请心理科医师会诊。

(5)疼痛评估:根据《VAS 评分》实施疼痛评估,评分>7 分患者给予处置,必要时请疼痛科医师会诊。

(6)康复评估:根据《住院患者康复筛查和评估表》在新住院患者住院后 24 小时内进行康复筛查和评估。任何一项结果为"是",则申请康复科医师会诊。

(7)深静脉血栓栓塞症风险评估:根据专科《深静脉血栓栓塞症评估量表》在新住院患者住院后 24 小时内进行风险筛查和评估,风险结果为"高危"的,则申请血管外科或介入导管室医师会诊。

(8)膝关节功能评分:根据《膝关节 HSS 评分表》在新住院患者住院后 24 小时内进行膝关节功能评分。

2. 术前准备

(1)术前谈话:术者应在术前 1 天与患者及其家属谈话,告知手术方案、相关风险、用血计划、术后转归、置入材料、手术费用和患者及其家属权益,并履行书面知情同意手续。告知高值耗材的使用及费用。

(2)术前用药:抗血小板药物负荷应用。

(3)通知手术室:准备手术间、手术药品、手术物品及特殊耗材。

(4)护士做心理护理、交代注意事项:防压疮、防跌倒、指导患者戒烟等,进行术后康复宣教。

(5)手术部位标识:术者、一助或经治医师在术前 1 天应对手术部位做体表标识,急诊手术由接诊医师或会诊外科医师标记,标记过程应有责任护士、患者及其家属共同参与,并记入手术安排表。

(6)术前 1 天麻醉医师访视:制订麻醉计划、完成评估、确定麻醉方式,并记入《麻醉术前访视记录》,告知患者及其家属麻醉适应证、麻醉目的、风险、可能出现的情况及其处理原则、替代方案等,签署《麻醉知情同意书》并归入病历。

（七）药品选择及使用时机

1. 抗生素 预防性抗生素选择第二代头孢、第三代头孢或万古霉素（青霉素、头孢过敏者；有感染诱因者）。

2. 使用时机 手术当日、术后预防性使用 5 天。

（八）手术日为住院第 3 天

1. 手术安全核对 患者入手术间后由手术医师、麻醉医师、巡回护士和患者本人共同核对患者身份、手术部位与标识、手术方式。手术医师、麻醉医师、巡回护士三方按《手术安全核对表》逐项核对，共同签名。

2. 麻醉方式 神经阻滞麻醉、椎管内麻醉或全身麻醉。

3. 手术方式 全膝关节置换术。

4. 手术内置物 人工膝关节假体、骨水泥。

5. 输血 视术中出血情况而定。

6. 经治医师或手术医师 应即刻完成术后首次病程记录，观察术后患者病情变化。

（九）术后住院恢复 5 天

1. 必需的复查项目：血常规、红细胞沉降率、C 反应蛋白、白细胞介素-6、血生化（蛋白、肝功能、肾功能、电解质）。

2. 双膝正、侧位 X 线片。

3. 必要时查血气分析、D-Dimer、双下肢深静脉彩超/CTPA。

4. 术后处理

(1)抗生素：预防性抗生素选择第二代头孢、第三代头孢或万古霉素（青霉素、头孢过敏者；有感染诱因者）。

(2)术后预防静脉血栓栓塞症处理：肌内注射低分子肝素或口服利伐沙班。

(3)术后康复：术后 1 天拔除引流管，术后第 2 天行关节正、侧位 X 线检查，然后主动和被动肌肉功能及活动度锻炼，并开始扶助行器下地行走，3～5 天关节活动度应超过 100°。

(4)术后镇痛：口服非甾体抗炎镇痛药、阿片类镇痛药，镇痛泵。

5. 术者在术后 24 小时内完成手术记录，特殊情况可由一助完成，术者签名确认并归入病历。

6. 上级医师在术后 3 天内至少查房 1 次，根据术中和术后情况修订术后治疗计划。

7. 麻醉医师术后 3 天内访视患者，如有特殊情况应详细记录，及时与手术医师或重症监护室医师沟通并迅速处理。

8. 术后护理

(1)按照护理等级进行日常护理，监测患者生命体征，观察引流管引流情况、切口敷料有无渗出。

(2)观察患肢疼痛情况，患肢感觉运动状况。

(3)指导患者术后体位摆放及功能锻炼：患肢要保持过伸位、指导床上翻身（撤去患肢下枕头挪至健侧，指导并帮助患者手扶拉环向健侧翻身）、进行股四头肌静止收缩及踝关节屈伸运动、膝关节屈伸运动。

(4)指导患者正确使用抗血栓压力带、掌握床上排便排尿（使用便器）方法、进行自主排尿训练、使用助行器下床训练、防跌倒、防压疮护理等。

（十）出院标准

1. 体温正常,常规检验指标无明显异常,红细胞沉降率、CRP 指标下降。

2. 切口愈合良好:引流管拔除,切口无感染征象（可在门诊处理的切口）、无皮瓣坏死。

3. 膝关节功能改善。

4. 不需要住院处理的并发症和（或）合并症。

（十一）变异及原因分析

1. 内科合并症　晚期重度骨关节炎的患者常合并内科基础疾病,围术期需要详细检查内科情况并请相关科室会诊,术前准备时间需延长;同时使用相关药物,将增加住院费用。

2. 围术期并发症　患者骨质条件、畸形类型、关节炎病变的严重程度有差异,有可能出现手术相关并发症,如骨折、韧带损伤、神经血管损伤、深静脉血栓形成、感染等。术后需要延长下床和康复时间,可能造成住院天数延长和费用增加。

3. 人工膝关节假体的选择　目前可供选择的人工膝关节假体较多,适用于不同类型的关节病损,可导致住院费用存在差异。

二、创伤性膝关节炎行单侧全膝关节置换术临床路径表单

适用对象	第一诊断为创伤性膝骨关节炎（ICD-10:M17.301）行单侧全膝关节置换术（ICD-9-CM-3:81.5402/81.5406）的患者		
患者基本信息	姓名:_____　性别:____　年龄:____ 门诊号:_____　住院号:_____　过敏史:_____ 住院日期:____年__月__日　出院日期:____年__月__日		住院天数:8 天
时间	住院第 1 天	住院第 2 天（术前日）	住院第 3 天（手术日）
主要诊疗工作 · 制度落实	□ 住院 2 小时内经治或值班医师完成接诊 □ 住院后 24 小时内主管医师完成检诊 □ 专科医师会诊（必要时）	□ 经治医师查房(早、晚) □ 主诊医师查房 □ 完成术前准备 □ 组织术前讨论 □ 手术部位标识	□ 手术安全核查
主要诊疗工作 · 病情评估	□ 经治医师询问病史及体格检查 □ 心理评估 □ 营养评估 □ 疼痛评估 □ 康复评估 □ 深静脉血栓栓塞症风险评估 □ 完成膝关节功能评分		

主要诊疗工作	病历书写	□ 住院 8 小时内完成首次病程记录 □ 住院 24 小时内完成住院记录	□ 完成主管医师查房记录 □ 完成主诊医师查房记录 □ 完成术前讨论、术前小结	□ 术者或一助术后 24 小时内完成手术记录（术者签名） □ 术后即刻完成术后首次病程记录
	知情同意	□ 病情告知 □ 患者及其家属签署授权委托书 □ 患者或其家属在住院记录单上签名	□ 术者术前谈话，告知患者及其家属病情和围术期注意事项，签署手术知情同意书、授权委托书、自费用品协议书（必要时）、军人目录外耗材审批单（必要时）、输血同意书等	□ 告知患者及其家属手术过程概况及术后注意事项
	手术治疗		□ 预约手术	□ 实施手术（手术安全核查记录、手术清点记录）
	其他	□ 及时通知上级医师检诊 □ 经治医师检查整理病历资料	□ 检查住院押金使用情况	□ 术后病情交接 □ 观察手术切口及周围情况
重点医嘱	长期医嘱 · 护理医嘱	□ 按骨科护理常规 □ 二级或三级护理		□ 按骨科术后护理常规 □ 一级护理
	长期医嘱 · 处置医嘱			□ 持续心电、血压、呼吸、血氧饱和度监测 □ 留置导尿并记录量 □ 留置切口引流并记录量 □ 持续低流量吸氧
	长期医嘱 · 膳食医嘱	□ 普食 □ 糖尿病饮食 □ 低盐、低脂饮食 □ 低盐、低脂糖尿病饮食	□ 禁食、禁水（22：00 时后）	
	长期医嘱 · 药物医嘱	□ 自带药（必要时）		□ 镇痛 □ 消肿 □ 镇吐、保胃 □ 抗生素 □ 抗凝

（续　表）

重点医嘱	临时医嘱	检查检验	□ 血常规（含 CRP＋IL-6） □ 尿常规 □ 粪常规 □ 凝血四项 □ 血清术前八项 □ 红细胞沉降率 □ 血型 □ 胸部正位 X 线片 □ 心电图检查（多导） □ 双膝负重正、侧位和下肢全长 X 线片 □ 肺功能（必要时） □ 超声心动图（必要时）		
		药物医嘱		□ 抗生素（视病情）	
		手术医嘱		□ 常规准备明日在神经阻滞麻醉/椎管内麻醉/全身麻醉下行人工全膝关节置换术	
		处置医嘱	□ 静脉抽血	□ 备血 □ 备皮（＞30cm²）	□ 输血（视病情） □ 补液（视病情） □ 拔除导尿管（必要时）
主要护理工作		健康宣教	□ 住院宣教（住院环境、规章制度） □ 进行护理安全指导 □ 进行等级护理、活动范围指导 □ 进行饮食指导 □ 进行关于疾病知识的宣教 □ 检查、检验项目的目的和意义	□ 术前宣教	□ 术后宣教 □ 术后心理疏导 □ 指导术后康复训练 □ 指导术后注意事项
		护理处置	□ 患者身份核对 □ 佩戴腕带 □ 建立住院病历，通知医师 □ 住院介绍：介绍责任护士、病区环境、设施、规章制度、基础护理服务项目 □ 询问病史，填写护理记录单首页 □ 观察病情 □ 监测基本生命体征 □ 抽血、留取标本 □ 心理与生活护理 □ 根据评估结果采取相应护理措施 □ 通知检查项目及检查注意事项	□ 术前患者准备（术前沐浴、更衣、备皮） □ 检查术前物品准备 □ 指导患者准备术后所需用品、贵重物品交由其家属保管 □ 指导患者进行肠道准备并检查准备效果 □ 告知入手术室前取下活动义齿 □ 监测基本生命体征 □ 备血、皮试	□ 晨起监测生命体征并记录 □ 确认无上呼吸道感染症状，确认无月经来潮 □ 与手术室护士交接病历、影像资料、术中带药等 □ 术前补液（必要时） □ 嘱患者入手术室前排空膀胱 □ 与手术室护士交接 □ 术后监测生命体征 □ 术后心电监护 □ 各类管道护理 □ 术后心理与生活护理

（续 表）

主要护理工作	风险评估	□ 一般评估：生命体征、神志、皮肤、药物过敏史等 □ 专科评估：生活自理能力、患肢屈曲、伸直功能，足背动脉搏动、肤温、指端末梢感觉情况 □ 风险评估：评估有无跌倒、坠床、压疮风险 □ 心理评估 □ 营养评估 □ 疼痛评估 □ 康复评估	□ 评估患者心理状态	□ 评估意识情况 □ 评估切口疼痛情况 □ 评估术侧足背动脉搏动、肢体皮肤颜色、温度变化、肢体感觉运动情况，并采取相应护理措施 □ 风险评估：评估有无跌倒、坠床、压疮、导管滑脱、液体外渗的风险
	专科护理	□ 观察患肢情况 □ 指导功能锻炼 □ 指导助行器及双拐的使用方法 □ 指导患者戒烟（必要时）	□ 指导患者掌握床上翻身方法 □ 指导患者掌握床上排尿、排便（使用便器）方法	□ 与手术室护士共同评估皮肤、切口敷料、输液及引流情况 □ 指导患者进行股四头肌静止收缩及踝关节运动 □ 指导患者掌握床上排尿、排便（使用便器）方法
	饮食指导	□ 根据医嘱通知配餐员准备膳食 □ 协助进餐	□ 通知患者 22:00 时后禁食、禁水	□ 禁食、禁水，口干时协助湿润口唇 □ 排气后指导患者间断、少量饮用温开水
	活动体位	□ 根据护理等级指导活动		□ 根据手术及麻醉方式安置合适体位，术肢保持过伸位 □ 指导患者掌握床上翻身方法
	洗浴要求	□ 协助患者洗澡、更换病号服	□ 协助患者晨、晚间护理	
病情变异记录		□ 无　　□ 有，原因： □ 患者　□ 疾病　□ 医疗 □ 护理　□ 保障　□ 管理	□ 无　　□ 有，原因： □ 患者　□ 疾病　□ 医疗 □ 护理　□ 保障　□ 管理	□ 无　　□ 有，原因： □ 患者　□ 疾病　□ 医疗 □ 护理　□ 保障　□ 管理
护士签名		白班｜小夜班｜大夜班	白班｜小夜班｜大夜班	白班｜小夜班｜大夜班
医师签名				

时间		住院第 4 天（术后第 1 天）	住院第 5 天（术后第 2 天）	住院第 6 天（术后第 3 天）
主要诊疗工作	制度落实	□ 手术医师查房 □ 专科医师会诊（必要时）		□ 主诊医师查房
	病情评估			
	病历书写	□ 术后首日病程记录	□ 术后次日病程记录	□ 术后 3 天病程记录
	知情同意			
	手术治疗			
	其他	□ 根据引流量拔除引流管 □ 观察切口情况，是否存在渗出、红肿等情况 □ 观察体温、血压等 □ 复查血常规、CRP、IL-6、红细胞沉降率、生化	□ 观察切口情况，是否存在渗出、红肿等情况 □ 复查双膝正、侧位 X 线片 □ 根据患者情况，如贫血严重及时输血，低蛋白、低钾血症及时补充蛋白、血钾 □ 开始主、被动功能康复练习	□ 观察切口情况，是否存在渗出、红肿等情况 □ 复查血常规、CRP、IL-6、红细胞沉降率、生化（如贫血严重及时输血，低蛋白、低钾血症及时补充蛋白、血钾） □ 指导患者下床，进行主、被动功能康复练习和步行练习
重点医嘱	长期医嘱 护理医嘱	□ 骨科术后护理常规 □ 一级或二级护理	□ 骨科术后护理常规 □ 二级护理	
	长期医嘱 处置医嘱	□ 抬高患肢 □ 使用抗血栓弹力带 □ 观察患肢感觉及血液循环 □ 更换切口引流袋并记录量		
	长期医嘱 膳食医嘱	□ 饮食医嘱（普食/半流食/流食/糖尿病饮食/低盐、低脂饮食）		
	长期医嘱 药物医嘱	□ 抗生素 □ 术后抗凝 □ 镇痛 □ 保胃	□ 抗生素 □ 术后抗凝	□ 抗生素 □ 术后抗凝
	临时医嘱 检查检验	□ 复查血常规、CRP、IL-6、红细胞沉降率、生化	□ 复查膝关节正、侧位 X 线片	□ 复查血常规、CRP、IL-6、红细胞沉降率、生化
	临时医嘱 药物医嘱	□ 镇吐 □ 补钾（必要时） □ 补白蛋白（必要时） □ 输血（必要时）	□ 镇痛（必要时） □ 补钾（必要时） □ 补白蛋白（必要时） □ 输血（必要时）	□ 镇痛（必要时） □ 补钾（必要时） □ 补白蛋白（必要时） □ 输血（必要时）
	临时医嘱 手术医嘱			
	临时医嘱 处置医嘱	□ 大换药（必要时） □ 拔除切口引流（必要时） □ 拔除导尿管（必要时）	□ 大换药（必要时） □ 功能锻炼	□ 大换药（必要时） □ 功能锻炼

（续 表）

主要护理工作	健康宣教	☐ 告知护理风险 ☐ 进行压疮预防知识宣教	☐ 压疮预防知识宣教 ☐ 跌倒预防知识宣教	
	护理处置	☐ 按一级护理要求完成基础护理项目 ☐ 监测生命体征 ☐ 留取标本 ☐ 观察切口疼痛情况、检测镇痛泵运转情况 ☐ 观察静脉输液情况 ☐ 观察留置尿管引流情况 ☐ 妥善固定各类管道 ☐ 观察切口引流情况，并记录引流量及性状 ☐ 观察切口敷料，有渗出时报告医师处理 ☐ 术后心理与生活护理	☐ 按护理等级完成基础护理项目 ☐ 监测生命体征 ☐ 观察切口疼痛情况、检测镇痛泵运转情况 ☐ 观察静脉输液情况 ☐ 妥善固定各类管道 ☐ 观察切口敷料，有渗出时报告医师处理，观察患者情况 ☐ 提供基础护理服务 ☐ 术后心理与生活护理	☐ 按护理等级完成基础护理项目 ☐ 根据排便情况采取通便措施 ☐ 留取标本 ☐ 观察切口敷料，有渗出时报告医师处理 ☐ 观察静脉输液情况，停用镇痛泵 ☐ 术后心理与生活护理
	护理评估	☐ 评估患肢感觉、运动情况，有异常时立即报告医师处理 ☐ 评估压疮风险	☐ 评估患肢感觉、运动情况，有异常时立即报告医师处理 ☐ 评估跌倒风险 ☐ 评估压疮风险	☐ 评估患肢感觉、运动情况，有异常时立即报告医师处理 ☐ 评估跌倒风险 ☐ 评估压疮风险
	专科护理	☐ 指导患者术后体位摆放及功能锻炼 ☐ 指导患者正确使用抗血栓压力带 ☐ 指导患者进行自主排尿训练 ☐ 指导患者进行股四头肌静止收缩及踝关节运动 ☐ 指导患者进行床上翻身 ☐ 指导患者卧床期间患肢保持过伸位 ☐ 进行防压疮护理	☐ 指导患者术后体位摆放及功能锻炼 ☐ 指导患者正确使用抗血栓压力带 ☐ 指导患者进行自主排尿训练 ☐ 指导患者进行股四头肌静止收缩及踝关节运动 ☐ 指导患者进行床上翻身 ☐ 指导患者卧床期间患肢保持过伸位 ☐ 防压疮护理 ☐ 指导患者正确使用助行器	☐ 指导患者正确使用抗血栓压力带 ☐ 指导患者进行股四头肌静止收缩及踝关节运动 ☐ 指导患者进行膝关节屈、伸运动 ☐ 指导患者利用助行器下床活动 ☐ 防压疮护理 ☐ 防跌倒护理 ☐ 指导患者正确使用助行器
	饮食指导	☐ 根据医嘱通知配餐员准备膳食 ☐ 协助进餐	☐ 协助进餐	☐ 协助进餐
	活动体位			
病情变异记录		☐ 无 ☐ 有，原因： ☐ 患者 ☐ 疾病 ☐ 医疗 ☐ 护理 ☐ 保障 ☐ 管理	☐ 无 ☐ 有，原因： ☐ 患者 ☐ 疾病 ☐ 医疗 ☐ 护理 ☐ 保障 ☐ 管理	☐ 无 ☐ 有，原因： ☐ 患者 ☐ 疾病 ☐ 医疗 ☐ 护理 ☐ 保障 ☐ 管理

（续　表）

护士签名	白班	小夜班	大夜班	白班	小夜班	大夜班	白班	小夜班	大夜班
医师签名									

<table>
<tr><td colspan="3">时间</td><td>住院第 7 天（术后第 4 天）</td><td>住院第 8 天（出院日）</td></tr>
<tr>
<td rowspan="12">主要诊疗工作</td>
<td colspan="2">制度落实</td>
<td>□ 上级医师查房（主管医师每天查房）
□ 专科医师会诊（必要时）</td>
<td>□ 上级医师查房（主管、主诊医师查房）进行手术及切口评估,确定有无手术并发症和切口愈合不良情况,明确是否出院</td>
</tr>
<tr>
<td colspan="2">病情评估</td>
<td></td>
<td></td>
</tr>
<tr>
<td colspan="2">病历书写</td>
<td>□ 出院前 1 天有上级医师指示出院的病程记录</td>
<td>□ 出院当天病程记录（由上级医师指示出院）
□ 出院后 24 小时内完成出院记录
□ 出院后 24 小时内完成病案首页
□ 开具出院介绍信
□ 开具诊断证明书</td>
</tr>
<tr>
<td colspan="2">知情同意</td>
<td></td>
<td>□ 向患者交代出院后的注意事项（复诊的时间、地点,发生紧急情况时处理方法等）</td>
</tr>
<tr>
<td colspan="2">手术治疗</td>
<td></td>
<td></td>
</tr>
<tr>
<td colspan="2">其他</td>
<td>□ 观察切口情况,是否存在渗出、红肿等情况
□ 根据患者情况,如贫血严重及时输血,低蛋白、低钾血症及时补充蛋白、血钾
□ 继续主、被动功能康复练习和步行练习</td>
<td>□ 复查血常规、CRP、IL-6、红细胞沉降率、生化
□ 出院带药
□ 嘱患者拆线换药（根据出院时间决定）
□ 门诊复查
□ 如有不适,随时复诊</td>
</tr>
<tr>
<td rowspan="9">重点医嘱</td>
<td rowspan="4">长期医嘱</td>
<td>护理医嘱</td>
<td></td>
<td></td>
</tr>
<tr>
<td>处置医嘱</td>
<td></td>
<td></td>
</tr>
<tr>
<td>膳食医嘱</td>
<td></td>
<td></td>
</tr>
<tr>
<td>药物医嘱</td>
<td>□ 抗生素
□ 术后抗凝</td>
<td></td>
</tr>
<tr>
<td rowspan="2">临时医嘱</td>
<td>检查检验</td>
<td></td>
<td>□ 复查血常规、CRP、IL-6、红细胞沉降率、生化</td>
</tr>
<tr>
<td>药物医嘱</td>
<td>□ 镇痛（必要时）
□ 补钾（必要时）
□ 补充白蛋白（必要时）
□ 输血（必要时）</td>
<td></td>
</tr>
</table>

（续 表）

重点医嘱	临时医嘱	手术医嘱		
		处置医嘱	☐ 大换药（必要时） ☐ 功能锻炼	☐ 大换药 ☐ 出院
主要护理工作		健康宣教		☐ 告知患者必须在他人的协助下方可下床活动 ☐ 向患者讲解适当控制体重的意义 ☐ 向患者讲解人工全膝关节置换术后的注意事项
		护理处置	☐ 按护理等级完成基础护理项目 ☐ 根据排便情况采取通便措施 ☐ 观察切口敷料，有渗出时报告医师处理 ☐ 术后心理与生活护理	☐ 按护理等级完成基础护理项目 ☐ 观察切口敷料，有渗出时报告医师处理 ☐ 观察患者情况 ☐ 协助患者办理出院手续 ☐ 指导并监督患者活动 ☐ 整理床单位
		风险评估	☐ 评估患肢感觉、运动情况，有异常时立即报告医师处理 ☐ 评估跌倒风险 ☐ 评估压疮风险	☐ 评估患肢感觉、运动情况，有异常时立即报告医师处理 ☐ 评估跌倒风险 ☐ 评估压疮风险
		专科护理	☐ 指导患者正确使用抗血栓压力带 ☐ 指导患者进行股四头肌静止收缩及踝关节运动 ☐ 指导患者进行膝关节屈、伸运动 ☐ 指导患者利用助行器下床活动 ☐ 防压疮护理 ☐ 防跌倒护理 ☐ 指导患者正确使用助行器	☐ 指导患者进行膝关节屈、伸运动 ☐ 指导患者利用助行器下床活动 ☐ 告知患者出院后注意事项并附书面出院指导
		饮食指导		
		活动体位		
病情变异记录			☐ 无　　☐ 有，原因： ☐ 患者　☐ 疾病　☐ 医疗 ☐ 护理　☐ 保障　☐ 管理	☐ 无　　☐ 有，原因： ☐ 患者　☐ 疾病　☐ 医疗 ☐ 护理　☐ 保障　☐ 管理
护士签名			白班　　小夜班　　大夜班	白班　　小夜班　　大夜班
医师签名				

第二节　单侧膝关节骨关节炎行单侧全膝关节置换术临床路径

一、单侧膝关节骨关节炎行单侧全膝关节置换术临床路径标准住院流程

(一)适用对象

第一诊断为单侧膝关节骨关节炎(ICD-10:M17.101)行全膝关节置换术(ICD-9-CM-3:81.5402/81.5406)的患者。

(二)诊断依据

根据《临床诊疗指南·骨科分册》(中华医学会编著,人民卫生出版社),《实用骨科学》(人民军医出版社,第4版,2012年),《外科学》(临床医学专用)(人民卫生出版社,第8版,2013年)。

1. 病史　膝关节间断疼痛多年,近期加重伴活动受限。

2. 体格检查　膝关节肿胀、出现屈曲挛缩及内翻或者外翻畸形,膝关节活动度不同程度受限,过屈过伸时疼痛明显。

3. 辅助检查　膝关节负重位X线片可见明显的髌骨关节病变,内侧、外侧或双侧关节间隙明显变窄或消失。

(三)治疗方案的选择及依据

根据《临床诊疗指南·骨科分册》(中华医学会编著,人民卫生出版社),《实用骨科学》(人民军医出版社,第4版,2012年),《坎贝尔骨科手术学》(人民军医出版社,第12版,2013年)。

1. 无全身或局部的近期感染。

2. 无严重的合并症。

3. 术前生活质量及活动水平评估。

(四)标准住院天数

8天。

(五)进入路径标准

1. 第一诊断必须符合单侧膝关节骨关节炎(ICD-10:M17.101)。

2. 年龄:18—70岁。

3. 行单侧全膝关节置换术。

4. 当患有其他疾病时,但在住院期间不需要特殊处理也不影响第一诊断的临床路径流程实施时,可以进入路径。

(六)术前准备2天

1. 术前评估　术前完成术前病情评估,完成必要的检查,做出术前小结、术前讨论。

(1)必需的检查项目:①血常规、尿常规、粪常规。②生化。③红细胞沉降率、C反应蛋白、白细胞介素-6。④凝血功能。⑤感染性疾病筛查(乙肝、丙肝、艾滋病、梅毒等)。⑥血型。

⑦胸部正位 X 线片、心电图。⑧双侧膝关节正、侧位及髌骨轴位 X 线片。⑨负重位双下肢全长 X 线片。

(2)根据患者病情可选择:①超声心动图、血气分析和肺功能。②术前配血。③有相关疾病者及时请相关科室医师会诊。

(3)营养评估:根据《解放军总医院新住院患者营养风险筛查表(NRS-2002)》为新住院患者进行营养评估,评分≥3 分患者给予处置,必要时申请营养科医师会诊。

(4)心理评估:根据新住院患者情况申请心理科医师会诊。

(5)疼痛评估:根据《VAS 评分》实施疼痛评估,评分＞7 分患者给予处置,必要时请疼痛科医师会诊。

(6)康复评估:根据《住院患者康复筛查和评估表》在新住院患者住院后 24 小时内进行康复筛查和评估。任何一项结果为"是",则申请康复科医师会诊。

(7)深静脉血栓栓塞症风险评估:根据专科《深静脉血栓栓塞症评估量表》在新住院患者住院后 24 小时内进行风险筛查和评估,风险结果为"高危"的,则申请血管外科或介入导管室医师会诊。

(8)膝关节功能评分:根据《膝关节 HSS 评分表》在新住院患者住院后 24 小时内进行膝关节功能评分。

2. 术前准备

(1)术前谈话:术者应在术前 1 天与患者及其家属谈话,告知手术方案、相关风险、用血计划、术后转归、置入材料、手术费用和患者及其家属权益,并履行书面知情同意手续。告知高值耗材的使用及费用。

(2)术前用药:抗血小板药物负荷应用。

(3)通知手术室:准备手术间、手术药品、手术物品及特殊耗材。

(4)护士做心理护理、交代注意事项:防压疮、防跌倒、指导患者戒烟等,进行术后康复宣教。

(5)手术部位标识:术者、一助或经治医师在术前 1 天应对手术部位做体表标识,急诊手术由接诊医师或会诊外科医师标记,标记过程应有责任护士、患者及其家属共同参与,并记入手术安排表。

(6)术前 1 天麻醉医师访视:制订麻醉计划、完成评估、确定麻醉方式,并记入《麻醉术前访视记录》,告知患者及其家属麻醉适应证、麻醉目的、风险、可能出现的情况及其处理原则、替代方案等,签署《麻醉知情同意书》并归入病历。

(七)药品选择及使用时机

1. 抗生素　预防性抗生素选择第二代头孢、第三代头孢或万古霉素(青霉素、头孢过敏者;有感染诱因者)。

2. 使用时机　手术当日、术后预防性使用 5 天。

(八)手术日为住院第 3 天

1. 手术安全核对　患者入手术间后由手术医师、麻醉医师、巡回护士和患者本人共同核对患者身份、手术部位与标识、手术方式。手术医师、麻醉医师、巡回护士三方按《手术安全核对表》逐项核对,共同签名。

2. 麻醉方式　神经阻滞麻醉、椎管内麻醉或全身麻醉。

3. 手术方式 全膝关节置换术。

4. 手术内置物 人工膝关节假体、骨水泥。

5. 输血 视术中出血情况而定。

6. 经治医师或手术医师 应即刻完成术后首次病程记录，观察术后患者病情变化。

（九）术后住院恢复 5 天

1. 必需的复查项目：血常规、红细胞沉降率、C 反应蛋白、白细胞介素-6、血生化（蛋白、肝功能、肾功能、电解质）。

2. 双膝正、侧位 X 线片。

3. 必要时查血气分析、D-Dimer、双下肢深静脉彩超/CTPA。

4. 术后处理

（1）抗生素：预防性抗生素选择第二代头孢、第三代头孢或万古霉素（青霉素、头孢过敏者；有感染诱因者）。

（2）术后预防静脉血栓栓塞症处理：肌内注射低分子肝素或口服利伐沙班。

（3）术后康复：术后 1 天拔除引流管，术后第 2 天行膝关节正、侧位 X 线检查，然后主动和被动肌肉功能及活动度锻炼，并开始扶助行器下地行走，3～5 天关节活动度应超过100°。

（4）术后镇痛：口服非甾体抗炎镇痛药、阿片类镇痛药，镇痛泵。

5. 术者在术后 24 小时内完成手术记录，特殊情况可由一助完成，术者签名确认并归入病历。

6. 上级医师在术后 3 天内至少查房 1 次，根据术中和术后情况修订术后治疗计划。

7. 麻醉医师术后 3 天内访视患者，如有特殊情况应详细记录，及时与手术医师或重症监护室医师沟通并迅速处理。

8. 术后护理

（1）按照护理等级进行日常护理，监测患者生命体征，观察引流管引流情况、切口敷料有无渗出。

（2）观察患肢疼痛情况，患肢感觉运动状况。

（3）指导患者术后体位摆放及功能锻炼：患肢要保持过伸位、指导床上翻身（撤去患肢下枕头挪至健侧，指导并帮助患者手扶拉环向健侧翻身）、进行股四头肌静止收缩及踝关节屈伸运动、膝关节屈伸运动。

（4）指导患者正确使用抗血栓压力带、掌握床上排便排尿（使用便器）方法、进行自主排尿训练、使用助行器下床训练，防跌倒、防压疮护理等。

（十）出院标准

1. 体温正常，常规检验指标无明显异常，红细胞沉降率、CRP 指标下降。

2. 切口愈合良好：引流管拔除，切口无感染征象（可以在门诊处理的切口）、无皮瓣坏死。

3. 膝关节功能改善。

4. 不需要住院处理的并发症和（或）合并症。

（十一）变异及原因分析

1. 内科合并症 晚期重度骨关节炎的患者常合并内科基础疾病，围术期需要详细检查内科情况并请相关科室医师会诊,术前准备时间需延长;同时使用相关药物,将增加住院费用。

2. 围术期并发症 患者骨质条件、畸形类型、关节炎病变的严重程度有差异,有可能出现手术相关并发症,如骨折、韧带损伤、神经血管损伤、深静脉血栓形成、感染等。术后需要延长下床和康复时间,可能造成住院天数延长和费用增加。

3. 人工膝关节假体的选择 目前可供选择的人工膝关节假体较多,适用于不同类型的关节病损,可导致住院费用存在差异。

二、膝关节骨关节炎行全膝关节置换术临床路径表单

适用对象	第一诊断为单侧膝关节骨关节炎(ICD-10:M17.101) 行单侧全膝关节置换术(ICD-9-CM-3:81.5402/81.5406)的患者		
患者基本信息	姓名:_____ 性别:____ 年龄:____ 门诊号:_____ 住院号:_____ 过敏史:_____ 住院日期:____年__月__日 出院日期:____年__月__日		住院天数:8 天
时间		住院第 1 天	住院第 2 天(术前日)	住院第 3 天(手术日)
主要诊疗工作	制度落实	□ 住院 2 小时内经治或值班医师完成接诊 □ 住院后 24 小时内主管医师完成检诊 □ 专科医师会诊(必要时)	□ 经治医师查房(早、晚) □ 主诊医师查房 □ 完成术前准备 □ 组织术前讨论 □ 手术部位标识	□ 手术安全核查
	病情评估	□ 经治医师询问病史及体格检查 □ 心理评估 □ 营养评估 □ 疼痛评估 □ 康复评估 □ 深静脉血栓栓塞症风险评估 □ 完成膝关节功能评分		
	病历书写	□ 住院 8 小时内完成首次病程记录 □ 住院 24 小时内完成住院记录	□ 完成主管医师查房记录 □ 完成主诊医师查房记录 □ 完成术前讨论、术前小结	□ 术者或一助术后 24 小时内完成手术记录(术者签名) □ 术后即刻完成术后首次病程记录

主要诊疗工作	知情同意		□ 病情告知 □ 患者及其家属签署授权委托书 □ 患者或其家属在住院记录单上签名	□ 术者术前谈话，告知患者及其家属病情和围术期注意事项，签署手术知情同意书、授权委托书、自费用品协议书（必要时）、军人目录外耗材审批单（必要时）、输血同意书等	□ 告知患者及其家属手术过程概况及术后注意事项
	手术治疗			□ 预约手术	□ 实施手术（手术安全核查记录、手术清点记录）
	其他		□ 及时通知上级医师检诊 □ 经治医师检查整理病历资料	□ 检查住院押金使用情况	□ 术后病情交接 □ 观察手术切口及周围情况
重点医嘱	长期医嘱	护理医嘱	□ 按骨科护理常规 □ 二级或三级护理		□ 按骨科术后护理常规 □ 一级护理
		处置医嘱			□ 持续心电、血压、呼吸、血氧饱和度监测 □ 留置导尿并记录量 □ 留置切口引流并记录量 □ 持续低流量吸氧
		膳食医嘱	□ 普食 □ 糖尿病饮食 □ 低盐、低脂饮食 □ 低盐、低脂糖尿病饮食	□ 禁食、禁水（22：00 时后）	
		药物医嘱	□ 自带药（必要时）		□ 镇痛 □ 消肿 □ 镇吐、保胃 □ 抗生素 □ 抗凝
	临时医嘱	检查检验	□ 血常规（含 CRP＋IL-6） □ 尿常规 □ 粪常规 □ 凝血四项 □ 血清术前八项 □ 红细胞沉降率 □ 血型 □ 胸部正位 X 线片 □ 心电图检查（多导） □ 双膝负重正、侧位和下肢全长 X 线片 □ 肺功能（必要时） □ 超声心动图（必要时）		

（续　表）

重点医嘱	临时医嘱	药物医嘱		□ 抗生素（视病情）	
		手术医嘱		□ 常规准备明日在神经阻滞麻醉/椎管内麻醉/全身麻醉下行人工全膝关节置换术	
		处置医嘱	□ 静脉抽血	□ 备血 □ 备皮（>30cm²）	□ 输血（视病情） □ 补液（视病情） □ 拔除导尿管（必要时）
主要护理工作	健康宣教		□ 住院宣教（住院环境、规章制度） □ 进行护理安全指导 □ 进行等级护理、活动范围指导 □ 进行饮食指导 □ 进行关于疾病知识的宣教 □ 检查、检验项目的目的和意义	□ 术前宣教	□ 术后宣教 □ 术后心理疏导 □ 指导术后康复训练 □ 指导术后注意事项
	护理处置		□ 患者身份核对 □ 佩戴腕带 □ 建立住院病历，通知医师 □ 住院介绍：介绍责任护士，病区环境、设施、规章制度、基础护理服务项目 □ 询问病史，填写护理记录单首页 □ 观察病情 □ 监测基本生命体征 □ 抽血、留取标本 □ 心理与生活护理 □ 根据评估结果采取相应护理措施 □ 通知检查项目及检查注意事项	□ 术前患者准备（术前沐浴、更衣、备皮） □ 检查术前物品准备 □ 指导患者准备术后所需用品，贵重物品交由其家属保管 □ 指导患者进行肠道准备并检查准备效果 □ 告知入手术室前取下活动义齿 □ 监测基本生命体征 □ 备血、皮试	□ 晨起监测生命体征并记录 □ 确认无上呼吸道感染症状，确认无月经来潮 □ 与手术室护士交接病历、影像资料、术中带药等 □ 术前补液（必要时） □ 嘱患者入手术室前膀胱排空 □ 与手术室护士交接 □ 术后监测生命体征 □ 术后心电监护 □ 各类管道护理 □ 术后心理与生活护理
	风险评估		□ 一般评估：生命体征、神志、皮肤、药物过敏史等 □ 专科评估：生活自理能力、患肢屈曲、伸直功能，足背动脉搏动、皮肤温度、指（趾）端末梢感觉情况 □ 风险评估：评估有无跌倒、坠床、压疮风险 □ 心理评估 □ 营养评估 □ 疼痛评估 □ 康复评估	□ 评估患者心理状态	□ 评估意识情况 □ 评估切口疼痛情况 □ 评估术侧足背动脉搏动、肢体皮肤颜色、温度变化、肢体感觉运动情况，并采取相应护理措施 □ 风险评估：评估有无跌倒、坠床、压疮、导管滑脱、液体外渗的风险

（续　表）

<table>
<tr>
<td rowspan="8">主要护理工作</td>
<td rowspan="2">专科护理</td>
<td>□ 观察患肢情况
□ 指导功能锻炼
□ 指导助行器及双拐的使用方法
□ 指导患者戒烟（必要时）</td>
<td>□ 指导患者掌握床上翻身方法
□ 指导患者掌握床上排尿、排便（使用便器）方法</td>
<td>□ 与手术室护士共同评估皮肤、切口敷料、输液及引流情况
□ 指导患者进行股四头肌静止收缩及踝关节运动
□ 指导患者掌握床上排尿、排便（使用便器）方法</td>
</tr>
<tr>
<td>饮食指导</td>
<td>□ 根据医嘱通知配餐员准备膳食
□ 协助进餐</td>
<td>□ 通知患者 22:00 时后禁食、禁水</td>
<td>□ 禁食、禁水，口干时协助湿润口唇
□ 排气后指导患者间断、少量饮用温开水</td>
</tr>
<tr>
<td>活动体位</td>
<td>□ 根据护理等级指导活动</td>
<td></td>
<td>□ 根据手术及麻醉方式安置合适体位，术肢保持过伸位
□ 指导患者掌握床上翻身方法</td>
</tr>
<tr>
<td>洗浴要求</td>
<td>□ 协助患者洗澡、更换病号服</td>
<td>□ 协助患者晨、晚间护理</td>
<td></td>
</tr>
<tr>
<td colspan="2">病情变异记录</td>
<td>□ 无　　□ 有，原因：
□ 患者　□ 疾病　□ 医疗
□ 护理　□ 保障　□ 管理</td>
<td>□ 无　　□ 有，原因：
□ 患者　□ 疾病　□ 医疗
□ 护理　□ 保障　□ 管理</td>
<td>□ 无　　□ 有，原因：
□ 患者　□ 疾病　□ 医疗
□ 护理　□ 保障　□ 管理</td>
</tr>
<tr>
<td colspan="2">护士签名</td>
<td>白班　｜小夜班｜　大夜班</td>
<td>白班　｜小夜班｜　大夜班</td>
<td>白班　｜小夜班｜　大夜班</td>
</tr>
<tr>
<td colspan="2"></td>
<td></td>
<td></td>
<td></td>
</tr>
<tr>
<td colspan="2">医师签名</td>
<td></td>
<td></td>
<td></td>
</tr>
</table>

<table>
<tr>
<td colspan="2">时间</td>
<td>住院第 4 天（术后第 1 天）</td>
<td>住院第 5 天（术后第 2 天）</td>
<td>住院第 6 天（术后第 3 天）</td>
</tr>
<tr>
<td rowspan="5">主要诊疗工作</td>
<td>制度落实</td>
<td>□ 手术医师查房
□ 专科医师会诊（必要时）</td>
<td></td>
<td>□ 主诊医师查房</td>
</tr>
<tr>
<td>病情评估</td>
<td></td>
<td></td>
<td></td>
</tr>
<tr>
<td>病历书写</td>
<td>□ 术后首日病程记录</td>
<td>□ 术后次日病程记录</td>
<td>□ 术后 3 天病程记录</td>
</tr>
<tr>
<td>知情同意</td>
<td></td>
<td></td>
<td></td>
</tr>
<tr>
<td>手术治疗</td>
<td></td>
<td></td>
<td></td>
</tr>
</table>

			□ 根据引流量拔除引流管 □ 观察切口情况，是否存在渗出、红肿等情况 □ 观察体温、血压等 □ 复查血常规、CRP、IL-6、红细胞沉降率、生化	□ 观察切口情况，是否存在渗出、红肿等情况 □ 复查双膝正、侧位 X 线片 □ 根据患者情况，如贫血严重及时输血，低蛋白、低钾血症及时补充蛋白、血钾 □ 开始主、被动功能康复练习	□ 观察切口情况，是否存在渗出、红肿等情况 □ 复查血常规、CRP、IL-6、红细胞沉降率、生化（如贫血严重及时输血，低蛋白、低钾血症及时补充蛋白、血钾） □ 指导患者下床，进行主、被动功能康复练习和步行练习
主要诊疗工作	其他				
重点医嘱	长期医嘱	护理医嘱	□ 骨科术后护理常规 □ 一级或二级护理	□ 骨科术后护理常规 □ 二级护理	
		处置医嘱	□ 抬高患肢 □ 使用抗血栓弹力带 □ 观察患肢感觉及血液循环 □ 更换切口引流袋并记录量		
		膳食医嘱	□ 饮食医嘱（普食/半流食/流食/糖尿病饮食/低盐、低脂饮食）		
		药物医嘱	□ 抗生素 □ 术后抗凝 □ 镇痛 □ 保胃	□ 抗生素 □ 术后抗凝	□ 抗生素 □ 术后抗凝
	临时医嘱	检查检验	□ 复查血常规、CRP、IL-6、红细胞沉降率、生化	□ 复查膝关节正、侧位 X 线片	□ 复查血常规、CRP、IL-6、红细胞沉降率、生化
		药物医嘱	□ 镇吐 □ 补钾（必要时） □ 补白蛋白（必要时） □ 输血（必要时）	□ 镇痛（必要时） □ 补钾（必要时） □ 补白蛋白（必要时） □ 输血（必要时）	□ 镇痛（必要时） □ 补钾（必要时） □ 补白蛋白（必要时） □ 输血（必要时）
		手术医嘱			
		处置医嘱	□ 大换药（必要时） □ 拔除切口引流（必要时） □ 拔除导尿管（必要时）	□ 大换药（必要时） □ 功能锻炼	□ 大换药（必要时） □ 功能锻炼

（续　表）

主要护理工作	健康宣教	□ 告知护理风险 □ 进行压疮预防知识宣教	□ 压疮预防知识宣教 □ 跌倒预防知识宣教	
	护理处置	□ 按一级护理要求完成基础护理项目 □ 监测生命体征 □ 留取标本 □ 观察切口疼痛情况、检测镇痛泵运转情况 □ 观察静脉输液情况 □ 观察留置尿管引流情况 □ 妥善固定各类管道 □ 观察切口引流情况，并记录引流量及性状 □ 观察切口敷料，有渗出时报告医师处理 □ 术后心理与生活护理	□ 按护理等级完成基础护理项目 □ 监测生命体征 □ 观察切口疼痛情况、检测镇痛泵运转情况 □ 观察静脉输液情况 □ 妥善固定各类管道 □ 观察切口敷料，有渗出时报告医师处理观察患者情况 □ 提供基础护理服务 □ 术后心理与生活护理	□ 按护理等级完成基础护理项目 □ 根据排便情况采取通便措施 □ 留取标本 □ 观察切口敷料，有渗出时报告医师处理 □ 观察静脉输液情况，停用镇痛泵 □ 术后心理与生活护理
	护理评估	□ 评估患肢感觉、运动情况，有异常时立即报告医师处理 □ 评估压疮风险	□ 评估患肢感觉、运动情况，有异常时立即报告医师处理 □ 评估跌倒风险 □ 评估压疮风险	□ 评估患肢感觉、运动情况，有异常时立即报告医师处理 □ 评估跌倒风险 □ 评估压疮风险
	专科护理	□ 指导患者术后体位摆放及功能锻炼 □ 指导患者正确使用抗血栓压力带 □ 指导患者进行自主排尿训练 □ 指导患者进行股四头肌静止收缩及踝关节运动 □ 指导患者进行床上翻身 □ 指导患者卧床期间患肢保持过伸位 □ 进行防压疮护理	□ 指导患者术后体位摆放及功能锻炼 □ 指导患者正确使用抗血栓压力带 □ 指导患者进行自主排尿训练 □ 指导患者进行股四头肌静止收缩及踝关节运动 □ 指导患者进行床上翻身 □ 指导患者卧床期间患肢保持过伸位 □ 防压疮护理 □ 指导患者正确使用助行器	□ 指导患者正确使用抗血栓压力带 □ 指导患者进行股四头肌静止收缩及踝关节运动 □ 指导患者进行膝关节屈、伸运动 □ 指导患者利用助行器下床活动 □ 防压疮护理 □ 防跌倒护理 □ 指导患者正确使用助行器
	饮食指导	□ 根据医嘱通知配餐员准备膳食 □ 协助进餐	□ 协助进餐	□ 协助进餐
	活动体位			

（续 表）

病情变异记录	□ 无　　□ 有,原因： □ 患者　□ 疾病　□ 医疗 □ 护理　□ 保障　□ 管理		□ 无　　□ 有,原因： □ 患者　□ 疾病　□ 医疗 □ 护理　□ 保障　□ 管理		□ 无　　□ 有,原因： □ 患者　□ 疾病　□ 医疗 □ 护理　□ 保障　□ 管理	
护士签名	白班　小夜班　大夜班		白班　小夜班　大夜班		白班　小夜班　大夜班	
医师签名						

	时间		住院第 7 天（术后第 4 天）	住院第 8 天（出院日）
主要诊疗工作		制度落实	□ 上级医师查房（主管医师每天查房） □ 专科医师会诊（必要时）	□ 上级医师查房（主管、主诊医师查房）进行手术及切口评估,确定有无手术并发症和切口愈合不良情况,明确是否出院
		病情评估		
		病历书写	□ 出院前 1 天有上级医师指示出院的病程记录	□ 出院当天病程记录（由上级医师指示出院） □ 出院后 24 小时内完成出院记录 □ 出院后 24 小时内完成病案首页 □ 开具出院介绍信 □ 开具诊断证明书
		知情同意		□ 向患者交代出院后的注意事项（复诊的时间、地点,发生紧急情况时处理方法等）
		手术治疗		
		其他	□ 观察切口情况,是否存在渗出、红肿等情况 □ 根据患者情况,如贫血严重及时输血,低蛋白、低钾血症及时补充蛋白、血钾 □ 继续主、被动功能康复练习和步行练习	□ 复查血常规、CRP、IL-6、红细胞沉降率、生化 □ 出院带药 □ 嘱患者拆线换药（根据出院时间决定） □ 门诊复查 □ 如有不适,随时复诊
重点医嘱	长期医嘱	护理医嘱		
		处置医嘱		
		膳食医嘱		
		药物医嘱	□ 抗生素 □ 术后抗凝	

重点医嘱	临时医嘱	检查检验		□ 复查血常规、CRP、IL-6、红细胞沉降率、生化
		药物医嘱	□ 镇痛（必要时） □ 补钾（必要时） □ 补白蛋白（必要时） □ 输血（必要时）	
		手术医嘱		
		处置医嘱	□ 大换药（必要时） □ 功能锻炼	□ 大换药 □ 出院
主要护理工作		健康宣教		□ 告知患者必须在他人的协助下方可下床活动 □ 向患者讲解适当控制体重的意义 □ 向患者讲解人工全膝关节置换术后的注意事项
		护理处置	□ 按护理等级完成基础护理项目 □ 根据排便情况采取通便措施 □ 观察切口敷料,有渗出时报告医师处理 □ 术后心理与生活护理	□ 按护理等级完成基础护理项目 □ 观察切口敷料,有渗出时报告医师处理 □ 观察患者情况 □ 协助患者办理出院手续 □ 指导并监督患者活动 □ 整理床单位
		风险评估	□ 评估患肢感觉、运动情况,有异常时立即报告医师处理 □ 评估跌倒风险 □ 评估压疮风险	□ 评估患肢感觉、运动情况,有异常时立即报告医师处理 □ 评估跌倒风险 □ 评估压疮风险
		专科护理	□ 指导患者正确使用抗血栓压力带 □ 指导患者进行股四头肌静止收缩及踝关节运动 □ 指导患者进行膝关节屈、伸运动 □ 指导患者利用助行器下床活动 □ 防压疮护理 □ 防跌倒护理 □ 指导患者正确使用助行器	□ 指导患者进行膝关节屈、伸运动 □ 指导患者利用助行器下床活动 □ 告知患者出院后注意事项并附书面出院指导
		饮食指导		
		活动体位		

（续 表）

病情变异记录	□ 无　　□ 有,原因: □ 患者　□ 疾病　□ 医疗 □ 护理　□ 保障　□ 管理			□ 无　　□ 有,原因: □ 患者　□ 疾病　□ 医疗 □ 护理　□ 保障　□ 管理		
护士签名	白班	小夜班	大夜班	白班	小夜班	大夜班
医师签名						

第三节　单膝关节类风湿性关节炎行单侧全膝关节置换术临床路径

一、单侧膝关节类风湿性关节炎行单侧全膝关节置换术临床路径标准住院流程

(一)适用对象

第一诊断为重度单侧膝关节类风湿性关节炎(ICD-10:M06.961)行全膝关节置换术(ICD-9-CM-3:81.5402/81.5406)的患者。

(二)诊断依据

根据《临床诊疗指南·骨科分册》(中华医学会编著,人民卫生出版社),《实用骨科学》(人民军医出版社,第4版,2012年),《外科学》(临床医学专用)(人民卫生出版社,第8版,2013年)。

1. 病史　有类风湿病病史,膝关节疼痛多年,渐进性加重,影响日常生活。

2. 体格检查　膝关节过伸试验、过屈试验阳性,膝关节活动受限,出现屈曲挛缩。

3. 辅助检查　膝关节X线片显示双侧关节间隙明显变窄或消失,伴有明显的骨质疏松。

(三)治疗方案的选择及依据

根据《临床诊疗指南·骨科分册》(中华医学会编著,人民卫生出版社),《实用骨科学》(人民军医出版社,第4版,2012年),《坎贝尔骨科手术学》(人民军医出版社,第12版,2013年)。

1. 类风湿性膝关节炎诊断明确。

2. 关节疼痛、活动受限,明显影响生活质量。

3. 无全身或局部的近期感染。

4. 无严重的合并症。

5. 术前生活质量及活动水平评估及HSS评分。

(四)标准住院天数

8天。

（五）进入路径标准

1．第一诊断必须符合单侧膝关节类风湿性关节炎（ICD-10：M06.961）。

2．年龄：18－70 岁。

3．拟行单侧人工全膝关节置换术。

4．当患有其他疾病时，但在住院期间不需要特殊处理也不影响第一诊断的临床路径流程实施时，可以进入路径。

（六）术前准备 2 天

1．术前评估　术前完成术前病情评估，完成必要的检查，做出术前小结、术前讨论。

（1）必需的检查项目：①血常规、尿常规、粪常规。②生化。③红细胞沉降率、C 反应蛋白、白细胞介素-6、类风湿因子。④凝血功能。⑤感染性疾病筛查（乙肝、丙肝、艾滋病、梅毒等）。⑥血型。⑦胸部正位 X 线片、心电图。⑧双侧膝关节正、侧位及髌骨轴位 X 线片。⑨负重位双下肢全长 X 线片。

（2）根据患者病情可选择：①超声心动图、血气分析和肺功能。②术前配血。③有相关疾病者及时请相关科室医师会诊。④腰椎或颈椎正、侧位 X 线片、MRI 检查（病史或体检提示有脊柱病变者）。

（3）营养评估：根据《解放军总医院新住院患者营养风险筛查表（NRS-2002）》为新住院患者进行营养评估，评分≥3 分患者给予处置，必要时申请营养科医师会诊。

（4）心理评估：根据新住院患者情况申请心理科医师会诊。

（5）疼痛评估：根据《VAS 评分》实施疼痛评估，评分＞7 分患者给予处置，必要时请疼痛科医师会诊。

（6）康复评估：根据《住院患者康复筛查和评估表》在新住院患者住院后 24 小时内进行康复筛查和评估。任何一项结果为"是"，则申请康复科医师会诊。

（7）深静脉血栓栓塞症风险评估：根据专科《深静脉血栓栓塞症评估量表》在新住院患者住院后 24 小时内进行风险筛查和评估，风险结果为"高危"的，则申请血管外科或介入导管室医师会诊。

（8）膝关节功能评分：根据《膝关节 HSS 评分表》在新住院患者住院后 24 小时内进行膝关节功能评分。

2．术前准备

（1）术前谈话：术者应在术前 1 天与患者及其家属谈话，告知手术方案、相关风险、用血计划、术后转归、置入材料、手术费用和患者及其家属权益，并履行书面知情同意手续。告知高值耗材的使用及费用。

（2）术前用药：抗血小板药物负荷应用。

（3）通知手术室：准备手术间、手术药品、手术物品及特殊耗材。

（4）护士做心理护理、交代注意事项：防压疮、防跌倒、指导患者戒烟等，进行术后康复宣教。

（5）手术部位标识：术者、一助或经治医师在术前 1 天应对手术部位做体表标识，急诊手术由接诊医师或会诊外科医师标记，标记过程应有责任护士、患者及其家属共同参与，并记入手术安排表。

(6)术前1天麻醉医师访视:制订麻醉计划、完成评估、确定麻醉方式,并记入《麻醉术前访视记录》,告知患者及其家属麻醉适应证、麻醉目的、风险、可能出现的情况及其处理原则、替代方案等,签署《麻醉知情同意书》并归入病历。

(七)药品选择及使用时机

1. 抗生素 预防性抗生素选择第二代头孢、第三代头孢或万古霉素(青霉素、头孢过敏者;有感染诱因者)。

2. 使用时机 手术当日、术后预防性使用5天。

(八)手术日为住院第3天

1. 手术安全核对 患者入手术间后由手术医师、麻醉医师、巡回护士和患者本人共同核对患者身份、手术部位与标识、手术方式。手术医师、麻醉医师、巡回护士三方按《手术安全核对表》逐项核对,共同签名。

2. 麻醉方式 神经阻滞麻醉、椎管内麻醉或全身麻醉。

3. 手术方式 全膝关节置换术。

4. 手术内置物 人工膝关节假体、骨水泥。

5. 输血 视术中出血情况而定。

6. 经治医师或手术医师 应即刻完成术后首次病程记录,观察术后患者病情变化。

(九)术后住院恢复5天

1. 必需的复查项目:血常规、红细胞沉降率、C反应蛋白、白细胞介素-6、血生化(蛋白、肝功能、肾功能、电解质)。

2. 双膝正、侧位X线片。

3. 必要时查血气分析、D-Dimer、双下肢深静脉彩超/CTPA。

4. 术后处理

(1)抗生素:预防性抗生素选择第二代头孢、第三代头孢或万古霉素(青霉素、头孢过敏者;有感染诱因者)。

(2)术后预防静脉血栓栓塞症处理:肌内注射低分子肝素或口服利伐沙班。

(3)术后康复:术后1天拔除引流管,术后第2天行膝关节正、侧位X线检查,然后主动和被动肌肉功能及活动度锻炼,并扶助行器下地行走,3～5天关节活动度应超过100°。

(4)术后镇痛:口服非甾体抗炎镇痛药、阿片类镇痛药,镇痛泵。

5. 术者在术后24小时内完成手术记录,特殊情况可由一助完成,术者签名确认并归入病历。

6. 上级医师在术后3天内至少查房1次,根据术中和术后情况修订术后治疗计划。

7. 麻醉医师术后3天内访视患者,如有特殊情况应详细记录,及时与手术医师或重症监护室医师沟通并迅速处理。

8. 术后护理

(1)按照护理等级进行日常护理,监测患者生命体征,观察引流管引流情况、切口敷料有无渗出。

(2)观察患肢疼痛情况,患肢感觉运动状况。

（3）指导患者术后体位摆放及功能锻炼：患肢要保持过伸位、指导床上翻身（撤去患肢下枕头挪至健侧，指导并帮助患者手扶拉环向健侧翻身）、进行股四头肌静止收缩及踝关节屈伸运动、膝关节屈伸运动。

（4）指导患者正确使用抗血栓压力带、掌握床上排便排尿（使用便器）方法、进行自主排尿训练、使用助行器下床训练，防跌倒、防压疮护理等。

（十）出院标准

1. 体温正常，常规检验指标无明显异常，红细胞沉降率、CRP指标下降。

2. 切口愈合良好：引流管拔除，切口无感染征象（可以在门诊处理的切口）、无皮瓣坏死。

3. 膝关节功能改善。

4. 不需要住院处理的并发症和（或）合并症。

（十一）变异及原因分析

1. 内科合并症　晚期重度骨关节炎的患者常合并内科基础疾病，围术期需要详细检查内科情况并请相关科室会诊，术前准备时间需延长；同时使用相关药物，将增加住院费用。

2. 围术期并发症　患者骨质条件、畸形类型、关节炎病变的严重程度有差异，有可能出现手术相关并发症，如骨折、韧带损伤、神经血管损伤、深静脉血栓形成、感染等。术后需要延长下床和康复时间，可能造成住院天数延长和费用增加。

3. 人工膝关节假体的选择　目前可供选择的人工膝关节假体较多，适用于不同类型的关节病损，可导致住院费用存在差异。

二、单侧膝关节类风湿性关节炎行单侧全膝关节置换术临床路径表单

适用对象	第一诊断为单侧膝关节类风湿性关节炎（ICD-10：M06.961） 行全膝关节置换术（ICD-9-CM-3：81.5402/81.5406）的患者		
患者基本信息	姓名：_____　性别：____　年龄：____ 门诊号：_____　住院号：_____　过敏史：_____ 住院日期：____年__月__日　出院日期：____年__月__日		住院天数：8 天
	时间	住院第 1 天	住院第 2 天（术前日）	住院第 3 天（手术日）
主要诊疗工作	制度落实	□ 住院 2 小时内经治或值班医师完成接诊 □ 住院后 24 小时内主管医师完成检诊 □ 专科医师会诊（必要时）	□ 经治医师查房（早、晚） □ 主诊医师查房 □ 完成术前准备 □ 组织术前讨论 □ 手术部位标识	□ 手术安全核查

主要诊疗工作	病情评估	□ 经治医师询问病史及体格检查 □ 心理评估 □ 营养评估 □ 疼痛评估 □ 康复评估 □ 深静脉血栓栓塞症风险评估 □ 完成膝关节功能评分		
	病历书写	□ 住院 8 小时内完成首次病程记录 □ 住院 24 小时内完成住院记录	□ 完成主管医师查房记录 □ 完成主诊医师查房记录 □ 完成术前讨论、术前小结	□ 术者或一助术后 24 小时内完成手术记录(术者签名) □ 术后即刻完成术后首次病程记录
	知情同意	□ 病情告知 □ 患者及其家属签署授权委托书 □ 患者或其家属在住院记录单上签名	□ 术者术前谈话,告知患者及其家属病情和围术期注意事项,签署手术知情同意书、授权委托书、自费用品协议书(必要时)、军人目录外耗材审批单(必要时)、输血同意书等	□ 告知患者及其家属手术过程概况及术后注意事项
	手术治疗		□ 预约手术	□ 实施手术(手术安全核查记录、手术清点记录)
	其他	□ 及时通知上级医师检诊 □ 经治医师检查整理病历资料	□ 检查住院押金使用情况	□ 术后病情交接 □ 观察手术切口及周围情况
重点医嘱	长期医嘱 护理医嘱	□ 按骨科护理常规 □ 二级或三级护理		□ 按骨科术后护理常规 □ 一级护理
	处置医嘱			□ 持续心电、血压、呼吸、血氧饱和度监测 □ 留置导尿并记录量 □ 留置切口引流并记录量 □ 持续低流量吸氧
	膳食医嘱	□ 普食 □ 糖尿病饮食 □ 低盐、低脂饮食 □ 低盐、低脂糖尿病饮食	□ 禁食、禁水(22:00 时后)	
	药物医嘱	□ 自带药(必要时)		□ 镇痛 □ 消肿 □ 镇吐、保胃 □ 抗生素 □ 抗凝

（续　表）

重点医嘱	临时医嘱	检查检验	□ 血常规（含 CRP＋IL-6、类风湿因子） □ 尿常规 □ 粪常规 □ 凝血四项 □ 血清术前八项 □ 红细胞沉降率 □ 血型 □ 胸部正位 X 线片 □ 心电图检查（多导） □ 双膝负重正、侧位和下肢全长 X 线片 □ 肺功能（必要时） □ 超声心动图（必要时）		
		药物医嘱		□ 抗生素（视病情）	
		手术医嘱		□ 常规准备明日在神经阻滞麻醉/椎管内麻醉/全身麻醉下行人工全膝关节置换术	
		处置医嘱	□ 静脉抽血	□ 备血 □ 备皮（＞30cm²）	□ 输血（视病情） □ 补液（视病情） □ 拔除导尿管（必要时）
主要护理工作		健康宣教	□ 住院宣教（住院环境、规章制度） □ 进行护理安全指导 □ 进行等级护理、活动范围指导 □ 进行饮食指导 □ 进行关于疾病知识的宣教 □ 检查、检验项目的目的和意义	□ 术前宣教	□ 术后宣教 □ 术后心理疏导 □ 指导术后康复训练 □ 指导术后注意事项
		护理处置	□ 患者身份核对 □ 佩戴腕带 □ 建立住院病历，通知医师 □ 住院介绍：介绍责任护士，病区环境、设施、规章制度、基础护理服务项目 □ 询问病史，填写护理记录单首页 □ 观察病情 □ 监测基本生命体征 □ 抽血、留取标本 □ 心理与生活护理 □ 根据评估结果采取相应护理措施 □ 通知检查项目及检查注意事项	□ 术前患者准备（术前沐浴、更衣、备皮） □ 检查术前物品准备 □ 指导患者准备术后所需用品，贵重物品交由其家属保管 □ 指导患者进行肠道准备并检查准备效果 □ 告知入手术室前取下活动义齿 □ 监测基本生命体征 □ 备血、皮试	□ 晨起监测生命体征并记录 □ 确认无上呼吸道感染症状，确认无月经来潮 □ 与手术室护士交接病历、影像资料、术中带药等 □ 术前补液（必要时） □ 嘱患者入手术室前膀胱排空 □ 与手术室护士交接 □ 术后监测生命体征 □ 术后心电监护 □ 各类管道护理 □ 术后心理与生活护理

主要护理工作	风险评估	□ 一般评估:生命体征、神志、皮肤、药物过敏史等 □ 专科评估:生活自理能力、患肢屈曲、伸直功能、足背动脉搏动、皮肤温度、指(趾)端末梢感觉情况 □ 风险评估:评估有无跌倒、坠床、压疮风险 □ 心理评估 □ 营养评估 □ 疼痛评估 □ 康复评估	□ 评估患者心理状态	□ 评估意识情况 □ 评估切口疼痛情况 □ 评估术侧足背动脉搏动、肢体皮肤颜色、温度变化、肢体感觉运动情况,并采取相应护理措施 □ 风险评估:评估有无跌倒、坠床、压疮、导管滑脱、液体外渗的风险
	专科护理	□ 观察患肢情况 □ 指导功能锻炼 □ 指导助行器及双拐的使用方法 □ 指导患者戒烟(必要时)	□ 指导患者掌握床上翻身方法 □ 指导患者掌握床上排尿、排便(使用便器)方法	□ 与手术室护士共同评估皮肤、切口敷料、输液及引流情况 □ 指导患者进行股四头肌静止收缩及踝关节运动 □ 指导患者掌握床上排尿、排便(使用便器)方法
	饮食指导	□ 根据医嘱通知配餐员准备膳食 □ 协助进餐	□ 通知患者 22:00 时后禁食、禁水	□ 禁食、禁水,口干时协助湿润口唇 □ 排气后指导患者间断、少量饮用温开水
	活动体位	□ 根据护理等级指导活动		□ 根据手术及麻醉方式安置合适体位,术肢保持过伸位 □ 指导患者掌握床上翻身方法
	洗浴要求	□ 协助患者洗澡、更换病号服	□ 协助患者晨、晚间护理	
病情变异记录		□ 无　　□ 有,原因: □ 患者　□ 疾病　□ 医疗 □ 护理　□ 保障　□ 管理	□ 无　　□ 有,原因: □ 患者　□ 疾病　□ 医疗 □ 护理　□ 保障　□ 管理	□ 无　　□ 有,原因: □ 患者　□ 疾病　□ 医疗 □ 护理　□ 保障　□ 管理
护士签名		白班　小夜班　大夜班	白班　小夜班　大夜班	白班　小夜班　大夜班
医师签名				

	时间	住院第 4 天（术后第 1 天）	住院第 5 天（术后第 2 天）	住院第 6 天（术后第 3 天）
主要诊疗工作	制度落实	□ 手术医师查房 □ 专科医师会诊（必要时）		□ 主诊医师查房
	病情评估			
	病历书写	□ 术后首日病程记录	□ 术后次日病程记录	□ 术后 3 天病程记录
	知情同意			
	手术治疗			
	其他	□ 根据引流量拔除引流管 □ 观察切口情况，是否存在渗出、红肿等情况 □ 观察体温、血压等 □ 复查血常规、CRP、IL-6、红细胞沉降率、生化	□ 观察切口情况，是否存在渗出、红肿等情况 □ 复查双膝正、侧位 X 线片 □ 根据患者情况，如贫血严重及时输血，低蛋白、低钾血症及时补充蛋白、血钾 □ 开始主、被动功能康复练习	□ 观察切口情况，是否存在渗出、红肿等情况 □ 复查血常规、CRP、IL-6、红细胞沉降率、生化（如贫血严重及时输血，低蛋白、低钾血症及时补充蛋白、血钾） □ 指导患者下床，进行主、被动功能康复练习和步行练习
重点医嘱	长期医嘱	护理医嘱	□ 骨科术后护理常规 □ 一级或二级护理	□ 骨科术后护理常规 □ 二级护理	
		处置医嘱	□ 抬高患肢 □ 使用抗血栓弹力带 □ 观察患肢感觉及血液循环 □ 更换切口引流袋并记录量		
		膳食医嘱	□ 饮食医嘱（普食/半流食/流食/糖尿病饮食/低盐、低脂饮食）		
		药物医嘱	□ 抗生素 □ 术后抗凝 □ 镇痛 □ 保胃	□ 抗生素 □ 术后抗凝	□ 抗生素 □ 术后抗凝
	临时医嘱	检查检验	□ 复查血常规、CRP、IL-6、红细胞沉降率、生化	□ 复查膝关节正、侧位 X 线片	□ 复查血常规、CRP、IL-6、红细胞沉降率、生化
		药物医嘱	□ 镇吐 □ 补钾（必要时） □ 补白蛋白（必要时） □ 输血（必要时）	□ 镇痛（必要时） □ 补钾（必要时） □ 补白蛋白（必要时） □ 输血（必要时）	□ 镇痛（必要时） □ 补钾（必要时） □ 补白蛋白（必要时） □ 输血（必要时）
		手术医嘱			
		处置医嘱	□ 大换药（必要时） □ 拔除切口引流（必要时） □ 拔除导尿管（必要时）	□ 大换药（必要时） □ 功能锻炼	□ 大换药（必要时） □ 功能锻炼

主要护理工作	健康宣教	□ 告知护理风险 □ 进行压疮预防知识宣教	□ 压疮预防知识宣教 □ 跌倒预防知识宣教	
	护理处置	□ 按一级护理要求完成基础护理项目 □ 监测生命体征 □ 留取标本 □ 观察切口疼痛情况、检测镇痛泵运转情况 □ 观察静脉输液情况 □ 观察留置尿管引流情况 □ 妥善固定各类管道 □ 观察切口引流情况，并记录引流量及性状 □ 观察切口敷料，有渗出时报告医师处理 □ 术后心理与生活护理	□ 按护理等级完成基础护理项目 □ 监测生命体征 □ 观察切口疼痛情况、检测镇痛泵运转情况 □ 观察静脉输液情况 □ 妥善固定各类管道 □ 观察切口敷料，有渗出时报告医师处理，观察患者情况 □ 提供基础护理服务 □ 术后心理与生活护理	□ 按护理等级完成基础护理项目 □ 根据排便情况采取通便措施 □ 留取标本 □ 观察切口敷料，有渗出时报告医师处理 □ 观察静脉输液情况，停用镇痛泵 □ 术后心理与生活护理
	护理评估	□ 评估患肢感觉、运动情况，有异常时立即报告医师处理 □ 评估压疮风险	□ 评估患肢感觉、运动情况，有异常时立即报告医师处理 □ 评估跌倒风险 □ 评估压疮风险	□ 评估患肢感觉、运动情况，有异常时立即报告医师处理 □ 评估跌倒风险 □ 评估压疮风险
	专科护理	□ 指导患者术后体位摆放及功能锻炼 □ 指导患者正确使用抗血栓压力带 □ 指导患者进行自主排尿训练 □ 指导患者进行股四头肌静止收缩及踝关节运动 □ 指导患者进行床上翻身 □ 指导患者卧床期间患肢保持过伸位 □ 进行防压疮护理	□ 指导患者术后体位摆放及功能锻炼 □ 指导患者正确使用抗血栓压力带 □ 指导患者进行自主排尿训练 □ 指导患者进行股四头肌静止收缩及踝关节运动 □ 指导患者进行床上翻身 □ 指导患者卧床期间患肢保持过伸位 □ 防压疮护理 □ 指导患者正确使用助行器	□ 指导患者正确使用抗血栓压力带 □ 指导患者进行股四头肌静止收缩及踝关节运动 □ 指导患者进行膝关节屈、伸运动 □ 指导患者利用助行器下床活动 □ 防压疮护理 □ 防跌倒护理 □ 指导患者正确使用助行器
	饮食指导	□ 根据医嘱通知配餐员准备膳食 □ 协助进餐	□ 协助进餐	□ 协助进餐
	活动体位			

（续　表）

病情变异记录	□ 无　　□ 有,原因: □ 患者　□ 疾病　□ 医疗 □ 护理　□ 保障　□ 管理		□ 无　　□ 有,原因: □ 患者　□ 疾病　□ 医疗 □ 护理　□ 保障　□ 管理		□ 无　　□ 有,原因: □ 患者　□ 疾病　□ 医疗 □ 护理　□ 保障　□ 管理	
护士签名	白班	小夜班	大夜班	白班	小夜班	大夜班	白班	小夜班	大夜班
医师签名						

时间			住院第 7 天(术后第 4 天)	住院第 8 天(出院日)
主要诊疗工作		制度落实	□ 上级医师查房(主管医师每天查房) □ 专科医师会诊(必要时)	□ 上级医师查房(主管、主诊医师查房)进行手术及切口评估,确定有无手术并发症和切口愈合不良情况,明确是否出院
		病情评估		
		病历书写	□ 出院前 1 天有上级医师指示出院的病程记录	□ 出院当天病程记录(由上级医师指示出院) □ 出院后 24 小时内完成出院记录 □ 出院后 24 小时内完成病案首页 □ 开具出院介绍信 □ 开具诊断证明书
		知情同意		□ 向患者交代出院后的注意事项(复诊的时间、地点,发生紧急情况时处理方法等)
		手术治疗		
		其他	□ 观察切口情况,是否存在渗出、红肿等情况 □ 根据患者情况,如贫血严重及时输血,低蛋白、低钾血症及时补充蛋白、血钾 □ 继续主、被动功能康复练习和步行练习	□ 复查血常规、CRP、IL-6、红细胞沉降率、生化 □ 出院带药 □ 嘱患者拆线换药(根据出院时间决定) □ 门诊复查 □ 如有不适,随时来诊
重点医嘱	长期医嘱	护理医嘱		
		处置医嘱		
		膳食医嘱		
		药物医嘱	□ 抗生素 □ 术后抗凝	

重点医嘱	**临时医嘱**	检查检验		□ 复查血常规、CRP、IL-6、红细胞沉降率、生化
		药物医嘱	□ 镇痛（必要时） □ 补钾（必要时） □ 补白蛋白（必要时） □ 输血（必要时）	
		手术医嘱		
		处置医嘱	□ 大换药（必要时） □ 功能锻炼	□ 大换药 □ 出院
主要护理工作		健康宣教		□ 告知患者必须在他人的协助下方可下床活动 □ 向患者讲解适当控制体重的意义 □ 向患者讲解人工全膝关节置换术后的注意事项
		护理处置	□ 按护理等级完成基础护理项目 □ 根据排便情况采取通便措施 □ 观察切口敷料，有渗出时报告医师处理 □ 术后心理与生活护理	□ 按护理等级完成基础护理项目 □ 观察切口敷料，有渗出时报告医师处理 □ 观察患者情况 □ 协助患者办理出院手续 □ 指导并监督患者活动 □ 整理床单位
		风险评估	□ 评估患肢感觉、运动情况，有异常时立即报告医师处理 □ 评估跌倒风险 □ 评估压疮风险	□ 评估患肢感觉、运动情况，有异常时立即报告医师处理 □ 评估跌倒风险 □ 评估压疮风险
		专科护理	□ 指导患者正确使用抗血栓压力带 □ 指导患者进行股四头肌静止收缩及踝关节运动 □ 指导患者进行膝关节屈、伸运动 □ 指导患者利用助行器下床活动 □ 防压疮护理 □ 防跌倒护理 □ 指导患者正确使用助行器	□ 指导患者进行膝关节屈、伸运动 □ 指导患者利用助行器下床活动 □ 告知患者出院后注意事项并附书面出院指导
		饮食指导		
		活动体位		

（续　表）

病情变异记录	□ 无　　□ 有,原因： □ 患者　□ 疾病　□ 医疗 □ 护理　□ 保障　□ 管理			□ 无　　□ 有,原因： □ 患者　□ 疾病　□ 医疗 □ 护理　□ 保障　□ 管理		
护士签名	白班	小夜班	大夜班	白班	小夜班	大夜班
医师签名						

第四节　单侧膝关节色素沉着绒毛结节性滑膜炎行单侧全膝关节置换术临床路径

一、单侧膝关节色素沉着绒毛结节性滑膜炎行单侧全膝关节置换术临床路径标准住院流程

(一)适用对象

第一诊断为单侧膝关节色素沉着绒毛结节性滑膜炎(ICD-10:M12.261)行单侧全膝关节置换术(ICD-9-CM-3:81.5402/81.5406)的患者。

(二)诊断依据

根据《临床诊疗指南·骨科分册》(中华医学会编著,人民卫生出版社),《实用骨科学》(人民军医出版社,第4版,2012年),《外科学》(临床医学专用)(人民卫生出版社,第8版,2013年)。

1. 病史　膝关节疼痛,发病缓慢,逐渐影响日常生活。
2. 体格检查　关节肿胀,压痛,关节周围可触及硬韧结节,关节活动可受限。
3. 辅助检查　膝关节周围有软组织结节状阴影,膝关节负重位X线片见关节间隙狭窄。

(三)治疗方案的选择及依据

根据《临床诊疗指南·骨科分册》(中华医学会编著,人民卫生出版社),《实用骨科学》(人民军医出版社,第4版,2012年),《坎贝尔骨科手术学》(人民军医出版社,第12版,2013年)。

1. 色素沉着绒毛结节性滑膜炎诊断明确。
2. 关节疼痛、活动受限,明显影响生活质量。
3. 无全身或局部的近期感染。
4. 无严重的合并症。
5. 术前生活质量及活动水平评估及HSS评分。

(四)标准住院天数

8天。

（五）进入路径标准

1. 第一诊断必须符合单侧膝关节色素沉着绒毛结节性滑膜炎（ICD-10：M12.261）。

2. 年龄：18—70 岁。

3. 当患有其他疾病时，但在住院期间不需要特殊处理也不影响第一诊断的临床路径流程实施时，可以进入路径。

（六）术前准备 2 天

1. 术前评估　术前完成术前病情评估，完成必要的检查，做出术前小结、术前讨论。

（1）必需的检查项目：①血常规、尿常规、粪常规。②生化。③红细胞沉降率、C 反应蛋白、白细胞介素-6。④凝血功能。⑤感染性疾病筛查（乙肝、丙肝、艾滋病、梅毒等）。⑥血型。⑦胸部正位 X 线片、心电图。⑧双侧膝关节正、侧位及髌骨轴位 X 线片。⑨负重位双下肢全长 X 线片。

（2）根据患者病情可选择：①超声心动图、血气分析和肺功能。②术前配血。③有相关疾病者及时请相关科室医师会诊。

（3）营养评估：根据《解放军总医院新住院患者营养风险筛查表（NRS-2002）》为新住院患者进行营养评估，评分≥3 分患者给予处置，必要时申请营养科医师会诊。

（4）心理评估：根据新住院患者情况申请心理科医师会诊。

（5）疼痛评估：根据《VAS 评分》实施疼痛评估，评分＞7 分患者给予处置，必要时请疼痛科医师会诊。

（6）康复评估：根据《住院患者康复筛查和评估表》在新住院患者住院后 24 小时内进行康复筛查和评估。任何一项结果为"是"，则申请康复科医师会诊。

（7）深静脉血栓栓塞症风险评估：根据专科《深静脉血栓栓塞症评估量表》在新住院患者住院后 24 小时内进行风险筛查和评估，风险结果为"高危"的，则申请血管外科或介入导管室医师会诊。

（8）膝关节功能评分：根据《膝关节 HSS 评分表》在新住院患者住院后 24 小时内进行膝关节功能评分。

2. 术前准备

（1）术前谈话：术者应在术前 1 天与患者及其家属谈话，告知手术方案、相关风险、用血计划、术后转归、置入材料、手术费用和患者及其家属权益，并履行书面知情同意手续。告知高值耗材的使用及费用。

（2）术前用药：抗血小板药物负荷应用。

（3）通知手术室：准备手术间、手术药品、手术物品及特殊耗材。

（4）护士做心理护理、交代注意事项：防压疮、防跌倒、指导患者戒烟等，并进行术后康复宣教。

（5）手术部位标识：术者、一助或经治医师在术前 1 天应对手术部位做体表标识，急诊手术由接诊医师或会诊外科医师标记，标记过程应有责任护士、患者及其家属共同参与，并记入手术安排表。

（6）术前 1 天麻醉医师访视：制订麻醉计划、完成评估、确定麻醉方式，并记入《麻醉术前访视记录》，告知患者及其家属麻醉适应证、麻醉目的、风险、可能出现的情况及其处理原则、替代方案等,签署《麻醉知情同意书》并归入病历。

(七)药品选择及使用时机

1. 抗生素　预防性抗生素选择第二代头孢、第三代头孢或万古霉素(青霉素、头孢过敏者;有感染诱因者)。

2. 使用时机　手术当日、术后预防性使用 5 天。

(八)手术日为住院第 3 天

1. 手术安全核对　患者入手术间后由手术医师、麻醉医师、巡回护士和患者本人共同核对患者身份、手术部位与标识、手术方式。手术医师、麻醉医师、巡回护士三方按《手术安全核对表》逐项核对,共同签名。

2. 麻醉方式　神经阻滞麻醉、椎管内麻醉或全身麻醉。

3. 手术方式　全膝关节置换术。

4. 手术内置物　人工膝关节假体、骨水泥。

5. 输血　视术中出血情况而定。

6. 经治医师或手术医师　应即刻完成术后首次病程记录,观察术后患者病情变化。

(九)术后住院恢复 5 天

1. 必需的复查项目:血常规、红细胞沉降率、C 反应蛋白、白细胞介素-6、血生化(蛋白、肝功能、肾功能、电解质)。

2. 双膝正、侧位 X 线片。

3. 必要时查血气分析、D-Dimer、双下肢深静脉彩超/CTPA。

4. 术后处理

(1)抗生素:预防性抗生素选择第二代头孢、第三代头孢或万古霉素(青霉素、头孢过敏者;有感染诱因者)。

(2)术后预防静脉血栓栓塞症处理:肌内注射低分子肝素或口服利伐沙班。

(3)术后康复:术后 1 天拔除引流管,术后第 2 天行膝关节正、侧位 X 线检查,然后开始主动和被动肌肉功能及活动度锻炼,并扶助行器下床行走,3～5 天关节活动度应超过 100°。

(4)术后镇痛:口服非甾体抗炎镇痛药、阿片类镇痛药,镇痛泵。

5. 术者在术后 24 小时内完成手术记录,特殊情况可由一助完成,术者签名确认并归入病历。

6. 上级医师在术后 3 天内至少查房 1 次,根据术中和术后情况修订术后治疗计划。

7. 麻醉医师术后 3 天内访视患者,如有特殊情况应详细记录,及时与手术医师或重症监护室医师沟通并迅速处理。

8. 术后护理

(1)按照护理等级进行日常护理,监测患者生命体征,观察引流管引流情况、切口敷料有无渗出。

(2)观察患肢疼痛情况,患肢感觉运动状况。

(3)指导患者术后体位摆放及功能锻炼:患肢要保持过伸位、指导床上翻身(撤去患肢下枕头挪至健侧,指导并帮助患者手扶拉环向健侧翻身)、进行股四头肌静止收缩及踝关节屈伸运动、膝关节屈伸运动。

（4）指导患者正确使用抗血栓压力带、掌握床上排便排尿（使用便器）方法、进行自主排尿训练、使用助行器下床训练，防跌倒、防压疮护理等。

（十）出院标准

1. 体温正常，常规检验指标无明显异常，红细胞沉降率、CRP 指标下降。

2. 切口愈合良好：引流管拔除，切口无感染征象（可在门诊处理的切口）、无皮瓣坏死。

3. 膝关节功能改善。

4. 不需要住院处理的并发症和（或）合并症。

（十一）变异及原因分析

1. 内科合并症　晚期重度骨关节炎的患者常合并内科基础疾病，围术期需要详细检查内科情况并请相关科室会诊，术前准备时间需延长；同时使用相关药物，将增加住院费用。

2. 围术期并发症　患者骨质条件、畸形类型、关节炎病变的严重程度有差异，有可能出现手术相关并发症，如骨折、韧带损伤、神经血管损伤、深静脉血栓形成、感染等。术后需要延长下床和康复时间，可能造成住院天数延长和费用增加。

3. 人工膝关节假体的选择　目前可供选择的人工膝关节假体较多，适用于不同类型的关节病损，可导致住院费用存在差异。

二、膝关节病色素沉着绒毛结节性滑膜炎行 单侧全膝关节置换术临床路径表单

适用对象	第一诊断为单侧膝关节色素沉着绒毛结节性滑膜炎（ICD-10：M12.261） 行单侧全膝关节置换术（ICD-9-CM-3：81.5402/81.5406）的患者	
患者基本信息	姓名：_____　性别：____　年龄：____ 门诊号：_____　住院号：_____　过敏史：_____ 住院日期：____年__月__日　出院日期：____年__月__日	住院天数：8 天
时间		住院第 1 天	住院第 2 天（术前日）	住院第 3 天（手术日）

| 主要诊疗工作 | 制度落实 | □ 住院 2 小时内经治或值班医师完成接诊
□ 住院后 24 小时内主管医师完成检诊
□ 专科医师会诊（必要时） | □ 经治医师查房（早、晚）
□ 主诊医师查房
□ 完成术前准备
□ 组织术前讨论
□ 手术部位标识 | □ 手术安全核查 |
| | 病情评估 | □ 经治医师询问病史及体格检查
□ 心理评估
□ 营养评估
□ 疼痛评估
□ 康复评估
□ 深静脉血栓栓塞症风险评估
□ 完成膝关节功能评分 | | |

（续　表）

主要诊疗工作	病历书写	□ 住院8小时内完成首次病程记录 □ 住院24小时内完成住院记录	□ 完成主管医师查房记录 □ 完成主诊医师查房记录 □ 完成术前讨论、术前小结	□ 术者或一助术后24小时内完成手术记录（术者签名） □ 术后即刻完成术后首次病程记录
	知情同意	□ 病情告知 □ 患者及其家属签署授权委托书 □ 患者及其家属在住院记录单上签名	□ 术者术前谈话，告知患者及其家属病情和围术期注意事项，签署手术知情同意书、授权委托书、自费用品协议书（必要时）、军人目录外耗材审批单（必要时）、输血同意书等	□ 告知患者及其家属手术过程概况及术后注意事项
	手术治疗		□ 预约手术	□ 实施手术（手术安全核查记录、手术清点记录）
	其他	□ 及时通知上级医师检诊 □ 经治医师检查整理病历资料	□ 检查住院押金使用情况	□ 术后病情交接 □ 观察手术切口及周围情况
重点医嘱	长期医嘱 护理医嘱	□ 按骨科护理常规 □ 二级或三级护理		□ 按骨科术后护理常规 □ 一级护理
	长期医嘱 处置医嘱			□ 持续心电、血压、呼吸、血氧饱和度监测 □ 留置导尿并记录量 □ 留置切口引流并记录量 □ 持续低流量吸氧
	长期医嘱 膳食医嘱	□ 普食 □ 糖尿病饮食 □ 低盐、低脂饮食 □ 低盐、低脂糖尿病饮食	□ 禁食、禁水（22：00时后）	
	长期医嘱 药物医嘱	□ 自带药（必要时）		□ 镇痛 □ 消肿 □ 镇吐、保胃 □ 抗生素 □ 抗凝

(续　表)

重点医嘱	临时医嘱	检查检验	□ 血常规(含 CRP＋IL-6) □ 尿常规 □ 粪常规 □ 凝血四项 □ 血清术前八项 □ 红细胞沉降率 □ 血型 □ 胸部正位 X 线片 □ 心电图检查(多导) □ 双膝负重正、侧位和下肢全长 X 线片 □ 肺功能(必要时) □ 超声心动图(必要时)		
		药物医嘱		□ 抗生素(视病情)	
		手术医嘱		□ 常规准备明日在神经阻滞麻醉/椎管内麻醉/全身麻醉下行人工全膝关节置换术	
		处置医嘱	□ 静脉抽血	□ 备血 □ 备皮(＞30cm²)	□ 输血(视病情) □ 补液(视病情) □ 拔除导尿管(必要时)
主要护理工作		健康宣教	□ 住院宣教(住院环境、规章制度) □ 进行护理安全指导 □ 进行等级护理、活动范围指导 □ 进行饮食指导 □ 进行关于疾病知识的宣教 □ 检查、检验项目的目的和意义	□ 术前宣教	□ 术后宣教 □ 术后心理疏导 □ 指导术后康复训练 □ 指导术后注意事项
		护理处置	□ 患者身份核对 □ 佩戴腕带 □ 建立住院病历,通知医师 □ 住院介绍:介绍责任护士,病区环境、设施、规章制度、基础护理服务项目 □ 询问病史,填写护理记录单首页 □ 观察病情 □ 监测基本生命体征 □ 抽血、留取标本 □ 心理与生活护理 □ 根据评估结果采取相应护理措施 □ 通知检查项目及检查注意事项	□ 术前患者准备(术前沐浴、更衣、备皮) □ 检查术前物品准备 □ 指导患者准备术后所需用品,贵重物品交由其家属保管 □ 指导患者进行肠道准备并检查准备效果 □ 告知入手术室前取下活动义齿 □ 监测基本生命体征 □ 备血、皮试	□ 晨起监测生命体征并记录 □ 确认无上呼吸道感染症状,确认无月经来潮 □ 与手术室护士交接病历、影像资料、术中带药等 □ 术前补液(必要时) □ 嘱患者入手术室前膀胱排空 □ 与手术室护士交接 □ 术后监测生命体征 □ 术后心电监护 □ 各类管道护理 □ 术后心理与生活护理

（续　表）

主要护理工作	风险评估	□ 一般评估:生命体征、神志、皮肤、药物过敏史等 □ 专科评估:生活自理能力、患肢屈曲、伸直功能,足背动脉搏动、皮肤温度、指(趾)端末梢感觉情况 □ 风险评估:评估有无跌倒、坠床、压疮风险 □ 心理评估 □ 营养评估 □ 疼痛评估 □ 康复评估	□ 评估患者心理状态	□ 评估意识情况 □ 评估切口疼痛情况 □ 评估术侧足背动脉搏动、肢体皮肤颜色、温度变化、肢体感觉运动情况,并采取相应护理措施 □ 风险评估:评估有无跌倒、坠床、压疮、导管滑脱、液体外渗的风险
	专科护理	□ 观察患肢情况 □ 指导功能锻炼 □ 指导助行器及双拐的使用方法 □ 指导患者戒烟(必要时)	□ 指导患者掌握床上翻身方法 □ 指导患者掌握床上排尿、排便(使用便器)方法	□ 与手术室护士共同评估皮肤、切口敷料、输液及引流情况 □ 指导患者进行股四头肌静止收缩及踝关节运动 □ 指导患者掌握床上排尿、排便(使用便器)方法
	饮食指导	□ 根据医嘱通知配餐员准备膳食 □ 协助进餐	□ 通知患者 22:00 时后禁食、禁水	□ 禁食、禁水,口干时协助湿润口唇 □ 排气后指导患者间断、少量饮用温开水
	活动体位	□ 根据护理等级指导活动		□ 根据手术及麻醉方式安置合适体位,术肢保持过伸位 □ 指导患者掌握床上翻身方法
	洗浴要求	□ 协助患者洗澡、更换病号服	□ 协助患者晨、晚间护理	
病情变异记录		□ 无　　□ 有,原因: □ 患者　□ 疾病　□ 医疗 □ 护理　□ 保障　□ 管理	□ 无　　□ 有,原因: □ 患者　□ 疾病　□ 医疗 □ 护理　□ 保障　□ 管理	□ 无　　□ 有,原因: □ 患者　□ 疾病　□ 医疗 □ 护理　□ 保障　□ 管理
护士签名		白班　小夜班　大夜班	白班　小夜班　大夜班	白班　小夜班　大夜班
医师签名				

时间		住院第 4 天（术后第 1 天）	住院第 5 天（术后第 2 天）	住院第 6 天（术后第 3 天）
主要诊疗工作	制度落实	☐ 手术医师查房 ☐ 专科医师会诊（必要时）		☐ 主诊医师查房
	病情评估			
	病历书写	☐ 术后首日病程记录	☐ 术后次日病程记录	☐ 术后 3 天病程记录
	知情同意			
	手术治疗			
	其他	☐ 根据引流量拔除引流管 ☐ 观察切口情况，是否存在渗出、红肿等情况 ☐ 观察体温、血压等 ☐ 复查血常规、CRP、IL-6、红细胞沉降率、生化	☐ 观察切口情况，是否存在渗出、红肿等情况 ☐ 复查双膝正、侧位 X 线片 ☐ 根据患者情况，如贫血严重及时输血，低蛋白、低钾血症及时补充蛋白、血钾 ☐ 开始主、被动功能康复练习	☐ 观察切口情况，是否存在渗出、红肿等情况 ☐ 复查血常规、CRP、IL-6、红细胞沉降率、生化（如贫血严重及时输血，低蛋白、低钾血症及时补充蛋白、血钾） ☐ 指导患者下床，进行主、被动功能康复练习和步行练习
重点医嘱	长期医嘱　护理医嘱	☐ 骨科术后护理常规 ☐ 一级或二级护理	☐ 骨科术后护理常规 ☐ 二级护理	
	长期医嘱　处置医嘱	☐ 抬高患肢 ☐ 使用抗血栓弹力带 ☐ 观察患肢感觉及血液循环 ☐ 更换切口引流袋并记录量		
	长期医嘱　膳食医嘱	☐ 饮食医嘱（普食/半流食/流食/糖尿病饮食/低盐、低脂饮食）		
	长期医嘱　药物医嘱	☐ 抗生素 ☐ 术后抗凝 ☐ 镇痛 ☐ 保胃	☐ 抗生素 ☐ 术后抗凝	☐ 抗生素 ☐ 术后抗凝
	临时医嘱　检查检验	☐ 复查血常规、CRP、IL-6、红细胞沉降率、生化	☐ 复查膝关节正、侧位 X 线片	☐ 复查血常规、CRP、IL-6、红细胞沉降率、生化
	临时医嘱　药物医嘱	☐ 镇吐 ☐ 补钾（必要时） ☐ 补白蛋白（必要时） ☐ 输血（必要时）	☐ 镇痛（必要时） ☐ 补钾（必要时） ☐ 补白蛋白（必要时） ☐ 输血（必要时）	☐ 镇痛（必要时） ☐ 补钾（必要时） ☐ 补白蛋白（必要时） ☐ 输血（必要时）
	临时医嘱　手术医嘱			
	临时医嘱　处置医嘱	☐ 大换药（必要时） ☐ 拔除切口引流（必要时） ☐ 拔除导尿管（必要时）	☐ 大换药（必要时） ☐ 功能锻炼	☐ 大换药（必要时） ☐ 功能锻炼

（续 表）

主要护理工作	健康宣教	□ 告知护理风险 □ 进行压疮预防知识宣教	□ 压疮预防知识宣教 □ 跌倒预防知识宣教	
	护理处置	□ 按一级护理要求完成基础护理项目 □ 监测生命体征 □ 留取标本 □ 观察切口疼痛情况、检测镇痛泵运转情况 □ 观察静脉输液情况 □ 观察留置尿管引流情况 □ 妥善固定各类管道 □ 观察切口引流情况，并记录引流量及性状 □ 观察切口敷料,有渗出时报告医师处理 □ 术后心理与生活护理	□ 按护理等级完成基础护理项目 □ 监测生命体征 □ 观察切口疼痛情况、检测镇痛泵运转情况 □ 观察静脉输液情况 □ 妥善固定各类管道 □ 观察切口敷料,有渗出时报告医师处理,观察患者情况 □ 提供基础护理服务 □ 术后心理与生活护理	□ 按护理等级完成基础护理项目 □ 根据排便情况采取通便措施 □ 留取标本 □ 观察切口敷料,有渗出时报告医师处理 □ 观察静脉输液情况,停用镇痛泵 □ 术后心理与生活护理
	护理评估	□ 评估患肢感觉、运动情况,有异常时立即报告医师处理 □ 评估压疮风险	□ 评估患肢感觉、运动情况,有异常时立即报告医师处理 □ 评估跌倒风险 □ 评估压疮风险	□ 评估患肢感觉、运动情况,有异常时立即报告医师处理 □ 评估跌倒风险 □ 评估压疮风险
	专科护理	□ 指导患者术后体位摆放及功能锻炼 □ 指导患者正确使用抗血栓压力带 □ 指导患者进行自主排尿训练 □ 指导患者进行股四头肌静止收缩及踝关节运动 □ 指导患者进行床上翻身 □ 指导患者卧床期间患肢保持过伸位 □ 进行防压疮护理	□ 指导患者术后体位摆放及功能锻炼 □ 指导患者正确使用抗血栓压力带 □ 指导患者进行自主排尿训练 □ 指导患者进行股四头肌静止收缩及踝关节运动 □ 指导患者进行床上翻身 □ 指导患者卧床期间患肢保持过伸位 □ 防压疮护理 □ 指导患者正确使用助行器	□ 指导患者正确使用抗血栓压力带 □ 指导患者进行股四头肌静止收缩及踝关节运动 □ 指导患者进行膝关节屈、伸运动 □ 指导患者利用助行器下床活动 □ 防压疮护理 □ 防跌倒护理 □ 指导患者正确使用助行器
	饮食指导	□ 根据医嘱通知配餐员准备膳食 □ 协助进餐	□ 协助进餐	□ 协助进餐
	活动体位			

(续　表)

病情变异记录	□ 无　　　□ 有,原因: □ 患者　□ 疾病　□ 医疗 □ 护理　□ 保障　□ 管理	□ 无　　　□ 有,原因: □ 患者　□ 疾病　□ 医疗 □ 护理　□ 保障　□ 管理	□ 无　　　□ 有,原因: □ 患者　□ 疾病　□ 医疗 □ 护理　□ 保障　□ 管理
护士签名	白班　　小夜班　　大夜班	白班　　小夜班　　大夜班	白班　　小夜班　　大夜班
医师签名			

时间		住院第 7 天(术后第 4 天)	住院第 8 天(出院日)
主要诊疗工作	制度落实	□ 上级医师查房(主管医师每天查房) □ 专科医师会诊(必要时)	□ 上级医师查房(主管、主诊医师查房)进行手术及切口评估,确定有无手术并发症和切口愈合不良情况,明确是否出院
	病情评估		
	病历书写	□ 出院前 1 天有上级医师指示出院的病程记录	□ 出院当天病程记录(由上级医师指示出院) □ 出院后 24 小时内完成出院记录 □ 出院后 24 小时内完成病案首页 □ 开具出院介绍信 □ 开具诊断证明书
	知情同意		□ 向患者交代出院后的注意事项(复诊的时间、地点,发生紧急情况时处理方法等)
	手术治疗		
	其他	□ 观察切口情况,是否存在渗出、红肿等情况 □ 根据患者情况,如贫血严重及时输血,低蛋白、低钾血症及时补充蛋白、血钾 □ 继续主、被动功能康复练习和步行练习	□ 复查血常规、CRP、IL-6、红细胞沉降率、生化 □ 出院带药 □ 嘱患者拆线换药(根据出院时间决定) □ 门诊复查 □ 如有不适,随时复诊
重点医嘱	长期医嘱 — 护理医嘱		
	长期医嘱 — 处置医嘱		
	长期医嘱 — 膳食医嘱		
	长期医嘱 — 药物医嘱	□ 抗生素 □ 术后抗凝	

重点医嘱	临时医嘱	检查检验		□ 复查血常规、CRP、IL-6、红细胞沉降率、生化
		药物医嘱	□ 镇痛（必要时） □ 补钾（必要时） □ 补白蛋白（必要时） □ 输血（必要时）	
		手术医嘱		
		处置医嘱	□ 大换药（必要时） □ 功能锻炼	□ 大换药 □ 出院
主要护理工作		健康宣教		□ 告知患者必须在他人的协助下方可下床活动 □ 向患者讲解适当控制体重的意义 □ 向患者讲解人工全膝关节置换术后的注意事项
		护理处置	□ 按护理等级完成基础护理项目 □ 根据排便情况采取通便措施 □ 观察切口敷料，有渗出时报告医师处理 □ 术后心理与生活护理	□ 按护理等级完成基础护理项目 □ 观察切口敷料，有渗出时报告医师处理 □ 观察患者情况 □ 协助患者办理出院手续 □ 指导并监督患者活动 □ 整理床单位
		风险评估	□ 评估患肢感觉、运动情况，有异常时立即报告医师处理 □ 评估跌倒风险 □ 评估压疮风险	□ 评估患肢感觉、运动情况，有异常时立即报告医师处理 □ 评估跌倒风险 □ 评估压疮风险
		专科护理	□ 指导患者正确使用抗血栓压力带 □ 指导患者进行股四头肌静止收缩及踝关节运动 □ 指导患者进行膝关节屈、伸运动 □ 指导患者利用助行器下床活动 □ 防压疮护理 □ 防跌倒护理 □ 指导患者正确使用助行器	□ 指导患者进行膝关节屈、伸运动 □ 指导患者利用助行器下床活动 □ 告知患者出院后注意事项并附书面出院指导
		饮食指导		
		活动体位		

（续　表）

病情变异记录	□ 无　　□ 有,原因: □ 患者　□ 疾病　□ 医疗 □ 护理　□ 保障　□ 管理			□ 无　　□ 有,原因: □ 患者　□ 疾病　□ 医疗 □ 护理　□ 保障　□ 管理		
护士签名	白班	小夜班	大夜班	白班	小夜班	大夜班
医师签名						

第五节　强直性脊柱炎单侧膝关节受累行单侧全膝关节置换术临床路径

一、强直性脊柱炎单侧膝关节受累行单侧全膝关节置换术临床路径标准住院流程

（一）适用对象

第一诊断为强直性脊柱炎单侧膝关节受累(ICD-10:M45 伴 M25.661)行单侧全膝关节置换术(ICD-9-CM-3:81.5402)的患者。

（二）诊断依据

根据《临床诊疗指南·骨科分册》(中华医学会编著,人民卫生出版社),《实用骨科学》(人民军医出版社,第 4 版,2012 年),《外科学》(临床医学专用)(人民卫生出版社,第 8 版,2013 年)。

1. 病史　强直性脊柱炎病史,膝关节疼痛多年并渐进性加重,影响日常生活。

2. 体格检查　膝关节过伸试验、过屈试验阳性,膝关节活动受限。

3. 辅助检查　膝关节 X 线片可见内侧、外侧或双侧关节间隙明显变窄或消失,伴有屈曲挛缩或内外翻畸形,有明显骨质疏松。

（三）治疗方案的选择及依据

根据《临床诊疗指南·骨科分册》(中华医学会编著,人民卫生出版社),《实用骨科学》(人民军医出版社,第 4 版,2012 年),《坎贝尔骨科手术学》(人民军医出版社,第 12 版,2013 年)。

1. 强直性脊柱炎膝关节受累诊断明确。

2. 关节疼痛、活动受限,明显影响生活质量。

3. 无全身或局部的近期感染。

4. 无严重的合并症。

5. 术前生活质量及活动水平评估及 HSS 评分。

（四）标准住院天数

8 天。

（五）进入路径标准

1. 第一诊断必须符合强直性脊柱炎单侧膝关节受累（ICD-10：M45 伴 M25.661）。

2. 年龄：18－70 岁。

3. 当患有其他疾病时，但在住院期间不需要特殊处理也不影响第一诊断的临床路径流程实施时，可以进入路径。

（六）术前准备 2 天

1. 术前评估　术前完成术前病情评估，完成必要的检查，做出术前小结、术前讨论。

（1）必需的检查项目：①血常规、尿常规、粪常规。②生化。③红细胞沉降率、C 反应蛋白、白细胞介素-6、HLA-B27。④凝血功能。⑤感染性疾病筛查（乙肝、丙肝、艾滋病、梅毒等）。⑥血型。⑦胸部正位 X 线片、心电图。⑧双侧膝关节正、侧位及髌骨轴位 X 线片。⑨负重位双下肢全长 X 线片。

（2）根据患者病情可选择：①超声心动图、血气分析和肺功能。②术前配血。③有相关疾病者及时请相关科室医师会诊。

（3）营养评估：根据《解放军总医院新住院患者营养风险筛查表（NRS-2002）》为新住院患者进行营养评估，评分≥3 分患者给予处置，必要时申请营养科医师会诊。

（4）心理评估：根据新住院患者情况申请心理科医师会诊。

（5）疼痛评估：根据《VAS 评分》实施疼痛评估，评分＞7 分患者给予处置，必要时请疼痛科医师会诊。

（6）康复评估：根据《住院患者康复筛查和评估表》在新住院患者住院后 24 小时内进行康复筛查和评估。任何一项结果为"是"，则申请康复科医师会诊。

（7）深静脉血栓栓塞症风险评估：根据专科《深静脉血栓栓塞症评估量表》在新住院患者住院后 24 小时内进行风险筛查和评估，风险结果为"高危"的，则申请血管外科或介入导管室医师会诊。

（8）膝关节功能评分：根据《膝关节 HSS 评分表》在新住院患者住院后 24 小时内进行膝关节功能评分。

2. 术前准备

（1）术前谈话：术者应在术前 1 天与患者及其家属谈话，告知手术方案、相关风险、用血计划、术后转归、置入材料、手术费用和患者及其家属权益，并履行书面知情同意手续。告知高值耗材的使用及费用。

（2）术前用药：抗血小板药物负荷应用。

（3）通知手术室：准备手术间、手术药品、手术物品及特殊耗材。

（4）护士做心理护理、交代注意事项：防压疮、防跌倒、指导患者戒烟等，并进行术后康复宣教。

（5）手术部位标识：术者、一助或经治医师在术前 1 天应对手术部位做体表标识，急诊手术由接诊医师或会诊外科医师标记，标记过程应有责任护士、患者及其家属共同参与，并记入手术安排表。

（6）术前 1 天麻醉医师访视：制订麻醉计划、完成评估、确定麻醉方式，并记入《麻醉术前访视记录》，告知患者及其家属麻醉适应证、麻醉目的、风险、可能出现的情况及其处理原则、替代方案等,签署《麻醉知情同意书》并归入病历。

(七)药品选择及使用时机

1. 抗生素　预防性抗生素选择第二代头孢、第三代头孢或万古霉素(青霉素、头孢过敏者;有感染诱因者)。

2. 使用时机　手术当日、术后预防性使用 5 天。

(八)手术日为住院第 3 天

1. 手术安全核对　患者入手术间后由手术医师、麻醉医师、巡回护士和患者本人共同核对患者身份、手术部位与标识、手术方式。手术医师、麻醉医师、巡回护士三方按《手术安全核对表》逐项核对,共同签名。

2. 麻醉方式　神经阻滞麻醉、椎管内麻醉或全身麻醉。

3. 手术方式　全膝关节置换术。

4. 手术内置物　人工膝关节假体、骨水泥。

5. 输血　视术中出血情况而定。

6. 经治医师或手术医师　应即刻完成术后首次病程记录,观察术后患者病情变化。

(九)术后住院恢复 5 天

1. 必需的复查项目:血常规、红细胞沉降率、C 反应蛋白、白细胞介素-6、血生化(蛋白、肝功能、肾功能、电解质)。

2. 双膝正、侧位 X 线片。

3. 必要时查血气分析、D-Dimer、双下肢深静脉彩超/CTPA。

4. 术后处理

(1)抗生素:预防性抗生素选择第二代头孢、第三代头孢或万古霉素(青霉素、头孢过敏者;有感染诱因者)。

(2)术后预防静脉血栓栓塞症处理:肌内注射低分子肝素或口服利伐沙班。

(3)术后康复:术后 1 天拔除引流管,术后第 2 天行膝关节正侧位 X 线检查,然后开始主动和被动肌肉功能及活动度锻炼,并扶助行器下床行走,3～5 天关节活动度应超过 100°。

(4)术后镇痛:口服非甾体抗炎镇痛药、阿片类镇痛药,镇痛泵。

5. 术者在术后 24 小时内完成手术记录,特殊情况可由一助完成,术者签名确认并归入病历。

6. 上级医师在术后 3 天内至少查房 1 次,根据术中和术后情况修订术后治疗计划。

7. 麻醉医师术后 3 天内访视患者,如有特殊情况应详细记录,及时与手术医师或重症监护室医师沟通并迅速处理。

8. 术后护理

(1)按照护理等级进行日常护理,监测患者生命体征,观察引流管引流情况、切口敷料有无渗出。

(2)观察患肢疼痛情况,患肢感觉运动状况。

(3)指导患者术后体位摆放及功能锻炼:患肢要保持过伸位、指导床上翻身(撤去患肢下枕头挪至健侧,指导并帮助患者手扶拉环向健侧翻身)、进行股四头肌静止收缩及踝关节屈伸运动、膝关节屈伸运动。

（4）指导患者正确使用抗血栓压力带、掌握床上排便排尿（使用便器）方法、进行自主排尿训练、使用助行器下床训练，防跌倒、防压疮护理等。

（十）出院标准

1. 体温正常，常规检验指标无明显异常，红细胞沉降率、CRP 指标下降。

2. 切口愈合良好：引流管拔除，切口无感染征象（可在门诊处理的切口）、无皮瓣坏死。

3. 膝关节功能改善。

4. 不需要住院处理的并发症和（或）合并症。

（十一）变异及原因分析

1. 内科合并症　　晚期重度骨关节炎的患者常合并内科基础疾病，围术期需要详细检查内科情况并请相关科室会诊，术前准备时间需要延长，同时使用相关药物，将增加住院费用。

2. 围术期并发症　　患者骨质条件、畸形类型、关节炎病变的严重程度有差异，有可能出现手术相关并发症，如骨折、韧带损伤、神经血管损伤、深静脉血栓形成、感染等。术后需要延长下床和康复时间，可能造成住院天数延长和费用增加。

3. 人工膝关节假体的选择　　目前可供选择的人工膝关节假体较多，适用于不同类型的关节病损，可导致住院费用存在差异。

二、强直性脊柱炎单侧膝关节受累行单侧
全膝关节置换术临床路径表单

适用对象	第一诊断为强直性脊柱炎单侧膝关节受累(ICD-10:M45 伴 M25.661) 行单侧全膝关节置换术(ICD 9 CM 3:81.5402)的患者		
患者基本信息	姓名：_____　性别：___　年龄：___ 门诊号：_____　住院号：_____　过敏史：_____ 住院日期：___年__月__日　出院日期：___年__月__日		住院天数:8 天
时间		住院第 1 天	住院第 2 天（术前日）	住院第 3 天（手术日）

| 主要诊疗工作 | 制度落实 | □ 住院 2 小时内经治或值班医师完成接诊
□ 住院后 24 小时内主管医师完成检诊
□ 专科医师会诊（必要时） | □ 经治医师查房(早、晚)
□ 主诊医师查房
□ 完成术前准备
□ 组织术前讨论
□ 手术部位标识 | □ 手术安全核查 |
| | 病情评估 | □ 经治医师询问病史及体格检查
□ 心理评估
□ 营养评估
□ 疼痛评估
□ 康复评估
□ 深静脉血栓栓塞症风险评估
□ 完成膝关节功能评分 | | |

（续　表）

主要诊疗工作	病历书写	□ 住院 8 小时内完成首次病程记录 □ 住院 24 小时内完成住院记录	□ 完成主管医师查房记录 □ 完成主诊医师查房记录 □ 完成术前讨论、术前小结	□ 术者或一助术后 24 小时内完成手术记录（术者签名） □ 术后即刻完成术后首次病程记录
	知情同意	□ 病情告知 □ 患者及其家属签署授权委托书 □ 患者及其家属在住院记录单上签名	□ 术者术前谈话，告知患者及其家属病情和围术期注意事项，签署手术知情同意书、授权委托书、自费用品协议书（必要时）、军人目录外耗材审批单（必要时）、输血同意书等	□ 告知患者及其家属手术过程概况及术后注意事项
	手术治疗		□ 预约手术	□ 实施手术（手术安全核查记录、手术清点记录）
	其他	□ 及时通知上级医师检诊 □ 经治医师检查整理病历资料	□ 检查住院押金使用情况	□ 术后病情交接 □ 观察手术切口及周围情况
重点医嘱	长期医嘱 护理医嘱	□ 按骨科护理常规 □ 二级或三级护理		□ 按骨科术后护理常规 □ 一级护理
	处置医嘱			□ 持续心电、血压、呼吸、血氧饱和度监测 □ 留置导尿并记录量 □ 留置切口引流并记录量 □ 持续低流量吸氧
	膳食医嘱	□ 普食 □ 糖尿病饮食 □ 低盐、低脂饮食 □ 低盐、低脂糖尿病饮食	□ 禁食、禁水（22:00 时后）	
	药物医嘱	□ 自带药（必要时）		□ 镇痛 □ 消肿 □ 镇吐、保胃 □ 抗生素 □ 抗凝

重点医嘱	临时医嘱	检查检验	□ 血常规（含 CRP＋IL-6、HLA-B27） □ 尿常规 □ 粪常规 □ 凝血四项 □ 血清术前八项 □ 红细胞沉降率 □ 血型 □ 胸部正位 X 线片 □ 心电图检查（多导） □ 双膝负重正、侧位和下肢全长 X 线片 □ 肺功能（必要时） □ 超声心动图（必要时）		
		药物医嘱		□ 抗生素（视病情）	
		手术医嘱		□ 常规准备明日在神经阻滞麻醉/椎管内麻醉/全身麻醉下行人工全膝关节置换术	
		处置医嘱	□ 静脉抽血	□ 备血 □ 备皮（＞30cm²）	□ 输血（视病情） □ 补液（视病情） □ 拔除导尿管（必要时）
主要护理工作		健康宣教	□ 住院宣教（住院环境、规章制度） □ 进行护理安全指导 □ 进行等级护理、活动范围指导 □ 进行饮食指导 □ 进行关于疾病知识的宣教 □ 检查、检验项目的目的和意义	□ 术前宣教	□ 术后宣教 □ 术后心理疏导 □ 指导术后康复训练 □ 指导术后注意事项
		护理处置	□ 患者身份核对 □ 佩戴腕带 □ 建立住院病历，通知医师 □ 住院介绍：介绍责任护士，病区环境、设施、规章制度、基础护理服务项目 □ 询问病史，填写护理记录单首页 □ 观察病情 □ 监测基本生命体征 □ 抽血、留取标本 □ 心理与生活护理 □ 根据评估结果采取相应护理措施 □ 通知检查项目及检查注意事项	□ 术前患者准备（术前沐浴、更衣、备皮） □ 检查术前物品准备 □ 指导患者准备术后所需用品，贵重物品交由其家属保管 □ 指导患者进行肠道准备并检查准备效果 □ 告知入手术室前取下活动义齿 □ 监测基本生命体征 □ 备血、皮试	□ 晨起监测生命体征并记录 □ 确认无上呼吸道感染症状，确认无月经来潮 □ 与手术室护士交接病历、影像资料、术中带药等 □ 术前补液（必要时） □ 嘱患者入手术室前膀胱排空 □ 与手术室护士交接 □ 术后监测生命体征 □ 术后心电监护 □ 各类管道护理 □ 术后心理与生活护理

（续　表）

主要护理工作	风险评估	□ 一般评估:生命体征、神志、皮肤、药物过敏史等 □ 专科评估:生活自理能力、患肢屈曲、伸直功能、足背动脉搏动、皮肤温度、指(趾)端末梢感觉情况 □ 风险评估:评估有无跌倒、坠床、压疮风险 □ 心理评估 □ 营养评估 □ 疼痛评估 □ 康复评估	□ 评估患者心理状态	□ 评估意识情况 □ 评估切口疼痛情况 □ 评估术侧足背动脉搏动、肢体皮肤颜色、温度变化、肢体感觉运动情况,并采取相应护理措施 □ 风险评估:评估有无跌倒、坠床、压疮、导管滑脱、液体外渗的风险
	专科护理	□ 观察患肢情况 □ 指导功能锻炼 □ 指导助行器及双拐的使用方法 □ 指导患者戒烟(必要时)	□ 指导患者掌握床上翻身方法 □ 指导患者掌握床上排尿、排便(使用便器)方法	□ 与手术室护士共同评估皮肤、切口敷料、输液及引流情况 □ 指导患者进行股四头肌静止收缩及踝关节运动 □ 指导患者掌握床上排尿、排便(使用便器)方法
	饮食指导	□ 根据医嘱通知配餐员准备膳食 □ 协助进餐	□ 通知患者 22:00 时后禁食、禁水	□ 禁食、禁水,口干时协助湿润口唇 □ 排气后指导患者间断、少量饮用温开水
	活动体位	□ 根据护理等级指导活动		□ 根据手术及麻醉方式安置合适体位,术肢保持过伸位 □ 指导患者掌握床上翻身方法
	洗浴要求	□ 协助患者洗澡、更换病号服	□ 协助患者晨、晚间护理	
病情变异记录		□ 无　　□ 有,原因: □ 患者　□ 疾病　□ 医疗 □ 护理　□ 保障　□ 管理	□ 无　　□ 有,原因: □ 患者　□ 疾病　□ 医疗 □ 护理　□ 保障　□ 管理	□ 无　　□ 有,原因: □ 患者　□ 疾病　□ 医疗 □ 护理　□ 保障　□ 管理
护士签名		白班　小夜班　大夜班	白班　小夜班　大夜班	白班　小夜班　大夜班
医师签名				

时间			住院第 4 天 (术后第 1 天)	住院第 5 天 (术后第 2 天)	住院第 6 天 (术后第 3 天)
主要诊疗工作	制度落实		☐ 手术医师查房 ☐ 专科医师会诊 (必要时)		☐ 主诊医师查房
	病情评估				
	病历书写		☐ 术后首日病程记录	☐ 术后次日病程记录	☐ 术后 3 天病程记录
	知情同意				
	手术治疗				
	其他		☐ 根据引流量拔除引流管 ☐ 观察切口情况,是否存在渗出、红肿等情况 ☐ 观察体温、血压等 ☐ 复查血常规、CRP、IL-6、红细胞沉降率、生化	☐ 观察切口情况,是否存在渗出、红肿等情况 ☐ 复查双膝正、侧位 X 线片 ☐ 根据患者情况,如贫血严重及时输血,低蛋白、低钾血症及时补充蛋白、血钾 ☐ 开始主、被动功能康复练习	☐ 观察切口情况,是否存在渗出、红肿等情况 ☐ 复查血常规、CRP、IL-6、红细胞沉降率、生化 (如贫血严重及时输血,低蛋白、低钾血症及时补充蛋白、血钾) ☐ 指导患者下床,进行主、被动功能康复练习和步行练习
重点医嘱	长期医嘱	护理医嘱	☐ 骨科术后护理常规 ☐ 一级或二级护理	☐ 骨科术后护理常规 ☐ 二级护理	
		处置医嘱	☐ 抬高患肢 ☐ 使用抗血栓弹力带 ☐ 观察患肢感觉及血液循环 ☐ 更换切口引流袋并记录量		
		膳食医嘱	☐ 饮食医嘱 (普食/半流食/流食/糖尿病饮食/低盐、低脂饮食)		
		药物医嘱	☐ 抗生素 ☐ 术后抗凝 ☐ 镇痛 ☐ 保胃	☐ 抗生素 ☐ 术后抗凝	☐ 抗生素 ☐ 术后抗凝
	临时医嘱	检查检验	☐ 复查血常规、CRP、IL-6、红细胞沉降率、生化	☐ 复查膝关节正、侧位 X 线片	☐ 复查血常规、CRP、IL-6、红细胞沉降率、生化
		药物医嘱	☐ 镇吐 ☐ 补钾 (必要时) ☐ 补白蛋白 (必要时) ☐ 输血 (必要时)	☐ 镇痛 (必要时) ☐ 补钾 (必要时) ☐ 补白蛋白 (必要时) ☐ 输血 (必要时)	☐ 镇痛 (必要时) ☐ 补钾 (必要时) ☐ 补白蛋白 (必要时) ☐ 输血 (必要时)
		手术医嘱			
		处置医嘱	☐ 大换药 (必要时) ☐ 拔除切口引流 (必要时) ☐ 拔除导尿管 (必要时)	☐ 大换药 (必要时) ☐ 功能锻炼	☐ 大换药 (必要时) ☐ 功能锻炼

主要护理工作	健康宣教	□ 告知护理风险 □ 进行压疮预防知识宣教	□ 压疮预防知识宣教 □ 跌倒预防知识宣教	
	护理处置	□ 按一级护理要求完成基础护理项目 □ 监测生命体征 □ 留取标本 □ 观察切口疼痛情况、检测镇痛泵运转情况 □ 观察静脉输液情况 □ 观察留置尿管引流情况 □ 妥善固定各类管道 □ 观察切口引流情况，并记录引流量及性状 □ 观察切口敷料，有渗出时报告医师处理 □ 术后心理与生活护理	□ 按护理等级完成基础护理项目 □ 监测生命体征 □ 观察切口疼痛情况、检测镇痛泵运转情况 □ 观察静脉输液情况 □ 妥善固定各类管道 □ 观察切口敷料，有渗出时报告医师处理观察患者情况 □ 提供基础护理服务 □ 术后心理与生活护理	□ 按护理等级完成基础护理项目 □ 根据排便情况采取通便措施 □ 留取标本 □ 观察切口敷料，有渗出时报告医师处理 □ 观察静脉输液情况，停用镇痛泵 □ 术后心理与生活护理
	护理评估	□ 评估患肢感觉、运动情况，有异常时立即报告医师处理 □ 评估压疮风险	□ 评估患肢感觉、运动情况，有异常时立即报告医师处理 □ 评估跌倒风险 □ 评估压疮风险	□ 评估患肢感觉、运动情况，有异常时立即报告医师处理 □ 评估跌倒风险 □ 评估压疮风险
	专科护理	□ 指导患者术后体位摆放及功能锻炼 □ 指导患者正确使用抗血栓压力带 □ 指导患者进行自主排尿训练 □ 指导患者进行股四头肌静止收缩及踝关节运动 □ 指导患者进行床上翻身 □ 指导患者卧床期间患肢保持过伸位 □ 进行防压疮护理	□ 指导患者术后体位摆放及功能锻炼 □ 指导患者正确使用抗血栓压力带 □ 指导患者进行自主排尿训练 □ 指导患者进行股四头肌静止收缩及踝关节运动 □ 指导患者进行床上翻身 □ 指导患者卧床期间患肢保持过伸位 □ 防压疮护理 □ 指导患者正确使用助行器	□ 指导患者正确使用抗血栓压力带 □ 指导患者进行股四头肌静止收缩及踝关节运动 □ 指导患者进行膝关节屈、伸运动 □ 指导患者利用助行器下床活动 □ 防压疮护理 □ 防跌倒护理 □ 指导患者正确使用助行器
	饮食指导	□ 根据医嘱通知配餐员准备膳食 □ 协助进餐	□ 协助进餐	□ 协助进餐
	活动体位			

（续　表）

病情变异记录	□ 无　　□ 有,原因: □ 患者　□ 疾病　□ 医疗 □ 护理　□ 保障　□ 管理	□ 无　　□ 有,原因: □ 患者　□ 疾病　□ 医疗 □ 护理　□ 保障　□ 管理	□ 无　　□ 有,原因: □ 患者　□ 疾病　□ 医疗 □ 护理　□ 保障　□ 管理
护士签名	白班　小夜班　大夜班	白班　小夜班　大夜班	白班　小夜班　大夜班
医师签名			

	时间	住院第 7 天(术后第 4 天)	住院第 8 天(出院日)
主要诊疗工作	制度落实	□ 上级医师查房(主管医师每天查房) □ 专科医师会诊(必要时)	□ 上级医师查房(主管、主诊医师查房)进行手术及切口评估,确定有无手术并发症和切口愈合不良情况,明确是否出院
	病情评估		
	病历书写	□ 出院前 1 天有上级医师指示出院的病程记录	□ 出院当天病程记录(由上级医师指示出院) □ 出院后 24 小时内完成出院记录 □ 出院后 24 小时内完成病案首页 □ 开具出院介绍信 □ 开具诊断证明书
	知情同意		□ 向患者交代出院后的注意事项(复诊的时间、地点,发生紧急情况时处理方法等)
	手术治疗		
	其他	□ 观察切口情况,是否存在渗出、红肿等情况 □ 根据患者情况,如贫血严重及时输血,低蛋白、低钾血症及时补充蛋白、血钾 □ 继续主、被动功能康复练习和步行练习	□ 复查血常规、CRP、IL-6、红细胞沉降率、生化 □ 出院带药 □ 嘱患者拆线换药(根据出院时间决定) □ 门诊复查 □ 如有不适,随时复诊
重点医嘱	长期医嘱　护理医嘱		
	长期医嘱　处置医嘱		
	长期医嘱　膳食医嘱		
	长期医嘱　药物医嘱	□ 抗生素 □ 术后抗凝	
	临时医嘱　检查检验		□ 复查血常规、CRP、IL-6、红细胞沉降率、生化
	临时医嘱　药物医嘱	□ 镇痛(必要时) □ 补钾(必要时) □ 补白蛋白(必要时) □ 输血(必要时)	

（续　表）

重点医嘱	临时医嘱	手术医嘱		
		处置医嘱	☐ 大换药（必要时） ☐ 功能锻炼	☐ 大换药 ☐ 出院
主要护理工作		健康宣教		☐ 告知患者必须在他人的协助下方可下床活动 ☐ 向患者讲解适当控制体重的意义 ☐ 向患者讲解人工全膝关节置换术后的注意事项
		护理处置	☐ 按护理等级完成基础护理项目 ☐ 根据排便情况采取通便措施 ☐ 观察切口敷料，有渗出时报告医师处理 ☐ 术后心理与生活护理	☐ 按护理等级完成基础护理项目 ☐ 观察切口敷料，有渗出时报告医师处理 ☐ 观察患者情况 ☐ 协助患者办理出院手续 ☐ 指导并监督患者活动 ☐ 整理床单位
		风险评估	☐ 评估患肢感觉、运动情况，有异常时立即报告医师处理 ☐ 评估跌倒风险 ☐ 评估压疮风险	☐ 评估患肢感觉、运动情况，有异常时立即报告医师处理 ☐ 评估跌倒风险 ☐ 评估压疮风险
		专科护理	☐ 指导患者正确使用抗血栓压力带 ☐ 指导患者进行股四头肌静止收缩及踝关节运动 ☐ 指导患者进行膝关节屈、伸运动 ☐ 指导患者利用助行器下床活动 ☐ 防压疮护理 ☐ 防跌倒护理 ☐ 指导患者正确使用助行器	☐ 指导患者进行膝关节屈、伸运动 ☐ 指导患者利用助行器下床活动 ☐ 告知患者出院后注意事项并附书面出院指导
		饮食指导		
		活动体位		
病情变异记录			☐ 无　　☐ 有，原因： ☐ 患者　☐ 疾病　☐ 医疗 ☐ 护理　☐ 保障　☐ 管理	☐ 无　　☐ 有，原因： ☐ 患者　☐ 疾病　☐ 医疗 ☐ 护理　☐ 保障　☐ 管理
护士签名		白班 / 小夜班 / 大夜班		白班 / 小夜班 / 大夜班
医师签名				

第六节　单膝关节大骨节病性关节炎行单侧全膝关节置换术临床路径

一、单膝关节大骨节病性关节炎行单侧全膝关节置换术临床路径标准住院流程

（一）适用对象

第一诊断为单膝关节大骨节病性关节炎（ICD-10：M12.101 伴 M17.501）行单侧全膝关节置换术（ICD-9-CM-3：81.5402）的患者。

（二）诊断依据

根据《临床诊疗指南·骨科分册》（中华医学会编著，人民卫生出版社），《实用骨科学》（人民军医出版社，第 4 版，2012 年），《外科学》（临床医学专用）（人民卫生出版社，第 8 版，2013 年）。

1. 病史　大骨节病病史，膝关节疼痛多年，渐进性加重，影响日常生活。

2. 体格检查　膝关节过伸试验、过屈试验、髌骨研磨试验阳性，膝关节活动受限。

3. 辅助检查　膝关节 X 线片可见内侧、外侧或双侧关节间隙明显变窄或消失，伴有骨质增生。侧位 X 线片可见髌骨关节病变。

（三）治疗方案的选择及依据

根据《临床诊疗指南·骨科分册》（中华医学会编著，人民卫生出版社），《实用骨科学》（人民军医出版社，第 4 版，2012 年），《坎贝尔骨科手术学》（人民军医出版社，第 12 版，2013 年）。

1. 膝关节大骨节病性关节炎诊断明确。

2. 关节疼痛、活动受限，明显影响生活质量。

3. 无全身或局部的近期感染。

4. 无严重的合并症。

5. 术前生活质量及活动水平评估及 HSS 评分。

（四）标准住院天数

8 天。

（五）进入路径标准

1. 第一诊断必须符合单膝关节大骨节病性关节炎（ICD-10：M12.101 伴 M17.501）。

2. 年龄：18—70 岁。

3. 当患有其他疾病时，但在住院期间不需要特殊处理也不影响第一诊断的临床路径流程实施时，可以进入路径。

（六）术前准备 2 天

1. 术前评估　术前完成术前病情评估，完成必要的检查，做出术前小结、术前讨论。

（1）必需的检查项目：①血常规、尿常规、粪常规。②生化。③红细胞沉降率、C 反应蛋白、白细胞介素-6。④凝血功能。⑤感染性疾病筛查（乙肝、丙肝、艾滋病、梅毒等）。⑥血型。

⑦胸部正位 X 线片、心电图。⑧双侧膝关节正、侧位及髌骨轴位 X 线片。⑨负重位双下肢全长 X 线片。

(2)根据患者病情可选择:①超声心动图、血气分析和肺功能。②术前配血。③有相关疾病者及时请相关科室医师会诊。

(3)营养评估:根据《解放军总医院新住院患者营养风险筛查表(NRS-2002)》为新住院患者进行营养评估,评分≥3 分患者给予处置,必要时申请营养科医师会诊。

(4)心理评估:根据新住院患者情况申请心理科医师会诊。

(5)疼痛评估:根据《VAS 评分》实施疼痛评估,评分＞7 分患者给予处置,必要时请疼痛科医师会诊。

(6)康复评估:根据《住院患者康复筛查和评估表》在新住院患者住院后 24 小时内进行康复筛查和评估。任何一项结果为"是",则申请康复科医师会诊。

(7)深静脉血栓栓塞症风险评估:根据专科《深静脉血栓栓塞症评估量表》在新住院患者住院后 24 小时内进行风险筛查和评估,风险结果为"高危"的,则申请血管外科或介入导管室医师会诊。

(8)膝关节功能评分:根据《膝关节 HSS 评分表》在新住院患者住院后 24 小时内进行膝关节功能评分。

2. 术前准备

(1)术前谈话:术者应在术前 1 天与患者及其家属谈话,告知手术方案、相关风险、用血计划、术后转归、置入材料、手术费用和患者及其家属权益,并履行书面知情同意手续。告知高值耗材的使用及费用。

(2)术前用药:抗血小板药物负荷应用。

(3)通知手术室:准备手术间、手术药品、手术物品及特殊耗材。

(4)护士做心理护理、交代注意事项:防压疮、防跌倒、指导患者戒烟等,进行术后康复宣教。

(5)手术部位标识:术者、一助或经治医师在术前 1 天应对手术部位做体表标识,急诊手术由接诊医师或会诊外科医师标记,标记过程应有责任护士、患者及其家属共同参与,并记入手术安排表。

(6)术前 1 天麻醉医师访视:制订麻醉计划、完成评估、确定麻醉方式,并记入《麻醉术前访视记录》,告知患者及其家属麻醉适应证、麻醉目的、风险、可能出现的情况及其处理原则、替代方案等,签署《麻醉知情同意书》并归入病历。

(七)药品选择及使用时机

1. 抗生素　预防性抗生素选择第二代头孢、第三代头孢或万古霉素(青霉素、头孢过敏者;有感染诱因者)。

2. 使用时机　手术当日、术后预防性使用 5 天。

(八)手术日为住院第 3 天

1. 手术安全核对　患者入手术间后由手术医师、麻醉医师、巡回护士和患者本人共同核对患者身份、手术部位与标识、手术方式。手术医师、麻醉医师、巡回护士三方按《手术安全核对表》逐项核对,共同签名。

2. 麻醉方式　神经阻滞麻醉、椎管内麻醉或全身麻醉。

3. 手术方式　全膝关节置换术。

4. 手术内置物　人工膝关节假体、骨水泥。

5. 输血　视术中出血情况而定。

6. 经治医师或手术医师　应即刻完成术后首次病程记录,观察术后患者病情变化。

(九)术后住院恢复5天

1. 必需的复查项目:血常规、红细胞沉降率、C反应蛋白、白细胞介素-6、血生化(蛋白、肝功能、肾功能、电解质)。

2. 双膝正、侧位X线片。

3. 必要时查血气分析、D-Dimer、双下肢深静脉彩超/CTPA。

4. 术后处理

(1)抗生素:预防性抗生素选择第二代头孢、第三代头孢或万古霉素(青霉素、头孢过敏者;有感染诱因者)。

(2)术后预防静脉血栓栓塞症处理:肌内注射低分子肝素或口服利伐沙班。

(3)术后康复:术后1天拔除引流管,术后第2天行膝关节正、侧位X线检查,然后开始主动和被动肌肉功能及活动度锻炼,并扶助行器下床行走,3～5天关节活动度应超过100°。

(4)术后镇痛:口服非甾体抗炎镇痛药、阿片类镇痛药,镇痛泵。

5. 术者在术后24小时内完成手术记录,特殊情况可由一助完成,术者签名确认并归入病历。

6. 上级医师在术后3天内至少查房1次,根据术中和术后情况修订术后治疗计划。

7. 麻醉医师术后3天内访视患者,如有特殊情况应详细记录,及时与手术医师或重症监护室医师沟通并迅速处理。

8. 术后护理

(1)按照护理等级进行日常护理,监测患者生命体征,观察引流管引流情况、切口敷料有无渗出。

(2)观察患肢疼痛情况,患肢感觉运动状况。

(3)指导患者术后体位摆放及功能锻炼:患肢要保持过伸位、指导床上翻身(撤去患肢下枕头挪至健侧,指导并帮助患者手扶拉环向健侧翻身)、进行股四头肌静止收缩及踝关节屈伸运动、膝关节屈伸运动。

(4)指导患者正确使用抗血栓压力带、掌握床上排便排尿(使用便器)方法、进行自主排尿训练、使用助行器下床训练,防跌倒、防压疮护理等。

(十)出院标准

1. 体温正常,常规检验指标无明显异常,红细胞沉降率、CRP指标下降。

2. 切口愈合良好:引流管拔除,切口无感染征象(可以在门诊处理的切口)、无皮瓣坏死。

3. 膝关节功能改善。

4. 不需要住院处理的并发症和(或)合并症。

(十一)变异及原因分析

1. 内科合并症　晚期重度骨关节炎的患者常合并内科基础疾病,围术期需要详细检查内科情况并请相关科室会诊,术前准备时间需延长;同时使用相关药物,将增加住院费用。

2. 围术期并发症 患者骨质条件、畸形类型、关节炎病变的严重程度有差异,有可能出现手术相关并发症,如骨折、韧带损伤、神经血管损伤、深静脉血栓形成、感染等。术后需要延长下床和康复时间,可能造成住院天数延长和费用增加。

3. 人工膝关节假体的选择 目前可供选择的人工膝关节假体较多,适用于不同类型的关节病损,可导致住院费用存在差异。

二、单膝关节大骨节病性关节炎行单侧全膝关节置换术临床路径表单

适用对象	第一诊断为单膝关节大骨节病性关节炎(ICD-10:M12.101 伴 M17.501) 行单侧全膝关节置换术(ICD-9-CM-3:81.5402)的患者		
患者基本信息	姓名:_____ 性别:____ 年龄:____ 门诊号:_____ 住院号:_____ 过敏史:_____ 住院日期:____年__月__日 出院日期:____年__月__日		住院天数:8 天
时间		住院第 1 天	住院第 2 天(术前日)	住院第 3 天(手术日)

		住院第 1 天	住院第 2 天(术前日)	住院第 3 天(手术日)
主要诊疗工作	制度落实	□ 住院 2 小时内经治或值班医师完成接诊 □ 住院后 24 小时内主管医师完成检诊 □ 专科医师会诊(必要时)	□ 经治医师查房(早、晚) □ 主诊医师查房 □ 完成术前准备 □ 组织术前讨论 □ 手术部位标识	□ 手术安全核查
	病情评估	□ 经治医师询问病史及体格检查 □ 心理评估 □ 营养评估 □ 疼痛评估 □ 康复评估 □ 深静脉血栓栓塞症风险评估 □ 完成膝关节功能评分		
	病历书写	□ 住院 8 小时内完成首次病程记录 □ 住院 24 小时内完成住院记录	□ 完成主管医师查房记录 □ 完成主诊医师查房记录 □ 完成术前讨论、术前小结	□ 术者或一助术后 24 小时内完成手术记录(术者签名) □ 术后即刻完成术后首次病程记录

（续　表）

主要诊疗工作	知情同意	□ 病情告知 □ 患者及其家属签署授权委托书 □ 患者及其家属在住院记录单上签名	□ 术者术前谈话,告知患者及其家属病情和围术期注意事项,签署手术知情同意书、授权委托书、自费用品协议书(必要时)、军人目录外耗材审批单(必要时)、输血同意书等	□ 告知患者及其家属手术过程概况及术后注意事项
	手术治疗		□ 预约手术	□ 实施手术(手术安全核查记录、手术清点记录)
	其他	□ 及时通知上级医师检诊 □ 经治医师检查整理病历资料	□ 检查住院押金使用情况	□ 术后病情交接 □ 观察手术切口及周围情况
重点医嘱	长期医嘱 护理医嘱	□ 按骨科护理常规 □ 二级或三级护理		□ 按骨科术后护理常规 □ 一级护理
	长期医嘱 处置医嘱			□ 持续心电、血压、呼吸、血氧饱和度监测 □ 留置导尿并记录量 □ 留置切口引流并记录量 □ 持续低流量吸氧
	长期医嘱 膳食医嘱	□ 普食 □ 糖尿病饮食 □ 低盐、低脂饮食 □ 低盐、低脂糖尿病饮食	□ 禁食、禁水(22:00 时后)	
	长期医嘱 药物医嘱	□ 自带药(必要时)		□ 镇痛 □ 消肿 □ 镇吐、保胃 □ 抗生素 □ 抗凝
	临时医嘱 检查检验	□ 血常规(含 CRP＋IL-6) □ 尿常规 □ 粪常规 □ 凝血四项 □ 血清术前八项 □ 红细胞沉降率 □ 血型 □ 胸部正位 X 线片 □ 心电图检查(多导) □ 双膝负重正、侧位和下肢全长 X 线片 □ 肺功能(必要时) □ 超声心动图(必要时)		

重点医嘱	**临时医嘱**	**药物医嘱**		□ 抗生素（视病情）	
		手术医嘱		□ 常规准备明日在神经阻滞麻醉/椎管内麻醉/全身麻醉下行人工全膝关节置换术	
		处置医嘱	□ 静脉抽血	□ 备血 □ 备皮（>30cm²）	□ 输血（视病情） □ 补液（视病情） □ 拔除导尿管（必要时）
主要护理工作	**健康宣教**		□ 住院宣教（住院环境、规章制度） □ 进行护理安全指导 □ 进行等级护理、活动范围指导 □ 进行饮食指导 □ 进行关于疾病知识的宣教 □ 检查、检验项目的目的和意义	□ 术前宣教	□ 术后宣教 □ 术后心理疏导 □ 指导术后康复训练 □ 指导术后注意事项
	护理处置		□ 患者身份核对 □ 佩戴腕带 □ 建立住院病历，通知医师 □ 住院介绍：介绍责任护士，病区环境、设施、规章制度、基础护理服务项目 □ 询问病史，填写护理记录单首页 □ 观察病情 □ 监测基本生命体征 □ 抽血、留取标本 □ 心理与生活护理 □ 根据评估结果采取相应护理措施 □ 通知检查项目及检查注意事项	□ 术前患者准备（术前沐浴、更衣、备皮） □ 检查术前物品准备 □ 指导患者准备术后所需用品、贵重物品交由其家属保管 □ 指导患者进行肠道准备并检查准备效果 □ 告知入手术室前取下活动义齿 □ 监测基本生命体征 □ 备血、皮试	□ 晨起监测生命体征并记录 □ 确认无上呼吸道感染症状，确认无月经来潮 □ 与手术室护士交接病历、影像资料、术中带药等 □ 术前补液（必要时） □ 嘱患者入手术室前排空膀胱 □ 与手术室护士交接 □ 术后监测生命体征 □ 术后心电监护 □ 各类管道护理 □ 术后心理与生活护理
	风险评估		□ 一般评估：生命体征、神志、皮肤、药物过敏史等 □ 专科评估：生活自理能力、患肢屈曲、伸直功能，足背动脉搏动、皮肤温度、指（趾）端末梢感觉情况 □ 风险评估：评估有无跌倒、坠床、压疮风险 □ 心理评估 □ 营养评估 □ 疼痛评估 □ 康复评估	□ 评估患者心理状态	□ 评估意识情况 □ 评估切口疼痛情况 □ 评估术侧足背动脉搏动、肢体皮肤颜色、温度变化、肢体感觉运动情况，并采取相应护理措施 □ 风险评估：评估有无跌倒、坠床、压疮、导管滑脱、液体外渗的风险

（续　表）

主要护理工作	专科护理	□ 观察患肢情况 □ 指导功能锻炼 □ 指导助行器及双拐的使用方法 □ 指导患者戒烟（必要时）	□ 指导患者掌握床上翻身方法 □ 指导患者掌握床上排尿、排便（使用便器）方法	□ 与手术室护士共同评估皮肤、切口敷料、输液及引流情况 □ 指导患者进行股四头肌静止收缩及踝关节运动 □ 指导患者掌握床上排尿、排便（使用便器）方法
	饮食指导	□ 根据医嘱通知配餐员准备膳食 □ 协助进餐	□ 通知患者 22：00 时后禁食、禁水	□ 禁食、禁水，口干时协助湿润口唇 □ 排气后指导患者间断、少量饮用温开水
	活动体位	□ 根据护理等级指导活动		□ 根据手术及麻醉方式安置合适体位，术肢保持过伸位 □ 指导患者掌握床上翻身方法
	洗浴要求	□ 协助患者洗澡、更换病号服	□ 协助患者晨、晚间护理	
病情变异记录		□ 无　　□ 有，原因： □ 患者　□ 疾病　□ 医疗 □ 护理　□ 保障　□ 管理	□ 无　　□ 有，原因： □ 患者　□ 疾病　□ 医疗 □ 护理　□ 保障　□ 管理	□ 无　　□ 有，原因： □ 患者　□ 疾病　□ 医疗 □ 护理　□ 保障　□ 管理
护士签名		白班　小夜班　大夜班	白班　小夜班　大夜班	白班　小夜班　大夜班
医师签名				

	时间	住院第 4 天（术后第 1 天）	住院第 5 天（术后第 2 天）	住院第 6 天（术后第 3 天）
主要诊疗工作	制度落实	□ 手术医师查房 □ 专科医师会诊（必要时）		□ 主诊医师查房
	病情评估			
	病历书写	□ 术后首日病程记录	□ 术后次日病程记录	□ 术后 3 天病程记录
	知情同意			
	手术治疗			
	其他	□ 根据引流量拔除引流管 □ 观察切口情况，是否存在渗出、红肿等情况 □ 观察体温、血压等 □ 复查血常规、CRP、IL-6、红细胞沉降率、生化	□ 观察切口情况，是否存在渗出、红肿等情况 □ 复查双膝正、侧位 X 线片 □ 根据患者情况，如贫血严重及时输血，低蛋白、低钾血症及时补充蛋白、血钾 □ 开始主、被动功能康复练习	□ 观察切口情况，是否存在渗出、红肿等情况 □ 复查血常规、CRP、IL-6、红细胞沉降率、生化（如贫血严重及时输血，低蛋白、低钾血症及时补充蛋白、血钾） □ 指导患者下床，进行主、被动功能康复练习和步行练习

（续　表）

重点医嘱	长期医嘱	护理医嘱	□ 骨科术后护理常规 □ 一级或二级护理	□ 骨科术后护理常规 □ 二级护理	
		处置医嘱	□ 抬高患肢 □ 使用抗血栓弹力带 □ 观察患肢感觉及血液循环 □ 更换切口引流袋并记录量		
		膳食医嘱	□ 饮食医嘱(普食/半流食/流食/糖尿病饮食/低盐、低脂饮食)		
		药物医嘱	□ 抗生素 □ 术后抗凝 □ 镇痛 □ 保胃	□ 抗生素 □ 术后抗凝	□ 抗生素 □ 术后抗凝
	临时医嘱	检查检验	□ 复查血常规、CRP、IL-6、红细胞沉降率、生化	□ 复查膝关节正、侧位 X 线片	□ 复查血常规、CRP、IL-6、红细胞沉降率、生化
		药物医嘱	□ 镇吐 □ 补钾(必要时) □ 补白蛋白(必要时) □ 输血(必要时)	□ 镇痛(必要时) □ 补钾(必要时) □ 补白蛋白(必要时) □ 输血(必要时)	□ 镇痛(必要时) □ 补钾(必要时) □ 补白蛋白(必要时) □ 输血(必要时)
		手术医嘱			
		处置医嘱	□ 大换药(必要时) □ 拔除切口引流(必要时) □ 拔除导尿管(必要时)	□ 大换药(必要时) □ 功能锻炼	□ 大换药(必要时) □ 功能锻炼
主要护理工作	健康宣教		□ 告知护理风险 □ 进行压疮预防知识宣教	□ 压疮预防知识宣教 □ 跌倒预防知识宣教	
	护理处置		□ 按一级护理要求完成基础护理项目 □ 监测生命体征 □ 留取标本 □ 观察切口疼痛情况、检测镇痛泵运转情况 □ 观察静脉输液情况 □ 观察留置尿管引流情况 □ 妥善固定各类管道 □ 观察切口引流情况,并记录引流量及性状 □ 观察切口敷料,有渗出时报告医师处理 □ 术后心理与生活护理	□ 按护理等级完成基础护理项目 □ 监测生命体征 □ 观察切口疼痛情况、检测镇痛泵运转情况 □ 观察静脉输液情况 □ 妥善固定各类管道 □ 观察切口敷料,有渗出时报告医师处理,观察患者情况 □ 提供基础护理服务 □ 术后心理与生活护理	□ 按护理等级完成基础护理项目 □ 根据排便情况采取通便措施 □ 留取标本 □ 观察切口敷料,有渗出时报告医师处理 □ 观察静脉输液情况,停用镇痛泵 □ 术后心理与生活护理

（续　表）

主要护理工作	护理评估	☐ 评估患肢感觉、运动情况，有异常时立即报告医师处理 ☐ 评估压疮风险	☐ 评估患肢感觉、运动情况，有异常时立即报告医师处理 ☐ 评估跌倒风险 ☐ 评估压疮风险	☐ 评估患肢感觉、运动情况，有异常时立即报告医师处理 ☐ 评估跌倒风险 ☐ 评估压疮风险
	专科护理	☐ 指导患者术后体位摆放及功能锻炼 ☐ 指导患者正确使用抗血栓压力带 ☐ 指导患者进行自主排尿训练 ☐ 指导患者进行股四头肌静止收缩及踝关节运动 ☐ 指导患者进行床上翻身 ☐ 指导患者卧床期间患肢保持过伸位 ☐ 进行防压疮护理	☐ 指导患者术后体位摆放及功能锻炼 ☐ 指导患者正确使用抗血栓压力带 ☐ 指导患者进行自主排尿训练 ☐ 指导患者进行股四头肌静止收缩及踝关节运动 ☐ 指导患者进行床上翻身 ☐ 指导患者卧床期间患肢保持过伸位 ☐ 防压疮护理 ☐ 指导患者正确使用助行器	☐ 指导患者正确使用抗血栓压力带 ☐ 指导患者进行股四头肌静止收缩及踝关节运动 ☐ 指导患者进行膝关节屈、伸运动 ☐ 指导患者利用助行器下床活动 ☐ 防压疮护理 ☐ 防跌倒护理 ☐ 指导患者正确使用助行器
	饮食指导	☐ 根据医嘱通知配餐员准备膳食 ☐ 协助进餐	☐ 协助进餐	☐ 协助进餐
	活动体位			
病情变异记录		☐ 无　　☐ 有，原因： ☐ 患者　☐ 疾病　☐ 医疗 ☐ 护理　☐ 保障　☐ 管理	☐ 无　　☐ 有，原因： ☐ 患者　☐ 疾病　☐ 医疗 ☐ 护理　☐ 保障　☐ 管理	☐ 无　　☐ 有，原因： ☐ 患者　☐ 疾病　☐ 医疗 ☐ 护理　☐ 保障　☐ 管理
护士签名		白班　小夜班　大夜班	白班　小夜班　大夜班	白班　小夜班　大夜班
医师签名				

时间		住院第7天（术后第4天）	住院第8天（出院日）
主要诊疗工作	制度落实	☐ 上级医师查房（主管医师每天查房） ☐ 专科医师会诊（必要时）	☐ 上级医师查房（主管、主诊医师查房）进行手术及切口评估，确定有无手术并发症和切口愈合不良情况，明确是否出院
	病情评估		
	病历书写	☐ 出院前1天有上级医师指示出院的病程记录	☐ 出院当天病程记录（由上级医师指示出院） ☐ 出院后24小时内完成出院记录 ☐ 出院后24小时内完成病案首页 ☐ 开具出院介绍信 ☐ 开具诊断证明书

（续　表）

主要诊疗工作	知情同意			□ 向患者交代出院后的注意事项（复诊的时间、地点，发生紧急情况时处理方法等）
	手术治疗			
	其他		□ 观察切口情况，是否存在渗出、红肿等情况 □ 根据患者情况，如贫血严重及时输血，低蛋白、低钾血症及时补充蛋白、血钾 □ 继续主、被动功能康复练习和步行练习	□ 复查血常规、CRP、IL-6、红细胞沉降率、生化 □ 出院带药 □ 嘱患者拆线换药（根据出院时间决定） □ 门诊复查 □ 如有不适，随时复诊
重点医嘱	长期医嘱	护理医嘱		
		处置医嘱		
		膳食医嘱		
		药物医嘱	□ 抗生素 □ 术后抗凝	
	临时医嘱	检查检验		□ 复查血常规、CRP、IL-6、红细胞沉降率、生化
		药物医嘱	□ 镇痛（必要时） □ 补钾（必要时） □ 补白蛋白（必要时） □ 输血（必要时）	
		手术医嘱		
		处置医嘱	□ 大换药（必要时） □ 功能锻炼	□ 大换药 □ 出院
主要护理工作	健康宣教			□ 告知患者必须在他人的协助下方可下床活动 □ 向患者讲解适当控制体重的意义 □ 向患者讲解人工全膝关节置换术后的注意事项
	护理处置		□ 按护理等级完成基础护理项目 □ 根据排便情况采取通便措施 □ 观察切口敷料，有渗出时报告医师处理 □ 术后心理与生活护理	□ 按护理等级完成基础护理项目 □ 观察切口敷料，有渗出时报告医师处理 □ 观察患者情况 □ 协助患者办理出院手续 □ 指导并监督患者活动 □ 整理床单位

（续 表）

主要护理工作	风险评估	□ 评估患肢感觉、运动情况,有异常时立即报告医师处理 □ 评估跌倒风险 □ 评估压疮风险	□ 评估患肢感觉、运动情况,有异常时立即报告医师处理 □ 评估跌倒风险 □ 评估压疮风险
	专科护理	□ 指导患者正确使用抗血栓压力带 □ 指导患者进行股四头肌静止收缩及踝关节运动 □ 指导患者进行膝关节屈、伸运动 □ 指导患者利用助行器下床活动 □ 防压疮护理 □ 防跌倒护理 □ 指导患者正确使用助行器	□ 指导患者进行膝关节屈、伸运动 □ 指导患者利用助行器下床活动 □ 告知患者出院后注意事项并附书面出院指导
	饮食指导		
	活动体位		
病情变异记录		□ 无　　□ 有,原因: □ 患者　□ 疾病　□ 医疗 □ 护理　□ 保障　□ 管理	□ 无　　□ 有,原因: □ 患者　□ 疾病　□ 医疗 □ 护理　□ 保障　□ 管理
护士签名		白班　　小夜班　　大夜班	白班　　小夜班　　大夜班
医师签名			

第七节　双侧膝关节骨关节炎同期行双侧全膝关节置换术临床路径

一、双侧膝关节骨性关节炎同期行双侧全膝关节置换术临床路径标准住院流程

(一)适用对象

第一诊断为重度双膝关节骨性关节炎(ICD-10:M17.001)行同期双侧全膝关节置换术(ICD-9-CM-3:81.5402/81.5406)的患者。

(二)诊断依据

根据《临床诊疗指南·骨科分册》(中华医学会编著,人民卫生出版社),《实用骨科学》(人民军医出版社,第 4 版,2012 年),《外科学》(临床医学专用)(人民卫生出版社,第 8 版,2013

年）。

1. **病史** 膝关节间断疼痛多年，膝关节疼痛渐进性加重，逐渐影响日常生活。

2. **体格检查** 膝关节过伸试验、过屈试验、髌骨研磨试验阳性，膝关节活动受限。

3. **辅助检查** 膝关节负重位 X 线片可见髌骨关节病变，内侧、外侧或双侧关节间隙明显变窄或消失，伴有骨质增生。

（三）治疗方案的选择及依据

根据《临床诊疗指南·骨科分册》（中华医学会编著，人民卫生出版社），《实用骨科学》（人民军医出版社，第 4 版，2012 年），《坎贝尔骨科手术学》（人民军医出版社，第 12 版，2013 年）。

1. 膝关节骨性关节炎诊断明确。

2. 关节疼痛、活动受限，明显影响生活质量。

3. 无全身或局部的近期感染。

4. 无严重的合并症。

5. 术前生活质量及活动水平评估及 HSS 评分。

（四）标准住院天数

8 天。

（五）进入路径标准

1. 第一诊断必须符合重度双膝关节骨性关节炎（ICD-10：M17.001）。

2. 年龄：18—70 岁。

3. 当患有其他疾病时，但在住院期间不需要特殊处理也不影响第一诊断的临床路径流程实施时，可以进入路径。

（六）术前准备 2 天

1. **术前评估** 术前完成术前病情评估，完成必要的检查，做出术前小结、术前讨论。

(1)必需的检查项目：①血常规、尿常规、粪常规。②生化。③红细胞沉降率、C 反应蛋白、白细胞介素-6。④凝血功能。⑤感染性疾病筛查（乙肝、丙肝、艾滋病、梅毒等）。⑥血型。⑦胸部正位 X 线片、心电图。⑧双侧膝关节正、侧位及髌骨轴位 X 线片。⑨负重位双下肢全长 X 线片。

(2)根据患者病情可选择：①超声心动图、血气分析和肺功能。②术前配血。③有相关疾病者及时请相关科室医师会诊。

(3)营养评估：根据《解放军总医院新住院患者营养风险筛查表（NRS-2002）》为新住院患者进行营养评估，评分≥3 分患者给予处置，必要时申请营养科医师会诊。

(4)心理评估：根据新住院患者情况申请心理科医师会诊。

(5)疼痛评估：根据《VAS 评分》实施疼痛评估，评分＞7 分患者给予处置，必要时请疼痛科医师会诊。

(6)康复评估：根据《住院患者康复筛查和评估表》在新住院患者住院后 24 小时内进行康复筛查和评估。任何一项结果为"是"，则申请康复科医师会诊。

(7)深静脉血栓栓塞症风险评估：根据专科《深静脉血栓栓塞症评估量表》在新住院患者住院后 24 小时内进行风险筛查和评估，风险结果为"高危"的，则申请血管外科或介入导管室医师会诊。

(8)膝关节功能评分:根据《膝关节 HSS 评分表》在新住院患者住院后 24 小时内进行膝关节功能评分。

2. 术前准备

(1)术前谈话:术者应在术前 1 天与患者及其家属谈话,告知手术方案、相关风险、用血计划、术后转归、置入材料、手术费用和患者及其家属权益,并履行书面知情同意手续。告知高值耗材的使用及费用。

(2)术前用药:抗血小板药物负荷应用。

(3)通知手术室:准备手术间、手术药品、手术物品及特殊耗材。

(4)护士做心理护理、交代注意事项:防压疮、防跌倒、指导患者戒烟等,进行术后康复宣教。

(5)手术部位标识:术者、一助或经治医师在术前 1 天应对手术部位做体表标识,急诊手术由接诊医师或会诊外科医师标记,标记过程应有责任护士、患者及其家属共同参与,并记入手术安排表。

(6)术前 1 天麻醉医师访视:制订麻醉计划、完成评估、确定麻醉方式,并记入《麻醉术前访视记录》,告知患者及家属麻醉适应证、麻醉目的、风险、可能出现的情况及其处理原则、替代方案等,签署《麻醉知情同意书》并归入病历。

(七)药品选择及使用时机

1. 抗生素　预防性抗生素选择第二代头孢、第三代头孢或万古霉素(青霉素、头孢过敏者;有感染诱因者)。

2. 使用时机　手术当日、术后预防性使用 5 天。

(八)手术日为住院第 3 天

1. 手术安全核对　患者入手术间后由手术医师、麻醉医师、巡回护士和患者本人共同核对患者身份、手术部位与标识、手术方式。手术医师、麻醉医师、巡回护士三方按《手术安全核对表》逐项核对,共同签名。

2. 麻醉方式　神经阻滞麻醉、椎管内麻醉或全麻。

3. 手术方式　全膝关节置换术。

4. 手术内置物　人工膝关节假体、骨水泥。

5. 输血　视术中出血情况而定。

6. 经治医师或手术医师　应即刻完成术后首次病程记录,观察术后患者病情变化。

(九)术后住院恢复 5 天

1. 必需的复查项目:血常规、红细胞沉降率、C 反应蛋白、白细胞介素-6、血生化(蛋白、肝功能、肾功能、电解质)。

2. 双膝正、侧位 X 线片。

3. 必要时查血气分析、D-Dimer、双下肢深静脉彩超/CTPA。

4. 术后处理

(1)抗生素:预防性抗生素选择第二代头孢、第三代头孢或万古霉素(青霉素、头孢过敏者;有感染诱因者)。

(2)术后预防静脉血栓栓塞症处理:肌内注射低分子肝素或口服利伐沙班。

(3)术后康复:术后 1 天拔除引流管,术后第 2 天行膝关节正、侧位 X 线检查,然后开始主动和被动肌肉功能及活动度锻炼,并扶助行器下地行走,3～5 天关节活动度应超过 100°。

(4)术后镇痛:口服非甾体抗炎镇痛药、阿片类镇痛药、镇痛泵。

5. 术者在术后 24 小时内完成手术记录,特殊情况可由一助完成,术者签名确认并归入病历。

6. 上级医师在术后 3 天内至少查房 1 次,根据术中和术后情况修订术后治疗计划。

7. 麻醉医师术后 3 天内访视患者,如有特殊情况应详细记录,及时与手术医师或重症监护室医师沟通并迅速处理。

8. 术后护理

(1)按照护理等级进行日常护理,监测患者生命体征,观察引流管引流情况、切口敷料有无渗出。

(2)观察患肢疼痛情况,患肢感觉运动状况。

(3)指导患者术后体位摆放及功能锻炼:患肢要保持过伸位、指导床上翻身(撤去患肢下枕头挪至健侧,指导并帮助患者手扶拉环向健侧翻身)、进行股四头肌静止收缩及踝关节屈伸运动、膝关节屈伸运动。

(4)指导患者正确使用抗血栓压力带、掌握床上排便排尿(使用便器)方法、进行自主排尿训练、使用助行器下床训练,防跌倒、防压疮护理等。

(十)出院标准

1. 体温正常,常规检验指标无明显异常,红细胞沉降率、CRP 指标下降。

2. 切口愈合良好:引流管拔除,切口无感染征象(可以在门诊处理的切口)、无皮瓣坏死。

3. 膝关节功能改善。

4. 不需要住院处理的并发症和(或)合并症。

(十一)变异及原因分析

1. *内科合并症* 晚期重度骨关节炎的患者常合并内科基础疾病,围术期需要详细检查内科情况并请相关科室会诊,术前准备时间需延长;同时使用相关药物,将增加住院费用。

2. *围术期并发症* 患者骨质条件、畸形类型、关节炎病变的严重程度有差异,有可能出现手术相关并发症,如骨折、韧带损伤、神经血管损伤、深静脉血栓形成、感染等。术后需要延长下床和康复时间,可能造成住院天数延长和费用增加。

3. *人工膝关节假体的选择* 目前可供选择的人工膝关节假体较多,适用于不同类型的关节病损,可导致住院费用存在差异。

二、双侧膝关节骨性关节炎同期行双侧全膝关节置换术临床路径表单

适用对象	第一诊断为重度双膝关节骨性关节炎(ICD-10:M17.001) 周期行双侧全膝关节置换术(ICD-9-CM-3:81.5402/81.5406)的患者	
患者基本信息	姓名:_____ 性别:___ 年龄:___ 门诊号:_____ 住院号:_____ 过敏史:_____ 住院日期:___年__月__日 出院日期:___年__月__日	住院天数:8 天

	时间	住院第 1 天	住院第 2 天(术前日)	住院第 3 天(手术日)
主要诊疗工作	制度落实	□ 住院 2 小时内经治或值班医师完成接诊 □ 住院后 24 小时内主管医师完成检诊 □ 专科医师会诊(必要时)	□ 经治医师查房(早、晚) □ 主诊医师查房 □ 完成术前准备 □ 组织术前讨论 □ 手术部位标识	□ 手术安全核查
	病情评估	□ 经治医师询问病史及体格检查 □ 心理评估 □ 营养评估 □ 疼痛评估 □ 康复评估 □ 深静脉血栓栓塞症风险评估 □ 完成膝关节功能评分		
	病历书写	□ 住院 8 小时内完成首次病程记录 □ 住院 24 小时内完成住院记录	□ 完成主管医师查房记录 □ 完成主诊医师查房记录 □ 完成术前讨论、术前小结	□ 术者或一助术后 24 小时内完成手术记录(术者签名) □ 术后即刻完成术后首次病程记录
	知情同意	□ 病情告知 □ 患者及其家属签署授权委托书 □ 患者及其家属在住院记录单上签名	□ 术者术前谈话,告知患者及其家属病情和围术期注意事项,签署手术知情同意书、授权委托书、自费用品协议书(必要时)、军人目录外耗材审批单(必要时)、输血同意书等	□ 告知患者及其家属手术过程概况及术后注意事项
	手术治疗		□ 预约手术	□ 实施手术(手术安全核查记录、手术清点记录)
	其他	□ 及时通知上级医师检诊 □ 经治医师检查整理病历资料	□ 检查住院押金使用情况	□ 术后病情交接 □ 观察手术切口及周围情况

长期医嘱	护理医嘱	□ 按骨科护理常规 □ 二级或三级护理		□ 按骨科术后护理常规 □ 一级护理
	处置医嘱			□ 持续心电、血压、呼吸、血氧饱和度监测 □ 留置导尿并记录量 □ 留置切口引流并记录量 □ 持续低流量吸氧
	膳食医嘱	□ 普食 □ 糖尿病饮食 □ 低盐、低脂饮食 □ 低盐、低脂糖尿病饮食	□ 禁食、禁水（22:00 时后）	
	药物医嘱	□ 自带药（必要时）		□ 镇痛 □ 消肿 □ 镇吐、保胃 □ 抗生素 □ 抗凝
重点医嘱	临时医嘱 检查检验	□ 血常规（含 CRP＋IL-6） □ 尿常规 □ 粪常规 □ 凝血四项 □ 血清术前八项 □ 红细胞沉降率 □ 血型 □ 胸部正位 X 线片 □ 心电图检查（多导） □ 双膝负重正、侧位和下肢全长 X 线片 □ 肺功能（必要时） □ 超声心动图（必要时）		
	药物医嘱		□ 抗生素（视病情）	
	手术医嘱		□ 常规准备明日在神经阻滞麻醉/椎管内麻醉/全身麻醉下行人工全膝关节置换术	
	处置医嘱	□ 静脉抽血	□ 备血 □ 备皮（＞30cm²）	□ 输血（视病情） □ 补液（视病情） □ 拔除导尿管（必要时）

（续　表）

主要护理工作	健康宣教	□ 住院宣教（住院环境、规章制度） □ 进行护理安全指导 □ 进行等级护理、活动范围指导 □ 进行饮食指导 □ 进行关于疾病知识的宣教 □ 检查、检验项目的目的和意义	□ 术前宣教	□ 术后宣教 □ 术后心理疏导 □ 指导术后康复训练 □ 指导术后注意事项
	护理处置	□ 患者身份核对 □ 佩戴腕带 □ 建立住院病历，通知医师 □ 住院介绍：介绍责任护士，病区环境、设施、规章制度、基础护理服务项目 □ 询问病史，填写护理记录单首页 □ 观察病情 □ 监测基本生命体征 □ 抽血、留取标本 □ 心理与生活护理 □ 根据评估结果采取相应护理措施 □ 通知检查项目及检查注意事项	□ 术前患者准备（术前沐浴、更衣、备皮） □ 检查术前物品准备 □ 指导患者准备术后所需用品、贵重物品交由其家属保管 □ 指导患者进行肠道准备并检查准备效果 □ 告知入手术室前取下活动义齿 □ 监测基本生命体征 □ 备血、皮试	□ 晨起监测生命体征并记录 □ 确认无上呼吸道感染症状，确认无月经来潮 □ 与手术室护士交接病历、影像资料、术中带药等 □ 术前补液（必要时） □ 嘱患者入手术室前膀胱排空 □ 与手术室护士交接 □ 术后监测生命体征 □ 术后心电监护 □ 各类管道护理 □ 术后心理与生活护理
	风险评估	□ 一般评估：生命体征、神志、皮肤、药物过敏史等 □ 专科评估：生活自理能力、患肢屈曲、伸直功能，足背动脉搏动、皮肤温度、指（趾）端末梢感觉情况 □ 风险评估：评估有无跌倒、坠床、压疮风险 □ 心理评估 □ 营养评估 □ 疼痛评估 □ 康复评估	□ 评估患者心理状态	□ 评估意识情况 □ 评估切口疼痛情况 □ 评估术侧足背动脉搏动、肢体皮肤颜色、温度变化、肢体感觉运动情况，并采取相应护理措施 □ 风险评估：评估有无跌倒、坠床、压疮、导管滑脱、液体外渗的风险
	专科护理	□ 观察患肢情况 □ 指导功能锻炼 □ 指导助行器及双拐的使用方法 □ 指导患者戒烟（必要时）	□ 指导患者掌握床上翻身方法 □ 指导患者掌握床上排尿、排便（使用便器）方法	□ 与手术室护士共同评估皮肤、切口敷料、输液及引流情况 □ 指导患者进行股四头肌静止收缩及踝关节运动 □ 指导患者掌握床上排尿、排便（使用便器）方法

（续 表）

主要护理工作	饮食指导	□ 根据医嘱通知配餐员准备膳食 □ 协助进餐	□ 通知患者 22:00 时后禁食、禁水	□ 禁食、禁水,口干时协助湿润口唇 □ 排气后指导患者间断、少量饮用温开水
	活动体位	□ 根据护理等级指导活动		□ 根据手术及麻醉方式安置合适体位,术肢保持过伸位 □ 指导患者掌握床上翻身方法
	洗浴要求	□ 协助患者洗澡、更换病号服	□ 协助患者晨、晚间护理	
病情变异记录		□ 无　　□ 有,原因: □ 患者　□ 疾病　□ 医疗 □ 护理　□ 保障　□ 管理	□ 无　　□ 有,原因: □ 患者　□ 疾病　□ 医疗 □ 护理　□ 保障　□ 管理	□ 无　　□ 有,原因: □ 患者　□ 疾病　□ 医疗 □ 护理　□ 保障　□ 管理

护士签名	白班	小夜班	大夜班	白班	小夜班	大夜班	白班	小夜班	大夜班
医师签名									

	时间	住院第 4 天(术后第 1 天)	住院第 5 天(术后第 2 天)	住院第 6 天(术后第 3 天)
主要诊疗工作	制度落实	□ 手术医师查房 □ 专科医师会诊(必要时)		□ 主诊医师查房
	病情评估			
	病历书写	□ 术后首日病程记录	□ 术后次日病程记录	□ 术后 3 天病程记录
	知情同意			
	手术治疗			
	其他	□ 根据引流量拔除引流管 □ 观察切口情况,是否存在渗出、红肿等情况 □ 观察体温、血压等 □ 复查血常规、CRP、IL-6、红细胞沉降率、生化	□ 观察切口情况,是否存在渗出、红肿等情况 □ 复查双膝正、侧位 X 线片 □ 根据患者情况,如贫血严重及时输血,低蛋白、低钾血症及时补充蛋白、血钾 □ 开始主、被动功能康复练习	□ 观察切口情况,是否存在渗出、红肿等情况 □ 复查血常规、CRP、IL-6、红细胞沉降率、生化(如贫血严重及时输血,低蛋白、低钾血症及时补充蛋白、血钾) □ 指导患者下床,进行主、被动功能康复练习和步行练习

(续　表)

重点医嘱	长期医嘱	护理医嘱	□ 骨科术后护理常规 □ 一级或二级护理	□ 骨科术后护理常规 □ 二级护理	
		处置医嘱	□ 抬高患肢 □ 使用抗血栓弹力带 □ 观察患肢感觉及血液循环 □ 更换切口引流袋并记录量		
		膳食医嘱	□ 饮食医嘱(普食/半流食/流食/糖尿病饮食/低盐、低脂饮食)		
		药物医嘱	□ 抗生素 □ 术后抗凝 □ 镇痛 □ 保胃	□ 抗生素 □ 术后抗凝	□ 抗生素 □ 术后抗凝
	临时医嘱	检查检验	□ 复查血常规、CRP、IL-6、红细胞沉降率、生化	□ 复查膝关节正、侧位X线片	□ 复查血常规、CRP、IL-6、红细胞沉降率、生化
		药物医嘱	□ 镇吐 □ 补钾(必要时) □ 补白蛋白(必要时) □ 输血(必要时)	□ 镇痛(必要时) □ 补钾(必要时) □ 补白蛋白(必要时) □ 输血(必要时)	□ 镇痛(必要时) □ 补钾(必要时) □ 补白蛋白(必要时) □ 输血(必要时)
		手术医嘱			
		处置医嘱	□ 大换药(必要时) □ 拔除切口引流(必要时) □ 拔除导尿管(必要时)	□ 大换药(必要时) □ 功能锻炼	□ 大换药(必要时) □ 功能锻炼
主要护理工作		健康宣教	□ 告知护理风险 □ 进行压疮预防知识宣教	□ 压疮预防知识宣教 □ 跌倒预防知识宣教	
		护理处置	□ 按一级护理要求完成基础护理项目 □ 监测生命体征 □ 留取标本 □ 观察切口疼痛情况、检测镇痛泵运转情况 □ 观察静脉输液情况 □ 观察留置尿管引流情况 □ 妥善固定各类管道 □ 观察切口引流情况,并记录引流量及性状 □ 观察切口敷料,有渗出时报告医师处理 □ 术后心理与生活护理	□ 按护理等级完成基础护理项目 □ 监测生命体征 □ 观察切口疼痛情况、检测镇痛泵运转情况 □ 观察静脉输液情况 □ 妥善固定各类管道 □ 观察切口敷料,有渗出时报告医师处理,观察患者情况 □ 提供基础护理服务 □ 术后心理与生活护理	□ 按护理等级完成基础护理项目 □ 根据排便情况采取通便措施 □ 留取标本 □ 观察切口敷料,有渗出时报告医师处理 □ 观察静脉输液情况,停用镇痛泵 □ 术后心理与生活护理

（续　表）

主要护理工作	护理评估	□ 评估患肢感觉、运动情况，有异常时立即报告医师处理 □ 评估压疮风险	□ 评估患肢感觉、运动情况，有异常时立即报告医师处理 □ 评估跌倒风险 □ 评估压疮风险	□ 评估患肢感觉、运动情况，有异常时立即报告医师处理 □ 评估跌倒风险 □ 评估压疮风险
	专科护理	□ 指导患者术后体位摆放及功能锻炼 □ 指导患者正确使用抗血栓压力带 □ 指导患者进行自主排尿训练 □ 指导患者进行股四头肌静止收缩及踝关节运动 □ 指导患者进行床上翻身 □ 指导患者卧床期间患肢保持过伸位 □ 进行防压疮护理	□ 指导患者术后体位摆放及功能锻炼 □ 指导患者正确使用抗血栓压力带 □ 指导患者进行自主排尿训练 □ 指导患者进行股四头肌静止收缩及踝关节运动 □ 指导患者进行床上翻身 □ 指导患者卧床期间患肢保持过伸位 □ 防压疮护理 □ 指导患者正确使用助行器	□ 指导患者正确使用抗血栓压力带 □ 指导患者进行股四头肌静止收缩及踝关节运动 □ 指导患者进行膝关节屈、伸运动 □ 指导患者利用助行器下床活动 □ 防压疮护理 □ 防跌倒护理 □ 指导患者正确使用助行器
	饮食指导	□ 根据医嘱通知配餐员准备膳食 □ 协助进餐	□ 协助进餐	□ 协助进餐
	活动体位			
病情变异记录		□ 无　　□ 有，原因： □ 患者　□ 疾病　□ 医疗 □ 护理　□ 保障　□ 管理	□ 无　　□ 有，原因： □ 患者　□ 疾病　□ 医疗 □ 护理　□ 保障　□ 管理	□ 无　　□ 有，原因： □ 患者　□ 疾病　□ 医疗 □ 护理　□ 保障　□ 管理
护士签名		白班　小夜班　大夜班	白班　小夜班　大夜班	白班　小夜班　大夜班
医师签名				

时间		住院第 7 天（术后第 4 天）	住院第 8 天（出院日）
主要诊疗工作	制度落实	□ 上级医师查房（主管医师每天查房） □ 专科医师会诊（必要时）	□ 上级医师查房（主管、主诊医师查房）进行手术及切口评估，确定有无手术并发症和切口愈合不良情况，明确是否出院
	病情评估		
	病历书写	□ 出院前 1 天有上级医师指示出院的病程记录	□ 出院当天病程记录（由上级医师指示出院） □ 出院后 24 小时内完成出院记录 □ 出院后 24 小时内完成病案首页 □ 开具出院介绍信 □ 开具诊断证明书

（续　表）

主要诊疗工作	知情同意			□ 向患者交代出院后的注意事项（复诊的时间、地点，发生紧急情况时处理方法等）
	手术治疗			
	其他		□ 观察切口情况，是否存在渗出、红肿等情况 □ 根据患者情况，如贫血严重及时输血，低蛋白、低钾血症及时补充蛋白、血钾 □ 继续主、被动功能康复练习和步行练习	□ 复查血常规、CRP、IL-6、红细胞沉降率、生化 □ 出院带药 □ 嘱患者拆线换药（根据出院时间决定） □ 门诊复查 □ 如有不适，随时复诊
重点医嘱	长期医嘱	护理医嘱		
		处置医嘱		
		膳食医嘱		
		药物医嘱	□ 抗生素 □ 术后抗凝	
	临时医嘱	检查检验		□ 复查血常规、CRP、IL-6、红细胞沉降率、生化
		药物医嘱	□ 镇痛（必要时） □ 补钾（必要时） □ 补白蛋白（必要时） □ 输血（必要时）	
		手术医嘱		
		处置医嘱	□ 大换药（必要时） □ 功能锻炼	□ 大换药 □ 出院
主要护理工作	健康宣教			□ 告知患者必须在他人的协助下方可下床活动 □ 向患者讲解适当控制体重的意义 □ 向患者讲解人工全膝关节置换术后的注意事项
	护理处置		□ 按护理等级完成基础护理项目 □ 根据排便情况采取通便措施 □ 观察切口敷料，有渗出时报告医师处理 □ 术后心理与生活护理	□ 按护理等级完成基础护理项目 □ 观察切口敷料，有渗出时报告医师处理 □ 观察患者情况 □ 协助患者办理出院手续 □ 指导并监督患者活动 □ 整理床单位

主要护理工作	风险评估	□ 评估患肢感觉、运动情况,有异常时立即报告医师处理 □ 评估跌倒风险 □ 评估压疮风险	□ 评估患肢感觉、运动情况,有异常时立即报告医师处理 □ 评估跌倒风险 □ 评估压疮风险
	专科护理	□ 指导患者正确使用抗血栓压力带 □ 指导患者进行股四头肌静止收缩及踝关节运动 □ 指导患者进行膝关节屈、伸运动 □ 指导患者利用助行器下床活动 □ 防压疮护理 □ 防跌倒护理 □ 指导患者正确使用助行器	□ 指导患者进行膝关节屈、伸运动 □ 指导患者利用助行器下床活动 □ 告知患者出院后注意事项并附书面出院指导
	饮食指导		
	活动体位		
病情变异记录		□ 无　　□ 有,原因: □ 患者　□ 疾病　□ 医疗 □ 护理　□ 保障　□ 管理	□ 无　　□ 有,原因: □ 患者　□ 疾病　□ 医疗 □ 护理　□ 保障　□ 管理
护士签名	白班	小夜班	大夜班	白班	小夜班	大夜班
医师签名			

第八节　双侧膝关节类风湿性关节炎同期行双侧全膝关节置换术临床路径

一、双侧膝关节类风湿性关节炎同期行双侧全膝关节置换术临床路径标准住院流程

(一)适用对象

第一诊断为双侧膝关节类风湿性关节炎(ICD-10:M06.961)同期行双侧全膝关节置换术(ICD-9-CM-3:81.5402/81.5406)的患者。

(二)诊断依据

根据《临床诊疗指南·骨科分册》(中华医学会编著,人民卫生出版社),《实用骨科学》(人民军医出版社,第 4 版,2012 年),《外科学》(临床医学专用)(人民卫生出版社,第 8 版,2013年)。

1. **病史** 膝关节间断疼痛多年,膝关节疼痛渐进性加重,逐渐影响日常生活。

2. **体格检查** 膝关节过伸试验、过屈试验、髌骨研磨试验阳性,膝关节活动受限。

3. **辅助检查** 膝关节负重位 X 线片可见髌骨关节病变,内侧、外侧或双侧关节间隙明显变窄或消失,伴有骨质增生。

(三)治疗方案的选择及依据

根据《临床诊疗指南·骨科分册》(中华医学会编著,人民卫生出版社),《实用骨科学》(人民军医出版社,第 4 版,2012 年),《坎贝尔骨科手术学》(人民军医出版社,第 12 版,2013 年)。

1. 类风湿性膝关节炎诊断明确。

2. 关节疼痛、活动受限,明显影响生活质量。

3. 无全身或局部的近期感染。

4. 无严重的合并症。

5. 术前生活质量及活动水平评估及 HSS 评分。

(四)标准住院天数

8 天。

(五)进入路径标准

1. 第一诊断必须符合双侧膝关节类风湿性关节炎(ICD-10:M06.961)。

2. 年龄:18－70 岁。

3. 当患有其他疾病时,但在住院期间不需要特殊处理也不影响第一诊断的临床路径流程实施时,可以进入路径。

(六)术前准备 2 天

1. **术前评估** 术前完成术前病情评估,完成必要的检查,做出术前小结、术前讨论。

(1)必需的检查项目:①血常规、尿常规、粪常规。②生化。③红细胞沉降率、C 反应蛋白、白细胞介素-6,HLA-B27。④凝血功能。⑤感染性疾病筛查(乙肝、丙肝、艾滋病、梅毒等)。⑥血型。⑦胸部正位 X 线片、心电图。⑧双侧膝关节正、侧位及髌骨轴位 X 线片。⑨负重位双下肢全长 X 线片。

(2)根据患者病情可选择:①超声心动图、血气分析和肺功能。②术前配血。③有相关疾病者及时请相关科室医师会诊。

(3)营养评估:根据《解放军总医院新住院患者营养风险筛查表(NRS-2002)》为新住院患者进行营养评估,评分≥3 分患者给予处置,必要时申请营养科医师会诊。

(4)心理评估:根据新住院患者情况申请心理科医师会诊。

(5)疼痛评估:根据《VAS 评分》实施疼痛评估,评分＞7 分患者给予处置,必要时请疼痛科医师会诊。

(6)康复评估:根据《住院患者康复筛查和评估表》在新住院患者住院后 24 小时内进行康复筛查和评估。任何一项结果为“是”,则申请康复科医师会诊。

(7)深静脉血栓栓塞症风险评估:根据专科《深静脉血栓栓塞症评估量表》在新住院患者住院后 24 小时内进行风险筛查和评估,风险结果为“高危”的,则申请血管外科或介入导管室医师会诊。

（8）膝关节功能评分：根据《膝关节 HSS 评分表》在新住院患者住院后 24 小时内进行膝关节功能评分。

2. 术前准备

（1）术前谈话：术者应在术前 1 天与患者及其家属谈话，告知手术方案、相关风险、用血计划、术后转归、置入材料、手术费用和患者及其家属权益，并履行书面知情同意手续。告知高值耗材的使用及费用。

（2）术前用药：抗血小板药物负荷应用。

（3）通知手术室：准备手术间、手术药品、手术物品及特殊耗材。

（4）护士做心理护理、交代注意事项：防压疮、防跌倒、指导患者戒烟等，进行术后康复宣教。

（5）手术部位标识：术者、一助或经治医师在术前 1 天应对手术部位做体表标识，急诊手术由接诊医师或会诊外科医师标记，标记过程应有责任护士、患者及其家属共同参与，并记入手术安排表。

（6）术前 1 天麻醉医师访视：制订麻醉计划、完成评估、确定麻醉方式，并记入《麻醉术前访视记录》，告知患者及其家属麻醉适应证、麻醉目的、风险、可能出现的情况及其处理原则、替代方案等，签署《麻醉知情同意书》并归入病历。

（七）药品选择及使用时机

1. 抗生素　预防性抗生素选择第二代头孢、第三代头孢或万古霉素（青霉素、头孢过敏者；有感染诱因者）。

2. 使用时机　手术当日、术后预防性使用 5 天。

（八）手术日为住院第 3 天

1. 手术安全核对　患者入手术间后由手术医师、麻醉医师、巡回护士和患者本人共同核对患者身份、手术部位与标识、手术方式。手术医师、麻醉医师、巡回护士三方按《手术安全核对表》逐项核对，共同签名。

2. 麻醉方式　神经阻滞麻醉、椎管内麻醉或全身麻醉。

3. 手术方式　全膝关节置换术。

4. 手术内置物　人工膝关节假体、骨水泥。

5. 输血　视术中出血情况而定。

6. 经治医师或手术医师　应即刻完成术后首次病程记录，观察术后患者病情变化。

（九）术后住院恢复 5 天

1. 必需的复查项目：血常规、红细胞沉降率、C 反应蛋白、白细胞介素-6、血生化（蛋白、肝功能、肾功能、电解质）。

2. 双膝正、侧位 X 线片。

3. 必要时查血气分析、D-Dimer、双下肢深静脉彩超/CTPA。

4. 术后处理

（1）抗生素：预防性抗生素选择第二代头孢、第三代头孢或万古霉素（青霉素、头孢过敏者；有感染诱因者）。

（2）术后预防静脉血栓栓塞症处理：肌内注射低分子肝素或口服利伐沙班。

（3）术后康复：术后 1 天拔除引流管，术后第 2 天行膝关节正、侧位 X 线检查，然后开始主动和被动肌肉功能及活动度锻炼,并扶助行器下床行走,3～5 天关节活动度应超过 100°。

(4)术后镇痛:口服非甾体抗炎镇痛药、阿片类镇痛药、镇痛泵。

5. 术者在术后 24 小时内完成手术记录,特殊情况可由一助完成,术者签名确认并归入病历。

6. 上级医师在术后 3 天内至少查房 1 次,根据术中和术后情况修订术后治疗计划。

7. 麻醉医师术后 3 天内访视患者,如有特殊情况应详细记录,及时与手术医师或重症监护室医师沟通并迅速处理。

8. 术后护理

(1)按照护理等级进行日常护理,监测患者生命体征,观察引流管引流情况、切口敷料有无渗出。

(2)观察患肢疼痛情况,患肢感觉运动状况。

(3)指导患者术后体位摆放及功能锻炼:患肢要保持过伸位、指导床上翻身(撤去患肢下枕头挪至健侧,指导并帮助患者手扶拉环向健侧翻身)、进行股四头肌静止收缩及踝关节屈伸运动、膝关节屈伸运动。

(4)指导患者正确使用抗血栓压力带、掌握床上排便排尿(使用便器)方法、进行自主排尿训练、使用助行器下床训练,防跌倒、防压疮护理等。

(十)出院标准

1. 体温正常,常规检验指标无明显异常,红细胞沉降率、CRP 指标下降。

2. 切口愈合良好:引流管拔除,切口无感染征象(可以在门诊处理的切口)、无皮瓣坏死。

3. 膝关节功能改善。

4. 不需要住院处理的并发症和(或)合并症。

(十一)变异及原因分析

1. 内科合并症 晚期重度骨关节炎的患者常合并内科基础疾病,围术期需要详细检查内科情况并请相关科室会诊,术前准备时间需延长;同时使用相关药物,将增加住院费用。

2. 围术期并发症 患者骨质条件、畸形类型、关节炎病变的严重程度有差异,有可能出现手术相关并发症,如骨折、韧带损伤、神经血管损伤、深静脉血栓形成、感染等。术后需要延长下床和康复时间,可能造成住院天数延长和费用增加。

3. 人工膝关节假体的选择 目前可供选择的人工膝关节假体较多,适用于不同类型的关节病损,可导致住院费用存在差异。

二、双侧膝关节类风湿性关节炎同期行双侧
全膝关节置换术临床路径表单

适用对象	第一诊断为双侧膝关节类风湿关节炎(ICD-10:M06.961) 同期行双侧全膝关节置换术(ICD-9-CM-3:81.5402/81.5406)的患者		
患者基本信息	姓名:_____ 性别:____ 年龄:____ 门诊号:_____ 住院号:_____ 过敏史:_____ 住院日期:____年__月__日 出院日期:____年__月__日		住院天数:8 天

	时间	住院第 1 天	住院第 2 天(术前日)	住院第 3 天(手术日)
主要诊疗工作	制度落实	□ 住院 2 小时内经治或值班医师完成接诊 □ 住院后 24 小时内主管医师完成检诊 □ 专科医师会诊(必要时)	□ 经治医师查房(早、晚) □ 主诊医师查房 □ 完成术前准备 □ 组织术前讨论 □ 手术部位标识	□ 手术安全核查
	病情评估	□ 经治医师询问病史及体格检查 □ 心理评估 □ 营养评估 □ 疼痛评估 □ 康复评估 □ 深静脉血栓栓塞症风险评估 □ 完成膝关节功能评分		
	病历书写	□ 住院 8 小时内完成首次病程记录 □ 住院 24 小时内完成住院记录	□ 完成主管医师查房记录 □ 完成主诊医师查房记录 □ 完成术前讨论、术前小结	□ 术者或一助术后 24 小时内完成手术记录(术者签名) □ 术后即刻完成术后首次病程记录
	知情同意	□ 病情告知 □ 患者及其家属签署授权委托书 □ 患者及其家属在住院记录单上签名	□ 术者术前谈话,告知患者及其家属病情和围术期注意事项,签署手术知情同意书、授权委托书、自费用品协议书(必要时)、军人目录外耗材审批单(必要时)、输血同意书等	□ 告知患者及其家属手术过程概况及术后注意事项
	手术治疗		□ 预约手术	□ 实施手术(手术安全核查记录、手术清点记录)
	其他	□ 及时通知上级医师检诊 □ 经治医师检查整理病历资料	□ 检查住院押金使用情况	□ 术后病情交接 □ 观察手术切口及周围情况

重点医嘱	**长期医嘱**	护理医嘱	□ 按骨科护理常规 □ 二级或三级护理		□ 按骨科术后护理常规 □ 一级护理
		处置医嘱			□ 持续心电、血压、呼吸、血氧饱和度监测 □ 留置导尿并记录量 □ 留置切口引流并记录量 □ 持续低流量吸氧
		膳食医嘱	□ 普食 □ 糖尿病饮食 □ 低盐、低脂饮食 □ 低盐、低脂糖尿病饮食	□ 禁食、禁水(22:00时后)	
		药物医嘱	□ 自带药(必要时)		□ 镇痛 □ 消肿 □ 镇吐、保胃 □ 抗生素 □ 抗凝
	临时医嘱	检查检验	□ 血常规(含 CRP＋IL-6、类风湿因子) □ 尿常规 □ 粪常规 □ 凝血四项 □ 血清术前八项 □ 红细胞沉降率 □ 血型 □ 胸部正位 X 线片 □ 心电图检查(多导) □ 双膝负重正、侧位和下肢全长 X 线片 □ 肺功能(必要时) □ 超声心动图(必要时)		
		药物医嘱		□ 抗生素(视病情)	
		手术医嘱		□ 常规准备明日在神经阻滞麻醉/椎管内麻醉/全身麻醉下行人工全膝关节置换术	
		处置医嘱	□ 静脉抽血	□ 备血 □ 备皮(>30cm²)	□ 输血(视病情) □ 补液(视病情) □ 拔除导尿管(必要时)

（续　表）

主要护理工作	健康宣教	□ 住院宣教（住院环境、规章制度） □ 进行护理安全指导 □ 进行等级护理、活动范围指导 □ 进行饮食指导 □ 进行关于疾病知识的宣教 □ 检查、检验项目的目的和意义	□ 术前宣教	□ 术后宣教 □ 术后心理疏导 □ 指导术后康复训练 □ 指导术后注意事项
	护理处置	□ 患者身份核对 □ 佩戴腕带 □ 建立住院病历，通知医师 □ 住院介绍：介绍责任护士，病区环境、设施、规章制度、基础护理服务项目 □ 询问病史，填写护理记录单首页 □ 观察病情 □ 监测基本生命体征 □ 抽血、留取标本 □ 心理与生活护理 □ 根据评估结果采取相应护理措施 □ 通知检查项目及检查注意事项	□ 术前患者准备（术前沐浴、更衣、备皮） □ 检查术前物品准备 □ 指导患者准备术后所需用品，贵重物品交由其家属保管 □ 指导患者进行肠道准备并检查准备效果 □ 告知入手术室前取下活动义齿 □ 监测基本生命体征 □ 备血、皮试	□ 晨起监测生命体征并记录 □ 确认无上呼吸道感染症状，确认无月经来潮 □ 与手术室护士交接病历、影像资料、术中带药等 □ 术前补液（必要时） □ 嘱患者入手术室前膀胱排空 □ 与手术室护士交接 □ 术后监测生命体征 □ 术后心电监护 □ 各类管道护理 □ 术后心理与生活护理
	风险评估	□ 一般评估：生命体征、神志、皮肤、药物过敏史等 □ 专科评估：生活自理能力、患肢屈曲、伸直功能，足背动脉搏动、皮肤温度、指（趾）端末梢感觉情况 □ 风险评估：评估有无跌倒、坠床、压疮风险 □ 心理评估 □ 营养评估 □ 疼痛评估 □ 康复评估	□ 评估患者心理状态	□ 评估意识情况 □ 评估切口疼痛情况 □ 评估术侧足背动脉搏动、肢体皮肤颜色、温度变化、肢体感觉运动情况，并采取相应护理措施 □ 风险评估：评估有无跌倒、坠床、压疮、导管滑脱、液体外渗的风险

（续　表）

主要护理工作	专科护理	□ 观察患肢情况 □ 指导功能锻炼 □ 指导助行器及双拐的使用方法 □ 指导患者戒烟（必要时）	□ 指导患者掌握床上翻身方法 □ 指导患者掌握床上排尿、排便（使用便器）方法	□ 与手术室护士共同评估皮肤、切口敷料、输液及引流情况 □ 指导患者进行股四头肌静止收缩及踝关节运动 □ 指导患者掌握床上排尿、排便（使用便器）方法
	饮食指导	□ 根据医嘱通知配餐员准备膳食 □ 协助进餐	□ 通知患者 22：00 时后禁食、禁水	□ 禁食、禁水，口干时协助湿润口唇 □ 排气后指导患者间断、少量饮用温开水
	活动体位	□ 根据护理等级指导活动		□ 根据手术及麻醉方式安置合适体位，术肢保持过伸位 □ 指导患者掌握床上翻身方法
	洗浴要求	□ 协助患者洗澡、更换病号服	□ 协助患者晨、晚间护理	
病情变异记录		□ 无　　□ 有，原因： □ 患者　□ 疾病　□ 医疗 □ 护理　□ 保障　□ 管理	□ 无　　□ 有，原因： □ 患者　□ 疾病　□ 医疗 □ 护理　□ 保障　□ 管理	□ 无　　□ 有，原因： □ 患者　□ 疾病　□ 医疗 □ 护理　□ 保障　□ 管理
护士签名		白班　小夜班　大夜班	白班　小夜班　大夜班	白班　小夜班　大夜班
医师签名				

		住院第 4 天（术后第 1 天）	住院第 5 天（术后第 2 天）	住院第 6 天（术后第 3 天）
主要诊疗工作	时间			
	制度落实	□ 手术医师查房 □ 专科医师会诊（必要时）		□ 主诊医师查房
	病情评估			
	病历书写	□ 术后首日病程记录	□ 术后次日病程记录	□ 术后 3 天病程记录
	知情同意			
	手术治疗			
	其他	□ 根据引流量拔除引流管 □ 观察切口情况，是否存在渗出、红肿等情况 □ 观察体温、血压等 □ 复查血常规、CRP、IL-6、红细胞沉降率、生化	□ 观察切口情况，是否存在渗出、红肿等情况 □ 复查双膝正、侧位 X 线片 □ 根据患者情况，如贫血严重及时输血，低蛋白、低钾血症及时补充蛋白、血钾 □ 开始主、被动功能康复练习	□ 观察切口情况，是否存在渗出、红肿等情况 □ 复查血常规、CRP、IL-6、红细胞沉降率、生化（如贫血严重及时输血，低蛋白、低钾血症及时补充蛋白、血钾） □ 指导患者下床，进行主、被动功能康复练习和步行练习

（续 表）

重点医嘱	长期医嘱	护理医嘱	□ 骨科术后护理常规 □ 一级或二级护理	□ 骨科术后护理常规 □ 二级护理	
		处置医嘱	□ 抬高患肢 □ 使用抗血栓弹力带 □ 观察患肢感觉及血液循环 □ 更换切口引流袋并记录量		
		膳食医嘱	□ 饮食医嘱（普食/半流食/流食/糖尿病饮食/低盐、低脂饮食）		
		药物医嘱	□ 抗生素 □ 术后抗凝 □ 镇痛 □ 保胃	□ 抗生素 □ 术后抗凝	□ 抗生素 □ 术后抗凝
	临时医嘱	检查检验	□ 复查血常规、CRP、IL-6、红细胞沉降率、生化	□ 复查膝关节正、侧位 X 线片	□ 复查血常规、CRP、IL-6、红细胞沉降率、生化
		药物医嘱	□ 镇吐 □ 补钾（必要时） □ 补白蛋白（必要时） □ 输血（必要时）	□ 镇痛（必要时） □ 补钾（必要时） □ 补白蛋白（必要时） □ 输血（必要时）	□ 镇痛（必要时） □ 补钾（必要时） □ 补白蛋白（必要时） □ 输血（必要时）
		手术医嘱			
		处置医嘱	□ 大换药（必要时） □ 拔除切口引流（必要时） □ 拔除导尿管（必要时）	□ 大换药（必要时） □ 功能锻炼	□ 大换药（必要时） □ 功能锻炼
主要护理工作		健康宣教	□ 告知护理风险 □ 进行压疮预防知识宣教	□ 压疮预防知识宣教 □ 跌倒预防知识宣教	
		护理处置	□ 按一级护理要求完成基础护理项目 □ 监测生命体征 □ 留取标本 □ 观察切口疼痛情况、检测镇痛泵运转情况 □ 观察静脉输液情况 □ 观察留置尿管引流情况 □ 妥善固定各类管道 □ 观察切口引流情况，并记录引流量及性状 □ 观察切口敷料，有渗出时报告医师处理 □ 术后心理与生活护理	□ 按护理等级完成基础护理项目 □ 监测生命体征 □ 观察切口疼痛情况、检测镇痛泵运转情况 □ 观察静脉输液情况 □ 妥善固定各类管道 □ 观察切口敷料，有渗出时报告医师处理，观察患者情况 □ 提供基础护理服务 □ 术后心理与生活护理	□ 按护理等级完成基础护理项目 □ 根据排便情况采取通便措施 □ 留取标本 □ 观察切口敷料，有渗出时报告医师处理 □ 观察静脉输液情况，停用镇痛泵 □ 术后心理与生活护理

（续　表）

主要护理工作	护理评估	□ 评估患肢感觉、运动情况,有异常时立即报告医师处理 □ 评估压疮风险	□ 评估患肢感觉、运动情况,有异常时立即报告医师处理 □ 评估跌倒风险 □ 评估压疮风险	□ 评估患肢感觉、运动情况,有异常时立即报告医师处理 □ 评估跌倒风险 □ 评估压疮风险
	专科护理	□ 指导患者术后体位摆放及功能锻炼 □ 指导患者正确使用抗血栓压力带 □ 指导患者进行自主排尿训练 □ 指导患者进行股四头肌静止收缩及踝关节运动 □ 指导患者进行床上翻身 □ 指导患者卧床期间患肢保持过伸位 □ 进行防压疮护理	□ 指导患者术后体位摆放及功能锻炼 □ 指导患者正确使用抗血栓压力带 □ 指导患者进行自主排尿训练 □ 指导患者进行股四头肌静止收缩及踝关节运动 □ 指导患者进行床上翻身 □ 指导患者卧床期间患肢保持过伸位 □ 防压疮护理 □ 指导患者正确使用助行器	□ 指导患者正确使用抗血栓压力带 □ 指导患者进行股四头肌静止收缩及踝关节运动 □ 指导患者进行膝关节屈、伸运动 □ 指导患者利用助行器下床活动 □ 防压疮护理 □ 防跌倒护理 □ 指导患者正确使用助行器
	饮食指导	□ 根据医嘱通知配餐员准备膳食 □ 协助进餐	□ 协助进餐	□ 协助进餐
	活动体位			
病情变异记录		□ 无　　□ 有,原因: □ 患者　□ 疾病　□ 医疗 □ 护理　□ 保障　□ 管理	□ 无　　□ 有,原因: □ 患者　□ 疾病　□ 医疗 □ 护理　□ 保障　□ 管理	□ 无　　□ 有,原因: □ 患者　□ 疾病　□ 医疗 □ 护理　□ 保障　□ 管理

护士签名	白班	小夜班	大夜班	白班	小夜班	大夜班	白班	小夜班	大夜班

医师签名									

时间		住院第 7 天(术后第 4 天)	住院第 8 天(出院日)
主要诊疗工作	制度落实	□ 上级医师查房(主管医师每天查房) □ 专科医师会诊(必要时)	□ 上级医师查房(主管、主诊医师查房)进行手术及切口评估,确定有无手术并发症和切口愈合不良情况,明确是否出院
	病情评估		
	病历书写	□ 出院前 1 天有上级医师指示出院的病程记录	□ 出院当天病程记录(由上级医师指示出院) □ 出院后 24 小时内完成出院记录 □ 出院后 24 小时内完成病案首页 □ 开具出院介绍信 □ 开具诊断证明书

主要诊疗工作	知情同意		☐ 向患者交代出院后的注意事项（复诊的时间、地点，发生紧急情况时处理方法等）
	手术治疗		
	其他	☐ 观察切口情况，是否存在渗出、红肿等情况 ☐ 根据患者情况，如贫血严重及时输血，低蛋白、低钾血症及时补充蛋白、血钾 ☐ 继续主、被动功能康复练习和步行练习	☐ 复查血常规、CRP、IL-6、红细胞沉降率、生化 ☐ 出院带药 ☐ 嘱患者拆线换药（根据出院时间决定） ☐ 门诊复查 ☐ 如有不适，随时复诊
重点医嘱	长期医嘱 护理医嘱		
	长期医嘱 处置医嘱		
	长期医嘱 膳食医嘱		
	长期医嘱 药物医嘱	☐ 抗生素 ☐ 术后抗凝	
	临时医嘱 检查检验		☐ 复查血常规、CRP、IL-6、红细胞沉降率、生化
	临时医嘱 药物医嘱	☐ 镇痛（必要时） ☐ 补钾（必要时） ☐ 补白蛋白（必要时） ☐ 输血（必要时）	
	临时医嘱 手术医嘱		
	临时医嘱 处置医嘱	☐ 大换药（必要时） ☐ 功能锻炼	☐ 大换药 ☐ 出院
主要护理工作	健康宣教		☐ 告知患者必须在他人的协助下方可下床活动 ☐ 向患者讲解适当控制体重的意义 ☐ 向患者讲解人工全膝关节置换术后的注意事项
	护理处置	☐ 按护理等级完成基础护理项目 ☐ 根据排便情况采取通便措施 ☐ 观察切口敷料，有渗出时报告医师处理 ☐ 术后心理与生活护理	☐ 按护理等级完成基础护理项目 ☐ 观察切口敷料，有渗出时报告医师处理 ☐ 观察患者情况 ☐ 协助患者办理出院手续 ☐ 指导并监督患者活动 ☐ 整理床单位

(续　表)

主要护理工作	风险评估	□ 评估患肢感觉、运动情况,有异常时立即报告医师处理 □ 评估跌倒风险 □ 评估压疮风险	□ 评估患肢感觉、运动情况,有异常时立即报告医师处理 □ 评估跌倒风险 □ 评估压疮风险
	专科护理	□ 指导患者正确使用抗血栓压力带 □ 指导患者进行股四头肌静止收缩及踝关节运动 □ 指导患者进行膝关节屈、伸运动 □ 指导患者利用助行器下床活动 □ 防压疮护理 □ 防跌倒护理 □ 指导患者正确使用助行器	□ 指导患者进行膝关节屈、伸运动 □ 指导患者利用助行器下床活动 □ 告知患者出院后注意事项并附书面出院指导
	饮食指导		
	活动体位		
病情变异记录		□ 无　　□ 有,原因: □ 患者　□ 疾病　□ 医疗 □ 护理　□ 保障　□ 管理	□ 无　　□ 有,原因: □ 患者　□ 疾病　□ 医疗 □ 护理　□ 保障　□ 管理

护士签名	白班	小夜班	大夜班	白班	小夜班	大夜班

医师签名		

第九节　强直性脊柱炎双膝关节受累同期行双侧全膝关节置换术临床路径

一、强直性脊柱炎双膝关节受累同期行双侧全膝关节置换术临床路径标准住院流程

(一)适用对象

第一诊断为强直性脊柱炎(ICD-10:M45 伴 M25.661)双膝受累同期行双侧全膝关节置换术(ICD-9-CM-3:81.5402)的患者。

(二)诊断依据

根据《临床诊疗指南·骨科分册》(中华医学会编著,人民卫生出版社),《实用骨科学》(人民军医出版社,第 4 版,2012 年),《外科学》(临床医学专用)(人民卫生出版社,第 8 版,2013 年)。

1. **病史**　膝关节间断疼痛肿胀伴晨僵多年，进行性加重伴活动受限，关节僵直或者强直。

2. **体格检查**　膝关节肿胀、出现明显屈曲挛缩及内翻或者外翻畸形，膝关节活动度不同程度受限，多数患者在屈曲位进展为僵直或者强直。部分患者存在关节外畸形、骨折畸形愈合，严重的骨质疏松症。

3. **辅助检查**　膝关节负重位 X 线片可见明显的关节破坏，胫股关节双间室的间隙狭窄，髌骨关节软骨破坏。CT 可见骨质疏松，软骨破坏信号，胫骨股骨关节面信号毛糙，间隙狭窄或消失。部分患者可见骨坏死。

(三)治疗方案的选择及依据

根据《临床诊疗指南·骨科分册》(中华医学会编著，人民卫生出版社)，《实用骨科学》(人民军医出版社，第 4 版，2012 年)，《坎贝尔骨科手术学》(人民军医出版社，第 12 版，2013 年)。

1. 无全身或局部的近期感染。

2. 无严重的合并症。

3. 术前生活质量及活动水平评估。

4. 营养状况及切口周围皮肤状况允许。

5. 强直性脊柱炎处于非活动期。

(四)标准住院天数

8 天。

(五)进入路径标准

1. 第一诊断必须符合强直性脊柱炎(ICD-10：M45 伴 M25.661)。

2. 年龄：18－70 岁。

3. 当患有其他疾病时，但在住院期间不需要特殊处理也不影响第一诊断的临床路径流程实施时，可以进入路径。

(六)术前准备 2 天

1. **术前评估**　术前完成术前病情评估，完成必要的检查，做出术前小结、术前讨论。

(1)必需的检查项目：①血常规、尿常规、粪常规。②生化。③红细胞沉降率、C 反应蛋白、白细胞介素-6。④凝血功能。⑤感染性疾病筛查(乙肝、丙肝、艾滋病、梅毒等)。⑥血型。⑦胸部正位 X 线片、心电图。⑧双侧膝关节正、侧位及髌骨轴位 X 线片。⑨负重位双下肢全长 X 线片。⑩肺功能通气换气实验、动脉血气分析。

(2)根据患者病情可选择：①超声心动图。②术前配血。③有相关疾病者及时请相关科室医师会诊。④风湿科医师会诊。

(3)营养评估：根据《解放军总医院新住院患者营养风险筛查表(NRS-2002)》为新住院患者进行营养评估，评分≥3 分患者给予处置，必要时申请营养科医师会诊。

(4)心理评估：根据新住院患者情况申请心理科医师会诊。

(5)疼痛评估：根据《VAS 评分》实施疼痛评估，评分＞7 分患者给予处置，必要时请疼痛科医师会诊。

(6)康复评估：根据《住院患者康复筛查和评估表》在新住院患者住院后 24 小时内进行康

复筛查和评估。任何一项结果为"是",则申请康复科医师会诊。

(7)深静脉血栓栓塞症风险评估:根据专科《深静脉血栓栓塞症评估量表》在新住院患者住院后24小时内进行风险筛查和评估,风险结果为"高危"的,则申请血管外科或介入导管室医师会诊。

(8)膝关节功能评分:根据《膝关节 HSS 评分表》在新住院患者住院后24小时内进行膝关节功能评分。

2. 术前准备

(1)术前谈话:术者应在术前1天与患者及其家属谈话,告知手术方案、相关风险、用血计划、术后转归、置入材料、手术费用和患者及家属权益,并履行书面知情同意手续。告知高值耗材的使用及费用。

(2)术前用药:阿司匹林、氯吡格雷等长效抗凝药物改为短效低分子肝素钙,术前1周停用柳氮磺吡啶、羟氯喹等免疫抑制药,长期使用激素的患者需行术前、术中、术后的激素替代治疗。

(3)通知手术室:准备手术间、手术药品、手术物品及特殊耗材。

(4)护士做心理护理、交代注意事项:防压疮、防跌倒、指导患者戒烟等,进行术后康复宣教。

(5)手术部位标识:术者、一助或经治医师在术前1天应对手术部位做体表标识,急诊手术由接诊医师或会诊外科医师标记,标记过程应有责任护士、患者及其家属共同参与,并记入手术安排表。

(6)术前1天麻醉医师访视:制订麻醉计划、完成评估、确定麻醉方式,并记入《麻醉术前访视记录》,告知患者及其家属麻醉适应证、麻醉目的、风险、可能出现的情况及其处理原则、替代方案等,签署《麻醉知情同意书》并归入病历。

(七)药品选择及使用时机

1. 抗生素 预防性抗生素选择第二代头孢、第三代头孢或万古霉素(青霉素、头孢过敏者;有感染诱因者)。

2. 使用时机 手术当日、术后预防性使用5天。

(八)手术日为住院第3天

1. 手术安全核对 患者入手术间后由手术医师、麻醉医师、巡回护士和患者本人共同核对患者身份、手术部位与标识、手术方式。手术医师、麻醉医师、巡回护士三方按《手术安全核对表》逐项核对,共同签名。

2. 麻醉方式 神经阻滞麻醉、椎管内麻醉或全麻。

3. 手术方式 全膝关节置换术。

4. 手术内置物 人工膝关节假体、骨水泥、钢丝、松质骨或皮质骨螺钉,必要时使用钢板。

5. 输血 视术中出血情况而定。

6. 经治医师或手术医师 应即刻完成术后首次病程记录,观察术后患者病情变化。

(九)术后住院恢复5天

1. 必需的复查项目:血常规、红细胞沉降率、C反应蛋白、白细胞介素-6、血生化(蛋白、肝功能、肾功能、电解质)。

2. 双膝正、侧位 X 线片。

3. 必要时查血气分析、D-Dimer、双下肢深静脉彩超/CTPA。

4. 术后处理

(1)抗生素:预防性抗生素选择第二代头孢、第三代头孢或万古霉素(青霉素、头孢过敏者;有感染诱因者)。

(2)术后预防静脉血栓栓塞症处理:肌内注射低分子肝素或口服利伐沙班。

(3)术后康复:术后 1 天拔除引流管,术后第 2 天行膝关节正、侧位 X 线检查,然后开始主动和被动肌肉功能及活动度锻炼,并扶助行器下床行走,3~5 天关节活动度应超过 100°。对于残留少量膝关节屈曲畸形的患者,采用膝关节支具保护,并采用长腿石膏加压,以达到伸直锻炼的目的。每 3 天根据患者膝关节锻炼情况进行石膏的调整。

(4)术后镇痛:术后必须采取口服非甾体抗炎镇痛药防止异位骨化;预防强直性脊柱炎进展,可同时加用阿片类镇痛药,镇痛泵。

5. 术者在术后 24 小时内完成手术记录,特殊情况可由一助完成,术者签名确认并归入病历。

6. 上级医师在术后 3 天内至少查房 1 次,根据术中和术后情况修订术后康复计划。

7. 麻醉医师术后 3 天内访视患者,如有特殊情况应详细记录,及时与手术医师或重症监护室医师沟通并迅速处理。

8. 术后护理

(1)按照护理等级进行日常护理,监测患者生命体征,观察引流管引流情况、切口敷料有无渗出。

(2)观察患肢疼痛情况,患肢感觉运动状况。

(3)指导患者术后体位摆放及功能锻炼:患肢要保持过伸位、指导床上翻身(撤去患肢下枕头挪至健侧,指导并帮助患者手扶拉环向健侧翻身)、进行股四头肌静止收缩及踝关节屈伸运动、膝关节屈伸运动。

(4)指导患者正确使用抗血栓压力带、掌握床上排便排尿(使用便器)方法、进行自主排尿训练、使用助行器下床训练、防跌倒、防压疮护理等。

(十)出院标准

1. 体温正常,常规检验指标无明显异常,红细胞沉降率、CRP 指标下降。

2. 切口愈合良好:引流管拔除,切口无感染征象(可在门诊处理的切口)、无皮瓣坏死,无不良渗出及渗液。

3. 膝关节功能改善,康复锻炼后关节畸形得以纠正,可以依据康复医师的指导自行进行康复锻炼。

4. 不需要住院处理的并发症和(或)合并症。

(十一)变异及原因分析

1. **内科合并症** 晚期强直性脊柱炎累及双膝的患者常合并较差的营养状况,呼吸循环功能较差,围术期需要详细检查内科情况并请相关科室会诊,术前准备时间需延长;同时加用相关药物,将增加住院费用。

2. **围术期并发症** 患者骨质条件、畸形类型、关节炎病变的严重程度差异,有可能出现手术相关并发症,如骨折、韧带损伤、神经血管损伤、深静脉血栓形成、感染等。术中无法完全矫正的畸形,术后需要延长下床和康复时间,可能造成住院天数延长和费用增加。

3. 人工膝关节假体的选择　目前可供选择的人工膝关节假体较多,强直性脊柱炎的患者根据畸形不同程度以及类型,假体的选择多样化,且可能存在定制假体的可能,导致住院费用存在差异。

二、强直性脊柱炎双膝关节受累同期行双侧全膝关节置换术临床路径表单

适用对象	第一诊断为强直性脊柱炎(ICD-10:M45 伴 M25.661)双膝受累同期行双侧全膝关节置换术(ICD-9-CM-3:81.5402)的患者		
患者基本信息	姓名:_____　性别:____　年龄:____ 门诊号:_____　住院号:_____　过敏史:_____ 住院日期:____年__月__日　出院日期:____年__月__日		住院天数:8 天
	时间	住院第 1 天	住院第 2 天(术前日)	住院第 3 天(手术日)
主要诊疗工作	制度落实	□ 住院 2 小时内经治或值班医师完成接诊 □ 住院后 24 小时内主管医师完成检诊 □ 专科医师会诊(必要时)	□ 经治医师查房(早、晚) □ 主诊医师查房 □ 完成术前准备 □ 组织术前讨论 □ 手术部位标识	□ 手术安全核查
	病情评估	□ 经治医师询问病史及体格检查 □ 心理评估 □ 营养评估 □ 疼痛评估 □ 康复评估 □ 深静脉血栓栓塞症风险评估 □ 完成膝关节功能评分		
	病历书写	□ 住院 8 小时内完成首次病程记录 □ 住院 24 小时内完成住院记录	□ 完成主管医师查房记录 □ 完成主诊医师查房记录 □ 完成术前讨论、术前小结	□ 术者或一助术后 24 小时内完成手术记录(术者签名) □ 术后即刻完成术后首次病程记录
	知情同意	□ 病情告知 □ 患者及其家属签署授权委托书 □ 患者或其家属在住院记录单上签名	□ 术者术前谈话,告知患者及其家属病情和围术期注意事项,签署手术知情同意书、授权委托书、自费用品协议书(必要时)、军人目录外耗材审批单(必要时)、输血同意书等	□ 告知患者及其家属手术过程概况及术后注意事项

（续 表）

主要诊疗工作	手术治疗		□ 预约手术	□ 实施手术（手术安全核查记录、手术清点记录）
	其他	□ 及时通知上级医师检诊 □ 经治医师检查整理病历资料	□ 检查住院押金使用情况	□ 术后病情交接 □ 观察手术切口及周围情况
重点医嘱	长期医嘱 — 护理医嘱	□ 按骨科护理常规 □ 二级或三级护理		□ 按骨科术后护理常规 □ 一级护理
	处置医嘱			□ 持续心电、血压、呼吸、血氧饱和度监测 □ 留置导尿并记录量 □ 留置切口引流并记录量 □ 持续低流量吸氧
	膳食医嘱	□ 普食 □ 糖尿病饮食 □ 低盐、低脂饮食 □ 低盐、低脂糖尿病饮食	□ 禁食、禁水（22:00 时后）	
	药物医嘱	□ 自带药（必要时）		□ 镇痛 □ 消肿 □ 镇吐、保胃 □ 抗生素 □ 抗凝
	临时医嘱 — 检查检验	□ 血常规（含 CRP＋IL-6） □ 尿常规 □ 粪常规 □ 凝血四项 □ 血清术前八项 □ 红细胞沉降率 □ 血型 □ 胸部正位 X 线片 □ 心电图检查（多导） □ 双膝负重正、侧位和下肢全长 X 线片 □ 肺功能 □ 超声心动图（必要时）		
	药物医嘱		□ 抗生素（视病情）	
	手术医嘱		□ 常规准备明日在神经阻滞麻醉/椎管内麻醉/全身麻醉下行人工全膝关节置换术	
	处置医嘱	□ 静脉抽血	□ 备血 □ 备皮（＞30cm²）	□ 输血（视病情） □ 补液（视病情） □ 拔除导尿管（必要时）

（续　表）

主要护理工作	健康宣教	□ 住院宣教（住院环境、规章制度） □ 进行护理安全指导 □ 进行等级护理、活动范围指导 □ 进行饮食指导 □ 进行关于疾病知识的宣教 □ 检查、检验项目的目的和意义	□ 术前宣教	□ 术后宣教 □ 术后心理疏导 □ 指导术后康复训练 □ 指导术后注意事项
	护理处置	□ 患者身份核对 □ 佩戴腕带 □ 建立住院病历，通知医师 □ 住院介绍：介绍责任护士，病区环境、设施、规章制度、基础护理服务项目 □ 询问病史，填写护理记录单首页 □ 观察病情 □ 监测基本生命体征 □ 抽血、留取标本 □ 心理与生活护理 □ 根据评估结果采取相应护理措施 □ 通知检查项目及检查注意事项	□ 术前患者准备（术前沐浴、更衣、备皮） □ 检查术前物品准备 □ 指导患者准备术后所需用品，贵重物品交由其家属保管 □ 指导患者进行肠道准备并检查准备效果 □ 告知入手术室前取下活动义齿 □ 监测基本生命体征 □ 备血、皮试	□ 晨起监测生命体征并记录 □ 确认无上呼吸道感染症状，确认无月经来潮 □ 与手术室护士交接病历、影像资料、术中带药等 □ 术前补液（必要时） □ 嘱患者入手术室前膀胱排空 □ 与手术室护士交接 □ 术后监测生命体征 □ 术后心电监护 □ 各类管道护理 □ 术后心理与生活护理
	风险评估	□ 一般评估：生命体征、神志、皮肤、药物过敏史等 □ 专科评估：生活自理能力、患肢屈曲、伸直功能，足背动脉搏动、皮肤温度、指（趾）端末梢感觉情况 □ 风险评估：评估有无跌倒、坠床、压疮风险 □ 心理评估 □ 营养评估 □ 疼痛评估 □ 康复评估	□ 评估患者心理状态	□ 评估意识情况 □ 评估切口疼痛情况 □ 评估术侧足背动脉搏动、肢体皮肤颜色、温度变化、肢体感觉运动情况，并采取相应护理措施 □ 风险评估：评估有无跌倒、坠床、压疮、导管滑脱、液体外渗的风险
	专科护理	□ 观察患肢情况 □ 指导功能锻炼 □ 指导助行器及双拐的使用方法 □ 指导患者戒烟（必要时）	□ 指导患者掌握床上翻身方法 □ 指导患者掌握床上排尿、排便（使用便器）方法	□ 与手术室护士共同评估皮肤、切口敷料、输液及引流情况 □ 指导患者进行股四头肌静止收缩及踝关节运动 □ 指导患者掌握床上排尿、排便（使用便器）方法

（续 表）

主要护理工作	饮食指导	☐ 根据医嘱通知配餐员准备膳食 ☐ 协助进餐	☐ 通知患者 22:00 时后禁食、禁水	☐ 禁食、禁水,口干时协助湿润口唇 ☐ 排气后指导患者间断、少量饮用温开水
	活动体位	☐ 根据护理等级指导活动		☐ 根据手术及麻醉方式安置合适体位,术肢保持过伸位 ☐ 指导患者掌握床上翻身方法
	洗浴要求	☐ 协助患者洗澡、更换病号服	☐ 协助患者晨、晚间护理	
病情变异记录		☐ 无　　☐ 有,原因: ☐ 患者　☐ 疾病　☐ 医疗 ☐ 护理　☐ 保障　☐ 管理	☐ 无　　☐ 有,原因: ☐ 患者　☐ 疾病　☐ 医疗 ☐ 护理　☐ 保障　☐ 管理	☐ 无　　☐ 有,原因: ☐ 患者　☐ 疾病　☐ 医疗 ☐ 护理　☐ 保障　☐ 管理
护士签名		白班　　小夜班　　大夜班	白班　　小夜班　　大夜班	白班　　小夜班　　大夜班
医师签名				

	时间	住院第 4 天(术后第 1 天)	住院第 5 天(术后第 2 天)	住院第 6 天(术后第 3 天)
主要诊疗工作	制度落实	☐ 手术医师查房 ☐ 专科医师会诊(必要时)		☐ 主诊医师查房
	病情评估			
	病历书写	☐ 术后首日病程记录	☐ 术后次日病程记录	☐ 术后 3 天病程记录
	知情同意			
	手术治疗			
	其他	☐ 根据引流量拔除引流管 ☐ 观察切口情况,是否存在渗出、红肿等情况 ☐ 观察体温、血压等 ☐ 复查血常规、CRP、IL-6、红细胞沉降率、生化	☐ 观察切口情况,是否存在渗出、红肿等情况 ☐ 复查双膝正、侧位 X 线片 ☐ 根据患者情况,如贫血严重及时输血,低蛋白、低钾血症及时补充蛋白、血钾 ☐ 开始主、被动功能康复练习	☐ 观察切口情况,是否存在渗出、红肿等情况 ☐ 复查血常规、CRP、IL-6、红细胞沉降率、生化(如贫血严重及时输血,低蛋白、低钾血症及时补充蛋白、血钾) ☐ 指导患者下床,进行主、被动功能康复练习和步行练习

（续　表）

重点医嘱	长期医嘱	护理医嘱	□ 骨科术后护理常规 □ 一级或二级护理	□ 骨科术后护理常规 □ 二级护理	
		处置医嘱	□ 抬高患肢 □ 使用抗血栓弹力带 □ 观察患肢感觉及血液循环 □ 更换切口引流袋并记录量		
		膳食医嘱	□ 饮食医嘱（普食/半流食/流食/糖尿病饮食/低盐、低脂饮食）		
		药物医嘱	□ 抗生素 □ 术后抗凝 □ 镇痛 □ 保胃	□ 抗生素 □ 术后抗凝	□ 抗生素 □ 术后抗凝
	临时医嘱	检查检验	□ 复查血常规、CRP、IL-6、红细胞沉降率、生化	□ 复查膝关节正、侧位X线片	□ 复查血常规、CRP、IL-6、红细胞沉降率、生化
		药物医嘱	□ 镇吐 □ 补钾（必要时） □ 补白蛋白（必要时） □ 输血（必要时）	□ 镇痛（必要时） □ 补钾（必要时） □ 补白蛋白（必要时） □ 输血（必要时）	□ 镇痛（必要时） □ 补钾（必要时） □ 补白蛋白（必要时） □ 输血（必要时）
		手术医嘱			
		处置医嘱	□ 大换药（必要时） □ 拔除切口引流（必要时） □ 拔除导尿管（必要时）	□ 大换药（必要时） □ 功能锻炼	□ 大换药（必要时） □ 功能锻炼
主要护理工作		健康宣教	□ 告知护理风险 □ 进行压疮预防知识宣教	□ 压疮预防知识宣教 □ 跌倒预防知识宣教	
		护理处置	□ 按一级护理要求完成基础护理项目 □ 监测生命体征 □ 留取标本 □ 观察切口疼痛情况、检测镇痛泵运转情况 □ 观察静脉输液情况 □ 观察留置尿管引流情况 □ 妥善固定各类管道 □ 观察切口引流情况，并记录引流量及性状 □ 观察切口敷料，有渗出时报告医师处理 □ 术后心理与生活护理	□ 按护理等级完成基础护理项目 □ 监测生命体征 □ 观察切口疼痛情况、检测镇痛泵运转情况 □ 观察静脉输液情况 □ 妥善固定各类管道 □ 观察切口敷料，有渗出时报告医师处理，观察患者情况 □ 提供基础护理服务 □ 术后心理与生活护理	□ 按护理等级完成基础护理项目 □ 根据排便情况采取通便措施 □ 留取标本 □ 观察切口敷料，有渗出时报告医师处理 □ 观察静脉输液情况，停用镇痛泵 □ 术后心理与生活护理

主要护理工作	护理评估	□ 评估患肢感觉、运动情况，有异常时立即报告医师处理 □ 评估压疮风险	□ 评估患肢感觉、运动情况，有异常时立即报告医师处理 □ 评估跌倒风险 □ 评估压疮风险	□ 评估患肢感觉、运动情况，有异常时立即报告医师处理 □ 评估跌倒风险 □ 评估压疮风险
	专科护理	□ 指导患者术后体位摆放及功能锻炼 □ 指导患者正确使用抗血栓压力带 □ 指导患者进行自主排尿训练 □ 指导患者进行股四头肌静止收缩及踝关节运动 □ 指导患者进行床上翻身 □ 指导患者卧床期间患肢保持过伸位 □ 进行防压疮护理	□ 指导患者术后体位摆放及功能锻炼 □ 指导患者正确使用抗血栓压力带 □ 指导患者进行自主排尿训练 □ 指导患者进行股四头肌静止收缩及踝关节运动 □ 指导患者进行床上翻身 □ 指导患者卧床期间患肢保持过伸位 □ 防压疮护理 □ 指导患者正确使用助行器	□ 指导患者正确使用抗血栓压力带 □ 指导患者进行股四头肌静止收缩及踝关节运动 □ 指导患者进行膝关节屈、伸运动 □ 指导患者利用助行器下床活动 □ 防压疮护理 □ 防跌倒护理 □ 指导患者正确使用助行器
	饮食指导	□ 根据医嘱通知配餐员准备膳食 □ 协助进餐	□ 协助进餐	□ 协助进餐
	活动体位			
病情变异记录		□ 无　　□ 有，原因： □ 患者　□ 疾病　□ 医疗 □ 护理　□ 保障　□ 管理	□ 无　　□ 有，原因： □ 患者　□ 疾病　□ 医疗 □ 护理　□ 保障　□ 管理	□ 无　　□ 有，原因： □ 患者　□ 疾病　□ 医疗 □ 护理　□ 保障　□ 管理

护士签名	白班	小夜班	大夜班	白班	小夜班	大夜班	白班	小夜班	大夜班

医师签名			

时间		住院第 7 天（术后第 4 天）	住院第 8 天（出院日）
主要诊疗工作	制度落实	□ 上级医师查房（主管医师每天查房） □ 专科医师会诊（必要时）	□ 上级医师查房（主管、主诊医师查房）进行手术及切口评估，确定有无手术并发症和切口愈合不良情况，明确是否出院
	病情评估		
	病历书写	□ 出院前 1 天有上级医师指示出院的病程记录	□ 出院当天病程记录（由上级医师指示出院） □ 出院后 24 小时内完成出院记录 □ 出院后 24 小时内完成病案首页 □ 开具出院介绍信 □ 开具诊断证明书

主要诊疗工作	知情同意			☐ 向患者交代出院后的注意事项（复诊的时间、地点,发生紧急情况时处理方法等）
	手术治疗			
	其他		☐ 观察切口情况,是否存在渗出、红肿等情况 ☐ 根据患者情况,如贫血严重及时输血,低蛋白、低钾血症及时补充蛋白、血钾 ☐ 继续主、被动功能康复练习和步行练习	☐ 复查血常规、CRP、IL-6、红细胞沉降率、生化 ☐ 出院带药 ☐ 嘱患者拆线换药（根据出院时间决定） ☐ 门诊复查 ☐ 如有不适,随时复诊
重点医嘱	长期医嘱	护理医嘱		
		处置医嘱		
		膳食医嘱		
		药物医嘱	☐ 抗生素 ☐ 术后抗凝	
	临时医嘱	检查检验		☐ 复查血常规、CRP、IL-6、红细胞沉降率、生化
		药物医嘱	☐ 镇痛（必要时） ☐ 补钾（必要时） ☐ 补白蛋白（必要时） ☐ 输血（必要时）	
		手术医嘱		
		处置医嘱	☐ 大换药（必要时） ☐ 功能锻炼	☐ 大换药 ☐ 出院
主要护理工作	健康宣教			☐ 告知患者必须在他人的协助下方可下床活动 ☐ 向患者讲解适当控制体重的意义 ☐ 向患者讲解人工全膝关节置换术后的注意事项
	护理处置		☐ 按护理等级完成基础护理项目 ☐ 根据排便情况采取通便措施 ☐ 观察切口敷料,有渗出时报告医师处理 ☐ 术后心理与生活护理	☐ 按护理等级完成基础护理项目 ☐ 观察切口敷料,有渗出时报告医师处理 ☐ 观察患者情况 ☐ 协助患者办理出院手续 ☐ 指导并监督患者活动 ☐ 整理床单位

（续　表）

主要护理工作	风险评估	□ 评估患肢感觉、运动情况,有异常时立即报告医师处理 □ 评估跌倒风险 □ 评估压疮风险	□ 评估患肢感觉、运动情况,有异常时立即报告医师处理 □ 评估跌倒风险 □ 评估压疮风险
	专科护理	□ 指导患者正确使用抗血栓压力带 □ 指导患者进行股四头肌静止收缩及踝关节运动 □ 指导患者进行膝关节屈、伸运动 □ 指导患者利用助行器下床活动 □ 防压疮护理 □ 防跌倒护理 □ 指导患者正确使用助行器	□ 指导患者进行膝关节屈、伸运动 □ 指导患者利用助行器下床活动 □ 告知患者出院后注意事项并附书面出院指导
	饮食指导		
	活动体位		
病情变异记录		□ 无　　□ 有,原因: □ 患者　□ 疾病　□ 医疗 □ 护理　□ 保障　□ 管理	□ 无　　□ 有,原因: □ 患者　□ 疾病　□ 医疗 □ 护理　□ 保障　□ 管理
护士签名		白班　｜小夜班｜　大夜班	白班　｜小夜班｜　大夜班
医师签名			

第十节　双膝关节大骨节病同期行双侧全膝关节置换术临床路径

一、双膝关节大骨节病同期行双侧全膝关节置换术临床路径标准住院流程

(一)适用对象

第一诊断为双膝关节大骨节病(ICD-10:M12.101 伴 M17.001)同期行双侧全膝关节置换术(ICD-9-CM-3:81.5402)的患者。

(二)诊断依据

根据《临床诊疗指南·骨科分册》(中华医学会编著,人民卫生出版社),《实用骨科学》(人民军医出版社,第 4 版,2012 年),《外科学》(临床医学专用)(人民卫生出版社,第 8 版,2013年)。

1. **病史**　大骨节病病史,膝关节疼痛多年,渐进性加重,影响日常生活。

2. **体格检查**　膝关节疼痛、出现明显屈曲挛缩及内翻或者外翻畸形,膝关节活动度不同程度受限,多数患者存在膝关节内翻畸形且合并踝关节的病变。部分患者存在关节外畸形、骨折畸形愈合,严重的骨质疏松症。

3. **辅助检查**　膝关节负重位 X 线片可见内侧、外侧或双侧关节间隙明显变窄或消失,伴有骨质增生。侧位片可见髌骨关节病变。

(三)治疗方案的选择及依据

根据《临床诊疗指南·骨科分册》(中华医学会编著,人民卫生出版社),《实用骨科学》(人民军医出版社,第 4 版,2012 年),《坎贝尔骨科手术学》(人民军医出版社,第 12 版,2013 年)。

1. 无全身或局部的近期感染。

2. 无严重的合并症。

3. 术前生活质量及活动水平评估。

(四)标准住院天数

8 天。

(五)进入路径标准

1. 第一诊断必须符合双膝关节大骨节病(ICD-10:M12.101 伴 M17.001)。

2. 年龄:18-70 岁。

3. 当患有其他疾病时,但在住院期间不需要特殊处理也不影响第一诊断的临床路径流程实施时,可以进入路径。

(六)术前准备 2 天

1. **术前评估**　术前完成术前病情评估,完成必要的检查,做出术前小结、术前讨论。

(1)必需的检查项目:①血常规、尿常规、粪常规。②生化。③红细胞沉降率、C 反应蛋白、白细胞介素-6。④凝血功能。⑤感染性疾病筛查(乙肝、丙肝、艾滋病、梅毒等)。⑥血型。⑦胸部正位 X 线片、心电图。⑧双侧膝关节正、侧位及髌骨轴位 X 线片。⑨负重位双下肢全长 X 线片。

(2)根据患者病情可选择:①超声心动图。②术前配血。③有相关疾病者及时请相关科室医师会诊。④风湿科会诊。

(3)营养评估:根据《解放军总医院新住院患者营养风险筛查表(NRS-2002)》为新住院患者进行营养评估,评分≥3 分患者给予处置,必要时申请营养科医师会诊。

(4)心理评估:根据新住院患者情况申请心理科医师会诊。

(5)疼痛评估:根据《VAS 评分》实施疼痛评估,评分＞7 分患者给予处置,必要时请疼痛科医师会诊。

(6)康复评估:根据《住院患者康复筛查和评估表》在新住院患者住院后 24 小时内进行康复筛查和评估。任何一项结果为"是",则申请康复科医师会诊。

(7)深静脉血栓栓塞症风险评估:根据专科《深静脉血栓栓塞症评估量表》在新住院患者住院后 24 小时内进行风险筛查和评估,风险结果为"高危"的,则申请血管外科或介入导管室医师会诊。

(8)膝关节功能评分:根据《Harris 膝关节评分表》在新住院患者住院后 24 小时内进行膝关节功能评分。

2.术前准备

(1)术前谈话:术者应在术前 1 天与患者及其家属谈话,告知手术方案、相关风险、用血计划、术后转归、置入材料、手术费用和患者及其家属权益,并履行书面知情同意手续。告知高值耗材的使用及费用。

(2)术前用药:阿司匹林、氯吡格雷等长效抗凝药物改为短效低分子肝素钙,术前 1 周停用柳氮磺吡啶、羟氯喹等免疫抑制药,长期使用激素的患者需行术前、术中、术后的激素替代治疗。

(3)通知手术室:准备手术间、手术药品、手术物品及特殊耗材。

(4)护士做心理护理、交代注意事项:防压疮、防跌倒、指导患者戒烟等,进行术后康复宣教。

(5)手术部位标识:术者、一助或经治医师在术前 1 天应对手术部位做体表标识,急诊手术由接诊医师或会诊外科医师标记,标记过程应有责任护士、患者及其家属共同参与,并记入手术安排表。

(6)术前 1 天麻醉医师访视:制订麻醉计划、完成评估、确定麻醉方式,并记入《麻醉术前访视记录》,告知患者及其家属麻醉适应证、麻醉目的、风险、可能出现的情况及其处理原则、替代方案等,签署《麻醉知情同意书》并归入病历。

(七)药品选择及使用时机

1.抗生素　预防性抗生素选择第二代头孢、第三代头孢或万古霉素(青霉素、头孢过敏者;有感染诱因者)。

2.使用时机　手术当日、术后预防性使用 5 天。

(八)手术日为住院第 3 天

1.手术安全核对　患者入手术间后由手术医师、麻醉医师、巡回护士和患者本人共同核对患者身份、手术部位与标识、手术方式。手术医师、麻醉医师、巡回护士三方按《手术安全核对表》逐项核对,共同签名。

2.麻醉方式　神经阻滞麻醉、椎管内麻醉或全身麻醉。

3.手术方式　全膝关节置换术。

4.手术内置物　人工膝关节假体、骨水泥、钢丝、松质骨或皮质骨螺钉,必要时使用钢板。

5.输血　视术中出血情况而定。

6.经治医师或手术医师　应即刻完成术后首次病程记录,观察术后患者病情变化。

(九)术后住院恢复 5 天

1.必需的复查项目:血常规、红细胞沉降率、C 反应蛋白、白细胞介素-6、血生化(蛋白、肝功能、肾功能、电解质)。

2.双膝正、侧位 X 线片。

3.必要时查血气分析、D-Dimer、双下肢深静脉彩超/CTPA。

4.术后处理

(1)抗生素:预防性抗生素选择第二代头孢、第三代头孢或万古霉素(青霉素、头孢过敏者;

有感染诱因者)。

(2)术后预防静脉血栓栓塞症处理:肌内注射低分子肝素或口服利伐沙班。

(3)术后康复:术后 1 天拔除引流管,术后第 2 天行膝关节正、侧位 X 线检查,然后开始主动和被动肌肉功能及活动度锻炼,并扶助行器下床行走,3～5 天关节活动度应超过 100°。

(4)术后镇痛:口服非甾体抗炎镇痛药,可同时加用阿片类镇痛药、镇痛泵。

5. 术者在术后 24 小时内完成手术记录,特殊情况可由一助完成,术者签名确认并归入病历。

6. 上级医师在术后 3 天内至少查房 1 次,根据术中和术后情况修订术后康复计划。

7. 麻醉医师术后 3 天内访视患者,如有特殊情况应详细记录,及时与手术医师或重症监护室医师沟通并迅速处理。

8. 术后护理

(1)按照护理等级进行日常护理,监测患者生命体征,观察引流管引流情况、切口敷料有无渗出。

(2)观察患肢疼痛情况,患肢感觉运动状况。

(3)指导患者术后体位摆放及功能锻炼:患肢要保持过伸位、指导床上翻身(撤去患肢下枕头挪至健侧,指导并帮助患者手扶拉环向健侧翻身)、进行股四头肌静止收缩及踝关节屈伸运动、膝关节屈伸运动。

(4)指导患者正确使用抗血栓压力带、掌握床上排便排尿(使用便器)方法、进行自主排尿训练、使用助行器下床训练,防跌倒、防压疮护理等。

(十)出院标准

1. 体温正常,常规检验指标无明显异常,红细胞沉降率、CRP 指标下降。

2. 切口愈合良好:引流管拔除,切口无感染征象(可在门诊处理的切口)、无皮瓣坏死,无不良渗出以及渗液。

3. 膝关节功能改善,康复锻炼后关节畸形得以纠正,可以依据康复医师的指导自行进行康复锻炼。

4. 不需要住院处理的并发症和(或)合并症。

(十一)变异及原因分析

1. 内科合并症　晚期强直性脊柱炎累及双膝的患者常合并较差的营养状况,呼吸循环功能较差,围术期需要详细检查内科情况并请相关科室会诊,术前准备时间需延长;同时加用相关药物,将增加住院费用。

2. 围术期并发症　患者骨质条件、畸形类型、关节炎病变的严重程度有差异,有可能出现手术相关并发症,如骨折、韧带损伤、神经血管损伤、深静脉血栓形成、感染等。术中无法完全矫正的畸形,术后需要延长下床和康复时间,可能造成住院天数延长和费用增加。

3. 人工膝关节假体的选择　目前可供选择的人工膝关节假体较多,大骨节病患者畸形不同程度以及类型,假体的选择多样化,且可能存在定制假体的可能,导致住院费用存在差异。

二、双膝关节大骨节病同期行双侧全膝关节置换术临床路径表单

适用对象	第一诊断为双膝关节大骨节病(ICD-10:M12.101 伴 M17.001) 同期行双侧全膝关节置换术(ICD-9-CM-3:81.5402)的患者		
患者基本信息	姓名:_____　性别:____　年龄:___ 门诊号:_____　住院号:_____　过敏史:_____ 住院日期:___年__月__日　出院日期:___年__月__日		住院天数:8 天
时间	住院第 1 天	住院第 2 天(术前日)	住院第 3 天(手术日)
主要诊疗工作 / 制度落实	□ 住院 2 小时内经治或值班医师完成接诊 □ 住院后 24 小时内主管医师完成检诊 □ 专科医师会诊(必要时)	□ 经治医师查房(早、晚) □ 主诊医师查房 □ 完成术前准备 □ 组织术前讨论 □ 手术部位标识	□ 手术安全核查
病情评估	□ 经治医师询问病史及体格检查 □ 心理评估 □ 营养评估 □ 疼痛评估 □ 康复评估 □ 深静脉血栓栓塞症风险评估 □ 完成膝关节功能评分		
病历书写	□ 住院 8 小时内完成首次病程记录 □ 住院 24 小时内完成住院记录	□ 完成主管医师查房记录 □ 完成主诊医师查房记录 □ 完成术前讨论、术前小结	□ 术者或一助术后 24 小时内完成手术记录(术者签名) □ 术后即刻完成术后首次病程记录
知情同意	□ 病情告知 □ 患者及其家属签署授权委托书 □ 患者及其家属在住院记录单上签名	□ 术者术前谈话,告知患者及其家属病情和围术期注意事项,签署手术知情同意书、授权委托书、自费用品协议书(必要时)、军人目录外耗材审批单(必要时)、输血同意书等	□ 告知患者及其家属手术过程概况及术后注意事项
手术治疗		□ 预约手术	□ 实施手术(手术安全核查记录、手术清点记录)
其他	□ 及时通知上级医师检诊 □ 经治医师检查整理病历资料	□ 检查住院押金使用情况	□ 术后病情交接 □ 观察手术切口及周围情况

重点医嘱	长期医嘱	护理医嘱	□ 按骨科护理常规 □ 二级或三级护理		□ 按骨术后护理常规 □ 一级护理
		处置医嘱			□ 持续心电、血压、呼吸、血氧饱和度监测 □ 留置导尿并记录量 □ 留置切口引流并记录量 □ 持续低流量吸氧
		膳食医嘱	□ 普食 □ 糖尿病饮食 □ 低盐、低脂饮食 □ 低盐、低脂糖尿病饮食	□ 禁食、禁水（22:00 时后）	
		药物医嘱	□ 自带药（必要时）		□ 镇痛 □ 消肿 □ 镇吐、保胃 □ 抗生素 □ 抗凝
	临时医嘱	检查检验	□ 血常规（含 CRP＋IL-6） □ 尿常规 □ 粪常规 □ 凝血四项 □ 血清术前八项 □ 红细胞沉降率 □ 血型 □ 胸部正位 X 线片 □ 心电图检查（多导） □ 双膝负重正、侧位和下肢全长 X 线片 □ 肺功能（必要时） □ 超声心动图（必要时）		
		药物医嘱		□ 抗生素（视病情）	
		手术医嘱		□ 常规准备明日在神经阻滞麻醉/椎管内麻醉/全身麻醉下行人工全膝关节置换术	
		处置医嘱	□ 静脉抽血	□ 备血 □ 备皮（＞30cm²）	□ 输血（视病情） □ 补液（视病情） □ 拔除导尿管（必要时）

主要护理工作	健康宣教	□ 住院宣教（住院环境、规章制度） □ 进行护理安全指导 □ 进行等级护理、活动范围指导 □ 进行饮食指导 □ 进行关于疾病知识的宣教 □ 检查、检验项目的目的和意义	□ 术前宣教	□ 术后宣教 □ 术后心理疏导 □ 指导术后康复训练 □ 指导术后注意事项
	护理处置	□ 患者身份核对 □ 佩戴腕带 □ 建立住院病历，通知医师 □ 住院介绍：介绍责任护士，病区环境、设施、规章制度、基础护理服务项目 □ 询问病史，填写护理记录单首页 □ 观察病情 □ 监测基本生命体征 □ 抽血、留取标本 □ 心理与生活护理 □ 根据评估结果采取相应护理措施 □ 通知检查项目及检查注意事项	□ 术前患者准备（术前沐浴、更衣、备皮） □ 检查术前物品准备 □ 指导患者准备术后所需用品，贵重物品交由其家属保管 □ 指导患者进行肠道准备并检查准备效果 □ 告知入手术室前取下活动义齿 □ 监测基本生命体征 □ 备血、皮试	□ 晨起监测生命体征并记录 □ 确认无上呼吸道感染症状，确认无月经来潮 □ 与手术室护士交接病历、影像资料、术中带药等 □ 术前补液（必要时） □ 嘱患者入手术室前膀胱排空 □ 与手术室护士交接 □ 术后监测生命体征 □ 术后心电监护 □ 各类管道护理 □ 术后心理与生活护理
	风险评估	□ 一般评估：生命体征、神志、皮肤、药物过敏史等 □ 专科评估：生活自理能力、患肢屈曲、伸直功能，足背动脉搏动、皮肤温度、指（趾）端末梢感觉情况 □ 风险评估：评估有无跌倒、坠床、压疮风险 □ 心理评估 □ 营养评估 □ 疼痛评估 □ 康复评估	□ 评估患者心理状态	□ 评估意识情况 □ 评估切口疼痛情况 □ 评估术侧足背动脉搏动、肢体皮肤颜色、温度变化、肢体感觉运动情况，并采取相应护理措施 □ 风险评估：评估有无跌倒、坠床、压疮、导管滑脱、液体外渗的风险
	专科护理	□ 观察患肢情况 □ 指导功能锻炼 □ 指导助行器及双拐的使用方法 □ 指导患者戒烟（必要时）	□ 指导患者掌握床上翻身方法 □ 指导患者掌握床上排尿、排便（使用便器）方法	□ 与手术室护士共同评估皮肤、切口敷料、输液及引流情况 □ 指导患者进行股四头肌静止收缩及踝关节运动 □ 指导患者掌握床上排尿、排便（使用便器）方法

（续 表）

主要护理工作	饮食指导	□ 根据医嘱通知配餐员准备膳食 □ 协助进餐	□ 通知患者 22:00 时后禁食、禁水	□ 禁食、禁水,口干时协助湿润口唇 □ 排气后指导患者间断、少量饮用温开水
	活动体位	□ 根据护理等级指导活动		□ 根据手术及麻醉方式安置合适体位,术肢保持过伸位 □ 指导患者掌握床上翻身方法
	洗浴要求	□ 协助患者洗澡、更换病号服	□ 协助患者晨、晚间护理	
病情变异记录		□ 无　　□ 有,原因: □ 患者　□ 疾病　□ 医疗 □ 护理　□ 保障　□ 管理	□ 无　　□ 有,原因: □ 患者　□ 疾病　□ 医疗 □ 护理　□ 保障　□ 管理	□ 无　　□ 有,原因: □ 患者　□ 疾病　□ 医疗 □ 护理　□ 保障　□ 管理
护士签名		白班　小夜班　大夜班	白班　小夜班　大夜班	白班　小夜班　大夜班
医师签名				

	时间	住院第 4 天(术后第 1 天)	住院第 5 天(术后第 2 天)	住院第 6 天(术后第 3 天)
主要诊疗工作	制度落实	□ 手术医师查房 □ 专科医师会诊(必要时)		□ 主诊医师查房
	病情评估			
	病历书写	□ 术后首日病程记录	□ 术后次日病程记录	□ 术后 3 天病程记录
	知情同意			
	手术治疗			
	其他	□ 根据引流量拔除引流管 □ 观察切口情况,是否存在渗出、红肿等情况 □ 观察体温、血压等 □ 复查血常规、CRP、IL-6、红细胞沉降率、生化	□ 观察切口情况,是否存在渗出、红肿等情况 □ 复查双膝正、侧位 X 线片 □ 根据患者情况,如贫血严重及时输血,低蛋白、低钾血症及时补充蛋白、血钾 □ 开始主、被动功能康复练习	□ 观察切口情况,是否存在渗出、红肿等情况 □ 复查血常规、CRP、IL-6、红细胞沉降率、生化(如贫血严重及时输血,低蛋白、低钾血症及时补充蛋白、血钾) □ 指导患者下床,进行主、被动功能康复练习和步行练习

（续　表）

重点医嘱	长期医嘱	护理医嘱	□ 骨科术后护理常规 □ 一级或二级护理	□ 骨科术后护理常规 □ 二级护理	
		处置医嘱	□ 抬高患肢 □ 使用抗血栓弹力带 □ 观察患肢感觉及血液循环 □ 更换切口引流袋并记录量		
		膳食医嘱	□ 饮食医嘱（普食/半流食/ 流食/糖尿病饮食/低盐、 低脂饮食）		
		药物医嘱	□ 抗生素 □ 术后抗凝 □ 镇痛 □ 保胃	□ 抗生素 □ 术后抗凝	□ 抗生素 □ 术后抗凝
	临时医嘱	检查检验	□ 复查血常规、CRP、IL-6、 红细胞沉降率、生化	□ 复查膝关节正、侧位 X 线 片	□ 复查血常规、CRP、 IL-6、红细胞沉降率、 生化
		药物医嘱	□ 镇吐 □ 补钾（必要时） □ 补白蛋白（必要时） □ 输血（必要时）	□ 镇痛（必要时） □ 补钾（必要时） □ 补白蛋白（必要时） □ 输血（必要时）	□ 镇痛（必要时） □ 补钾（必要时） □ 补白蛋白（必要时） □ 输血（必要时）
		手术医嘱			
		处置医嘱	□ 大换药（必要时） □ 拔除切口引流（必要时） □ 拔除导尿管（必要时）	□ 大换药（必要时） □ 功能锻炼	□ 大换药（必要时） □ 功能锻炼
主要护理工作		健康宣教	□ 告知护理风险 □ 进行压疮预防知识宣教	□ 压疮预防知识宣教 □ 跌倒预防知识宣教	
		护理处置	□ 按一级护理要求完成基 础护理项目 □ 监测生命体征 □ 留取标本 □ 观察切口疼痛情况、检测 镇痛泵运转情况 □ 观察静脉输液情况 □ 观察留置尿管引流情况 □ 妥善固定各类管道 □ 观察切口引流情况，并记 录引流量及性状 □ 观察切口敷料，有渗出时 报告医师处理 □ 术后心理与生活护理	□ 按护理等级完成基础护 理项目 □ 监测生命体征 □ 观察切口疼痛情况、检测 镇痛泵运转情况 □ 观察静脉输液情况 □ 妥善固定各类管道 □ 观察切口敷料，有渗出时 报告医师处理，观察患者 情况 □ 提供基础护理服务 □ 术后心理与生活护理	□ 按护理等级完成基础 护理项目 □ 根据排便情况采取通 便措施 □ 留取标本 □ 观察切口敷料，有渗 出时报告医师处理 □ 观察静脉输液情况， 停用镇痛泵 □ 术后心理与生活护理

（续　表）

主要护理工作	护理评估	☐ 评估患肢感觉、运动情况,有异常时立即报告医师处理 ☐ 评估压疮风险	☐ 评估患肢感觉、运动情况,有异常时立即报告医师处理 ☐ 评估跌倒风险 ☐ 评估压疮风险	☐ 评估患肢感觉、运动情况,有异常时立即报告医师处理 ☐ 评估跌倒风险 ☐ 评估压疮风险
	专科护理	☐ 指导患者术后体位摆放及功能锻炼 ☐ 指导患者正确使用抗血栓压力带 ☐ 指导患者进行自主排尿训练 ☐ 指导患者进行股四头肌静止收缩及踝关节运动 ☐ 指导患者进行床上翻身 ☐ 指导患者卧床期间患肢保持过伸位 ☐ 进行防压疮护理	☐ 指导患者术后体位摆放及功能锻炼 ☐ 指导患者正确使用抗血栓压力带 ☐ 指导患者进行自主排尿训练 ☐ 指导患者进行股四头肌静止收缩及踝关节运动 ☐ 指导患者进行床上翻身 ☐ 指导患者卧床期间患肢保持过伸位 ☐ 防压疮护理 ☐ 指导患者正确使用助行器	☐ 指导患者正确使用抗血栓压力带 ☐ 指导患者进行股四头肌静止收缩及踝关节运动 ☐ 指导患者进行膝关节屈、伸运动 ☐ 指导患者利用助行器下床活动 ☐ 防压疮护理 ☐ 防跌倒护理 ☐ 指导患者正确使用助行器
	饮食指导	☐ 根据医嘱通知配餐员准备膳食 ☐ 协助进餐	☐ 协助进餐	☐ 协助进餐
	活动体位			
病情变异记录		☐ 无　　☐ 有,原因: ☐ 患者　☐ 疾病　☐ 医疗 ☐ 护理　☐ 保障　☐ 管理	☐ 无　　☐ 有,原因: ☐ 患者　☐ 疾病　☐ 医疗 ☐ 护理　☐ 保障　☐ 管理	☐ 无　　☐ 有,原因: ☐ 患者　☐ 疾病　☐ 医疗 ☐ 护理　☐ 保障　☐ 管理
护士签名		白班　　小夜班　　大夜班	白班　　小夜班　　大夜班	白班　　小夜班　　大夜班
医师签名				

时间		住院第 7 天(术后第 4 天)	住院第 8 天(出院日)
主要诊疗工作	制度落实	☐ 上级医师查房(主管医师每天查房) ☐ 专科医师会诊(必要时)	☐ 上级医师查房(主管、主诊医师查房)进行手术及切口评估,确定有无手术并发症和切口愈合不良情况,明确是否出院
	病情评估		
	病历书写	☐ 出院前 1 天有上级医师指示出院的病程记录	☐ 出院当天病程记录(由上级医师指示出院) ☐ 出院后 24 小时内完成出院记录 ☐ 出院后 24 小时内完成病案首页 ☐ 开具出院介绍信 ☐ 开具诊断证明书

主要诊疗工作	知情同意		□ 向患者交代出院后的注意事项（复诊的时间、地点，发生紧急情况时处理方法等）
	手术治疗		
	其他	□ 观察切口情况，是否存在渗出、红肿等情况 □ 根据患者情况，如贫血严重及时输血，低蛋白、低钾血症及时补充蛋白、血钾 □ 继续主、被动功能康复练习和步行练习	□ 复查血常规、CRP、IL-6、红细胞沉降率、生化 □ 出院带药 □ 嘱患者拆线换药（根据出院时间决定） □ 门诊复查 □ 如有不适，随时复诊
重点医嘱	长期医嘱	护理医嘱	
		处置医嘱	
		膳食医嘱	
		药物医嘱	□ 抗生素 □ 术后抗凝
	临时医嘱	检查检验	□ 复查血常规、CRP、IL-6、红细胞沉降率、生化
		药物医嘱	□ 镇痛（必要时） □ 补钾（必要时） □ 补白蛋白（必要时） □ 输血（必要时）
		手术医嘱	
		处置医嘱	□ 大换药（必要时） □ 功能锻炼	□ 大换药 □ 出院
主要护理工作	健康宣教		□ 告知患者必须在他人的协助下方可下床活动 □ 向患者讲解适当控制体重的意义 □ 向患者讲解人工全膝关节置换术后的注意事项
	护理处置		□ 按护理等级完成基础护理项目 □ 根据排便情况采取通便措施 □ 观察切口敷料，有渗出时报告医师处理 □ 术后心理与生活护理	□ 按护理等级完成基础护理项目 □ 观察切口敷料，有渗出时报告医师处理 □ 观察患者情况 □ 协助患者办理出院手续 □ 指导并监督患者活动 □ 整理床单位

（续　表）

主要护理工作	风险评估	□ 评估患肢感觉、运动情况，有异常时立即报告医师处理 □ 评估跌倒风险 □ 评估压疮风险		□ 评估患肢感觉、运动情况，有异常时立即报告医师处理 □ 评估跌倒风险 □ 评估压疮风险		
	专科护理	□ 指导患者正确使用抗血栓压力带 □ 指导患者进行股四头肌静止收缩及踝关节运动 □ 指导患者进行膝关节屈、伸运动 □ 指导患者利用助行器下床活动 □ 防压疮护理 □ 防跌倒护理 □ 指导患者正确使用助行器		□ 指导患者进行膝关节屈、伸运动 □ 指导患者利用助行器下床活动 □ 告知患者出院后注意事项并附书面出院指导		
	饮食指导					
	活动体位					
病情变异记录		□ 无　□ 有，原因： □ 患者　□ 疾病　□ 医疗 □ 护理　□ 保障　□ 管理		□ 无　□ 有，原因： □ 患者　□ 疾病　□ 医疗 □ 护理　□ 保障　□ 管理		
护士签名		白班	小夜班	大夜班	白班	小夜班	大夜班
医师签名						

第十一节　双膝关节强直同期行双侧全膝关节置换术临床路径

一、双膝关节强直同期行双侧全膝关节置换术临床路径标准住院流程

（一）适用对象

第一诊断为双膝关节强直（ICD-10：M24.661）行双侧全膝关节置换术（ICD-9-CM-3：81.5402）的患者。

（二）诊断依据

根据《临床诊疗指南·骨科分册》（中华医学会编著，人民卫生出版社），《实用骨科学》（人民军医出版社，第 4 版，2012 年），《外科学》（临床医学专用）（人民卫生出版社，第 8 版，2013 年）。

1. 病史　有引起膝关节强直的病史,创伤史、类风湿性关节炎、强直性脊柱炎等。膝关节在伸直位或屈曲位强直,严重影响日常生活。

2. 体格检查　膝关节伸直位或屈曲位强直,活动度消失。

3. 辅助检查　X 线可见相应改变(双膝关节正、侧位 X 线片,必要时行下肢全 X 线长)。

(三)治疗方案的选择及依据

根据《临床诊疗指南·骨科分册》(中华医学会编著,人民卫生出版社),《实用骨科学》(人民军医出版社,第 4 版,2012 年),《坎贝尔骨科手术学》(人民军医出版社,第 12 版,2013 年)。

1. 双膝关节强直诊断明确。

2. 关节疼痛、活动受限,明显影响生活质量。

3. 无全身或局部的近期感染。

4. 无严重的合并症。

5. 术前生活质量及活动水平评估及 HSS 评分。

(四)标准住院天数

8 天。

(五)进入路径标准

1. 第一诊断必须符合双膝关节强直(ICD-10:M24.661)。

2. 年龄:18—70 岁。

3. 拟同期行双侧人工全膝关节置换术。

4. 当患有其他疾病时,但在住院期间不需要特殊处理也不影响第一诊断的临床路径流程实施时,可以进入路径。

(六)术前准备 2 天

1. 术前评估　术前完成术前病情评估,完成必要的检查,做出术前小结、术前讨论。

(1)必需的检查项目:①血常规、尿常规、粪常规。②肝功能、肾功能、电解质、血糖、血脂。③红细胞沉降率、C 反应蛋白、白细胞介素-6。④凝血功能。⑤感染性疾病筛查(乙肝、丙肝、艾滋病、梅毒等)。⑥血型。⑦胸部正位 X 线片、心电图。⑧双侧膝关节正、侧位及双下肢全长 X 线片。

(2)根据患者病情可选择:①超声心动图、血气分析和肺功能。②腰椎或颈椎正、侧位 X 线片、MRI 检查(病史或体检提示有脊柱病变者)。③术前配血。④有相关疾病者及时请相关科室医师会诊。

(3)营养评估:根据《解放军总医院新住院患者营养风险筛查表(NRS-2002)》为新住院患者进行营养评估,评分≥3 分患者给予处置,必要时申请营养科医师会诊。

(4)心理评估:根据新住院患者情况申请心理科医师会诊。

(5)疼痛评估:根据《VAS 评分》实施疼痛评估,评分>7 分患者给予处置,必要时请疼痛科医师会诊。

(6)康复评估:根据《住院患者康复筛查和评估表》在新住院患者住院后 24 小时内进行康复筛查和评估。任何一项结果为"是",则申请康复科医师会诊。

(7)深静脉血栓栓塞症风险评估:根据专科《深静脉血栓栓塞症评估量表》在新住院患者住

院后 24 小时内进行风险筛查和评估,风险结果为"高危"的,则申请血管外科或介入导管室医师会诊。

(8)膝关节功能评分:根据《Harris 膝关节评分表》在新住院患者住院后 24 小时内进行膝关节功能评分。

2. 术前准备

(1)术前谈话:术者应在术前 1 天与患者及其家属谈话,告知手术方案、相关风险、用血计划、术后转归、置入材料、手术费用和患者及其家属权益,并履行书面知情同意手续。告知高值耗材的使用及费用。

(2)术前用药:抗血小板药物负荷应用。

(3)通知手术室:准备手术间、手术药品、手术物品及特殊耗材。

(4)护士做心理护理、交代注意事项:防压疮、防跌倒、指导患者戒烟等,进行术后康复宣教。

(5)手术部位标识:术者、一助或经治医师在术前 1 天应对手术部位做体表标识,急诊手术由接诊医师或会诊外科医师标记,标记过程应有责任护士、患者及其家属共同参与,并记入手术安排表。

(6)术前 1 天麻醉医师访视:制订麻醉计划、完成评估、确定麻醉方式,并记入《麻醉术前访视记录》,告知患者及其家属麻醉适应证、麻醉目的、风险、可能出现的情况及其处理原则、替代方案等,签署《麻醉知情同意书》并归入病历。

(七)药品选择及使用时机

1. 抗生素 按照《抗菌药物临床应用指导原则(2015 年版)》执行,预防性抗生素选择第二代头孢、第三代头孢或万古霉素(青霉素、头孢过敏者;有感染诱因者)。

2. 使用时机 手术当日、术后预防性使用 8 天。

(八)手术日为住院第 3 天

1. 手术安全核对 患者入手术间后由手术医师、麻醉医师、巡回护士和患者本人共同核对患者身份、手术部位与标识、手术方式。手术医师、麻醉医师、巡回护士三方按《手术安全核对表》逐项核对,共同签名。

2. 麻醉方式 神经阻滞麻醉、椎管内麻醉或全麻。

3. 手术方式 全膝关节置换术。

4. 手术内置物 人工膝关节假体、骨水泥。

5. 输血 视术中出血情况而定。

6. 经治医师或手术医师 应即刻完成术后首次病程记录,观察术后患者病情变化。

(九)术后住院恢复 5 天

1. 必需的复查项目:血常规、红细胞沉降率、C 反应蛋白、白细胞介素-6、血生化(蛋白、肝功能、肾功能、电解质)。

2. 双膝正、侧位 X 线片。

3. 必要时查血气分析、D-Dimer、双下肢深静脉彩超/CTPA。

4. 术后处理

(1)抗生素:按照《抗菌药物临床应用指导原则(2015 年版)》执行。

(2)术后预防静脉血栓栓塞症处理:肌内注射低分子肝素或口服利伐沙班。

（3）术后康复：术后即开始踝关节主动跖屈背伸锻炼、术后 3 天拔除引流管并行 X 线检查，然后主动和被动肌肉功能及活动度锻炼。

（4）术后镇痛：口服非甾体抗炎镇痛药、阿片类镇痛药、镇痛泵。

5. 术者在术后 24 小时内完成手术记录，特殊情况可由一助完成，术者签名确认并归入病历。

6. 上级医师在术后 3 天内至少查房 1 次，根据术中和术后情况修订术后治疗计划。

7. 麻醉医师术后 3 天内访视患者，如有特殊情况应详细记录，及时与手术医师或重症监护室医师沟通并迅速处理。

8. 术后护理

（1）按照护理等级进行日常护理，监测患者生命体征，观察引流管引流情况、切口敷料有无渗出。

（2）观察患肢疼痛情况，患肢感觉运动状况。

（3）指导患者术后体位摆放及功能锻炼：患肢要保持过伸位、进行股四头肌静止收缩及踝关节屈伸运动、膝关节屈伸运动。

（4）指导患者正确使用抗血栓压力带、掌握床上排便排尿（使用便器）方法、进行自主排尿训练、使用助行器下床训练，防跌倒、防压疮护理等。

（十）出院标准

1. 体温正常，常规检验指标无明显异常，血细胞沉降率、CRP 指标下降。

2. 切口愈合良好：引流管拔除，切口无感染征象（可以在门诊处理的切口）、无皮瓣坏死。

3. 膝关节功能改善。

4. 不需要住院处理的并发症和（或）合并症。

（十一）变异及原因分析

1. 内科合并症　患者常合并内科基础疾病，围术期需要详细检查内科情况并请相关科室会诊，术前准备时间需延长；同时使用相关药物，将增加住院费用。

2. 围术期并发症　患者骨质条件、畸形类型、关节炎病变的严重程度有差异，有可能出现手术相关并发症，如骨折、韧带损伤、神经血管损伤、深静脉血栓形成、感染等。术后需要延长下床和康复时间，可能造成住院天数延长和费用增加。

3. 人工膝关节假体的选择　目前可供选择的人工膝关节假体较多，适用于不同类型的关节病损，可导致住院费用存在差异。

二、双膝关节强直同期行双侧全膝关节置换术临床路径表单

适用对象	第一诊断为双膝关节强直(ICD-10:M24.661) 行双侧全膝关节置换术(ICD-9-CM-3:81.5402)的患者		
患者基本信息	姓名:_____ 性别:____ 年龄:____ 门诊号:_____ 住院号:_____ 过敏史:_____ 住院日期:____年__月__日 出院日期:____年__月__日		住院天数:8 天

时间		住院第 1 天	住院第 2 天(术前日)	住院第 3 天(手术日)
主要诊疗工作	制度落实	□ 住院 2 小时内经治或值班医师完成接诊 □ 住院后 24 小时内主管医师完成检诊 □ 专科医师会诊(必要时)	□ 经治医师查房(早、晚) □ 主诊医师查房 □ 完成术前准备 □ 组织术前讨论 □ 手术部位标识	□ 手术安全核查
	病情评估	□ 经治医师询问病史及体格检查 □ 心理评估 □ 营养评估 □ 疼痛评估 □ 康复评估 □ 深静脉血栓栓塞症风险评估 □ 完成膝关节功能评分		
	病历书写	□ 住院 8 小时内完成首次病程记录 □ 住院 24 小时内完成住院记录	□ 完成主管医师查房记录 □ 完成主诊医师查房记录 □ 完成术前讨论、术前小结	□ 术者或一助术后 24 小时内完成手术记录(术者签名) □ 术后即刻完成术后首次病程记录
	知情同意	□ 病情告知 □ 患者及其家属签署授权委托书 □ 患者及其家属在住院记录单上签名	□ 术者术前谈话,告知患者及其家属病情和围术期注意事项,签署手术知情同意书、授权委托书、自费用品协议书(必要时)、军人目录外耗材审批单(必要时)、输血同意书等	□ 告知患者及其家属手术过程概况及术后注意事项
	手术治疗		□ 预约手术	□ 实施手术(手术安全核查记录、手术清点记录)
	其他	□ 及时通知上级医师检诊 □ 经治医师检查整理病历资料	□ 检查住院押金使用情况	□ 术后病情交接 □ 观察手术切口及周围情况

长期医嘱	护理医嘱	□ 按骨科护理常规 □ 二级或三级护理		□ 按骨科术后护理常规 □ 一级护理
	处置医嘱			□ 持续心电、血压、呼吸、血氧饱和度监测 □ 留置导尿并记录量 □ 留置切口引流并记录量 □ 持续低流量吸氧
	膳食医嘱	□ 普食 □ 糖尿病饮食 □ 低盐、低脂饮食 □ 低盐、低脂糖尿病饮食	□ 禁食、禁水（22:00 时后）	
	药物医嘱	□ 自带药（必要时）		□ 镇痛 □ 消肿 □ 镇吐、保胃 □ 抗生素 □ 抗凝
重点医嘱	检查检验	□ 血常规（含 CRP＋IL-6） □ 尿常规 □ 粪常规 □ 凝血四项 □ 血清术前八项 □ 红细胞沉降率 □ 血型 □ 胸部正位 X 线片 □ 心电图检查（多导） □ 双膝负重正、侧位和下肢全长 X 线片 □ 肺功能（必要时） □ 超声心动图（必要时）		
	药物医嘱		□ 抗生素（视病情）	
	手术医嘱		□ 常规准备明日在神经阻滞麻醉/椎管内麻醉/全身麻醉下行人工全膝关节置换术	
	处置医嘱	□ 静脉抽血	□ 备血 □ 备皮（＞30cm²）	□ 输血（视病情） □ 补液（视病情） □ 拔除导尿管（必要时）

注：左侧"临时医嘱"跨越检查检验、药物医嘱、手术医嘱、处置医嘱四行。

主要护理工作	健康宣教	□ 住院宣教（住院环境、规章制度） □ 进行护理安全指导 □ 进行等级护理、活动范围指导 □ 进行饮食指导 □ 进行关于疾病知识的宣教 □ 检查、检验项目的目的和意义	□ 术前宣教	□ 术后宣教 □ 术后心理疏导 □ 指导术后康复训练 □ 指导术后注意事项
	护理处置	□ 患者身份核对 □ 佩戴腕带 □ 建立住院病历，通知医师 □ 住院介绍：介绍责任护士，病区环境、设施、规章制度、基础护理服务项目 □ 询问病史，填写护理记录单首页 □ 观察病情 □ 监测基本生命体征 □ 抽血、留取标本 □ 心理与生活护理 □ 根据评估结果采取相应护理措施 □ 通知检查项目及检查注意事项	□ 术前患者准备（术前沐浴、更衣、备皮） □ 检查术前物品准备 □ 指导患者准备术后所需用品，贵重物品交由其家属保管 □ 指导患者进行肠道准备并检查准备效果 □ 告知入手术室前取下活动义齿 □ 监测基本生命体征 □ 备血、皮试	□ 晨起监测生命体征并记录 □ 确认无上呼吸道感染症状，确认无月经来潮 □ 与手术室护士交接病历、影像资料、术中带药等 □ 术前补液（必要时） □ 嘱患者入手术室前膀胱排空 □ 与手术室护士交接 □ 术后监测生命体征 □ 术后心电监护 □ 各类管道护理 □ 术后心理与生活护理
	风险评估	□ 一般评估：生命体征、神志、皮肤、药物过敏史等 □ 专科评估：生活自理能力、患肢屈曲、伸直功能，足背动脉搏动、皮肤温度、指（趾）端末梢感觉情况 □ 风险评估：评估有无跌倒、坠床、压疮风险 □ 心理评估 □ 营养评估 □ 疼痛评估 □ 康复评估	□ 评估患者心理状态	□ 评估意识情况 □ 评估切口疼痛情况 □ 评估术侧足背动脉搏动、肢体皮肤颜色、温度变化、肢体感觉运动情况，并采取相应护理措施 □ 风险评估：评估有无跌倒、坠床、压疮、导管滑脱、液体外渗的风险
	专科护理	□ 观察患肢情况 □ 指导功能锻炼 □ 指导助行器及双拐的使用方法 □ 指导患者戒烟（必要时）	□ 指导患者掌握床上翻身方法 □ 指导患者掌握床上排尿、排便（使用便器）方法	□ 与手术室护士共同评估皮肤、切口敷料、输液及引流情况 □ 指导患者进行股四头肌静止收缩及踝关节运动 □ 指导患者掌握床上排尿、排便（使用便器）方法

（续 表）

主要护理工作	饮食指导	☐ 根据医嘱通知配餐员准备膳食 ☐ 协助进餐	☐ 通知患者 22：00 时后禁食、禁水	☐ 禁食、禁水，口干时协助湿润口唇 ☐ 排气后指导患者间断、少量饮用温开水
	活动体位	☐ 根据护理等级指导活动		☐ 根据手术及麻醉方式安置合适体位，术肢保持过伸位 ☐ 指导患者掌握床上翻身方法
	洗浴要求	☐ 协助患者洗澡、更换病号服	☐ 协助患者晨、晚间护理	
病情变异记录		☐ 无　　☐ 有,原因： ☐ 患者　☐ 疾病　☐ 医疗 ☐ 护理　☐ 保障　☐ 管理	☐ 无　　☐ 有,原因： ☐ 患者　☐ 疾病　☐ 医疗 ☐ 护理　☐ 保障　☐ 管理	☐ 无　　☐ 有,原因： ☐ 患者　☐ 疾病　☐ 医疗 ☐ 护理　☐ 保障　☐ 管理
护士签名		白班　　小夜班　　大夜班	白班　　小夜班　　大夜班	白班　　小夜班　　大夜班
医师签名				

	时间	住院第 4 天（术后第 1 天）	住院第 5 天（术后第 2 天）	住院第 6 天（术后第 3 天）
主要诊疗工作	制度落实	☐ 手术医师查房 ☐ 专科医师会诊（必要时）		☐ 主诊医师查房
	病情评估			
	病历书写	☐ 术后首日病程记录	☐ 术后次日病程记录	☐ 术后 3 天病程记录
	知情同意			
	手术治疗			
	其他	☐ 根据引流量拔除引流管 ☐ 观察切口情况,是否存在渗出、红肿等情况 ☐ 观察体温、血压等 ☐ 复查血常规、CRP、IL-6、红细胞沉降率、生化	☐ 观察切口情况,是否存在渗出、红肿等情况 ☐ 复查双膝正、侧位 X 线片 ☐ 根据患者情况,如贫血严重及时输血,低蛋白、低钾血症及时补充蛋白、血钾 ☐ 开始主、被动功能康复练习	☐ 观察切口情况,是否存在渗出、红肿等情况 ☐ 复查血常规、CRP、IL-6、红细胞沉降率、生化（如贫血严重及时输血,低蛋白、低钾血症及时补充蛋白、血钾） ☐ 指导患者下床,进行主、被动功能康复练习和步行练习

（续　表）

重点医嘱	长期医嘱	护理医嘱	□ 骨科术后护理常规 □ 一级或二级护理	□ 骨科术后护理常规 □ 二级护理	
		处置医嘱	□ 抬高患肢 □ 使用抗血栓弹力带 □ 观察患肢感觉及血液循环 □ 更换切口引流袋并记录量		
		膳食医嘱	□ 饮食医嘱（普食/半流食/流食/糖尿病饮食/低盐、低脂饮食）		
		药物医嘱	□ 抗生素 □ 术后抗凝 □ 镇痛 □ 保胃	□ 抗生素 □ 术后抗凝	□ 抗生素 □ 术后抗凝
	临时医嘱	检查检验	□ 复查血常规、CRP、IL-6、红细胞沉降率、生化	□ 复查膝关节正、侧位 X 线片	□ 复查血常规、CRP、IL-6、红细胞沉降率、生化
		药物医嘱	□ 镇吐 □ 补钾（必要时） □ 补白蛋白（必要时） □ 输血（必要时）	□ 镇痛（必要时） □ 补钾（必要时） □ 补白蛋白（必要时） □ 输血（必要时）	□ 镇痛（必要时） □ 补钾（必要时） □ 补白蛋白（必要时） □ 输血（必要时）
		手术医嘱			
		处置医嘱	□ 大换药（必要时） □ 拔除切口引流（必要时） □ 拔除导尿管（必要时）	□ 大换药（必要时） □ 功能锻炼	□ 大换药（必要时） □ 功能锻炼
主要护理工作		健康宣教	□ 告知护理风险 □ 进行压疮预防知识宣教	□ 压疮预防知识宣教 □ 跌倒预防知识宣教	
		护理处置	□ 按一级护理要求完成基础护理项目 □ 监测生命体征 □ 留取标本 □ 观察切口疼痛情况、检测镇痛泵运转情况 □ 观察静脉输液情况 □ 观察留置尿管引流情况 □ 妥善固定各类管道 □ 观察切口引流情况，并记录引流量及性状 □ 观察切口敷料，有渗出时报告医师处理 □ 术后心理与生活护理	□ 按护理等级完成基础护理项目 □ 监测生命体征 □ 观察切口疼痛情况、检测镇痛泵运转情况 □ 观察静脉输液情况 □ 妥善固定各类管道 □ 观察切口敷料，有渗出时报告医师处理，观察患者情况 □ 提供基础护理服务 □ 术后心理与生活护理	□ 按护理等级完成基础护理项目 □ 根据排便情况采取通便措施 □ 留取标本 □ 观察切口敷料，有渗出时报告医师处理 □ 观察静脉输液情况，停用镇痛泵 □ 术后心理与生活护理

（续　表）

主要护理工作	护理评估	□ 评估患肢感觉、运动情况,有异常时立即报告医师处理 □ 评估压疮风险	□ 评估患肢感觉、运动情况,有异常时立即报告医师处理 □ 评估跌倒风险 □ 评估压疮风险	□ 评估患肢感觉、运动情况,有异常时立即报告医师处理 □ 评估跌倒风险 □ 评估压疮风险
	专科护理	□ 指导患者术后体位摆放及功能锻炼 □ 指导患者正确使用抗血栓压力带 □ 指导患者进行自主排尿训练 □ 指导患者进行股四头肌静止收缩及踝关节运动 □ 指导患者进行床上翻身 □ 指导患者卧床期间患肢保持过伸位 □ 进行防压疮护理	□ 指导患者术后体位摆放及功能锻炼 □ 指导患者正确使用抗血栓压力带 □ 指导患者进行自主排尿训练 □ 指导患者进行股四头肌静止收缩及踝关节运动 □ 指导患者进行床上翻身 □ 指导患者卧床期间患肢保持过伸位 □ 防压疮护理 □ 指导患者正确使用助行器	□ 指导患者正确使用抗血栓压力带 □ 指导患者进行股四头肌静止收缩及踝关节运动 □ 指导患者进行膝关节屈、伸运动 □ 指导患者利用助行器下床活动 □ 防压疮护理 □ 防跌倒护理 □ 指导患者正确使用助行器
	饮食指导	□ 根据医嘱通知配餐员准备膳食 □ 协助进餐	□ 协助进餐	□ 协助进餐
	活动体位			
病情变异记录		□ 无　　□ 有,原因: □ 患者　□ 疾病　□ 医疗 □ 护理　□ 保障　□ 管理	□ 无　　□ 有,原因: □ 患者　□ 疾病　□ 医疗 □ 护理　□ 保障　□ 管理	□ 无　　□ 有,原因: □ 患者　□ 疾病　□ 医疗 □ 护理　□ 保障　□ 管理

护士签名	白班	小夜班	大夜班	白班	小夜班	大夜班	白班	小夜班	大夜班

医师签名									

	时间	住院第 7 天(术后第 4 天)	住院第 8 天(出院日)
主要诊疗工作	制度落实	□ 上级医师查房(主管医师每天查房) □ 专科医师会诊(必要时)	□ 上级医师查房(主管、主诊医师查房)进行手术及切口评估,确定有无手术并发症和切口愈合不良情况,明确是否出院
	病情评估		
	病历书写	□ 出院前 1 天有上级医师指示出院的病程记录	□ 出院当天病程记录(由上级医师指示出院) □ 出院后 24 小时内完成出院记录 □ 出院后 24 小时内完成病案首页 □ 开具出院介绍信 □ 开具诊断证明书

主要诊疗工作	知情同意		□ 向患者交代出院后的注意事项（复诊的时间、地点,发生紧急情况时处理方法等）
	手术治疗		
	其他	□ 观察切口情况,是否存在渗出、红肿等情况 □ 根据患者情况,如贫血严重及时输血,低蛋白、低钾血症及时补充蛋白、血钾 □ 继续主、被动功能康复练习和步行练习	□ 复查血常规、CRP、IL-6、红细胞沉降率、生化 □ 出院带药 □ 嘱患者拆线换药（根据出院时间决定） □ 门诊复查 □ 如有不适,随时复诊
重点医嘱	长期医嘱 护理医嘱		
	长期医嘱 处置医嘱		
	长期医嘱 膳食医嘱		
	长期医嘱 药物医嘱	□ 抗生素 □ 术后抗凝	
	临时医嘱 检查检验		□ 复查血常规、CRP、IL-6、红细胞沉降率、生化
	临时医嘱 药物医嘱	□ 镇痛（必要时） □ 补钾（必要时） □ 补白蛋白（必要时） □ 输血（必要时）	
	临时医嘱 手术医嘱		
	临时医嘱 处置医嘱	□ 大换药（必要时） □ 功能锻炼	□ 大换药 □ 出院
主要护理工作	健康宣教		□ 告知患者必须在他人的协助下方可下床活动 □ 向患者讲解适当控制体重的意义 □ 向患者讲解人工全膝关节置换术后的注意事项
	护理处置	□ 按护理等级完成基础护理项目 □ 根据排便情况采取通便措施 □ 观察切口敷料,有渗出时报告医师处理 □ 术后心理与生活护理	□ 按护理等级完成基础护理项目 □ 观察切口敷料,有渗出时报告医师处理 □ 观察患者情况 □ 协助患者办理出院手续 □ 指导并监督患者活动 □ 整理床单位

主要护理工作	风险评估	□ 评估患肢感觉、运动情况,有异常时立即报告医师处理 □ 评估跌倒风险 □ 评估压疮风险	□ 评估患肢感觉、运动情况,有异常时立即报告医师处理 □ 评估跌倒风险 □ 评估压疮风险
	专科护理	□ 指导患者正确使用抗血栓压力带 □ 指导患者进行股四头肌静止收缩及踝关节运动 □ 指导患者进行膝关节屈、伸运动 □ 指导患者利用助行器下床活动 □ 防压疮护理 □ 防跌倒护理 □ 指导患者正确使用助行器	□ 指导患者进行膝关节屈、伸运动 □ 指导患者利用助行器下床活动 □ 告知患者出院后注意事项并附书面出院指导
	饮食指导		
	活动体位		
病情变异记录		□ 无　　　□ 有,原因: □ 患者　□ 疾病　□ 医疗 □ 护理　□ 保障　□ 管理	□ 无　　　□ 有,原因: □ 患者　□ 疾病　□ 医疗 □ 护理　□ 保障　□ 管理
护士签名		白班	小夜班	大夜班	白班	小夜班	大夜班
医师签名			

第十二节　膝关节置换术后感染行清创、占位器置入术临床路径

一、膝关节置换术后感染行清创、占位器置入术临床路径标准住院流程

(一)适用对象

第一诊断为人工膝关节置换术后感染(ICD-10:T84.501 伴 Y83.105)行人工膝关节假体取出、占位器置入术(ICD-9-CM-3:84.5601 伴 80.8604)的患者。

(二)诊断依据

根据《临床诊疗指南·骨科分册》(中华医学会编著,人民卫生出版社),《实用骨科学》(人民军医出版社,第 4 版,2012 年),《外科学》(临床医学专用)(人民卫生出版社,第 8 版,2013 年)。

1. 病史　人工膝关节置换手术史,关节部位红肿、疼痛,伴或不伴窦道形成。

2. 体格检查　关节活动疼痛,膝关节局部皮温可增高,关节活动范围减小,部分病例可见皮肤窦道。

3. 化验检查　红细胞沉降率、C反应蛋白升高。

4. 细菌培养　关节液细菌培养有细菌生长。

5. 辅助检查　膝关节X线片显示关节假体周围局部透亮影,可出现骨膜反应。

(三)治疗方案的选择及依据

根据《临床诊疗指南·骨科分册》(中华医学会编著,人民卫生出版社),《实用骨科学》(人民军医出版社,第4版,2012年),《坎贝尔骨科手术学》(人民军医出版社,第12版,2013年)。

1. 膝关节置换术后感染诊断明确。

2. 关节疼痛、活动受限,明显影响生活质量。

3. 无严重的合并症。

4. 术前生活质量及活动水平评估及Harris膝关节评分。

5. 深部迟发感染及晚期感染行二期翻修,先行原有关节假体取出、清创、抗生素骨水泥占位器置入,间隔3~6个月再行二期翻修手术。

(四)标准住院天数

12天。

(五)进入路径标准

1. 第一诊断必须符合人工膝关节置换术后感染(ICD-10:T84.501伴Y83.105)。

2. 年龄:18—70岁。

3. 拟行人工全膝关节假体取出占位器置入术。

(六)术前准备3天

1. 术前评估　术前完成术前病情评估,完成必要的检查,做出术前小结、术前讨论。

(1)必需的检查项目:①血常规、尿常规、粪常规。②肝功能、肾功能、电解质、血糖、血脂。③红细胞沉降率、C反应蛋白、白细胞介素-6。④凝血功能。⑤感染性疾病筛查(乙肝、丙肝、艾滋病、梅毒等)。⑥血型。⑦胸部正位X线片、心电图。⑧双侧膝关节正、侧位及双下肢全长X线片。⑨关节液生化、常规及培养(包括细菌、真菌),以及药敏。

(2)根据患者病情可选择:①超声心动图、血气分析和肺功能。②腰椎或颈椎正、侧位X线片、MRI检查(病史或体检提示有脊柱病变者)。③术前配血。④有相关疾病者及时请相关科室医师会诊。

(3)营养评估:根据《解放军总医院新住院患者营养风险筛查表(NRS-2002)》为新住院患者进行营养评估,评分≥3分患者给予处置,必要时申请营养科医师会诊。

(4)心理评估:根据新住院患者情况申请心理科医师会诊。

(5)疼痛评估:根据《VAS评分》实施疼痛评估,评分＞7分患者给予处置,必要时请疼痛科医师会诊。

(6)康复评估:根据《住院患者康复筛查和评估表》在新住院患者住院后24小时内进行康复筛查和评估。任何一项结果为"是",则申请康复科医师会诊。

(7)深静脉血栓栓塞症风险评估:根据专科《深静脉血栓栓塞症评估量表》在新住院患者住

院后 24 小时内进行风险筛查和评估,风险结果为"高危"的,则申请血管外科或介入导管室医师会诊。

(8)膝关节功能评分:根据《Harris 膝关节评分表》在新住院患者住院后 24 小时内进行膝关节功能评分。

2. 术前准备

(1)术前谈话:术者应在术前 1 天与患者及其家属谈话,告知手术方案、相关风险、用血计划、术后转归、置入材料、手术费用和患者及其家属权益,并履行书面知情同意手续。告知高值耗材的使用及费用。

(2)术前用药:抗血小板药物负荷应用。

(3)通知手术室:准备手术间、手术药品、手术物品及特殊耗材。

(4)护士做心理护理、交代注意事项:防压疮、防跌倒、指导患者戒烟等,进行术后康复宣教。

(5)手术部位标识:术者、一助或经治医师在术前 1 天应对手术部位做体表标识,急诊手术由接诊医师或会诊外科医师标记,标记过程应有责任护士、患者及其家属共同参与,并记入手术安排表。

(6)术前 1 天麻醉医师访视:制订麻醉计划、完成评估、确定麻醉方式,并记入《麻醉术前访视记录》,告知患者及其家属麻醉适应证、麻醉目的、风险、可能出现的情况及其处理原则、替代方案等,签署《麻醉知情同意书》并归入病历。

(七)药品选择及使用时机

1. 抗生素　按照《抗菌药物临床应用指导原则(2015 年版)》执行,预防性抗生素选择第二代头孢、第三代头孢或万古霉素(青霉素、头孢过敏者;有感染诱因者)。

2. 使用时机　手术当日、术后预防性使用 8 天。

(八)手术日为住院第 4 天

1. 手术安全核对　患者入手术间后由手术医师、麻醉医师、巡回护士和患者本人共同核对患者身份、手术部位与标识、手术方式。手术医师、麻醉医师、巡回护士三方按《手术安全核对表》逐项核对,共同签名。

2. 麻醉方式　神经阻滞麻醉、椎管内麻醉或全麻。

3. 手术方式　人工膝关节假体取出、占位器置入术。

4. 手术内置物　含敏感抗生素的骨水泥占位器。

5. 输血　视术中出血情况而定。

6. 经治医师或手术医师　应即刻完成术后首次病程记录,观察术后患者病情变化。

(九)术后住院恢复 8 天

1. 必需的复查项目:血常规、红细胞沉降率、C 反应蛋白、白细胞介素-6、血生化(蛋白、肝功能、肾功能、电解质)。

2. 双膝正、侧位 X 线片。

3. 必要时查血气分析、D-Dimer、双下肢深静脉彩超/CTPA。

4. 术后处理

(1)抗生素:按照《抗菌药物临床应用指导原则(2015 年版)》执行。

(2)术后预防静脉血栓栓塞症处理:肌内注射低分子肝素或口服利伐沙班。

（3）术后康复：术后即开始踝关节主动跖屈背伸锻炼、术后 3 天拔除引流管并行 X 线检查，然后主动和被动肌肉功能及活动度锻炼。

（4）术后镇痛：口服非甾体抗炎镇痛药、阿片类镇痛药，镇痛泵。

5. 术者在术后 24 小时内完成手术记录，特殊情况可由一助完成，术者签名确认并归入病历。

6. 上级医师在术后 3 天内至少查房 1 次，根据术中和术后情况修订术后治疗计划。

7. 麻醉医师术后 3 天内访视患者，如有特殊情况应详细记录，及时与手术医师或重症监护室医师沟通并迅速处理。

8. 术后护理

（1）按照护理等级进行日常护理，监测患者生命体征，观察引流管引流情况、切口敷料有无渗出。

（2）观察患肢疼痛情况，患肢感觉运动状况。

（3）指导患者术后体位摆放及功能锻炼：患肢要保持过伸位、进行股四头肌静止收缩及踝关节屈伸运动、膝关节屈伸运动。

（4）指导患者正确使用抗血栓压力带、掌握床上排便排尿（使用便器）方法、进行自主排尿训练、使用助行器下床训练，防跌倒、防压疮护理等。

（十）出院标准

1. 体温正常，常规检验指标无明显异常，红细胞沉降率、CRP 指标下降。

2. 切口愈合良好：引流管拔除，切口愈合良好、无皮瓣坏死。

3. 膝关节功能改善。

4. 不需要住院处理的并发症和（或）合并症。

5. 出院后继续应用敏感抗生素达到 6 周时间，定期复查红细胞沉降率、CRP。

（十一）变异及原因分析

1. 内科合并症　患者常合并内科基础疾病，围术期需要详细检查内科情况并请相关科室医师会诊，术前准备时间需延长；同时使用相关药物，将增加住院费用。

2. 围术期并发症　患者骨质条件、畸形类型、关节炎病变的严重程度有差异，有可能出现手术相关并发症，如骨折、韧带损伤、神经血管损伤、深静脉血栓形成、感染等。术后需要延长下床和康复时间，可能造成住院天数延长和费用增加。

3. 抗生素骨水泥占位器的制备　根据关节液细菌培养及药敏结果选择敏感抗生素、同时为耐热的粉状抗生素与骨水泥按比例混合制成占位器，可能导致住院时间发生变异。

4. 感染控制情况　根据具体情况使用敏感抗生素，对感染控制情况可能会产生影响，导致住院时间发生变异。

二、膝关节置换术后感染行清创、占位器置入术临床路径表单

适用对象	第一诊断为膝关节置换术后感染（ICD-10：T84.501） 行人工膝关节假体取出、占位器置入术（ICD-9-CM-3：84.5601 伴 80.8604）的患者	
患者基本信息	姓名：_____ 性别：____ 年龄：____ 门诊号：_____ 住院号：____ 过敏史：____ 住院日期：____年__月__日 出院日期：____年__月__日	住院天数：12 天

	时间	住院第 1 天	住院第 2 天	住院第 3 天（术前日）
主要诊疗工作	制度落实	□ 住院 2 小时内经治或值班医师完成接诊 □ 住院后 24 小时内主管医师完成检诊 □ 初步诊断和初步治疗方案 □ 专科医师会诊（必要时）	□ 上级医师查房 □ 主刀医师完成检诊	□ 经治医师查房（早、晚） □ 主诊医师查房 □ 完成术前准备 □ 组织术前讨论 □ 手术部位标识
	病情评估	□ 经治医师询问病史及体格检查 □ 心理评估 □ 营养评估 □ 疼痛评估 □ 康复评估 □ 深静脉血栓栓塞症风险评估 □ 完成膝关节功能评分	□ 手术风险评估	
	病历书写	□ 住院 8 小时内完成首次病程记录 □ 住院 24 小时内完成住院记录	□ 完成主诊医师查房记录	□ 完成主管医师查房记录 □ 完成术前讨论、术前小结
	知情同意	□ 病情告知 □ 患者及其家属签署授权委托书 □ 患者或其家属在住院记录单上签名		□ 向患者及其家属交代术前及术后注意事项 □ 术者术前谈话，告知患者及其家属病情和围术期注意事项，签署手术知情同意书、授权委托书、病情介绍、自费用品协议书（必要时）、军人目录外耗材审批单（必要时）、输血同意书等，麻醉医师术前访视并签署麻醉知情同意书
	手术治疗			□ 预约手术
	其他	□ 及时通知上级医师检诊 □ 经治医师检查整理病历资料		□ 检查住院押金使用情况

长期医嘱	护理医嘱	□ 按骨科护理常规 □ 二级护理		
	处置医嘱			
	膳食医嘱	□ 普食 □ 糖尿病饮食 □ 低盐、低脂饮食 □ 低盐、低脂糖尿病饮食		□ 禁食、禁水（22：00 时后）
	药物医嘱	□ 自带药（必要时）		
重点医嘱	临时医嘱 检查检验	□ 血常规（含 CRP＋IL-6） □ 尿常规 □ 粪常规 □ 凝血四项 □ 急诊生化 □ 血清术前八项 □ 红细胞沉降率 □ 血型 □ 血气分析（必要时） □ 胸部正位 X 线片 □ 心电图检查（多导） □ 双膝负重正、侧位和下肢全长 X 线片 □ 肺功能（必要时） □ 超声心动图（必要时） □ 双下肢动静脉超声（必要时） □ 关节穿刺抽液，常规、培养、药敏检查	□ 按会诊意见安排检查检验	
	药物医嘱	□ 患者既往基础用药		□ 抗生素（视病情选择敏感抗生素）
	手术医嘱			□ 常规准备明日在神经阻滞麻醉/椎管内麻醉/全身麻醉下行人工膝关节假体取出、占位器置入术
	处置医嘱	□ 静脉抽血 □ 动脉抽血（必要时）		□ 备血 □ 备皮（>30cm^2）

（续　表）

主要护理工作	健康宣教	□ 住院宣教（住院环境、规章制度） □ 进行护理安全指导 □ 进行等级护理、活动范围指导 □ 进行饮食指导 □ 进行关于疾病知识的宣教 □ 检查、检验项目的目的和意义		□ 术前宣教
	护理处置	□ 患者身份核对 □ 佩戴腕带 □ 建立住院病历，通知医师 □ 住院介绍：介绍责任护士、病区环境、设施、规章制度、基础护理服务项目 □ 询问病史，填写护理记录单首页 □ 观察病情 □ 监测基本生命体征 □ 抽血、留取标本 □ 心理与生活护理 □ 根据评估结果采取相应护理措施 □ 通知检查项目及检查注意事项	□ 观察患者病情变化 □ 心理和生活护理	□ 晨起监测生命体征并记录 □ 术前患者准备（术前沐浴、更衣、备皮） □ 检查术前物品准备 □ 指导患者准备术后所需用品，贵重物品交由其家属保管 □ 指导患者进行肠道准备并检查准备效果 □ 告知入手术室前取下活动义齿 □ 监测基本生命体征 □ 备血、皮试
	风险评估	□ 一般评估：生命体征、神志、皮肤、药物过敏史等 □ 专科评估：生活自理能力、患肢屈曲、伸直功能，足背动脉搏动、皮肤温度、指（趾）端末梢感觉情况 □ 风险评估：评估有无跌倒、坠床、压疮风险 □ 心理评估 □ 营养评估 □ 疼痛评估 □ 康复评估		□ 评估患者心理状态
	专科护理	□ 观察患肢情况 □ 指导功能锻炼 □ 指导助行器及双拐的使用方法 □ 指导患者戒烟、戒酒（必要时）		□ 指导患者掌握床上翻身方法 □ 指导患者掌握床上排尿、排便（使用便器）方法

（续　表）

主要护理工作	饮食指导	□ 根据医嘱通知配餐员准备膳食 □ 协助进餐		□ 通知患者 22:00 时后禁食、禁水
	活动体位	□ 根据护理等级指导活动		
	洗浴要求	□ 协助患者洗澡、更换病号服	□ 协助患者晨、晚间护理	□ 协助患者晨、晚间护理
病情变异记录		□ 无　　□ 有，原因： □ 患者　□ 疾病　□ 医疗 □ 护理　□ 保障　□ 管理	□ 无　　□ 有，原因： □ 患者　□ 疾病　□ 医疗 □ 护理　□ 保障　□ 管理	□ 无　　□ 有，原因： □ 患者　□ 疾病　□ 医疗 □ 护理　□ 保障　□ 管理
护士签名		白班　小夜班　大夜班	白班　小夜班　大夜班	白班　小夜班　大夜班
医师签名				

时间		住院第 4 天（手术日）	住院第 5 天（术后第 1 天）	住院第 6 天（术后第 2 天）
主要诊疗工作	制度落实	□ 手术安全核查	□ 上级医师查房 □ 专科医师会诊（必要时）	□ 上级医师查房
	病情评估			
	病历书写	□ 术者或一助术后 24 小时内完成手术记录（术者签名） □ 术后即刻完成术后首次病程记录	□ 术后首日病程记录	□ 术后次日病程记录
	知情同意	□ 告知患者及其家属手术过程概况及术后注意事项		
	手术治疗	□ 实施手术（手术安全核查记录、手术清点记录）		
	其他	□ 术后病情交接 □ 监测手术切口及周围情况 □ 麻醉医师术后访视	□ 观察切口情况，是否存在渗出、红肿等情况 □ 监测体温、血压等 □ 复查血常规、CRP、IL-6、红细胞沉降率、生化 □ 康复锻炼	□ 根据引流量确定是否拔除引流管 □ 拔除尿管 □ 监测切口情况，是否存在渗出、红肿等情况 □ 根据患者情况，如贫血严重及时输血，低蛋白、低钾血症及时补充蛋白、血钾 □ 指导患者下床，进行主、被动功能康复练习和步行练习

（续　表）

重点医嘱	长期医嘱	护理医嘱	□ 骨科术后护理常规 □ 一级护理	□ 骨科术后护理常规 □ 一级护理	□ 骨科术后护理常规 □ 二级护理
		处置医嘱	□ 持续心电、血压、呼吸、血氧饱和度监测 □ 留置导尿并记录量 □ 留置切口引流并记录量 □ 持续低流量吸氧 □ 换药（必要时）	□ 换药 □ 抬高患肢 □ 使用抗血栓弹力带 □ 观察患肢感觉及血液循环 □ 更换切口引流袋并记录量	□ 换药（必要时）
		膳食医嘱	□ 饮食医嘱（普食/半流食/流食/糖尿病饮食/低盐、低脂饮食）	□ 饮食医嘱（普食/半流食/流食/糖尿病饮食/低盐、低脂饮食）	□ 饮食医嘱（普食/半流食/流食/糖尿病饮食/低盐、低脂饮食）
		药物医嘱	□ 镇痛 □ 消肿 □ 保胃 □ 抗生素 □ 抗凝	□ 抗生素 □ 术后抗凝 □ 镇痛 □ 消肿 □ 镇吐、保胃	□ 抗生素 □ 术后抗凝 □ 镇吐 □ 镇痛
	临时医嘱	检查检验	复查血常规、CRP、IL-6、红细胞沉降率、生化	复查血常规、CRP、IL-6、红细胞沉降率、生化	
		药物医嘱	□ 镇吐 □ 补钾（必要时） □ 补白蛋白（必要时） □ 输血（必要时）	□ 镇痛（必要时） □ 补钾（必要时） □ 补白蛋白（必要时） □ 输血（必要时）	□ 镇吐（必要时） □ 补钾（必要时） □ 补白蛋白（必要时） □ 输血（必要时）
		手术医嘱			
		处置医嘱	□ 大换药（必要时） □ 拔除导尿管（必要时）	□ 大换药（必要时） □ 功能锻炼	□ 大换药（必要时） □ 功能锻炼
主要护理工作		健康宣教	□ 术后宣教 □ 术后心理疏导 □ 指导术后康复训练 □ 指导术后注意事项	□ 告知护理风险 □ 进行压疮预防知识宣教	□ 压疮预防知识宣教 □ 跌倒预防知识宣教
		护理处置	□ 晨起监测生命体征并记录 □ 确认无上呼吸道感染症状，确认无月经来潮 □ 与手术室护士交接病历、影像资料、术中带药等 □ 术前补液（必要时） □ 嘱患者入手术室前膀胱排空 □ 与手术室护士交接 □ 术后监测生命体征 □ 术后心电监护 □ 各类管道护理 □ 术后心理与生活护理	□ 按一级护理要求完成基础护理项目 □ 监测生命体征 □ 留取标本 □ 观察切口疼痛情况、检测镇痛泵运转情况 □ 观察静脉输液情况 □ 观察留置尿管引流情况 □ 妥善固定各类管道 □ 观察切口引流情况，并记录引流量及性状 □ 观察切口敷料，有渗出时报告医师处理 □ 术后心理与生活护理	□ 按护理等级完成基础护理项目 □ 监测生命体征 □ 观察切口疼痛情况、检测镇痛泵运转情况 □ 观察静脉输液情况 □ 妥善固定各类管道 □ 观察切口敷料，有渗出时报告医师处理观察患者情况 □ 提供基础护理服务 □ 术后心理与生活护理

（续　表）

主要护理工作	护理评估	□ 评估意识情况 □ 评估切口疼痛情况 □ 评估术侧足背动脉搏动、肢体皮肤颜色、温度变化、肢体感觉运动情况，并采取相应护理措施 □ 风险评估：评估有无跌倒、坠床、压疮、导管滑脱、液体外渗的风险	□ 评估患肢感觉、运动情况，有异常时立即报告医师处理 □ 评估压疮风险	□ 评估患肢感觉、运动情况，有异常时立即报告医师处理 □ 评估跌倒风险 □ 评估压疮风险
	专科护理	□ 与手术室护士共同评估皮肤、切口敷料、输液及引流情况 □ 指导患者进行股四头肌静止收缩及踝关节运动 □ 指导患者掌握床上排尿、排便（使用便器）方法	□ 指导患者术后体位摆放及功能锻炼 □ 指导患者正确使用抗血栓压力带 □ 指导患者进行自主排尿训练 □ 指导患者进行股四头肌静止收缩及踝关节运动 □ 指导患者进行床上翻身 □ 指导患者卧床期间患肢保持过伸位 □ 进行防压疮护理	□ 指导患者术后体位摆放及功能锻炼 □ 指导患者正确使用抗血栓压力带 □ 指导患者进行自主排尿训练 □ 指导患者进行股四头肌静止收缩及踝关节运动 □ 指导患者进行床上翻身 □ 指导患者卧床期间患肢保持过伸位 □ 防压疮护理
	饮食指导	□ 禁食、禁水，口干时协助湿润口唇 □ 排气后指导患者间断、少量饮用温开水	□ 根据医嘱通知配餐员准备膳食 □ 协助进餐	□ 协助进餐
	活动体位	□ 根据手术及麻醉方式安置合适体位，术肢保持过伸位 □ 指导患者掌握床上翻身方法		
病情变异记录		□ 无　　□ 有，原因： □ 患者　□ 疾病　□ 医疗 □ 护理　□ 保障　□ 管理	□ 无　　□ 有，原因： □ 患者　□ 疾病　□ 医疗 □ 护理　□ 保障　□ 管理	□ 无　　□ 有，原因： □ 患者　□ 疾病　□ 医疗 □ 护理　□ 保障　□ 管理
护士签名	白班　　小夜班　　大夜班		白班　　小夜班　　大夜班	白班　　小夜班　　大夜班
医师签名				

时间		住院第 7 天（术后第 3 天）	住院第 8 天（术后第 4 天）	住院第 9 天（术后第 5 天）
主要诊疗工作	制度落实	□ 上级医师查房	□ 上级医师查房	□ 上级医师查房
	病情评估			
	病历书写	□ 术后 3 天病情记录	□ 日常病程记录	□ 主诊查房记录
	知情同意			
	手术治疗			
	其他	□ 观察切口情况,是否存在渗出、红肿等情况 □ 复查血常规、CRP、IL-6、红细胞沉降率、生化（如贫血严重及时输血,低蛋白、低钾血症及时补充蛋白、血钾） □ 拔出引流管 □ 复查双膝正、侧位 X 线片	□ 观察切口情况,是否存在渗出、红肿等情况 □ 指导患者锻炼,进行主、被动功能康复练习和步行练习	□ 观察切口情况,是否存在渗出、红肿等情况 □ 指导患者康复功能锻炼
重点医嘱	长期医嘱 护理医嘱	□ 骨科术后护理常规 □ 二级护理	□ 骨科术后护理常规 □ 二级护理	□ 骨科术后护理常规 □ 二级护理
	处置医嘱		□ 换药（必要时） □ 抬高患肢 □ 使用抗血栓弹力带 □ 观察患肢感觉及血液循环	□ 换药（必要时）
	膳食医嘱	□ 饮食医嘱（普食/半流食/流食/糖尿病饮食/低盐、低脂饮食）	□ 饮食医嘱（普食/半流食/流食/糖尿病饮食/低盐、低脂饮食）	□ 饮食医嘱（普食/半流食/流食/糖尿病饮食/低盐、低脂饮食）
	药物医嘱	□ 抗生素 □ 术后抗凝 □ 镇痛	□ 抗生素 □ 术后抗凝	□ 抗生素 □ 术后抗凝
	临时医嘱 检查检验	□ 复查血常规、CRP、IL-6、红细胞沉降率、生化		
	药物医嘱	□ 镇吐 □ 补钾（必要时） □ 补白蛋白（必要时） □ 输血（必要时）	□ 镇痛（必要时） □ 补钾（必要时） □ 补白蛋白（必要时） □ 输血（必要时）	□ 镇痛（必要时） □ 补钾（必要时） □ 补白蛋白（必要时） □ 输血（必要时）
	手术医嘱			
	处置医嘱	□ 大换药（必要时） □ 功能锻炼	□ 大换药（必要时） □ 功能锻炼	□ 换药（必要时） □ 功能锻炼

（续　表）

主要护理工作	健康宣教			
	护理处置	□ 按护理等级完成基础护理项目 □ 根据排便情况采取通便措施 □ 留取标本 □ 观察切口敷料,有渗出时报告医师处理 □ 观察静脉输液情况,停用镇痛泵 □ 术后心理与生活护理	□ 按护理等级完成基础护理项目 □ 根据排便情况采取通便措施 □ 观察切口敷料,有渗出时报告医师处理 □ 术后心理与生活护理	□ 按护理等级完成基础护理项目 □ 根据排尿、排便情况采取通便措施 □ 观察切口敷料,有渗出时报告医师处理 □ 术后心理与生活护理
	护理评估	□ 评估患肢感觉、运动情况,有异常时立即报告医师处理 □ 评估跌倒风险 □ 评估压疮风险	□ 评估患肢感觉、运动情况,有异常时立即报告医师处理 □ 评估跌倒风险 □ 评估压疮风险	□ 评估患肢感觉、运动情况,有异常时立即报告医师处理 □ 评估跌倒风险 □ 评估压疮风险
	专科护理	□ 指导患者正确使用抗血栓压力带 □ 指导患者进行股四头肌静止收缩及踝关节运动 □ 指导患者进行膝关节屈、伸运动 □ 指导患者利用助行器下床活动 □ 防压疮护理 □ 防跌倒护理 □ 指导患者正确使用助行器	□ 指导患者正确使用抗血栓压力带 □ 指导患者进行股四头肌静止收缩及踝关节运动 □ 指导患者进行膝关节屈、伸运动 □ 指导患者利用助行器下床活动 □ 防压疮护理 □ 防跌倒护理 □ 指导患者正确使用助行器	□ 指导患者正确使用抗血栓压力带 □ 指导患者进行股四头肌静止收缩及踝关节运动 □ 指导患者进行膝关节屈、伸运动 □ 指导患者利用助行器下床活动 □ 防压疮护理 □ 防跌倒护理 □ 指导患者正确使用助行器
	饮食指导	□ 协助进餐	□ 协助进餐	□ 协助进餐
	活动体位			
病情变异记录		□ 无　□ 有,原因: □ 患者　□ 疾病　□ 医疗 □ 护理　□ 保障　□ 管理	□ 无　□ 有,原因: □ 患者　□ 疾病　□ 医疗 □ 护理　□ 保障　□ 管理	□ 无　□ 有,原因: □ 患者　□ 疾病　□ 医疗 □ 护理　□ 保障　□ 管理
护士签名		白班　小夜班　大夜班	白班　小夜班　大夜班	白班　小夜班　大夜班
医师签名				

	时间	住院第 10 天（术后第 6 天）	住院第 11 天（术后第 7 天）	住院第 12 天（出院日）
主要诊疗工作	制度落实	□ 上级医师查房	□ 上级医师查房	
	病情评估			□ 评估病情是否能出院
	病历书写	□ 主管查房记录	□ 日常病程记录	□ 主诊查房记录 □ 出院记录 □ 出院介绍信及诊断证明书 □ 填写病案首页
	知情同意			
	手术治疗			
	其他	□ 观察手术切口及周围情况 □ 复查血常规、CRP、IL-6、红细胞沉降率、生化	□ 观察切口情况，是否存在渗出、红肿等情况 □ 复查血常规、CRP、IL-6、红细胞沉降率、生化	□ 开具出院带药单
重点医嘱	长期医嘱 护理类医嘱	□ 骨科术后护理常规 □ 二级护理	□ 骨科术后护理常规 □ 二级护理	
	处置类医嘱	□ 换药（必要时）	□ 换药（必要时）	□ 换药（出院前）
	膳食类医嘱	□ 饮食医嘱（普食/半流食/流食/糖尿病饮食/低盐、低脂饮食）	□ 饮食医嘱（普食/半流食/流食/糖尿病饮食/低盐、低脂饮食）	
	药物类医嘱	□ 抗生素 □ 抗凝 □ 镇痛	□ 抗生素 □ 术后抗凝 □ 镇痛	
	临时医嘱 检查检验	□ 复查血常规、CRP、IL-6、红细胞沉降率、生化	□ 复查血常规、CRP、IL-6、红细胞沉降率、生化	
	药物类医嘱	□ 补钾（必要时） □ 补白蛋白（必要时）	□ 镇痛（必要时） □ 补钾（必要时） □ 补白蛋白（必要时）	
	手术医嘱			
	处置医嘱	□ 大换药（必要时） □ 功能锻炼	□ 大换药（必要时） □ 功能锻炼	□ 大换药

主要护理工作	健康宣教			☐ 出院宣教
	护理处置	☐ 按护理等级完成基础护理项目 ☐ 根据排尿、排便情况采取通便措施 ☐ 观察切口敷料，有渗出时报告医师处理 ☐ 留取标本 ☐ 术后心理与生活护理	☐ 按护理等级完成基础护理项目 ☐ 根据排尿、排便情况采取通便措施 ☐ 观察切口敷料，有渗出时报告医师处理 ☐ 留取标本 ☐ 术后心理与生活护理	
	护理评估	☐ 评估患肢感觉、运动情况，有异常时立即报告医师处理 ☐ 评估压疮风险	☐ 评估患肢感觉、运动情况，有异常时立即报告医师处理 ☐ 评估压疮风险	
	专科护理	☐ 指导患者进行股四头肌静止收缩及踝关节运动 ☐ 指导患者进行膝关节屈、伸运动 ☐ 指导患者利用助行器下床活动 ☐ 防压疮护理 ☐ 防跌倒护理 ☐ 指导患者正确使用助行器	☐ 指导患者进行股四头肌静止收缩及踝关节运动 ☐ 指导患者进行膝关节屈、伸运动 ☐ 指导患者利用助行器下床活动 ☐ 防压疮护理 ☐ 防跌倒护理 ☐ 指导患者正确使用助行器	
	饮食指导	☐ 协助进餐	☐ 协助进餐	
	活动体位			
病情变异记录		☐ 无　　☐ 有，原因： ☐ 患者　☐ 疾病　☐ 医疗 ☐ 护理　☐ 保障　☐ 管理	☐ 无　　☐ 有，原因： ☐ 患者　☐ 疾病　☐ 医疗 ☐ 护理　☐ 保障　☐ 管理	☐ 无　　☐ 有，原因： ☐ 患者　☐ 疾病　☐ 医疗 ☐ 护理　☐ 保障　☐ 管理

护士签名	白班	小夜班	大夜班	白班	小夜班	大夜班	白班	小夜班	大夜班
医师签名									

第十三节　膝关节置换术后感染行一期翻修术临床路径

一、膝关节置换术后感染行一期翻修术临床路径标准住院流程

(一)适用对象

第一诊断为人工膝关节置换术后感染(ICD-10:T84.501 伴 Y83.105)行膝关节一期翻修术(ICD-9-CM-3:00.8001 伴 80.0601 伴 80.8604)。

(二)诊断依据

根据《临床诊疗指南·骨科分册》(中华医学会编著,人民卫生出版社),《实用骨科学》(人民军医出版社,第 4 版,2012 年),《外科学》(临床医学专用)(人民卫生出版社,第 8 版,2013 年)。

1. 病史　人工膝关节置换术后出现关节部位红肿、疼痛伴或不伴窦道形成。

2. 体格检查　跛行步态,膝关节局部皮温高,关节活动范围减小,部分病例可见皮肤窦道。

3. 检验检查　红细胞沉降率、C 反应蛋白升高。

4. 关节液细菌培养　结果显示有细菌生长。

5. 辅助检查　膝关节 X 线片显示关节假体周围局部透亮影,可有骨膜反应。

(三)治疗方案的选择及依据

根据《临床诊疗指南·骨科分册》(中华医学会编著,人民卫生出版社),《实用骨科学》(人民军医出版社,第 4 版,2012 年),《坎贝尔骨科手术学》(人民军医出版社,第 12 版,2013 年)。

1. 膝关节置换术后感染诊断明确。

2. 关节疼痛、活动受限,明显影响生活质量。

3. 无严重的合并症。

4. 术前生活质量及活动水平评估及 HSS 评分。

5. 表浅轻度感染可行一期翻修,原有关节假体取出、清创、一期翻修术。

(四)标准住院天数

12 天。

(五)进入路径标准

1. 第一诊断必须符合人工膝关节置换术后感染(ICD-10:T84.501 伴 Y83.105)。

2. 年龄:18—70 岁。

3. 拟行人工全膝关节翻修术。

4. 当患有其他疾病时,但在住院期间不需要特殊处理也不影响第一诊断的临床路径流程实施时,可以进入路径。

(六)术前准备 3 天

1. 术前评估　术前完成术前病情评估,完成必要的检查,做出术前小结、术前讨论。

(1)必需的检查项目:①血常规、尿常规、粪常规。②生化。③红细胞沉降率、C 反应蛋白、白细胞介素-6。④凝血功能。⑤感染性疾病筛查(乙肝、丙肝、艾滋病、梅毒等)。⑥血型。

⑦胸部正位 X 线片、心电图。⑧双侧膝关节正、侧位及髌骨轴位 X 线片。⑨负重位双下肢全长 X 线片。⑩关节液涂片、常规及培养(包括细菌、真菌)及药敏试验。

(2)根据患者病情可选择:①超声心动图、血气分析和肺功能。②腰椎或颈椎正、侧位 X 线片、MRI 检查(病史或体格检查提示有脊柱病变者)。③术前配血。④相关科室医师会诊。

(3)营养评估:根据《解放军总医院新住院患者营养风险筛查表(NRS-2002)》为新住院患者进行营养评估,评分≥3 分患者给予处置,必要时申请营养科医师会诊。

(4)心理评估:根据新住院患者情况申请心理科医师会诊。

(5)疼痛评估:根据《VAS 评分》实施疼痛评估,评分>7 分患者给予处置,必要时请疼痛科医师会诊。

(6)康复评估:根据《住院患者康复筛查和评估表》在新住院患者住院后 24 小时内进行康复筛查和评估。任何一项结果为"是",则申请康复科医师会诊。

(7)深静脉血栓栓塞症风险评估:根据专科《深静脉血栓栓塞症评估量表》在新住院患者住院后 24 小时内进行风险筛查和评估,风险结果为"高危"的,则申请血管外科或介入导管室医师会诊。

(8)膝关节功能评分:根据《膝关节 HSS 评分表》在新住院患者住院后 24 小时内进行膝关节功能评分。

2. 术前准备

(1)术前谈话:术者应在术前 1 天与患者及其家属谈话,告知手术方案、相关风险、用血计划、术后转归、置入材料、手术费用和患者及其家属权益,并履行书面知情同意手续。告知高值耗材的使用及费用。

(2)术前用药:抗血小板药物负荷应用。

(3)通知手术室:准备手术间、手术药品、手术物品及特殊耗材。

(4)护士做心理护理、交代注意事项:防压疮、防跌倒、指导患者戒烟等,进行术后康复宣教。

(5)手术部位标识:术者、一助或经治医师在术前 1 天应对手术部位做体表标识,急诊手术由接诊医师或会诊外科医师标记,标记过程应有责任护士、患者及其家属共同参与,并记入手术安排表。

(6)术前 1 天麻醉医师访视:制订麻醉计划、完成评估、确定麻醉方式,并记入《麻醉术前访视记录》,告知患者及其家属麻醉适应证、麻醉目的、风险、可能出现的情况及其处理原则、替代方案等,签署《麻醉知情同意书》并归入病历。

(七)药品选择

抗生素:根据关节液培养细菌的敏感抗生素及《抗菌药物临床应用指导原则》(卫医发〔2004〕285 号)执行。

(八)手术日为住院第 4 天

1. **手术安全核对** 患者入手术间后由手术医师、麻醉医师、巡回护士和患者本人共同核对患者身份、手术部位与标识、手术方式。手术医师、麻醉医师、巡回护士三方按《手术安全核对表》逐项核对,共同签名。

2. **麻醉方式** 神经阻滞麻醉、椎管内麻醉或全麻。

3. **手术方式** 人工膝关节取出占位器置入术。

4. **手术内置物** 含敏感抗生素的骨水泥占位器。

5. 输血　视术中出血情况而定。

6. 经治医师或手术医师　应即刻完成术后首次病程记录,观察术后患者病情变化。

(九)术后住院恢复 8 天

1. 必需的复查项目:血常规、红细胞沉降率、C 反应蛋白、白细胞介素-6、血生化(蛋白、肝功能、肾功能、电解质)。

2. 双膝正、侧位 X 线片。

3. 必要时查血气分析、D-Dimer、双下肢深静脉彩超/CTPA。

4. 术后处理

(1)抗生素:根据关节液培养细菌的敏感抗生素及按照《抗菌药物临床应用指导原则》(卫医发〔2004〕285 号)执行。

(2)术后预防静脉血栓栓塞症处理:参照《中国骨科大手术后静脉血栓栓塞症预防指南》。

(3)术后镇痛:参照《骨科常见疼痛的处理专家建议》。

(4)术后康复:术后即开始踝关节主动跖屈背伸锻炼、术后 1 天拔除引流管并行 X 线检查,然后主动和被动肌肉功能及活动度锻炼。

5. 术者在术后 24 小时内完成手术记录,特殊情况可由一助完成,术者签名确认并归入病历。

6. 上级医师在术后 3 天内至少查房 1 次,根据术中和术后情况修订术后治疗计划。

7. 麻醉医师术后 3 天内访视患者,如有特殊情况应详细记录,及时与手术医师或重症监护室医师沟通并迅速处理。

8. 术后护理

(1)按照护理等级进行日常护理,监测患者生命体征,观察引流管引流情况、切口敷料有无渗出。

(2)观察患肢疼痛情况,患肢感觉运动状况。

(3)指导患者术后体位摆放及功能锻炼:患肢要保持过伸位、指导床上翻身(撤去患肢下枕头挪至健侧,指导并帮助患者手扶拉环向健侧翻身)、进行股四头肌静止收缩及踝关节屈伸运动、膝关节屈伸运动。

(4)指导患者正确使用抗血栓压力带、掌握床上排便排尿(使用便器)方法、进行自主排尿训练、使用助行器下床训练,防跌倒、防压疮护理等。

(十)出院标准

1. 体温正常,常规检验指标无明显异常。

2. 切口愈合良好:引流管拔除,切口愈合良好、无皮瓣坏死。

3. 不需要住院处理的并发症和(或)合并症。

4. 出院后继续应用敏感抗生素达到 6 周时间,定期复查血细胞沉降率、CRP。

(十一)变异及原因分析

1. 内科合并症　患者常合并内科基础疾病,围术期需要详细检查内科情况并请相关科室会诊,术前准备时间需延长;同时使用相关药物,可导致住院时间存在差异。

2. 围术期并发症　可能出现手术相关并发症,如骨折、神经血管损伤、深静脉血栓形成、感染复发等。术后需要延长下床和康复时间,可导致住院时间存在差异。

3. 术中、术后抗生素的应用　根据关节液细菌培养及药敏结果选择敏感抗生素。可导致住院时间存在差异。

4. 人工关节翻修假体的选择　需根据关节的骨质以及骨量来选择合适的手术方式和相应的翻修假体,可导致住院时间存在差异。

二、膝关节置换术后感染行人工膝关节一期翻修术临床路径医护表单

适用对象	第一诊断为人工膝关节置换后感染(ICD-10:T84.501 伴 Y83.105) 行人工膝关节一期翻修术(ICD-9-CM-3:00.8001 伴 80.0601 伴 80.8604)的患者		
患者基本信息	姓名:_____　性别:____　年龄:____ 门诊号:_____　住院号:_____　过敏史:_____ 住院日期:____年__月__日　出院日期:____年__月__日		住院天数:12 天
时间		住院第 1 天	住院第 2 天	住院第 3 天(术前日)

主要诊疗工作	制度落实	□ 住院 2 小时内经治或值班医师完成接诊 □ 住院后 24 小时内主管医师完成检诊 □ 专科医师会诊(必要时)	□ 上级医师查房	□ 上级医师查房 □ 术前讨论 □ 向患者及其家属交代术前及术后注意事项
	病情评估	□ 经治医师询问病史及体格检查 □ 心理评估 □ 营养评估 □ 疼痛评估 □ 康复评估 □ 深静脉血栓栓塞症风险评估 □ 完成膝关节功能评分	□ 主刀医师完成检诊 □ 手术风险评估	
	病历书写	□ 住院 8 小时内完成首次病程记录 □ 住院 24 小时内完成住院记录	□ 完成主管医师查房记录	□ 完成主诊医师查房记录 □ 完成术前讨论、术前小结
	知情同意	□ 病情告知 □ 患者及其家属签署授权委托书 □ 患者或其家属在住院记录单上签名		□ 术者术前谈话,告知患者及其家属病情和围术期注意事项,签署手术知情同意书、授权委托书、自费用品协议书(必要时)、军人目录外耗材审批单(必要时)、输血同意书等
	手术治疗			□ 预约手术
	其他	□ 及时通知上级医师检诊 □ 经治医师检查整理病历资料		□ 检查住院押金使用情况

重点医嘱	**长期医嘱**	护理医嘱	□ 按骨科护理常规 □ 二级或三级护理		
		处置医嘱		□ 据会诊科室要求安排检查化验	
		膳食医嘱	□ 普食 □ 糖尿病饮食 □ 低盐、低脂饮食 □ 低盐、低脂糖尿病饮食		□ 禁食、禁水（22:00时后）
		药物医嘱	□ 自带药（必要时）		□ 术中带药
	临时医嘱	检查检验	□ 血常规（含 CRP＋IL-6） □ 尿常规 □ 粪常规 □ 凝血四项 □ 血清术前八项 □ 红细胞沉降率 □ 血型 □ 胸部正位 X 线片 □ 心电图检查（多导） □ 双膝负重正、侧位和下肢全长 X 线片 □ 肺功能（必要时） □ 超声心动图（必要时）		
		药物医嘱			□ 抗生素（视病情）
		手术医嘱			□ 常规准备明日在神经阻滞麻醉/椎管内麻醉/全身麻醉下行人工全膝关节翻修术
		处置医嘱	□ 静脉抽血		□ 备血 □ 备皮（＞30cm²）
主要护理工作		健康宣教	□ 住院宣教（住院环境、规章制度） □ 进行护理安全指导 □ 进行等级护理、活动范围指导 □ 进行饮食指导 □ 进行关于疾病知识的宣教 □ 检查、检验项目的目的和意义	□ 观察患者病情变化 □ 心理和生活护理	□ 术前宣教

（续　表）

主要护理工作	护理处置	□ 患者身份核对 □ 佩戴腕带 □ 建立住院病历，通知医师 □ 住院介绍：介绍责任护士、病区环境、设施、规章制度、基础护理服务项目 □ 询问病史，填写护理记录单首页 □ 观察病情 □ 监测基本生命体征 □ 抽血、留取标本 □ 心理与生活护理 □ 根据评估结果采取相应护理措施 □ 通知检查项目及检查注意事项		□ 术前患者准备（术前沐浴、更衣、备皮） □ 检查术前物品准备 □ 指导患者准备术后所需用品，贵重物品交由其家属保管 □ 指导患者进行肠道准备并检查准备效果 □ 告知入手术室前取下活动义齿 □ 监测基本生命体征 □ 备血、皮试
	风险评估	□ 评估意识情况 □ 评估切口疼痛情况 □ 评估术侧足背动脉搏动、肢体皮肤颜色、温度变化、肢体感觉运动情况，并采取相应护理措施 □ 风险评估：评估有无跌倒、坠床、压疮、导管滑脱、液体外渗的风险 □ 一般评估：生命体征、神志、皮肤、药物过敏史等 □ 专科评估：生活自理能力、患肢屈曲、伸直功能、足背动脉搏动、皮肤温度、指（趾）端末梢感觉情况 □ 风险评估：评估有无跌倒、坠床、压疮风险 □ 心理评估 □ 营养评估 □ 疼痛评估 □ 康复评估	□ 评估患者心理状态	□ 评估患者心理状态
	专科护理	□ 观察患肢情况 □ 指导功能锻炼 □ 指导助行器及双拐的使用方法 □ 指导患者戒烟（必要时）		
	饮食指导	□ 根据医嘱通知配餐员准备膳食 □ 协助进餐		□ 通知患者 22：00 时后禁食、禁水
	活动体位	□ 根据护理等级指导活动		
	洗浴要求	□ 协助患者洗澡、更换病号服		□ 协助患者晨、晚间护理

病情变异记录	□ 无　　□ 有,原因: □ 患者　□ 疾病　□ 医疗 □ 护理　□ 保障　□ 管理			□ 无　　□ 有,原因: □ 患者　□ 疾病　□ 医疗 □ 护理　□ 保障　□ 管理			□ 无　　□ 有,原因: □ 患者　□ 疾病　□ 医疗 □ 护理　□ 保障　□ 管理		
护士签名	白班	小夜班	大夜班	白班	小夜班	大夜班	白班	小夜班	大夜班
医师签名									

时间			住院第 4 天(手术日)	住院第 5 天(术后第 1 天)	住院第 6 天(术后第 2 天)
主要诊疗工作		制度落实	□ 实施手术 □ 向患者及其家属交代手术情况及术后注意事项	□ 手术医师查房 □ 专科医师会诊(必要时)	□ 主诊医师查房
		病情评估	□ 麻醉医师术后访视		
		病历书写	□ 术后首次病程记录 □ 24 小时内完成手术记录	□ 术后首日病程记录	□ 术后 2 天病程记录
		知情同意			
		手术治疗	□ 实施手术(手术安全核查记录、手术清点记录)		
		其他	□ 保留引流管记录引流量 □ 保留尿管记录尿量 □ 抗生素 □ 术后抗凝 □ 心电监护、吸氧 □ 镇吐 □ 镇痛 □ 切口换药(必要时)	□ 复查血常规、血生化、动脉血气分析根据引流量拔除引流管 □ 观察切口情况,是否存在渗出、红肿等情况 □ 观察体温、血压等 □ 根据患者情况,如贫血严重及时输血,低蛋白、低钾血症及时补充蛋白、血钾	□ 观察切口情况,是否存在渗出、红肿等情况 □ 指导患者下床,进行主、被动功能康复练习和步行练习 □ 复查双膝正、侧位 X 线片 □ 根据患者情况,如贫血严重及时输血,低蛋白、低钾血症及时补充蛋白、血钾
重点医嘱	长期医嘱	护理医嘱	□ 骨科术后护理常规 □ 一级或二级护理	□ 骨科术后护理常规 □ 二级护理	
		处置医嘱	□ 抬高患肢 □ 使用抗血栓弹力带 □ 观察患肢感觉及血液循环 □ 更换切口引流袋并记录量		
		膳食医嘱	□ 饮食医嘱(普食/半流食/流食/糖尿病饮食/低盐、低脂饮食)		

（续　表）

重点医嘱	长期医嘱	药物医嘱	☐ 镇痛 ☐ 消肿 ☐ 镇吐、保胃 ☐ 抗生素 ☐ 抗凝抗生素 ☐ 术后抗凝 ☐ 镇痛 ☐ 保胃	☐ 抗生素 ☐ 术后抗凝	☐ 抗生素 ☐ 术后抗凝
	临时医嘱	检查检验		☐ 复查血常规、CRP、IL-6	☐ 复查膝关节正、侧位 X 线片
		药物医嘱	☐ 镇吐 ☐ 输血（必要时） ☐ 镇痛（必要时）	☐ 镇吐 ☐ 补钾（必要时） ☐ 补白蛋白（必要时） ☐ 输血（必要时） ☐ 镇痛（必要时）	☐ 镇痛（必要时） ☐ 补钾（必要时） ☐ 补白蛋白（必要时） ☐ 输血（必要时）
		手术医嘱			
		处置医嘱	☐ 保留引流管记录引流量 ☐ 保留尿管记录尿量 ☐ 心电监护、吸氧 ☐ 切口换药（必要时）	☐ 大换药（必要时） ☐ 拔除切口引流管（必要时） ☐ 拔除导尿管（必要时）	☐ 大换药（必要时） ☐ 功能锻炼
主要护理工作		健康宣教	☐ 术后宣教 ☐ 术后心理疏导 ☐ 指导术后康复训练 ☐ 指导术后注意事项 ☐ 告知护理风险 ☐ 进行压疮预防知识宣教	☐ 压疮预防知识宣教 ☐ 跌倒预防知识宣教	
		护理处置	☐ 晨起监测生命体征并记录 ☐ 确认无上呼吸道感染症状,确认无月经来潮 ☐ 与手术室护士交接病历、影像资料、术中带药等 ☐ 术前补液（必要时） ☐ 嘱患者入手术室前膀胱排空 ☐ 与手术室护士交接	☐ 按一级护理要求完成基础护理项目 ☐ 监测生命体征 ☐ 留取标本 ☐ 观察切口疼痛情况、检测镇痛泵运转情况 ☐ 观察静脉输液情况 ☐ 观察留置尿管引流情况 ☐ 妥善固定各类管道 ☐ 观察切口引流情况,并记录引流量及性状 ☐ 观察切口敷料,有渗出时报告医师处理 ☐ 术后心理与生活护理	☐ 按护理等级完成基础护理项目 ☐ 监测生命体征 ☐ 观察切口疼痛情况、检测镇痛泵运转情况 ☐ 观察静脉输液情况 ☐ 妥善固定各类管道 ☐ 观察切口敷料,有渗出时报告医师处理观察患者情况 ☐ 提供基础护理服务 ☐ 术后心理与生活护理术后监测生命体征
		护理评估	☐ 评估患肢感觉、运动情况,有异常时立即报告医师处理 ☐ 评估压疮风险	☐ 评估患肢感觉、运动情况,有异常时立即报告医师处理 ☐ 评估压疮风险	☐ 评估患肢感觉、运动情况,有异常时立即报告医师处理 ☐ 评估跌倒风险 ☐ 评估压疮风险

(续 表)

主要护理工作	专科护理	□ 指导患者掌握床上翻身方法 □ 指导患者掌握床上排尿、排便(使用便器)方法 □ 与手术室护士共同评估皮肤、切口敷料、输液及引流情况 □ 指导患者进行股四头肌静止收缩及踝关节运动	□ 指导患者术后体位摆放及功能锻炼 □ 指导患者正确使用抗血栓压力带 □ 指导患者进行自主排尿训练 □ 指导患者进行股四头肌静止收缩及踝关节运动 □ 指导患者进行床上翻身 □ 指导患者卧床期间患肢保持过伸位 □ 防压疮护理	□ 指导患者正确使用抗血栓压力带 □ 指导患者进行股四头肌静止收缩及踝关节运动 □ 指导患者进行膝关节屈、伸运动 □ 指导患者利用助行器下床活动
	饮食指导	□ 禁食、禁水,口干时协助湿润口唇 □ 排气后指导患者间断、少量饮用温开水	□ 根据医嘱通知配餐员准备膳食 □ 协助进餐	□ 协助进餐
	活动体位	□ 根据手术及麻醉方式安置合适体位,术肢保持过伸位 □ 指导患者掌握床上翻身方法		
病情变异记录		□ 无　　□ 有,原因: □ 患者　□ 疾病　□ 医疗 □ 护理　□ 保障　□ 管理	□ 无　　□ 有,原因: □ 患者　□ 疾病　□ 医疗 □ 护理　□ 保障　□ 管理	□ 无　　□ 有,原因: □ 患者　□ 疾病　□ 医疗 □ 护理　□ 保障　□ 管理
护士签名		白班　小夜班　大夜班	白班　小夜班　大夜班	白班　小夜班　大夜班
医师签名				

	时间	住院第 7 天(术后第 3 天)	住院第 8 天(术后第 4 天)
主要诊疗工作	制度落实	□ 上级医师查房(主管医师每天查房) □ 专科医师会诊(必要时)	□ 上级医师查房(主管医师每天查房) □ 专科医师会诊(必要时)
	病情评估		
	病历书写	□ 上级医师查房(主管医师每天查房)	□ 上级医师查房(主管医师每天查房)
	知情同意		
	手术治疗		

（续　表）

主要诊疗工作	其他		□ 复查血常规、CRP、IL-6、红细胞沉降率、生化 □ 观察切口情况,是否存在渗出、红肿等情况 □ 根据患者情况,如贫血严重及时输血,低蛋白、低钾血症及时补充蛋白、血钾 □ 继续主、被动功能康复练习和步行练习	□ 观察切口情况,是否存在渗出、红肿等情况 □ 根据患者情况,如贫血严重及时输血,低蛋白、低钾血症及时补充蛋白、血钾 □ 继续主、被动功能康复练习和步行练习
重点医嘱	长期医嘱	护理医嘱		
		处置医嘱		
		膳食医嘱		
		药物医嘱	□ 抗生素 □ 术后抗凝	□ 抗生素 □ 术后抗凝
	临时医嘱	检查检验	□ 复查血常规、CRP、IL-6、红细胞沉降率、生化	
		药物医嘱	□ 镇痛(必要时) □ 补钾(必要时) □ 补白蛋白(必要时) □ 输血(必要时)	□ 镇痛(必要时) □ 补钾(必要时) □ 补白蛋白(必要时) □ 输血(必要时)
		手术医嘱		
		处置医嘱	□ 大换药(必要时) □ 功能锻炼	□ 大换药(必要时) □ 功能锻炼
主要护理工作	健康宣教			
	护理处置		□ 按护理等级完成基础护理项目 □ 根据排便情况采取通便措施 □ 观察切口敷料,有渗出时报告医师处理 □ 术后心理与生活护理	□ 按护理等级完成基础护理项目 □ 根据排便情况采取通便措施 □ 观察切口敷料,有渗出时报告医师处理 □ 术后心理与生活护理
	风险评估		□ 评估患肢感觉、运动情况,有异常时立即报告医师处理 □ 评估跌倒风险 □ 评估压疮风险	□ 评估患肢感觉、运动情况,有异常时立即报告医师处理 □ 评估跌倒风险 □ 评估压疮风险
	专科护理		□ 指导患者正确使用抗血栓压力带 □ 指导患者进行股四头肌静止收缩及踝关节运动 □ 指导患者进行膝关节屈、伸运动 □ 指导患者利用助行器下床活动 □ 防压疮护理 □ 防跌倒护理 □ 指导患者正确使用助行器	□ 指导患者正确使用抗血栓压力带 □ 指导患者进行股四头肌静止收缩及踝关节运动 □ 指导患者进行膝关节屈、伸运动 □ 指导患者利用助行器下床活动 □ 防压疮护理 □ 防跌倒护理 □ 指导患者正确使用助行器
	饮食指导			
	活动体位			

（续　表）

病情变异记录	□ 无　　□ 有,原因: □ 患者　　□ 疾病　　□ 医疗 □ 护理　　□ 保障　　□ 管理			□ 无　　□ 有,原因: □ 患者　　□ 疾病　　□ 医疗 □ 护理　　□ 保障　　□ 管理		
护士签名	白班	小夜班	大夜班	白班	小夜班	大夜班
医师签名						

	时间		住院第 9 天(术后第 5 天)	住院第 10 天(术后第 6 天)
主要诊疗工作		制度落实	□ 上级医师查房(主管医师每天查房) □ 专科医师会诊(必要时)	□ 上级医师查房(主管医师每天查房) □ 专科医师会诊(必要时)
		病情评估		
		病历书写	□ 上级医师查房(主管医师每天查房)	□ 上级医师查房(主管医师每天查房)
		知情同意		
		手术治疗		
		其他	□ 复查血常规、CRP、IL-6、红细胞沉降率、生化 □ 观察切口情况,是否存在渗出、红肿等情况 □ 根据患者情况,如贫血严重及时输血,低蛋白、低钾血症及时补充蛋白、血钾 □ 继续主、被动功能康复练习和步行练习	□ 观察切口情况,是否存在渗出、红肿等情况 □ 根据患者情况,如贫血严重及时输血,低蛋白、低钾血症及时补充蛋白、血钾 □ 继续主、被动功能康复练习和步行练习
重点医嘱	长期医嘱	护理医嘱		
		处置医嘱		
		膳食医嘱		
		药物医嘱	□ 抗生素 □ 术后抗凝	□ 抗生素 □ 术后抗凝
	临时医嘱	检查检验	□ 复查血常规、CRP、IL-6、红细胞沉降率、生化	
		药物医嘱	□ 镇痛(必要时) □ 补钾(必要时) □ 补白蛋白(必要时) □ 输血(必要时)	□ 镇痛(必要时) □ 补钾(必要时) □ 补白蛋白(必要时) □ 输血(必要时)
		手术医嘱		
		处置医嘱	□ 大换药(必要时) □ 功能锻炼	□ 大换药(必要时) □ 功能锻炼

（续　表）

主要护理工作	健康宣教		
	护理处置	☐ 按护理等级完成基础护理项目 ☐ 根据排便情况采取通便措施 ☐ 观察切口敷料,有渗出时报告医师处理 ☐ 术后心理与生活护理	☐ 按护理等级完成基础护理项目 ☐ 根据排便情况采取通便措施 ☐ 观察切口敷料,有渗出时报告医师处理 ☐ 术后心理与生活护理
	风险评估	☐ 评估患肢感觉、运动情况,有异常时立即报告医师处理 ☐ 评估跌倒风险 ☐ 评估压疮风险	☐ 评估患肢感觉、运动情况,有异常时立即报告医师处理 ☐ 评估跌倒风险 ☐ 评估压疮风险
	专科护理	☐ 指导患者正确使用抗血栓压力带 ☐ 指导患者进行股四头肌静止收缩及踝关节运动 ☐ 指导患者进行膝关节屈、伸运动 ☐ 指导患者利用助行器下床活动 ☐ 防压疮护理 ☐ 防跌倒护理 ☐ 指导患者正确使用助行器	☐ 指导患者正确使用抗血栓压力带 ☐ 指导患者进行股四头肌静止收缩及踝关节运动 ☐ 指导患者进行膝关节屈、伸运动 ☐ 指导患者利用助行器下床活动 ☐ 防压疮护理 ☐ 防跌倒护理 ☐ 指导患者正确使用助行器
	饮食指导		
	活动体位		
病情变异记录		☐ 无　　☐ 有,原因: ☐ 患者　☐ 疾病　☐ 医疗 ☐ 护理　☐ 保障　☐ 管理	☐ 无　　☐ 有,原因: ☐ 患者　☐ 疾病　☐ 医疗 ☐ 护理　☐ 保障　☐ 管理

护士签名	白班	小夜班	大夜班	白班	小夜班	大夜班

医师签名		

时间		住院第11天(术后第7天)	住院第12天(出院日)
主要诊疗工作	制度落实	☐ 上级医师查房(主管医师每天查房) ☐ 专科医师会诊(必要时)	☐ 上级医师查房(主管、主诊医师查房)进行手术及切口评估,确定有无手术并发症和切口愈合不良情况,明确是否出院
	病情评估		
	病历书写	☐ 出院前1天有上级医师指示出院的病程记录	☐ 出院当天病程记录(由上级医师指示出院) ☐ 出院后24小时内完成出院记录 ☐ 出院后24小时内完成病案首页 ☐ 开具出院介绍信 ☐ 开具诊断证明书

主要诊疗工作	知情同意		□ 向患者交代出院后的注意事项（复诊的时间、地点,发生紧急情况时的处理方法等）
	手术治疗		
	其他	□ 观察切口情况,是否存在渗出、红肿等情况 □ 根据患者情况,如贫血严重及时输血,低蛋白、低钾血症及时补充蛋白、血钾 □ 继续主、被动功能康复练习和步行练习	□ 复查血常规、CRP、IL-6、红细胞沉降率、生化 □ 出院带药 □ 嘱患者拆线换药（根据出院时间决定） □ 门诊复查 □ 如有不适,随时复诊
重点医嘱	长期医嘱	护理医嘱	
		处置医嘱	
		膳食医嘱	
		药物医嘱	□ 抗生素 □ 术后抗凝
	临时医嘱	检查检验	□ 复查血常规、CRP、IL-6、红细胞沉降率、生化
		药物医嘱	□ 镇痛（必要时） □ 补钾（必要时） □ 补白蛋白（必要时） □ 输血（必要时）
		手术医嘱	
		处置医嘱	□ 大换药（必要时） □ 功能锻炼
			□ 大换药 □ 出院
主要护理工作	健康宣教		□ 告知患者必须在他人的协助下方可下床活动 □ 向患者讲解适当控制体重的意义 □ 向患者讲解人工全膝关节翻修术后的注意事项
	护理处置	□ 按护理等级完成基础护理项目 □ 根据排便情况采取通便措施 □ 观察切口敷料,有渗出时报告医师处理 □ 术后心理与生活护理	□ 按护理等级完成基础护理项目 □ 观察切口敷料,有渗出时报告医师处理 □ 观察患者情况 □ 协助患者办理出院手续 □ 指导并监督患者活动 □ 整理床单位

（续　表）

主要护理工作	风险评估	□ 评估患肢感觉、运动情况，有异常时立即报告医师处理 □ 评估跌倒风险 □ 评估压疮风险	□ 评估患肢感觉、运动情况，有异常时立即报告医师处理 □ 评估跌倒风险 □ 评估压疮风险
	专科护理	□ 指导患者正确使用抗血栓压力带 □ 指导患者进行股四头肌静止收缩及踝关节运动 □ 指导患者进行膝关节屈、伸运动 □ 指导患者利用助行器下床活动 □ 防压疮护理 □ 防跌倒护理 □ 指导患者正确使用助行器	□ 指导患者进行膝关节屈、伸运动 □ 指导患者利用助行器下床活动 □ 告知患者出院后注意事项并附书面出院指导
	饮食指导		
	活动体位		
病情变异记录		□ 无　　□ 有，原因： □ 患者　□ 疾病　□ 医疗 □ 护理　□ 保障　□ 管理	□ 无　　□ 有，原因： □ 患者　□ 疾病　□ 医疗 □ 护理　□ 保障　□ 管理

护士签名	白班	小夜班	大夜班	白班	小夜班	大夜班
医师签名						

第十四节　膝关节占位器置入术后行膝关节翻修术临床路径

一、膝关节占位器置入术后行膝关节翻修术临床路径标准住院流程

（一）适用对象

第一诊断为膝关节占位器置入术（ICD-10：M96.806）行膝关节翻修术（ICD-9-CM-3：00.8001 伴 80.0601）的患者。

（二）诊断依据

根据《临床诊疗指南·骨科分册》（中华医学会编著，人民卫生出版社），《实用骨科学》（人民军医出版社，第 4 版，2012 年），《外科学》（临床医学专用）（人民卫生出版社，第 8 版，2013 年）。

1. 病史　人工膝关节置换术感染行占位器置入术后。

2. 体格检查　跛行步态,关节活动范围减小。

3. 化验检查　红细胞沉降率、C 反应蛋白恢复正常。

4. 辅助检查　膝关节 X 线片显示占位器置入术后改变。

(三)治疗方案的选择及依据

根据《临床诊疗指南·骨科分册》(中华医学会编著,人民卫生出版社),《实用骨科学》(人民军医出版社,第 4 版,2012 年),《坎贝尔骨科手术学》(人民军医出版社,第 12 版,2013 年)。

1. 膝关节占位器置入术后诊断明确。

2. 无严重的合并症。

3. 经过正规的抗生素治疗,CRP、红细胞沉降率均已正常。

4. 术前生活质量及活动水平评估及 HSS 评分。

5. 行占位器取出、清创、翻修术。

(四)标准住院天数

12 天。

(五)进入路径标准

1. 第一诊断必须符合膝关节占位器置入术后(ICD-10:M96.806)。

2. 年龄:18－70 岁。

3. 拟行人工全膝关节翻修术。

4. 当患有其他疾病时,但在住院期间不需要特殊处理也不影响第一诊断的临床路径流程实施时,可以进入路径。

(六)术前准备 3 天

1. 术前评估　术前完成术前病情评估,完成必要的检查,做出术前小结、术前讨论。

(1)必需的检查项目:①血常规、尿常规、粪常规。②生化。③红细胞沉降率、C 反应蛋白、白细胞介素-6。④凝血功能。⑤感染性疾病筛查(乙肝、丙肝、艾滋病、梅毒等)。⑥血型。⑦胸部正位 X 线片、心电图。⑧双侧膝关节正、侧位及髌骨轴位 X 线片。⑨负重位双下肢全长 X 线片。⑩关节液涂片、常规及培养(包括细菌、真菌)及药敏试验。

(2)根据患者病情可选择:①超声心动图、血气分析和肺功能。②腰椎或颈椎正、侧位 X 线片、MRI 检查(病史或体格检查提示有脊柱病变者)。③术前配血。④相关科室医师会诊。

(3)营养评估:根据《解放军总医院新住院患者营养风险筛查表(NRS-2002)》为新住院患者进行营养评估,评分≥3 分患者给予处置,必要时申请营养科医师会诊。

(4)心理评估:根据新住院患者情况申请心理科医师会诊。

(5)疼痛评估:根据《VAS 评分》实施疼痛评估,评分＞7 分患者给予处置,必要时请疼痛科医师会诊。

(6)康复评估:根据《住院患者康复筛查和评估表》在新住院患者住院后 24 小时内进行康复筛查和评估。任何一项结果为“是”,则申请康复科医师会诊。

(7)深静脉血栓栓塞症风险评估:根据专科《深静脉血栓栓塞症评估量表》在新住院患者住院后 24 小时内进行风险筛查和评估,风险结果为“高危”的,则申请血管外科或介入导管室医师会诊。

(8)膝关节功能评分:根据《Harris 膝关节评分表》在新住院患者住院后 24 小时内进行膝关节功能评分。

2. 术前准备

(1)术前谈话:术者应在术前 1 天与患者及其家属谈话,告知手术方案、相关风险、用血计划、术后转归、置入材料、手术费用和患者及其家属权益,并履行书面知情同意手续。告知高值耗材的使用及费用。

(2)术前用药:抗血小板药物负荷应用。

(3)通知手术室:准备手术间、手术药品、手术物品及特殊耗材。

(4)护士做心理护理、交代注意事项:防压疮、防跌倒、指导患者戒烟等,进行术后康复宣教。

(5)手术部位标识:术者、一助或经治医师在术前 1 天应对手术部位做体表标识,急诊手术由接诊医师或会诊外科医师标记,标记过程应有责任护士、患者及其家属共同参与,并记入手术安排表。

(6)术前 1 天麻醉医师访视:制订麻醉计划、完成评估、确定麻醉方式,并记入《麻醉术前访视记录》,告知患者及其家属麻醉适应证、麻醉目的、风险、可能出现的情况及其处理原则、替代方案等,签署《麻醉知情同意书》并归入病历。

(七)药品选择

抗生素:根据关节液培养细菌的敏感抗生素及《抗菌药物临床应用指导原则》(卫医发〔2004〕285 号)执行。

(八)手术日为住院第 4 天

1. 手术安全核对　患者入手术间后由手术医师、麻醉医师、巡回护士和患者本人共同核对患者身份、手术部位与标识、手术方式。手术医师、麻醉医师、巡回护士三方按《手术安全核对表》逐项核对,共同签名。

2. 麻醉方式　神经阻滞麻醉、椎管内麻醉或全麻。

3. 手术方式　膝关节占位器取出、人工膝关节假体置入术。

4. 手术内置物　人工全膝关节假体、抗生素骨水泥。

5. 输血　视术中出血情况决定输血。

6. 经治医师或手术医师　应即刻完成术后首次病程记录,观察术后患者病情变化。

(九)术后住院恢复 8 天

1. 必需的复查项目:血常规、红细胞沉降率、C 反应蛋白、白细胞介素-6、血生化(蛋白、肝功能、肾功能、电解质)。

2. 双膝正、侧位 X 线片。

3. 必要时查血气分析、D-Dimer、双下肢深静脉彩超/CTPA。

4. 术后处理

(1)抗生素:根据关节液培养细菌的敏感抗生素及按照《抗菌药物临床应用指导原则》(卫医发〔2004〕285 号)执行。

(2)术后预防静脉血栓栓塞症处理:参照《中国骨科大手术后静脉血栓栓塞症预防指南》。

(3)术后镇痛:参照《骨科常见疼痛的处理专家建议》。

(4)术后康复:术后即开始踝关节主动跖屈背伸锻炼、术后 1 天拔除引流管并行 X 线检查,然后主动和被动肌肉功能及活动度锻炼。

5. 术者在术后 24 小时内完成手术记录,特殊情况可由一助完成,术者签名确认并归入病历。

6. 上级医师在术后 3 天内至少查房 1 次,根据术中和术后情况修订术后治疗计划。

7. 麻醉医师术后 3 天内访视患者,如有特殊情况应详细记录,及时与手术医师或重症监护室医师沟通并迅速处理。

8. 术后护理

(1)按照护理等级进行日常护理,监测患者生命体征,观察引流管引流情况、切口敷料有无渗出。

(2)观察患肢疼痛情况,患肢感觉运动状况。

(3)指导患者术后体位摆放及功能锻炼:患肢要保持过伸位、指导床上翻身(撤去患肢下枕头挪至健侧,指导并帮助患者手扶拉环向健侧翻身)、进行股四头肌静止收缩及踝关节屈伸运动、膝关节屈伸运动。

(4)指导患者正确使用抗血栓压力带、掌握床上排便排尿(使用便器)方法、进行自主排尿训练、使用助行器下床训练,防跌倒、防压疮护理等。

(十)出院标准

1. 体温正常,常规检验指标无明显异常。

2. 切口愈合良好:引流管拔除,切口愈合良好、无皮瓣坏死。

3. 不需要住院处理的并发症和(或)合并症。

4. 出院后继续应用敏感抗生素达到 6 周时间,定期复查红细胞沉降率、CRP。

(十一)变异及原因分析

1. 内科合并症　患者常合并内科基础疾病,围术期需要详细检查内科情况并请相关科室会诊,术前准备时间需延长;同时使用相关药物,可导致住院时间存在差异。

2. 围术期并发症　可能出现手术相关并发症,如骨折、神经血管损伤、深静脉血栓形成、感染复发等。术后需要延长下床和康复时间,可导致住院时间存在差异。

3. 术中、术后抗生素的应用　根据关节液细菌培养及药敏结果选择敏感抗生素。可导致住院时间存在差异。

4. 人工关节翻修假体的选择　需根据关节的骨质及骨量来选择合适的手术方式和相应的翻修假体,可导致住院时间存在差异。

二、膝关节占位器置入术后行人工膝关节翻修术临床路径表单

适用对象	第一诊断为膝关节占位器置入术后(ICD-10:M96.806) 行人工膝关节翻修术(ICD-9-CM-3:00.8001 伴 80.0601)的患者	
患者基本信息	姓名:_____ 性别:____ 年龄:____ 门诊号:_____ 住院号:_____ 过敏史:_____ 住院日期:____年__月__日 出院日期:____年__月__日	住院天数:12 天

时间		住院第 1 天	住院第 2 天	住院第 3 天(术前日)
主要诊疗工作	制度落实	□ 住院 2 小时内经治或值班医师完成接诊 □ 住院后 24 小时内主管医师完成检诊 □ 专科医师会诊(必要时)	□ 上级医师查房	□ 上级医师查房 □ 术前讨论 □ 向患者及其家属交代术前及术后注意事项
	病情评估	□ 经治医师询问病史及体格检查 □ 心理评估 □ 营养评估 □ 疼痛评估 □ 康复评估 □ 深静脉血栓栓塞症风险评估 □ 完成膝关节功能评分	□ 主刀医师完成检诊 □ 手术风险评估	
	病历书写	□ 住院 8 小时内完成首次病程记录 □ 住院 24 小时内完成住院记录	□ 完成主管医师查房记录	□ 完成主诊医师查房记录 □ 完成术前讨论、术前小结
	知情同意	□ 病情告知 □ 患者及其家属签署授权委托书 □ 患者或其家属在住院记录单上签名		□ 术者术前谈话,告知患者及其家属病情和围术期注意事项,签署手术知情同意书、授权委托书、自费用品协议书(必要时)、军人目录外耗材审批单(必要时)、输血同意书等
	手术治疗			□ 预约手术
	其他	□ 及时通知上级医师检诊 □ 经治医师检查整理病历资料		□ 检查住院押金使用情况

重点医嘱	长期医嘱	护理医嘱	□ 按骨科护理常规 □ 二级或三级护理		
		处置医嘱		□ 据会诊科室要求安排检查检验	
		膳食医嘱	□ 普食 □ 糖尿病饮食 □ 低盐、低脂饮食 □ 低盐、低脂糖尿病饮食		□ 禁食、禁水（22：00 时后）
		药物医嘱	□ 自带药（必要时）		□ 术中带药
	临时医嘱	检查检验	□ 血常规（含 CRP＋IL-6） □ 尿常规 □ 粪常规 □ 凝血四项 □ 血清术前八项 □ 红细胞沉降率 □ 血型 □ 胸部正位 X 线片 □ 心电图检查（多导） □ 双膝负重正、侧位和下肢全长 X 线片 □ 肺功能（必要时） □ 超声心动图（必要时）		
		药物医嘱			□ 抗生素（视病情）
		手术医嘱			□ 常规准备明日在神经阻滞麻醉/椎管内麻醉/全身麻醉下行人工全膝关节翻修术
		处置医嘱	□ 静脉抽血		□ 备血 □ 备皮（＞30cm²）
主要护理工作		健康宣教	□ 住院宣教（住院环境、规章制度） □ 进行护理安全指导 □ 进行等级护理、活动范围指导 □ 进行饮食指导 □ 进行关于疾病知识的宣教 □ 检查、检验项目的目的和意义	□ 观察患者病情变化 □ 心理和生活护理	□ 术前宣教

主要护理工作	护理处置	□ 患者身份核对 □ 佩戴腕带 □ 建立住院病历,通知医师 □ 住院介绍:介绍责任护士、病区环境、设施、规章制度、基础护理服务项目 □ 询问病史,填写护理记录单首页 □ 观察病情 □ 监测基本生命体征 □ 抽血、留取标本 □ 心理与生活护理 □ 根据评估结果采取相应护理措施 □ 通知检查项目及检查注意事项		□ 术前患者准备(术前沐浴、更衣、备皮) □ 检查术前物品准备 □ 指导患者准备术后所需用品,贵重物品交由其家属保管 □ 指导患者进行肠道准备并检查准备效果 □ 告知入手术室前取下活动义齿 □ 监测基本生命体征 □ 备血、皮试
	风险评估	□ 评估意识情况 □ 评估切口疼痛情况 □ 评估术侧足背动脉搏动、肢体皮肤颜色、温度变化、肢体感觉运动情况,并采取相应护理措施 □ 风险评估:评估有无跌倒、坠床、压疮、导管滑脱、液体外渗的风险 □ 一般评估:生命体征、神志、皮肤、药物过敏史等 □ 专科评估:生活自理能力、患肢屈曲、伸直功能、足背动脉搏动、皮肤温度、指(趾)端末梢感觉情况 □ 风险评估:评估有无跌倒、坠床、压疮风险 □ 心理评估 □ 营养评估 □ 疼痛评估 □ 康复评估	□ 评估患者心理状态	□ 评估患者心理状态
	专科护理	□ 观察患肢情况 □ 指导功能锻炼 □ 指导助行器及双拐的使用方法 □ 指导患者戒烟等(必要时)		
	饮食指导	□ 根据医嘱通知配餐员准备膳食 □ 协助进餐		□ 通知患者 22:00 时后禁食、禁水
	活动体位	□ 根据护理等级指导活动		
	洗浴要求	□ 协助患者洗澡、更换病号服		□ 协助患者晨、晚间护理

（续　表）

病情变异记录	□ 无　　□ 有,原因: □ 患者　□ 疾病　□ 医疗 □ 护理　□ 保障　□ 管理	□ 无　　□ 有,原因: □ 患者　□ 疾病　□ 医疗 □ 护理　□ 保障　□ 管理	□ 无　　□ 有,原因: □ 患者　□ 疾病　□ 医疗 □ 护理　□ 保障　□ 管理
护士签名	白班　小夜班　大夜班	白班　小夜班　大夜班	白班　小夜班　大夜班
医师签名			

	时间		住院第 4 天(手术日)	住院第 5 天(术后第 1 天)	住院第 6 天(术后第 2 天)
主要诊疗工作	制度落实		□ 实施手术 □ 向患者及其家属交代手术情况及术后注意事项	□ 手术医师查房 □ 专科医师会诊(必要时)	□ 主诊医师查房
	病情评估		□ 麻醉医师术后访视		
	病历书写		□ 术后首次病程记录 □ 24 小时内完成手术记录	□ 术后首日病程记录	□ 术后 2 天病程记录
	知情同意				
	手术治疗		□ 实施手术(手术安全核查记录、手术清点记录)		
	其他		□ 留置引流管记录引流量 □ 留置尿管记录尿量 □ 抗生素 □ 术后抗凝 □ 心电监护、吸氧 □ 镇吐 □ 镇痛 □ 切口换药(必要时)	□ 复查血常规、血生化、动脉血气分析根据引流量拔除引流管 □ 观察切口情况,是否存在渗出、红肿等情况 □ 观察体温、血压等 □ 根据患者情况,如贫血严重及时输血,低蛋白、低钾血症及时补充蛋白、血钾	□ 观察切口情况,是否存在渗出、红肿等情况 □ 指导患者下床,进行主、被动功能康复练习和步行练习 □ 复查双膝正、侧位 X 线片 □ 根据患者情况,如贫血严重及时输血,低蛋白、低钾血症及时补充蛋白、血钾
重点医嘱	长期医嘱	护理医嘱	□ 骨科术后护理常规 □ 一级或二级护理	□ 骨科术后护理常规 □ 二级护理	
		处置医嘱	□ 抬高患肢 □ 使用抗血栓弹力带 □ 观察患肢感觉及血液循环 □ 更换切口引流袋并记录量		
		膳食医嘱	□ 饮食医嘱(普食/半流食/流食/糖尿病饮食/低盐、低脂饮食)		

（续　表）

重点医嘱	长期医嘱	药物医嘱	□ 镇痛 □ 消肿 □ 镇吐、保胃 □ 抗生素 □ 抗凝抗生素 □ 术后抗凝 □ 镇痛 □ 保胃	□ 抗生素 □ 术后抗凝	□ 抗生素 □ 术后抗凝
	临时医嘱	检查检验		□ 复查血常规、CRP、IL-6、	□ 复查膝关节正、侧位 　X线片
		药物医嘱	□ 镇吐 □ 输血（必要时） □ 镇痛（必要时）	□ 镇吐 □ 补钾（必要时） □ 补白蛋白（必要时） □ 输血（必要时） □ 镇痛（必要时）	□ 镇痛（必要时） □ 补钾（必要时） □ 补白蛋白（必要时） □ 输血（必要时）
		手术医嘱			
		处置医嘱	□ 保留引流管记录引流量 □ 保留尿管记录尿量 □ 心电监护、吸氧 □ 切口换药（必要时）	□ 大换药（必要时） □ 拔除切口引流（必要时） □ 拔除导尿管（必要时）	□ 大换药（必要时） □ 功能锻炼
主要护理工作		健康宣教	□ 术后宣教 □ 术后心理疏导 □ 指导术后康复训练 □ 指导术后注意事项 □ 告知护理风险 □ 进行压疮预防知识宣教	□ 压疮预防知识宣教 □ 跌倒预防知识宣教	
		护理处置	□ 晨起监测生命体征并记录 □ 确认无上呼吸道感染症状，确认无月经来潮 □ 与手术室护士交接病历、影像资料、术中带药等 □ 术前补液（必要时） □ 嘱患者入手术室前膀胱排空 □ 与手术室护士交接	□ 按一级护理要求完成基础护理项目 □ 监测生命体征 □ 留取标本 □ 观察切口疼痛情况、检测镇痛泵运转情况 □ 观察静脉输液情况 □ 观察留置尿管引流情况 □ 妥善固定各类管道 □ 观察切口引流情况，并记录引流量及性状 □ 观察切口敷料，有渗出时报告医师处理 □ 术后心理与生活护理	□ 按护理等级完成基础护理项目 □ 监测生命体征 □ 观察切口疼痛情况、检测镇痛泵运转情况 □ 观察静脉输液情况 □ 妥善固定各类管道 □ 观察切口敷料，有渗出时报告医师处理观察患者情况 □ 提供基础护理服务 □ 术后心理与生活护理 　术后监测生命体征

（续　表）

主要护理工作	护理评估	□ 评估患肢感觉、运动情况,有异常时立即报告医师处理 □ 评估压疮风险	□ 评估患肢感觉、运动情况,有异常时立即报告医师处理 □ 评估压疮风险	□ 评估患肢感觉、运动情况,有异常时立即报告医师处理 □ 评估跌倒风险 □ 评估压疮风险
	专科护理	□ 指导患者掌握床上翻身方法 □ 指导患者掌握床上排尿、排便(使用便器)方法 □ 与手术室护士共同评估皮肤、切口敷料、输液及引流情况 □ 指导患者进行股四头肌静止收缩及踝关节运动	□ 指导患者术后体位摆放及功能锻炼 □ 指导患者正确使用抗血栓压力带 □ 指导患者进行自主排尿训练 □ 指导患者进行股四头肌静止收缩及踝关节运动 □ 指导患者进行床上翻身 □ 指导患者卧床期间患肢保持过伸位 □ 防压疮护理	□ 指导患者正确使用抗血栓压力带 □ 指导患者进行股四头肌静止收缩及踝关节运动 □ 指导患者进行膝关节屈、伸运动 □ 指导患者利用助行器下床活动
	饮食指导	□ 禁食、禁水,口干时协助湿润口唇 □ 排气后指导患者间断、少量饮用温开水	□ 根据医嘱通知配餐员准备膳食 □ 协助进餐	□ 协助进餐
	活动体位	□ 根据手术及麻醉方式安置合适体位,术肢保持过伸位 □ 指导患者掌握床上翻身方法		
病情变异记录		□ 无　　□ 有,原因: □ 患者　□ 疾病　□ 医疗 □ 护理　□ 保障　□ 管理	□ 无　　□ 有,原因: □ 患者　□ 疾病　□ 医疗 □ 护理　□ 保障　□ 管理	□ 无　　□ 有,原因: □ 患者　□ 疾病　□ 医疗 □ 护理　□ 保障　□ 管理
护士签名		白班　小夜班　大夜班	白班　小夜班　大夜班	白班　小夜班　大夜班
医师签名				

	时间	住院第 7 天(术后第 3 天)	住院第 8 天(术后第 4 天)
主要诊疗工作	制度落实	□ 上级医师查房(主管医师每天查房) □ 专科医师会诊(必要时)	□ 上级医师查房(主管医师每天查房) □ 专科医师会诊(必要时)
	病情评估		
	病历书写	□ 上级医师查房(主管医师每天查房)	□ 上级医师查房(主管医师每天查房)

（续　表）

主要诊疗工作		知情同意		
		手术治疗		
	其他		□ 复查血常规、CRP、IL-6、红细胞沉降率、生化 □ 观察切口情况,是否存在渗出、红肿等情况 □ 根据患者情况,如贫血严重及时输血,低蛋白、低钾血症及时补充蛋白、血钾 □ 继续主、被动功能康复练习和步行练习	□ 观察切口情况,是否存在渗出、红肿等情况 □ 根据患者情况,如贫血严重及时输血,低蛋白、低钾血症及时补充蛋白、血钾 □ 继续主、被动功能康复练习和步行练习
重点医嘱	长期医嘱	护理医嘱		
		处置医嘱		
		膳食医嘱		
		药物医嘱	□ 抗生素 □ 术后抗凝	□ 抗生素 □ 术后抗凝
	临时医嘱	检查检验	□ 复查血常规、CRP、IL-6、红细胞沉降率、生化	
		药物医嘱	□ 镇痛(必要时) □ 补钾(必要时) □ 补白蛋白(必要时) □ 输血(必要时)	□ 镇痛(必要时) □ 补钾(必要时) □ 补白蛋白(必要时) □ 输血(必要时)
		手术医嘱		
		处置医嘱	□ 大换药(必要时) □ 功能锻炼	□ 大换药(必要时) □ 功能锻炼
主要护理工作		健康宣教		
		护理处置	□ 按护理等级完成基础护理项目 □ 根据排便情况采取通便措施 □ 观察切口敷料,有渗出时报告医师处理 □ 术后心理与生活护理	□ 按护理等级完成基础护理项目 □ 根据排便情况采取通便措施 □ 观察切口敷料,有渗出时报告医师处理 □ 术后心理与生活护理
		风险评估	□ 评估患肢感觉、运动情况,有异常时立即报告医师处理 □ 评估跌倒风险 □ 评估压疮风险	□ 评估患肢感觉、运动情况,有异常时立即报告医师处理 □ 评估跌倒风险 □ 评估压疮风险

（续　表）

主要护理工作	专科护理	☐ 指导患者正确使用抗血栓压力带 ☐ 指导患者进行股四头肌静止收缩及踝关节运动 ☐ 指导患者进行膝关节屈、伸运动 ☐ 指导患者利用助行器下床活动 ☐ 防压疮护理 ☐ 防跌倒护理 ☐ 指导患者正确使用助行器	☐ 指导患者正确使用抗血栓压力带 ☐ 指导患者进行股四头肌静止收缩及踝关节运动 ☐ 指导患者进行膝关节屈、伸运动 ☐ 指导患者利用助行器下床活动 ☐ 防压疮护理 ☐ 防跌倒护理 ☐ 指导患者正确使用助行器
	饮食指导		
	活动体位		
病情变异记录		☐ 无　　☐ 有,原因: ☐ 患者　☐ 疾病　☐ 医疗 ☐ 护理　☐ 保障　☐ 管理	☐ 无　　☐ 有,原因: ☐ 患者　☐ 疾病　☐ 医疗 ☐ 护理　☐ 保障　☐ 管理

护士签名	白班	小夜班	大夜班	白班	小夜班	大夜班
医师签名						

	时间	住院第 9 天(术后第 5 天)	住院第 10 天(术后第 6 天)
主要诊疗工作	制度落实	☐ 上级医师查房（主管医师每天查房） ☐ 专科医师会诊(必要时)	☐ 上级医师查房（主管医师每天查房） ☐ 专科医师会诊(必要时)
	病情评估		
	病历书写	☐ 上级医师查房（主管医师每天查房）	☐ 上级医师查房（主管医师每天查房）
	知情同意		
	手术治疗		
	其他	☐ 复查血常规、CRP、IL-6、红细胞沉降率、生化 ☐ 观察切口情况,是否存在渗出、红肿等情况 ☐ 根据患者情况,如贫血严重及时输血,低蛋白、低钾血症及时补充蛋白、血钾 ☐ 继续主、被动功能康复练习和步行练习	☐ 观察切口情况,是否存在渗出、红肿等情况 ☐ 根据患者情况,如贫血严重及时输血,低蛋白、低钾血症及时补充蛋白、血钾 ☐ 继续主、被动功能康复练习和步行练习

（续　表）

重点医嘱	长期医嘱	护理医嘱		
		处置医嘱		
		膳食医嘱		
		药物医嘱	□ 抗生素 □ 术后抗凝	□ 抗生素 □ 术后抗凝
	临时医嘱	检查检验	□ 复查血常规、CRP、IL-6、红细胞沉降率、生化	
		药物医嘱	□ 镇痛（必要时） □ 补钾（必要时） □ 补白蛋白（必要时） □ 输血（必要时）	□ 镇痛（必要时） □ 补钾（必要时） □ 补白蛋白（必要时） □ 输血（必要时）
		手术医嘱		
		处置医嘱	□ 大换药（必要时） □ 功能锻炼	□ 大换药（必要时） □ 功能锻炼
主要护理工作		健康宣教		
		护理处置	□ 按护理等级完成基础护理项目 □ 根据排便情况采取通便措施 □ 观察切口敷料,有渗出时报告医师处理 □ 术后心理与生活护理	□ 按护理等级完成基础护理项目 □ 根据排便情况采取通便措施 □ 观察切口敷料,有渗出时报告医师处理 □ 术后心理与生活护理
		风险评估	□ 评估患肢感觉、运动情况,有异常时立即报告医师处理 □ 评估跌倒风险 □ 评估压疮风险	□ 评估患肢感觉、运动情况,有异常时立即报告医师处理 □ 评估跌倒风险 □ 评估压疮风险
		专科护理	□ 指导患者正确使用抗血栓压力带 □ 指导患者进行股四头肌静止收缩及踝关节运动 □ 指导患者进行膝关节屈、伸运动 □ 指导患者利用助行器下床活动 □ 防压疮护理 □ 防跌倒护理 □ 指导患者正确使用助行器	□ 指导患者正确使用抗血栓压力带 □ 指导患者进行股四头肌静止收缩及踝关节运动 □ 指导患者进行膝关节屈、伸运动 □ 指导患者利用助行器下床活动 □ 防压疮护理 □ 防跌倒护理 □ 指导患者正确使用助行器
		饮食指导		
		活动体位		

（续　表）

病情变异记录	□ 无　　□ 有,原因: □ 患者　□ 疾病　□ 医疗 □ 护理　□ 保障　□ 管理			□ 无　　□ 有,原因: □ 患者　□ 疾病　□ 医疗 □ 护理　□ 保障　□ 管理		
护士签名	白班	小夜班	大夜班	白班	小夜班	大夜班
医师签名						

	时间	住院第 11 天(术后第 7 天)	住院第 12 天(出院日)
主要诊疗工作	制度落实	□ 上级医师查房(主管医师每天查房) □ 专科医师会诊(必要时)	□ 上级医师查房(主管、主诊医师查房)进行手术及切口评估,确定有无手术并发症和切口愈合不良情况,明确是否出院
	病情评估		
	病历书写	□ 出院前 1 天有上级医师指示出院的病程记录	□ 出院当天病程记录(由上级医师指示出院) □ 出院后 24 小时内完成出院记录 □ 出院后 24 小时内完成病案首页 □ 开具出院介绍信 □ 开具诊断证明书
	知情同意		□ 向患者交代出院后的注意事项(复诊的时间、地点,发生紧急情况时的处理方法等)
	手术治疗		
	其他	□ 观察切口情况,是否存在渗出、红肿等情况 □ 根据患者情况,如贫血严重及时输血,低蛋白、低钾血症及时补充蛋白、血钾 □ 继续主、被动功能康复练习和步行练习	□ 复查血常规、CRP、IL-6、红细胞沉降率、生化 □ 出院带药 □ 嘱患者拆线换药(根据出院时间决定) □ 门诊复查 □ 如有不适,随时复诊
重点医嘱	长期医嘱 护理医嘱		
	长期医嘱 处置医嘱		
	长期医嘱 膳食医嘱		
	长期医嘱 药物医嘱	□ 抗生素 □ 术后抗凝	

（续　表）

重点医嘱	临时医嘱	检查检验		□ 复查血常规、CRP、IL-6、红细胞沉降率、生化
		药物医嘱	□ 镇痛（必要时） □ 补钾（必要时） □ 补白蛋白（必要时） □ 输血（必要时）	
		手术医嘱		
		处置医嘱	□ 大换药（必要时） □ 功能锻炼	□ 大换药 □ 出院
主要护理工作		健康宣教		□ 告知患者必须在他人的协助下方可下床活动 □ 向患者讲解适当控制体重的意义 □ 向患者讲解人工全膝关节翻修术后的注意事项
		护理处置	□ 按护理等级完成基础护理项目 □ 根据排便情况采取通便措施 □ 观察切口敷料，有渗出时报告医师处理 □ 术后心理与生活护理	□ 按护理等级完成基础护理项目 □ 观察切口敷料，有渗出时报告医师处理 □ 观察患者情况 □ 协助患者办理出院手续 □ 指导并监督患者活动 □ 整理床单位
		风险评估	□ 评估患肢感觉、运动情况，有异常时立即报告医师处理 □ 评估跌倒风险 □ 评估压疮风险	□ 评估患肢感觉、运动情况，有异常时立即报告医师处理 □ 评估跌倒风险 □ 评估压疮风险
		专科护理	□ 指导患者正确使用抗血栓压力带 □ 指导患者进行股四头肌静止收缩及踝关节运动 □ 指导患者进行膝关节屈、伸运动 □ 指导患者利用助行器下床活动 □ 防压疮护理 □ 防跌倒护理 □ 指导患者正确使用助行器	□ 指导患者进行膝关节屈、伸运动 □ 指导患者利用助行器下床活动 □ 告知患者出院后注意事项并附书面出院指导
		饮食指导		
		活动体位		

病情变异记录	□ 无　　□ 有,原因: □ 患者　□ 疾病　□ 医疗 □ 护理　□ 保障　□ 管理			□ 无　　□ 有,原因: □ 患者　□ 疾病　□ 医疗 □ 护理　□ 保障　□ 管理		
护士签名	白班	小夜班	大夜班	白班	小夜班	大夜班
医师签名						

第十五节　人工膝关节置换术后假体松动行人工膝关节翻修术临床路径

一、人工膝关节置换术后关节假体松动行人工膝关节翻修术临床路径标准住院流程

(一)适用对象

第一诊断为人工膝关节置换术后关节假体松动(ICD-10:T84.001 伴 Y83.105)行人工膝关节翻修术(ICD-9-CM-3:00.80 伴 80.06)的患者。

(二)诊断依据

根据《临床诊疗指南·骨科分册》(中华医学会编著,人民卫生出版社),《实用骨科学》(人民军医出版社,第 4 版,2012 年),《外科学》(临床医学专用)(人民卫生出版社,第 8 版,2013 年)。

1. 病史　人工膝关节置换术病史,逐渐出现关节进展性疼痛,负重或活动时加重、休息时减轻。

2. 体征　关节被动旋转疼痛,关节活动度可减小。

3. 辅助检查　关节 X 线片可见关节假体周围有超过 2mm 的透光带或关节假体出现进行性移位,关节周围骨溶解。

4. 其他　除外假体感染。

(三)治疗方案的选择及依据

根据《临床诊疗指南·骨科分册》(中华医学会编著,人民卫生出版社),《实用骨科学》(人民军医出版社,第 4 版,2012 年),《坎贝尔骨科手术学》(人民军医出版社,第 12 版,2013 年)。

1. 膝关节置换后关节松动诊断明确。

2. 关节疼痛、活动受限,明显影响生活质量。

3. 无全身或局部的近期感染。

4. 无严重的合并症。

5.术前生活质量及活动水平评估及 HSS 评分。

(四)标准住院天数

12 天。

(五)进入路径标准

1.第一诊断必须符合人工膝关节置换术后关节假体松动（ICD-10：T84.001 伴 Y83.105）。

2.年龄：18—70 岁。

3.拟行人工全膝关节翻修术。

4.当患有其他疾病时，但在住院期间不需要特殊处理也不影响第一诊断的临床路径流程实施时，可以进入路径。

(六)术前准备 3 天

1.术前评估　术前完成术前病情评估，完成必要的检查，做出术前小结、术前讨论。

(1)必需的检查项目：①血常规、尿常规、粪常规。②生化。③红细胞沉降率、C 反应蛋白、白细胞介素-6。④凝血功能。⑤感染性疾病筛查（乙肝、丙肝、艾滋病、梅毒等）。⑥血型。⑦胸部正位 X 线片、心电图。⑧双侧膝关节正、侧位和双下肢全长 X 线片。⑨关节穿刺抽液、涂片、培养、药敏检查。

(2)根据患者病情可选择：①超声心动图、血气分析和肺功能。②术前配血。③膝关节 CT 扫描＋三维重建。④有相关疾病者及时请相关科室医师会诊。

(3)营养评估：根据《解放军总医院新住院患者营养风险筛查表（NRS-2002）》为新住院患者进行营养评估，评分≥3 分患者给予处置，必要时申请营养科医师会诊。

(4)心理评估：根据新住院患者情况申请心理科医师会诊。

(5)疼痛评估：根据《VAS 评分》实施疼痛评估，评分＞7 分患者给予处置，必要时请疼痛科医师会诊。

(6)康复评估：根据《住院患者康复筛查和评估表》在新住院患者住院后 24 小时内进行康复筛查和评估。任何一项结果为"是"，则申请康复科医师会诊。

(7)深静脉血栓栓塞症风险评估：根据专科《深静脉血栓栓塞症评估量表》在新住院患者住院后 24 小时内进行风险筛查和评估，风险结果为"高危"的，则申请血管外科或介入导管室医师会诊。

(8)膝关节功能评分：根据《膝关节 HSS 评分表》在新住院患者住院后 24 小时内进行膝关节功能评分。

2.术前准备

(1)术前谈话：术者应在术前 1 天与患者及其家属谈话，告知手术方案、相关风险、用血计划、术后转归、置入材料、手术费用和患者及其家属权益，并履行书面知情同意手续。告知高值耗材的使用及费用。

(2)术前用药：抗血小板药物负荷应用。

(3)通知手术室：准备手术间、手术药品、手术物品及特殊耗材。

(4)护士做心理护理、交代注意事项：防压疮、防跌倒、指导患者戒烟等，进行术后康复宣教。

（5）手术部位标识：术者、一助或经治医师在术前 1 天应对手术部位做体表标识，急诊手术由接诊医师或会诊外科医师标记，标记过程应有责任护士、患者及其家属共同参与，并记入手术安排表。

（6）术前 1 天麻醉医师访视：制订麻醉计划、完成评估、确定麻醉方式，并记入《麻醉术前访视记录》，告知患者及其家属麻醉适应证、麻醉目的、风险、可能出现的情况及其处理原则、替代方案等，签署《麻醉知情同意书》并归入病历。

（七）药品选择及使用时机

1. 抗生素　预防性抗生素选择第二代头孢、第三代头孢或万古霉素（青霉素、头孢过敏者；有感染诱因者）。

2. 使用时机　手术当日、术后预防性使用 28 天。

（八）手术日为住院第 4 天

1. 手术安全核对　患者入手术间后由手术医师、麻醉医师、巡回护士和患者本人共同核对患者身份、手术部位与标识、手术方式。手术医师、麻醉医师、巡回护士三方按《手术安全核对表》逐项核对，共同签名。

2. 麻醉方式　神经阻滞麻醉、椎管内麻醉或全身麻醉。

3. 手术方式　人工膝关节翻修术。

4. 手术内置物　人工膝关节假体。

5. 输血　术中及术后输血。

6. 经治医师或手术医师　应即刻完成术后首次病程记录，观察术后患者病情变化。

（九）术后住院恢复 8 天

1. 必需的复查项目：血常规、红细胞沉降率、C 反应蛋白、白细胞介素-6、血生化（蛋白、肝功能、肾功能、电解质）。

2. 双膝正、侧位 X 线片。

3. 必要时查血气分析、D-Dimer、双下肢深静脉彩超/CTPA。

4. 术后处理

（1）抗生素：预防性抗生素选择第二代头孢、第三代头孢或万古霉素（青霉素、头孢过敏者；有感染诱因者）。

（2）术后预防静脉血栓栓塞症处理：参照《中国骨科大手术后静脉血栓栓塞症预防指南》。

（3）术后康复：术后 1 天拔除引流管（引流量较大患者可推迟），术后第 2 天行膝关节正、侧位 X 线检查，然后开始主动和被动肌肉功能及活动度锻炼，并扶助行器下地行走，3～5 天关节活动度应超过 100°。

（4）术后镇痛：口服非甾体抗炎镇痛药、阿片类镇痛药，镇痛泵。

5. 术者在术后 24 小时内完成手术记录，特殊情况可由一助完成，术者签名确认并归入病历。

6. 上级医师在术后 3 天内至少查房 1 次，根据术中和术后情况修订术后治疗计划。

7. 麻醉医师术后 3 天内访视患者，如有特殊情况应详细记录，及时与手术医师或重症监护室医师沟通并迅速处理。

8. 术后护理

（1）按照护理等级进行日常护理，监测患者生命体征，观察引流管引流情况、切口敷料有无渗出。

（2）观察患肢疼痛情况，患肢感觉运动状况。

（3）指导患者术后体位摆放及功能锻炼：患肢要保持过伸位、指导床上翻身（撤去患肢下枕头挪至健侧，指导并帮助患者手扶拉环向健侧翻身）、进行股四头肌静止收缩及踝关节屈伸运动、膝关节屈伸运动。

（4）指导患者正确使用抗血栓压力带、掌握床上排便排尿（使用便器）方法、进行自主排尿训练、使用助行器下床训练，防跌倒、防压疮护理等。

（十）出院标准

1. 体温正常，常规检验指标无明显异常。

2. 切口愈合良好：引流管拔除，切口无感染征象（可以在门诊处理的切口）、无皮瓣坏死。

3. 关节功能改善。

4. 不需要住院处理的并发症和（或）合并症。

（十一）变异及原因分析

1. 内科合并症　患者常合并内科基础疾病，围术期需要详细检查内科情况并请相关科室会诊，术前准备时间需延长；同时使用相关药物，可导致住院时间存在差异。

2. 围术期并发症　有可能出现手术相关并发症，如骨折、神经血管损伤、深静脉血栓形成、感染及出血等。术后需要延长下床和康复时间，可导致住院时间存在差异。

3. 人工关节翻修假体的选择　需根据关节的骨质以及骨量来选择合适的手术方式和相应的翻修假体，这可能导致住院时间出现变异。

二、人工膝关节置换术后关节假体松动行人工全膝关节翻修术临床路径表单

适用对象	第一诊断为人工膝关节置换术后关节假体松动（ICD-10：T84.001 伴 Y83.105）行人工膝关节翻修术（ICD-9-CM-3：00.80 伴 80.06）的患者	
患者基本信息	姓名：_____　性别：____　年龄：____ 门诊号：_____　住院号：_____　过敏史：_____ 住院日期：____年__月__日　出院日期：____年__月__日	住院天数：12 天

	时间	住院第 1 天	住院第 2 天	住院第 3 天（术前日）
主要诊疗工作	制度落实	□ 住院 2 小时内经治或值班医师完成接诊 □ 住院后 24 小时内主管医师完成检诊 □ 专科医师会诊（必要时）	□ 上级医师查房	□ 上级医师查房 □ 术前讨论 □ 向患者及其家属交代术前及术后注意事项

主要诊疗工作	病情评估	□ 经治医师询问病史及体格检查 □ 心理评估 □ 营养评估 □ 疼痛评估 □ 康复评估 □ 深静脉血栓栓塞症风险评估 □ 完成膝关节功能评分	□ 主刀医师完成检诊 □ 手术风险评估	
	病历书写	□ 住院 8 小时内完成首次病程记录 □ 住院 24 小时内完成住院记录	□ 完成主管医师查房记录	□ 完成主诊医师查房记录 □ 完成术前讨论、术前小结
	知情同意	□ 病情告知 □ 患者及其家属签署授权委托书 □ 患者或其家属在住院记录单上签名		□ 术者术前谈话,告知患者及其家属病情和围术期注意事项,签署手术知情同意书、授权委托书、自费用品协议书(必要时)、军人目录外耗材审批单(必要时)、输血同意书等
	手术治疗			□ 预约手术
	其他	□ 及时通知上级医师检诊 □ 经治医师检查整理病历资料		□ 检查住院押金使用情况
重点医嘱	长期医嘱 护理医嘱	□ 按骨科护理常规 □ 二级或三级护理		
	长期医嘱 处置医嘱		□ 据会诊科室要求安排检查检验	
	长期医嘱 膳食医嘱	□ 普食 □ 糖尿病饮食 □ 低盐、低脂饮食 □ 低盐、低脂糖尿病饮食		□ 禁食、禁水(22:00 时后)
	长期医嘱 药物医嘱	□ 自带药(必要时)		□ 术中带药
	临时医嘱 检查检验	□ 血常规(含 CRP＋IL-6) □ 尿常规 □ 粪常规 □ 凝血四项 □ 血清术前八项 □ 红细胞沉降率 □ 血型 □ 胸部正位 X 线片 □ 心电图检查(多导) □ 双膝负重正、侧位和下肢全长 X 线片 □ 肺功能(必要时) □ 超声心动图(必要时)		

（续　表）

重点医嘱	临时医嘱	药物医嘱			☐ 抗生素（视病情）
		手术医嘱			☐ 常规准备明日在神经阻滞麻醉/椎管内麻醉/全身麻醉下行人工全膝关节翻修术
		处置医嘱	☐ 静脉抽血		☐ 备血 ☐ 备皮（>30cm²）
主要护理工作		健康宣教	☐ 住院宣教（住院环境、规章制度） ☐ 进行护理安全指导 ☐ 进行等级护理、活动范围指导 ☐ 进行饮食指导 ☐ 进行关于疾病知识的宣教 ☐ 检查、检验项目的目的和意义	☐ 观察患者病情变化 ☐ 心理和生活护理	☐ 术前宣教
		护理处置	☐ 患者身份核对 ☐ 佩戴腕带 ☐ 建立住院病历，通知医师 ☐ 住院介绍：介绍责任护士、病区环境、设施、规章制度、基础护理服务项目 ☐ 询问病史，填写护理记录单首页 ☐ 观察病情 ☐ 监测基本生命体征 ☐ 抽血、留取标本 ☐ 心理与生活护理 ☐ 根据评估结果采取相应护理措施 ☐ 通知检查项目及检查注意事项		☐ 术前患者准备（术前沐浴、更衣、备皮） ☐ 检查术前物品准备 ☐ 指导患者准备术后所需用品，贵重物品交由其家属保管 ☐ 指导患者进行肠道准备并检查准备效果 ☐ 告知入手术室前取下活动义齿 ☐ 监测基本生命体征 ☐ 备血、皮试
		风险评估	☐ 评估意识情况 ☐ 评估切口疼痛情况 ☐ 评估术侧足背动脉搏动、肢体皮肤颜色、温度变化、肢体感觉运动情况，并采取相应护理措施 ☐ 风险评估：评估有无跌倒、坠床、压疮、导管滑脱、液体外渗的风险 ☐ 一般评估：生命体征、神志、皮肤、药物过敏史等 ☐ 专科评估：生活自理能力、患肢屈曲、伸直功能，足背动脉搏动、皮肤温度、指（趾）端末梢感觉情况 ☐ 风险评估：评估有无跌倒、坠床、压疮风险 ☐ 心理评估 ☐ 营养评估 ☐ 疼痛评估 ☐ 康复评估	☐ 评估患者心理状态	☐ 评估患者心理状态

（续 表）

主要护理工作	专科护理	☐ 观察患肢情况 ☐ 指导功能锻炼 ☐ 指导助行器及双拐的使用方法 ☐ 指导患者戒烟（必要时）		
	饮食指导	☐ 根据医嘱通知配餐员准备膳食 ☐ 协助进餐		☐ 通知患者 22：00 时后禁食、禁水
	活动体位	☐ 根据护理等级指导活动		
	洗浴要求	☐ 协助患者洗澡、更换病号服		☐ 协助患者晨、晚间护理
病情变异记录		☐ 无　　☐ 有，原因： ☐ 患者　☐ 疾病　☐ 医疗 ☐ 护理　☐ 保障　☐ 管理	☐ 无　　☐ 有，原因： ☐ 患者　☐ 疾病　☐ 医疗 ☐ 护理　☐ 保障　☐ 管理	☐ 无　　☐ 有，原因： ☐ 患者　☐ 疾病　☐ 医疗 ☐ 护理　☐ 保障　☐ 管理
护士签名		白班　小夜班　大夜班	白班　小夜班　大夜班	白班　小夜班　大夜班
医师签名				

时间		住院第 4 天（手术日）	住院第 5 天（术后第 1 天）	住院第 6 天（术后第 2 天）
主要诊疗工作	制度落实	☐ 实施手术 ☐ 向患者及其家属交代手术情况及术后注意事项	☐ 手术医师查房 ☐ 专科医师会诊（必要时）	☐ 主诊医师查房
	病情评估	☐ 麻醉医师术后访视		
	病历书写	☐ 术后首次病程记录 ☐ 24 小时内完成手术记录	☐ 术后首日病程记录	☐ 术后 2 天病程记录
	知情同意			
	手术治疗	☐ 实施手术（手术安全核查记录、手术清点记录）		
	其他	☐ 留置引流管记录引流量 ☐ 留置尿管记录尿量 ☐ 抗生素 ☐ 术后抗凝 ☐ 心电监护、吸氧 ☐ 镇吐 ☐ 镇痛 ☐ 切口换药（必要时）	☐ 复查血常规、血生化、动脉血气分析根据引流量拔除引流管 ☐ 观察切口情况，是否存在渗出、红肿等情况 ☐ 观察体温、血压等 ☐ 根据患者情况，如贫血严重及时输血，低蛋白、低钾血症及时补充蛋白、血钾	☐ 观察切口情况，是否存在渗出、红肿等情况 ☐ 指导患者下床，进行主、被动功能康复练习和步行练习 ☐ 复查双膝正、侧位 X 线片 ☐ 根据患者情况，如贫血严重及时输血，低蛋白、低钾血症及时补充蛋白、血钾

（续　表）

重点医嘱	长期医嘱	护理医嘱	☐ 骨科术后护理常规 ☐ 一级或二级护理	☐ 骨科术后护理常规 ☐ 二级护理	
		处置医嘱	☐ 抬高患肢 ☐ 使用抗血栓弹力带 ☐ 观察患肢感觉及血液循环 ☐ 更换切口引流袋并记录量		
		膳食医嘱	☐ 饮食医嘱（普食/半流食/ 流食/糖尿病饮食/低盐、 低脂饮食）		
		药物医嘱	☐ 镇痛 ☐ 消肿 ☐ 镇吐、保胃 ☐ 抗生素 ☐ 抗凝抗生素 ☐ 术后抗凝 ☐ 镇痛 ☐ 保胃	☐ 抗生素 ☐ 术后抗凝	☐ 抗生素 ☐ 术后抗凝
	临时医嘱	检查检验		☐ 复查血常规、CRP、IL-6、	☐ 复查膝关节正、侧位 X 线片
		药物医嘱	☐ 镇吐 ☐ 输血（必要时） ☐ 镇痛（必要时）	☐ 镇吐 ☐ 补钾（必要时） ☐ 补白蛋白（必要时） ☐ 输血（必要时） ☐ 镇痛（必要时）	☐ 镇痛（必要时） ☐ 补钾（必要时） ☐ 补白蛋白（必要时） ☐ 输血（必要时）
		手术医嘱			
		处置医嘱	☐ 留置引流管记录引流量 ☐ 留置尿管记录尿量 ☐ 心电监护、吸氧 ☐ 切口换药（必要时）	☐ 大换药（必要时） ☐ 拔除切口引流（必要时） ☐ 拔除导尿管（必要时）	☐ 大换药（必要时） ☐ 功能锻炼
主要护理工作	健康宣教		☐ 术后宣教 ☐ 术后心理疏导 ☐ 指导术后康复训练 ☐ 指导术后注意事项 ☐ 告知护理风险 ☐ 进行压疮预防知识宣教	☐ 压疮预防知识宣教 ☐ 跌倒预防知识宣教	

主要护理工作	护理处置	□ 晨起监测生命体征并记录 □ 确认无上呼吸道感染症状，确认无月经来潮 □ 与手术室护士交接病历、影像资料、术中带药等 □ 术前补液（必要时） □ 嘱患者入手术室前膀胱排空 □ 与手术室护士交接	□ 按一级护理要求完成基础护理项目 □ 监测生命体征 □ 留取标本 □ 观察切口疼痛情况、检测镇痛泵运转情况 □ 观察静脉输液情况 □ 观察留置尿管引流情况 □ 妥善固定各类管道 □ 观察切口引流情况，并记录引流量及性状 □ 观察切口敷料，有渗出时报告医师处理 □ 术后心理与生活护理	□ 按护理等级完成基础护理项目 □ 监测生命体征 □ 观察切口疼痛情况、检测镇痛泵运转情况 □ 观察静脉输液情况 □ 妥善固定各类管道 □ 观察切口敷料，有渗出时报告医师处理观察患者情况 □ 提供基础护理服务 □ 术后心理与生活护理术后监测生命体征
	护理评估	□ 评估患肢感觉、运动情况，有异常时立即报告医师处理 □ 评估压疮风险	□ 评估患肢感觉、运动情况，有异常时立即报告医师处理 □ 评估压疮风险	□ 评估患肢感觉、运动情况，有异常时立即报告医师处理 □ 评估跌倒风险 □ 评估压疮风险
	专科护理	□ 指导患者掌握床上翻身方法 □ 指导患者掌握床上排尿、排便（使用便器）方法 □ 与手术室护士共同评估皮肤、切口敷料、输液及引流情况 □ 指导患者进行股四头肌静止收缩及踝关节运动	□ 指导患者术后体位摆放及功能锻炼 □ 指导患者正确使用抗血栓压力带 □ 指导患者进行自主排尿训练 □ 指导患者进行股四头肌静止收缩及踝关节运动 □ 指导患者进行床上翻身 □ 指导患者卧床期间患肢保持过伸位 □ 防压疮护理	□ 指导患者正确使用抗血栓压力带 □ 指导患者进行股四头肌静止收缩及踝关节运动 □ 指导患者进行膝关节屈、伸运动 □ 指导患者利用助行器下床活动
	饮食指导	□ 禁食、禁水，口干时协助湿润口唇 □ 排气后指导患者间断、少量饮用温开水	□ 根据医嘱通知配餐员准备膳食 □ 协助进餐	□ 协助进餐
	活动体位	□ 根据手术及麻醉方式安置合适体位，术肢保持过伸位 □ 指导患者掌握床上翻身方法		

（续　表）

病情变异记录	□ 无　　□ 有,原因： □ 患者　□ 疾病　□ 医疗 □ 护理　□ 保障　□ 管理	□ 无　　□ 有,原因： □ 患者　□ 疾病　□ 医疗 □ 护理　□ 保障　□ 管理	□ 无　　□ 有,原因： □ 患者　□ 疾病　□ 医疗 □ 护理　□ 保障　□ 管理
护士签名	白班　小夜班　大夜班	白班　小夜班　大夜班	白班　小夜班　大夜班
医师签名			

	时间		住院第7天(术后第3天)	住院第8天(术后第4天)
主要诊疗工作	制度落实		□ 上级医师查房(主管医师每天查房) □ 专科医师会诊(必要时)	□ 上级医师查房(主管医师每天查房) □ 专科医师会诊(必要时)
	病情评估			
	病历书写		□ 上级医师查房(主管医师每天查房)	□ 上级医师查房(主管医师每天查房)
	知情同意			
	手术治疗			
	其他		□ 复查血常规、CRP、IL-6、红细胞沉降率、生化 □ 观察切口情况,是否存在渗出、红肿等情况 □ 根据患者情况,如贫血严重及时输血,低蛋白、低钾血症及时补充蛋白、血钾 □ 继续主、被动功能康复练习和步行练习	□ 观察切口情况,是否存在渗出、红肿等情况 □ 根据患者情况,如贫血严重及时输血,低蛋白、低钾血症及时补充蛋白、血钾 □ 继续主、被动功能康复练习和步行练习
重点医嘱	长期医嘱	护理医嘱		
		处置医嘱		
		膳食医嘱		
		药物医嘱	□ 抗生素 □ 术后抗凝	□ 抗生素 □ 术后抗凝
	临时医嘱	检查检验	□ 复查血常规、CRP、IL-6、红细胞沉降率、生化	
		药物医嘱	□ 镇痛(必要时) □ 补钾(必要时) □ 补白蛋白(必要时) □ 输血(必要时)	□ 镇痛(必要时) □ 补钾(必要时) □ 补白蛋白(必要时) □ 输血(必要时)
		手术医嘱		
		处置医嘱	□ 大换药(必要时) □ 功能锻炼	□ 大换药(必要时) □ 功能锻炼

（续 表）

主要护理工作	健康宣教		
	护理处置	☐ 按护理等级完成基础护理项目 ☐ 根据排便情况采取通便措施 ☐ 观察切口敷料,有渗出时报告医师处理 ☐ 术后心理与生活护理	☐ 按护理等级完成基础护理项目 ☐ 根据排便情况采取通便措施 ☐ 观察切口敷料,有渗出时报告医师处理 ☐ 术后心理与生活护理
	风险评估	☐ 评估患肢感觉、运动情况,有异常时立 　即报告医师处理 ☐ 评估跌倒风险 ☐ 评估压疮风险	☐ 评估患肢感觉、运动情况,有异常时立 　即报告医师处理 ☐ 评估跌倒风险 ☐ 评估压疮风险
	专科护理	☐ 指导患者正确使用抗血栓压力带 ☐ 指导患者进行股四头肌静止收缩及踝 　关节运动 ☐ 指导患者进行膝关节屈、伸运动 ☐ 指导患者利用助行器下床活动 ☐ 防压疮护理 ☐ 防跌倒护理 ☐ 指导患者正确使用助行器	☐ 指导患者正确使用抗血栓压力带 ☐ 指导患者进行股四头肌静止收缩及踝 　关节运动 ☐ 指导患者进行膝关节屈、伸运动 ☐ 指导患者利用助行器下床活动 ☐ 防压疮护理 ☐ 防跌倒护理 ☐ 指导患者正确使用助行器
	饮食指导		
	活动体位		
病情变异记录		☐ 无　　☐ 有,原因: ☐ 患者　☐ 疾病　☐ 医疗 ☐ 护理　☐ 保障　☐ 管理	☐ 无　　☐ 有,原因: ☐ 患者　☐ 疾病　☐ 医疗 ☐ 护理　☐ 保障　☐ 管理

护士签名	白班	小夜班	大夜班	白班	小夜班	大夜班

医师签名		

	时间	住院第 9 天(术后第 5 天)	住院第 10 天(术后第 6 天)
主要诊疗工作	制度落实	☐ 上级医师查房(主管医师每天查 　房) ☐ 专科医师会诊(必要时)	☐ 上级医师查房(主管医师每天查房) ☐ 专科医师会诊(必要时)
	病情评估		
	病历书写	☐ 上级医师查房(主管医师每天查 　房)	☐ 上级医师查房(主管医师每天查房)
	知情同意		
	手术治疗		

（续　表）

主要诊疗工作	其他		☐ 复查血常规、CRP、IL-6、红细胞沉降率、生化 ☐ 观察切口情况,是否存在渗出、红肿等情况 ☐ 根据患者情况,如贫血严重及时输血,低蛋白、低钾血症及时补充蛋白、血钾 ☐ 继续主、被动功能康复练习和步行练习	☐ 观察切口情况,是否存在渗出、红肿等情况 ☐ 根据患者情况,如贫血严重及时输血,低蛋白、低钾血症及时补充蛋白、血钾 ☐ 继续主、被动功能康复练习和步行练习
重点医嘱	长期医嘱	护理医嘱		
		处置医嘱		
		膳食医嘱		
		药物医嘱	☐ 抗生素 ☐ 术后抗凝	☐ 抗生素 ☐ 术后抗凝
	临时医嘱	检查检验	☐ 复查血常规、CRP、IL-6、红细胞沉降率、生化	
		药物医嘱	☐ 镇痛(必要时) ☐ 补钾(必要时) ☐ 补白蛋白(必要时) ☐ 输血(必要时)	☐ 镇痛(必要时) ☐ 补钾(必要时) ☐ 补白蛋白(必要时) ☐ 输血(必要时)
		手术医嘱		
		处置医嘱	☐ 大换药(必要时) ☐ 功能锻炼	☐ 大换药(必要时) ☐ 功能锻炼
主要护理工作	健康宣教			
	护理处置		☐ 按护理等级完成基础护理项目 ☐ 根据排便情况采取通便措施 ☐ 观察切口敷料,有渗出时报告医师处理 ☐ 术后心理与生活护理	☐ 按护理等级完成基础护理项目 ☐ 根据排便情况采取通便措施 ☐ 观察切口敷料,有渗出时报告医师处理 ☐ 术后心理与生活护理
	风险评估		☐ 评估患肢感觉、运动情况,有异常时立即报告医师处理 ☐ 评估跌倒风险 ☐ 评估压疮风险	☐ 评估患肢感觉、运动情况,有异常时立即报告医师处理 ☐ 评估跌倒风险 ☐ 评估压疮风险

主要护理工作	专科护理	□ 指导患者正确使用抗血栓压力带 □ 指导患者进行股四头肌静止收缩及踝关节运动 □ 指导患者进行膝关节屈、伸运动 □ 指导患者利用助行器下床活动 □ 防压疮护理 □ 防跌倒护理 □ 指导患者正确使用助行器		□ 指导患者正确使用抗血栓压力带 □ 指导患者进行股四头肌静止收缩及踝关节运动 □ 指导患者进行膝关节屈、伸运动 □ 指导患者利用助行器下床活动 □ 防压疮护理 □ 防跌倒护理 □ 指导患者正确使用助行器	
	饮食指导				
	活动体位				
病情变异记录		□ 无　　□ 有，原因： □ 患者　□ 疾病　□ 医疗 □ 护理　□ 保障　□ 管理		□ 无　　□ 有，原因： □ 患者　□ 疾病　□ 医疗 □ 护理　□ 保障　□ 管理	
护士签名		白班	小夜班	大夜班	白班	小夜班	大夜班
医师签名					

时间		住院第 11 天（术后第 7 天）	住院第 12 天（出院日）
主要诊疗工作	制度落实	□ 上级医师查房（主管医师每天查房） □ 专科医师会诊（必要时）	□ 上级医师查房（主管、主诊医师查房）进行手术及切口评估，确定有无手术并发症和切口愈合不良情况，明确是否出院
	病情评估		
	病历书写	□ 出院前 1 天有上级医师指示出院的病程记录	□ 出院当天病程记录（由上级医师指示出院） □ 出院后 24 小时内完成出院记录 □ 出院后 24 小时内完成病案首页 □ 开具出院介绍信 □ 开具诊断证明书
	知情同意		□ 向患者交代出院后的注意事项（复诊的时间、地点，发生紧急情况时的处理方法等）
	手术治疗		
	其他	□ 观察切口情况，是否存在渗出、红肿等情况 □ 根据患者情况，如贫血严重及时输血，低蛋白、低钾血症及时补充蛋白、血钾 □ 继续主、被动功能康复练习和步行练习	□ 复查血常规、CRP、IL-6、红细胞沉降率、生化 □ 出院带药 □ 嘱患者拆线换药（根据出院时间决定） □ 门诊复查 □ 如有不适，随时复诊

（续　表）

重点医嘱	长期医嘱	护理医嘱		
		处置医嘱		
		膳食医嘱		
		药物医嘱	□ 抗生素 □ 术后抗凝	
	临时医嘱	检查检验		□ 复查血常规、CRP、IL-6、红细胞沉降率、生化
		药物医嘱	□ 镇痛（必要时） □ 补钾（必要时） □ 补白蛋白（必要时） □ 输血（必要时）	
		手术医嘱		
		处置医嘱	□ 大换药（必要时） □ 功能锻炼	□ 大换药 □ 出院
主要护理工作		健康宣教		□ 告知患者必须在他人的协助下方可下床活动 □ 向患者讲解适当控制体重的意义 □ 向患者讲解人工全膝关节翻修术后的注意事项
		护理处置	□ 按护理等级完成基础护理项目 □ 根据排便情况采取通便措施 □ 观察切口敷料,有渗出时报告医师处理 □ 术后心理与生活护理	□ 按护理等级完成基础护理项目 □ 观察切口敷料,有渗出时报告医师处理 □ 观察患者情况 □ 协助患者办理出院手续 □ 指导并监督患者活动 □ 整理床单位
		风险评估	□ 评估患肢感觉、运动情况,有异常时立即报告医师处理 □ 评估跌倒风险 □ 评估压疮风险	□ 评估患肢感觉、运动情况,有异常时立即报告医师处理 □ 评估跌倒风险 □ 评估压疮风险
		专科护理	□ 指导患者正确使用抗血栓压力带 □ 指导患者进行股四头肌静止收缩及踝关节运动 □ 指导患者进行膝关节屈、伸运动 □ 指导患者利用助行器下床活动 □ 防压疮护理 □ 防跌倒护理 □ 指导患者正确使用助行器	□ 指导患者进行膝关节屈、伸运动 □ 指导患者利用助行器下床活动 □ 告知患者出院后注意事项并附书面出院指导
		饮食指导		
		活动体位		

（续　表）

病情变异记录	□ 无　　□ 有,原因: □ 患者　□ 疾病　□ 医疗 □ 护理　□ 保障　□ 管理			□ 无　　□ 有,原因: □ 患者　□ 疾病　□ 医疗 □ 护理　□ 保障　□ 管理		
护士签名	白班	小夜班	大夜班	白班	小夜班	大夜班
医师签名						

第十六节　膝关节置换术后髌骨关节并发症行关节翻修术临床路径

一、膝关节置换术后髌骨关节并发症行关节翻修术临床路径标准住院流程

(一)适用对象

第一诊断为膝关节置换术后髌骨关节并发症(ICD-10:T84.001 伴 Y83.105)行膝关节翻修术(ICD-9-CM-3:00.80 伴 80.06)的患者。

(二)诊断依据

根据《临床诊疗指南·骨科分册》(中华医学会编著,人民卫生出版社)、《实用骨科学》(人民军医出版社,第 4 版,2012 年)、《外科学》(临床医学专用)(人民卫生出版社,第 8 版,2013年)。

1. 病史　人工膝关节置换手术史,出现关节髌前区疼痛。

2. 体征　髌骨周围压痛,膝关节活动受限。

3. 辅助检查　膝关节 X 线片和 CT 扫描显示髌骨轨迹不良、髌骨骨折、髌骨假体松动等。

4. 其他　除外感染。

(三)治疗方案的选择及依据

根据《临床诊疗指南·骨科分册》(中华医学会编著,人民卫生出版社)、《实用骨科学》(人民军医出版社,第 4 版,2012 年)、《坎贝尔骨科手术学》(人民军医出版社,第 12版,2013 年)。

1. 膝关节置换术后髌骨关节并发症诊断明确。

2. 关节疼痛、活动受限,明显影响生活质量。

3. 无全身或局部的近期感染。

4. 无严重的合并症。

5. 术前生活质量及活动水平评估及 HSS 评分。

(四)标准住院天数

12 天。

(五)进入路径标准

1. 第一诊断必须符合膝关节置换术后髌骨关节并发症(ICD-10:T84.001 伴 Y83.105)。

2. 年龄:18-70 岁。

3. 拟行人工全膝关节翻修术。

4. 当患有其他疾病时,但在住院期间不需要特殊处理也不影响第一诊断的临床路径流程实施时,可以进入路径。

(六)术前准备 3 天

1. **术前评估** 术前 24 小时内完成术前病情评估,完成必要的检查,做出术前小结、术前讨论。

(1)必需的检查项目:①血常规、尿常规、粪常规。②生化。③红细胞沉降率、C 反应蛋白、白细胞介素-6。④凝血功能。⑤感染性疾病筛查(乙肝、丙肝、艾滋病、梅毒等)。⑥血型。⑦胸部正位 X 线片、心电图。⑧双侧膝关节正、侧位和双下肢全长 X 线片。⑨关节穿刺抽液、涂片、培养、药敏检查。

(2)根据患者病情可选择:①超声心动图、血气分析和肺功能。②术前配血。③膝关节 CT 扫描+三维重建。④有相关疾病者及时请相关科室医师会诊。

(3)营养评估:根据《解放军总医院新住院患者营养风险筛查表(NRS-2002)》为新住院患者进行营养评估,评分≥3 分患者给予处置,必要时申请营养科医师会诊。

(4)心理评估:根据新住院患者情况申请心理科医师会诊。

(5)疼痛评估:根据《VAS 评分》实施疼痛评估,评分>7 分患者给予处置,必要时请疼痛科医师会诊。

(6)康复评估:根据《住院患者康复筛查和评估表》在新住院患者住院后 24 小时内进行康复筛查和评估。任何一项结果为"是",则申请康复科医师会诊。

(7)深静脉血栓栓塞症风险评估:根据专科《深静脉血栓栓塞症评估量表》在新住院患者住院后 24 小时内进行风险筛查和评估,风险结果为"高危"的,则申请血管外科或介入导管室医师会诊。

(8)膝关节功能评分:根据《膝关节 HSS 评分表》在新住院患者住院后 24 小时内进行膝关节功能评分。

2. **术前准备**

(1)术前谈话:术者应在术前 1 天与患者及其家属谈话,告知手术方案、相关风险、用血计划、术后转归、置入材料、手术费用和患者及其家属权益,并履行书面知情同意手续。告知高值耗材的使用及费用。

(2)术前用药:抗血小板药物负荷应用。

(3)通知手术室:准备手术间、手术药品、手术物品及特殊耗材。

(4)护士做心理护理、交代注意事项:防压疮、防跌倒、指导患者戒烟等,进行术后康复宣教。

(5)手术部位标识:术者、一助或经治医师在术前 1 天应对手术部位做体表标识,急诊手术由接诊医师或会诊外科医师标记,标记过程应有责任护士、患者及其家属共同参与,并记入手术安排表。

(6)术前 1 天麻醉医师访视:制订麻醉计划、完成评估、确定麻醉方式,并记入《麻醉术前访视记录》,告知患者及其家属麻醉适应证、麻醉目的、风险、可能出现的情况及其处理原则、替代方案等,签署《麻醉知情同意书》并归入病历。

(七)药品选择及使用时机

1. 抗生素　预防性抗生素选择第二代头孢、第三代头孢或万古霉素(青霉素、头孢过敏者;有感染诱因者)。

2. 使用时机　手术当日、术后预防性使用 28 天。

(八)手术日为住院第 4 天

1. 手术安全核对　患者入手术间后由手术医师、麻醉医师、巡回护士和患者本人共同核对患者身份、手术部位与标识、手术方式。手术医师、麻醉医师、巡回护士三方按《手术安全核对表》逐项核对,共同签名。

2. 麻醉方式　神经阻滞麻醉、椎管内麻醉或全麻。

3. 手术方式　人工膝关节翻修术。

4. 手术内置物　人工膝关节假体。

5. 输血　术中及术后输血。

6. 经治医师或手术医师　应即刻完成术后首次病程记录,观察术后患者病情变化。

(九)术后住院恢复 8 天

1. 必需的复查项目:血常规、红细胞沉降率、C 反应蛋白、白细胞介素-6、血生化(蛋白、肝功能、肾功能、电解质)。

2. 双膝正、侧位 X 线片。

3. 必要时查血气分析、D-Dimer、双下肢深静脉彩超/CTPA。

4. 术后处理

(1)抗生素:预防性抗生素选择第二代头孢、第三代头孢或万古霉素(青霉素、头孢过敏者;有感染诱因者)。

(2)术后预防静脉血栓栓塞症处理:参照《中国骨科大手术后静脉血栓栓塞症预防指南》。

(3)术后康复:术后 1 天拔除引流管(引流量较大患者可推迟),术后 2 天行膝关节正、侧位 X 线检查,然后开始主动和被动肌肉功能及活动度锻炼,并扶助行器下床行走,3~5 天关节活动度应超过 100°。

(4)术后镇痛:口服非甾体抗炎镇痛药、阿片类镇痛药,镇痛泵。

5. 术者在术后 24 小时内完成手术记录,特殊情况可由一助完成,术者签名确认并归入病历。

6. 上级医师在术后 3 天内至少查房 1 次,根据术中和术后情况修订术后治疗计划。

7. 麻醉医师术后 3 天内访视患者,如有特殊情况应详细记录,及时与手术医师或重症监护室医师沟通并迅速处理。

8. 术后护理

(1)按照护理等级进行日常护理,监测患者生命体征,观察引流管引流情况、切口敷料有无渗出。

（2）观察患肢疼痛情况，患肢感觉运动状况。

（3）指导患者术后体位摆放及功能锻炼：患肢要保持过伸位、指导床上翻身（撤去患肢下枕头挪至健侧，指导并帮助患者手扶拉环向健侧翻身）、进行股四头肌静止收缩及踝关节屈伸运动、膝关节屈伸运动。

（4）指导患者正确使用抗血栓压力带、掌握床上排便排尿（使用便器）方法、进行自主排尿训练、使用助行器下床训练，防跌倒、防压疮护理等。

（十）出院标准

1. 体温正常，常规检验指标无明显异常。

2. 切口愈合良好：引流管拔除，切口无感染征象（可以在门诊处理的切口）、无皮瓣坏死。

3. 关节功能改善。

4. 不需要住院处理的并发症和（或）合并症。

（十一）变异及原因分析

1. 内科合并症　患者常合并内科基础疾病，围术期需要详细检查内科情况并请相关科室会诊，术前准备时间需延长；同时使用相关药物，可导致住院时间存在差异。

2. 围术期并发症　有可能出现手术相关并发症，如骨折、神经血管损伤、深静脉血栓形成、感染及出血等。术后需要延长下床和康复时间，可导致住院时间存在差异。

3. 人工关节翻修假体的选择　需根据关节的骨质以及骨量来选择合适的手术方式和相应的翻修假体，可导致住院时间存在差异。

二、膝关节置换术后髌骨关节并发症行关节翻修术临床路径医护表单（医师版）

适用对象	第一诊断为膝关节置换术后髌骨关节并发症（ICD-10：T84.001 伴 Y83.105 伴 83.105） 行关节翻修术（ICD-9-CM-3：00.80 伴 80.06）的患者		
患者基本信息	姓名：_____　性别：____　年龄：____ 门诊号：_____　住院号：_____　过敏史：_____ 住院日期：____年__月__日　出院日期：____年__月__日		住院天数：12 天
	时间	住院第 1 天	住院第 2 天	住院第 3 天（术前日）
主要诊疗工作	制度落实	□ 住院 2 小时内经治或值班医师完成接诊 □ 住院后 24 小时内主管医师完成检诊 □ 专科医师会诊（必要时）	□ 上级医师查房	□ 上级医师查房 □ 术前讨论 □ 向患者及其家属交代术前及术后注意事项

主要诊疗工作	病情评估	□ 经治医师询问病史及体格检查 □ 心理评估 □ 营养评估 □ 疼痛评估 □ 康复评估 □ 深静脉血栓栓塞症风险评估 □ 完成膝关节功能评分	□ 主刀医师完成检诊 □ 手术风险评估	
	病历书写	□ 住院 8 小时内完成首次病程记录 □ 住院 24 小时内完成住院记录	□ 完成主管医师查房记录	□ 完成主诊医师查房记录 □ 完成术前讨论、术前小结
	知情同意	□ 病情告知 □ 患者及其家属签署授权委托书 □ 患者或其家属在住院记录单上签名		□ 术者术前谈话,告知患者及其家属病情和围术期注意事项,签署手术知情同意书、授权委托书、自费用品协议书(必要时)、军人目录外耗材审批单(必要时)、输血同意书等
	手术治疗			□ 预约手术
	其他	□ 及时通知上级医师检诊 □ 经治医师检查整理病历资料		□ 检查住院押金使用情况
重点医嘱	长期医嘱	护理医嘱 □ 按骨科护理常规 □ 二级或三级护理		
		处置医嘱	□ 据会诊科室要求安排检查化验	
		膳食医嘱 □ 普食 □ 糖尿病饮食 □ 低盐、低脂饮食 □ 低盐、低脂糖尿病饮食		□ 禁食、禁水(22:00 时后)
		药物医嘱 □ 自带药(必要时)		□ 术中带药
	临时医嘱	检查检验 □ 血常规(含 CRP＋IL-6) □ 尿常规 □ 粪常规 □ 凝血四项 □ 血清术前八项 □ 红细胞沉降率 □ 血型 □ 胸部正位 X 线片 □ 心电图检查(多导) □ 双膝负重正、侧位和下肢全长 X 线片 □ 肺功能(必要时) □ 超声心动图(必要时)		

重点医嘱	临时医嘱	药物医嘱			☐ 抗生素（视病情）
		手术医嘱			☐ 常规准备明日在神经阻滞麻醉/椎管内麻醉/全身麻醉下行全膝关节翻修术
		处置医嘱	☐ 静脉抽血		☐ 备血 ☐ 备皮（>30cm²）
主要护理工作	健康宣教		☐ 住院宣教（住院环境、规章制度） ☐ 进行护理安全指导 ☐ 进行等级护理、活动范围指导 ☐ 进行饮食指导 ☐ 进行关于疾病知识的宣教 ☐ 检查、检验项目的目的和意义	☐ 观察患者病情变化 ☐ 心理和生活护理	☐ 术前宣教
	护理处置		☐ 患者身份核对 ☐ 佩戴腕带 ☐ 建立住院病历，通知医师 ☐ 住院介绍：介绍责任护士、病区环境、设施、规章制度、基础护理服务项目 ☐ 询问病史，填写护理记录单首页 ☐ 观察病情 ☐ 监测基本生命体征 ☐ 抽血、留取标本 ☐ 心理与生活护理 ☐ 根据评估结果采取相应护理措施 ☐ 通知检查项目及检查注意事项		☐ 术前患者准备（术前沐浴、更衣、备皮） ☐ 检查术前物品准备 ☐ 指导患者准备术后所需用品、贵重物品交由其家属保管 ☐ 指导患者进行肠道准备并检查准备效果 ☐ 告知入手术室前取下活动义齿 ☐ 监测基本生命体征 ☐ 备血、皮试
	风险评估		☐ 评估意识情况 ☐ 评估切口疼痛情况 ☐ 评估术侧足背动脉搏动、肢体皮肤颜色、温度变化、肢体感觉运动情况，并采取相应护理措施 ☐ 风险评估：评估有无跌倒、坠床、压疮、导管滑脱、液体外渗的风险 ☐ 一般评估：生命体征、神志、皮肤、药物过敏史等	☐ 评估患者心理状态	☐ 评估患者心理状态

（续　表）

主要护理工作	风险评估	□ 专科评估:生活自理能力、患肢屈曲、伸直功能,足背动脉搏动、皮肤温度、指(趾)端末梢感觉情况 □ 风险评估:评估有无跌倒、坠床、压疮风险 □ 心理评估 □ 营养评估 □ 疼痛评估 □ 康复评估								
	专科护理	□ 观察患肢情况 □ 指导功能锻炼 □ 指导助行器及双拐的使用方法 □ 指导患者戒烟(必要时)								
	饮食指导	□ 根据医嘱通知配餐员准备膳食 □ 协助进餐			□ 通知患者 22:00 时后禁食、禁水					
	活动体位	□ 根据护理等级指导活动								
	洗浴要求	□ 协助患者洗澡、更换病号服			□ 协助患者晨、晚间护理					
病情变异记录		□ 无　　□ 有,原因: □ 患者　□ 疾病　□ 医疗 □ 护理　□ 保障　□ 管理			□ 无　　□ 有,原因: □ 患者　□ 疾病　□ 医疗 □ 护理　□ 保障　□ 管理			□ 无　　□ 有,原因: □ 患者　□ 疾病　□ 医疗 □ 护理　□ 保障　□ 管理		
护士签名		白班	小夜班	大夜班	白班	小夜班	大夜班	白班	小夜班	大夜班
医师签名											

时间		住院第 4 天(手术日)	住院第 5 天(术后第 1 天)	住院第 6 天(术后第 2 天)
主要诊疗工作	制度落实	□ 实施手术 □ 向患者及其家属交代手术情况及术后注意事项	□ 手术医师查房 □ 专科医师会诊(必要时)	□ 主诊医师查房
	病情评估	□ 麻醉医师术后访视		
	病历书写	□ 术后首次病程记录 □ 24 小时内完成手术记录	□ 术后首日病程记录	□ 术后 2 天病程记录
	知情同意			
	手术治疗	□ 实施手术(手术安全核查记录、手术清点记录)		

(续　表)

主要诊疗工作	其他	□ 保留引流管记录引流量 □ 保留尿管记录尿量 □ 抗生素 □ 术后抗凝 □ 心电监护、吸氧 □ 镇吐 □ 镇痛 □ 伤口换药(必要时)	□ 复查血常规、血生化、动脉血气分析根据引流量拔除引流管 □ 观察切口情况,是否存在渗出、红肿等情况 □ 观察体温、血压等 □ 根据患者情况,如贫血严重及时输血,低蛋白、低钾血症及时补充蛋白、血钾	□ 观察切口情况,是否存在渗出、红肿等情况 □ 指导患者下床,进行主、被动功能康复练习和步行练习 □ 复查双膝正、侧位 X 线片 □ 根据患者情况,如贫血严重及时输血,低蛋白、低钾血症及时补充蛋白、血钾
重点医嘱	长期医嘱			
	护理医嘱	□ 骨科术后护理常规 □ 一级或二级护理	□ 骨科术后护理常规 □ 二级护理	
	处置医嘱	□ 抬高患肢 □ 使用抗血栓弹力带 □ 观察患肢感觉及血液循环 □ 更换切口引流袋并记录量		
	膳食医嘱	□ 饮食医嘱(普食/半流食/流食/糖尿病饮食/低盐、低脂饮食)		
	药物医嘱	□ 镇痛 □ 消肿 □ 镇吐、保胃 □ 抗生素 □ 抗凝抗生素 □ 术后抗凝 □ 镇痛 □ 保胃	□ 抗生素 □ 术后抗凝	□ 抗生素 □ 术后抗凝
	临时医嘱			
	检查检验		□ 复查血常规、CRP、IL-6、	□ 复查膝关节正、侧位 X 线片
	药物医嘱	□ 镇吐 □ 输血(必要时) □ 镇痛(必要时)	□ 镇吐 □ 补钾(必要时) □ 补白蛋白(必要时) □ 输血(必要时) □ 镇痛(必要时)	□ 镇痛(必要时) □ 补钾(必要时) □ 补白蛋白(必要时) □ 输血(必要时)
	手术医嘱			
	处置医嘱	□ 保留引流管记录引流量 □ 保留尿管记录尿量 □ 心电监护、吸氧 □ 切口换药(必要时)	□ 大换药(必要时) □ 拔除切口引流(必要时) □ 拔除导尿管(必要时)	□ 大换药(必要时) □ 功能锻炼

主要护理工作				
	健康宣教	□ 术后宣教 □ 术后心理疏导 □ 指导术后康复训练 □ 指导术后注意事项 □ 告知护理风险 □ 进行压疮预防知识宣教	□ 压疮预防知识宣教 □ 跌倒预防知识宣教	
	护理处置	□ 晨起监测生命体征并记录 □ 确认无上呼吸道感染症状，确认无月经来潮 □ 与手术室护士交接病历、影像资料、术中带药等 □ 术前补液（必要时） □ 嘱患者入手术室前膀胱排空 □ 与手术室护士交接	□ 按一级护理要求完成基础护理项目 □ 监测生命体征 □ 留取标本 □ 观察切口疼痛情况、检测镇痛泵运转情况 □ 观察静脉输液情况 □ 观察留置尿管引流情况 □ 妥善固定各类管道 □ 观察切口引流情况，并记录引流量及性状 □ 观察切口敷料，有渗出时报告医师处理 □ 术后心理与生活护理	□ 按护理等级完成基础护理项目 □ 监测生命体征 □ 观察切口疼痛情况、检测镇痛泵运转情况 □ 观察静脉输液情况 □ 妥善固定各类管道 □ 观察切口敷料，有渗出时报告医师处理观察患者情况 □ 提供基础护理服务 □ 术后心理与生活护理术后监测生命体征
	护理评估	□ 评估患肢感觉、运动情况，有异常时立即报告医师处理 □ 评估压疮风险	□ 评估患肢感觉、运动情况，有异常时立即报告医师处理 □ 评估压疮风险	□ 评估患肢感觉、运动情况，有异常时立即报告医师处理 □ 评估跌倒风险 □ 评估压疮风险
	专科护理	□ 指导患者掌握床上翻身方法 □ 指导患者掌握床上排尿、排便（使用便器）方法 □ 与手术室护士共同评估皮肤、切口敷料、输液及引流情况 □ 指导患者进行股四头肌静止收缩及踝关节运动	□ 指导患者术后体位摆放及功能锻炼 □ 指导患者正确使用抗血栓压力带 □ 指导患者进行自主排尿训练 □ 指导患者进行股四头肌静止收缩及踝关节运动 □ 指导患者进行床上翻身 □ 指导患者卧床期间患肢保持过伸位 □ 防压疮护理	□ 指导患者正确使用抗血栓压力带 □ 指导患者进行股四头肌静止收缩及膝关节运动 □ 指导患者进行膝关节屈、伸运动 □ 指导患者利用助行器下床活动
	饮食指导	□ 禁食、禁水，口干时协助湿润口唇 □ 排气后指导患者间断、少量饮用温开水	□ 根据医嘱通知配餐员准备膳食 □ 协助进餐	□ 协助进餐
	活动体位	□ 根据手术及麻醉方式安置合适体位，术肢保持过伸位 □ 指导患者掌握床上翻身方法		

（续　表）

病情变异记录	□ 无　　　□ 有,原因: □ 患者　　□ 疾病　　□ 医疗 □ 护理　　□ 保障　　□ 管理			□ 无　　　□ 有,原因: □ 患者　　□ 疾病　　□ 医疗 □ 护理　　□ 保障　　□ 管理			□ 无　　　□ 有,原因: □ 患者　　□ 疾病　　□ 医疗 □ 护理　　□ 保障　　□ 管理		
护士签名	白班	小夜班	大夜班	白班	小夜班	大夜班	白班	小夜班	大夜班
医师签名									

时间		住院第7天(术后第3天)	住院第8天(术后第4天)
主要诊疗工作	制度落实	□ 上级医师查房(主管医师每天查房) □ 专科医师会诊(必要时)	□ 上级医师查房(主管医师每天查房) □ 专科医师会诊(必要时)
	病情评估		
	病历书写	□ 上级医师查房(主管医师每天查房)	□ 上级医师查房(主管医师每天查房)
	知情同意		
	手术治疗		
	其他	□ 复查血常规、CRP、IL-6、红细胞沉降率、生化 □ 观察切口情况,是否存在渗出、红肿等情况 □ 根据患者情况,如贫血严重及时输血,低蛋白、低钾血症及时补充蛋白、血钾 □ 继续主、被动功能康复练习和步行练习	□ 观察切口情况,是否存在渗出、红肿等情况 □ 根据患者情况,如贫血严重及时输血,低蛋白、低钾血症及时补充蛋白、血钾 □ 继续主、被动功能康复练习和步行练习
重点医嘱	长期医嘱 护理医嘱		
	处置医嘱		
	膳食医嘱		
	药物医嘱	□ 抗生素 □ 术后抗凝	□ 抗生素 □ 术后抗凝
	检查检验	□ 复查血常规、CRP、IL-6、红细胞沉降率、生化	
	临时医嘱 药物医嘱	□ 镇痛(必要时) □ 补钾(必要时) □ 补白蛋白(必要时) □ 输血(必要时)	□ 镇痛(必要时) □ 补钾(必要时) □ 补白蛋白(必要时) □ 输血(必要时)
	手术医嘱		
	处置医嘱	□ 大换药(必要时) □ 功能锻炼	□ 大换药(必要时) □ 功能锻炼

主要护理工作	健康宣教		
	护理处置	□ 按护理等级完成基础护理项目 □ 根据排便情况采取通便措施 □ 观察切口敷料,有渗出时报告医师处理 □ 术后心理与生活护理	□ 按护理等级完成基础护理项目 □ 根据排便情况采取通便措施 □ 观察切口敷料,有渗出时报告医师处理 □ 术后心理与生活护理
	风险评估	□ 评估患肢感觉、运动情况,有异常时立 　即报告医师处理 □ 评估跌倒风险 □ 评估压疮风险	□ 评估患肢感觉、运动情况,有异常时立 　即报告医师处理 □ 评估跌倒风险 □ 评估压疮风险
	专科护理	□ 指导患者正确使用抗血栓压力带 □ 指导患者进行股四头肌静止收缩及踝 　关节运动 □ 指导患者进行膝关节屈、伸运动 □ 指导患者利用助行器下床活动 □ 防压疮护理 □ 防跌倒护理 □ 指导患者正确使用助行器	□ 指导患者正确使用抗血栓压力带 □ 指导患者进行股四头肌静止收缩及踝 　关节运动 □ 指导患者进行膝关节屈、伸运动 □ 指导患者利用助行器下床活动 □ 防压疮护理 □ 防跌倒护理 □ 指导患者正确使用助行器
	饮食指导		
	活动体位		
病情变异记录		□ 无　　　□ 有,原因: □ 患者　□ 疾病　□ 医疗 □ 护理　□ 保障　□ 管理	□ 无　　　□ 有,原因: □ 患者　□ 疾病　□ 医疗 □ 护理　□ 保障　□ 管理

护士签名	白班	小夜班	大夜班	白班	小夜班	大夜班

医师签名	

	时间	住院第 9 天(术后第 5 天)	住院第 10 天(术后第 6 天)
主要诊疗工作	制度落实	□ 上级医师查房(主管医师每天查 　房) □ 专科医师会诊(必要时)	□ 上级医师查房(主管医师每天查房) □ 专科医师会诊(必要时)
	病情评估		
	病历书写	□ 上级医师查房(主管医师每天查 　房)	□ 上级医师查房(主管医师每天查房)
	知情同意		
	手术治疗		

主要诊疗工作	其他	□ 复查血常规、CRP、IL-6、红细胞沉降率、生化 □ 观察切口情况,是否存在渗出、红肿等情况 □ 根据患者情况,如贫血严重及时输血,低蛋白、低钾血症及时补充蛋白、血钾 □ 继续主、被动功能康复练习和步行练习		□ 观察切口情况,是否存在渗出、红肿等情况 □ 根据患者情况,如贫血严重及时输血,低蛋白、低钾血症及时补充蛋白、血钾 □ 继续主、被动功能康复练习和步行练习
重点医嘱	长期医嘱	护理医嘱		
		处置医嘱		
		膳食医嘱		
		药物医嘱	□ 抗生素 □ 术后抗凝	□ 抗生素 □ 术后抗凝
	临时医嘱	检查检验	□ 复查血常规、CRP、IL-6、红细胞沉降率、生化	
		药物医嘱	□ 镇痛(必要时) □ 补钾(必要时) □ 补白蛋白(必要时) □ 输血(必要时)	□ 镇痛(必要时) □ 补钾(必要时) □ 补白蛋白(必要时) □ 输血(必要时)
		手术医嘱		
		处置医嘱	□ 大换药(必要时) □ 功能锻炼	□ 大换约(必要时) □ 功能锻炼
主要护理工作	健康宣教			
	护理处置		□ 按护理等级完成基础护理项目 □ 根据排便情况采取通便措施 □ 观察切口敷料,有渗出时报告医师处理 □ 术后心理与生活护理	□ 按护理等级完成基础护理项目 □ 根据排便情况采取通便措施 □ 观察切口敷料,有渗出时报告医师处理 □ 术后心理与生活护理
	风险评估		□ 评估患肢感觉、运动情况,有异常时立即报告医师处理 □ 评估跌倒风险 □ 评估压疮风险	□ 评估患肢感觉、运动情况,有异常时立即报告医师处理 □ 评估跌倒风险 □ 评估压疮风险
	专科护理		□ 指导患者正确使用抗血栓压力带 □ 指导患者进行股四头肌静止收缩及踝关节运动 □ 指导患者进行膝关节屈、伸运动 □ 指导患者利用助行器下床活动 □ 防压疮护理 □ 防跌倒护理 □ 指导患者正确使用助行器	□ 指导患者正确使用抗血栓压力带 □ 指导患者进行股四头肌静止收缩及踝关节运动 □ 指导患者进行膝关节屈、伸运动 □ 指导患者利用助行器下床活动 □ 防压疮护理 □ 防跌倒护理 □ 指导患者正确使用助行器
	饮食指导			
	活动体位			

（续 表）

病情变异记录	□ 无　　□ 有,原因: □ 患者　□ 疾病　□ 医疗 □ 护理　□ 保障　□ 管理			□ 无　　□ 有,原因: □ 患者　□ 疾病　□ 医疗 □ 护理　□ 保障　□ 管理		
护士签名	白班	小夜班	大夜班	白班	小夜班	大夜班
医师签名						

时间		住院第 11 天(术后第 7 天)	住院第 12 天(出院日)
主要诊疗工作	制度落实	□ 上级医师查房(主管医师每天查房) □ 专科医师会诊(必要时)	□ 上级医师查房(主管、主诊医师查房)进行手术及切口评估,确定有无手术并发症和切口愈合不良情况,明确是否出院
	病情评估		
	病历书写	□ 出院前 1 天有上级医师指示出院的病程记录	□ 出院当天病程记录(由上级医师指示出院) □ 出院后 24 小时内完成出院记录 □ 出院后 24 小时内完成病案首页 □ 开具出院介绍信 □ 开具诊断证明书
	知情同意		□ 向患者交代出院后的注意事项(复诊的时间、地点,发生紧急情况时的处理方法等)
	手术治疗		
	其他	□ 观察切口情况,是否存在渗出、红肿等情况 □ 根据患者情况,如贫血严重及时输血,低蛋白、低钾血症及时补充蛋白、血钾 □ 继续主、被动功能康复练习和步行练习	□ 复查血常规、CRP、IL-6、红细胞沉降率、生化 □ 出院带药 □ 嘱患者拆线换药(根据出院时间决定) □ 门诊复查 □ 如有不适,随时复诊
重点医嘱	长期医嘱　护理医嘱		
	处置医嘱		
	膳食医嘱		
	药物医嘱	□ 抗生素 □ 术后抗凝	

（续　表）

重点医嘱	临时医嘱	检查检验		☐ 复查血常规、CRP、IL-6、红细胞沉降率、生化
		药物医嘱	☐ 镇痛（必要时） ☐ 补钾（必要时） ☐ 补白蛋白（必要时） ☐ 输血（必要时）	
		手术医嘱		
		处置医嘱	☐ 大换药（必要时） ☐ 功能锻炼	☐ 大换药 ☐ 出院
主要护理工作		健康宣教		☐ 告知患者必须在他人的协助下方可下床活动 ☐ 向患者讲解适当控制体重的意义 ☐ 向患者讲解人工全膝关节翻修术后的注意事项
		护理处置	☐ 按护理等级完成基础护理项目 ☐ 根据排便情况采取通便措施 ☐ 观察切口敷料，有渗出时报告医师处理 ☐ 术后心理与生活护理	☐ 按护理等级完成基础护理项目 ☐ 观察切口敷料，有渗出时报告医师处理 ☐ 观察患者情况 ☐ 协助患者办理出院手续 ☐ 指导并监督患者活动 ☐ 整理床单位
		风险评估	☐ 评估患肢感觉、运动情况，有异常时立即报告医师处理 ☐ 评估跌倒风险 ☐ 评估压疮风险	☐ 评估患肢感觉、运动情况，有异常时立即报告医师处理 ☐ 评估跌倒风险 ☐ 评估压疮风险
		专科护理	☐ 指导患者正确使用抗血栓压力带 ☐ 指导患者进行股四头肌静止收缩及踝关节运动 ☐ 指导患者进行膝关节屈、伸运动 ☐ 指导患者利用助行器下床活动 ☐ 防压疮护理 ☐ 防跌倒护理 ☐ 指导患者正确使用助行器	☐ 指导患者进行膝关节屈、伸运动 ☐ 指导患者利用助行器下床活动 ☐ 告知患者出院后注意事项并附书面出院指导
		饮食指导		
		活动体位		

病情变异记录	□ 无　　□ 有,原因: □ 患者　□ 疾病　□ 医疗 □ 护理　□ 保障　□ 管理			□ 无　　□ 有,原因: □ 患者　□ 疾病　□ 医疗 □ 护理　□ 保障　□ 管理		
护士签名	白班	小夜班	大夜班	白班	小夜班	大夜班
医师签名						

第十七节　全膝关节置换术后假体周围骨折行固定术临床路径

一、膝关节置换术后假体周围骨折行固定术临床路径标准住院流程

(一)适用对象

第一诊断为膝关节置换术后假体周围骨折(ICD-10:M96.601)行固定术(ICD-9-CM-3:79.31伴84.56)的患者。

(二)诊断依据

根据《临床诊疗指南·骨科分册》(中华医学会编著,人民卫生出版社),《实用骨科学》(人民军医出版社,第4版,2012年),《外科学》(临床医学专用)(人民卫生出版社,第8版,2013年)。

1. 病史　人工膝关节置换手术史,外伤史,伴局部疼痛、肿胀。

2. 体征　关节假体周围骨活动度异常,可有骨摩擦音。

3. 辅助检查　X线片可见膝关节假体周围骨折。

4. 其他　除外感染。

(三)治疗方案的选择及依据

根据《临床诊疗指南·骨科分册》(中华医学会编著,人民卫生出版社),《实用骨科学》(人民军医出版社,第4版,2012年),《坎贝尔骨科手术学》(人民军医出版社,第12版,2013年)。

1. 膝关节置换术后假体周围骨折诊断明确。

2. 关节疼痛、活动受限,明显影响生活质量。

3. 无全身或局部的近期感染。

4. 无严重的合并症。

5. 术前生活质量及活动水平评估及Harris膝关节评分。

(四)标准住院天数

12天。

（五）进入路径标准

1. 第一诊断必须符合膝关节置换术后假体周围骨折（ICD-10：M96.601）。

2. 年龄：18-70岁。

3. 拟行膝关节置换术后假体周围骨折固定术。

4. 当患有其他疾病时，但在住院期间不需要特殊处理也不影响第一诊断的临床路径流程实施时，可以进入路径。

（六）术前准备3天

1. 术前评估　术前完成术前病情评估，完成必要的检查，做出术前小结、术前讨论。

（1）必需的检查项目：①血常规、尿常规、粪常规。②生化。③红细胞沉降率、C反应蛋白、白细胞介素-6。④凝血功能。⑤感染性疾病筛查（乙肝、丙肝、艾滋病、梅毒等）。⑥血型。⑦胸部正位X线片、心电图。⑧双侧膝关节正、侧位和双下肢全长X线片及髌骨轴位X线片。

（2）根据患者病情可选择：①超声心动图、血气分析和肺功能。②术前配血。③有相关疾病者及时请相关科室医师会诊。

（3）营养评估：根据《解放军总医院新住院患者营养风险筛查表（NRS-2002）》为新住院患者进行营养评估，评分≥3分患者给予处置，必要时申请营养科医师会诊。

（4）心理评估：根据新住院患者情况申请心理科医师会诊。

（5）疼痛评估：根据《VAS评分》实施疼痛评估，评分＞7分患者给予处置，必要时请疼痛科医师会诊。

（6）康复评估：根据《住院患者康复筛查和评估表》在新住院患者住院后24小时内进行康复筛查和评估。任何一项结果为"是"，则申请康复科医师会诊。

（7）深静脉血栓栓塞症风险评估：根据专科《深静脉血栓栓塞症评估量表》在新住院患者住院后24小时内进行风险筛查和评估，风险结果为"高危"的，则申请血管外科或介入导管室医师会诊。

（8）膝关节功能评分：根据《Harris膝关节评分表》在新住院患者住院后24小时内进行膝关节功能评分。

2. 术前准备

（1）术前谈话：术者应在术前1天与患者及其家属谈话，告知手术方案、相关风险、用血计划、术后转归、置入材料、手术费用和患者及其家属权益，并履行书面知情同意手续。告知高值耗材的使用及费用。

（2）通知手术室：准备手术间、手术药品、手术物品及特殊耗材。

（3）护士做心理护理、交代注意事项：防压疮、指导患者戒烟等，并进行术后康复宣教。

（4）手术部位标识：术者、一助或经治医师在术前1天应对手术部位做体表标识，急诊手术由接诊医师或会诊外科医师标记，标记过程应有责任护士、患者及其家属共同参与，并记入手术安排表。

（5）术前1天麻醉医师访视：制订麻醉计划、完成评估、确定麻醉方式，并记入《麻醉术前访视记录》，告知患者及其家属麻醉适应证、麻醉目的、风险、可能出现的情况及其处理原则、替代方案等,签署《麻醉知情同意书》并归入病历。

(七)选择用药及使用时机

1. 抗生素　预防性抗生素选择第二代头孢、第三代头孢或万古霉素(青霉素、头孢过敏者;有感染诱因者)。

2. 使用时机　手术当日、术后预防性使用 28 天。

(八)手术日为住院第 4 天

1. 手术安全核对　患者入手术间后由手术医师、麻醉医师、巡回护士和患者本人共同核对患者身份、手术部位与标识、手术方式。手术医师、麻醉医师、巡回护士三方按《手术安全核对表》逐项核对,共同签名。

2. 麻醉方式　神经阻滞麻醉、椎管内麻醉或全麻。

3. 手术方式　膝关节置换术后假体周围骨折行固定术。

4. 手术内置物　内固定器,必要时更换假体。

5. 输血　术中及术后输血。

6. 经治医师或手术医师　应即刻完成术后首次病程记录,观察术后患者病情变化。

(九)术后住院恢复 8 天

1. 必需的复查项目:血常规、红细胞沉降率、C 反应蛋白、白细胞介素-6、血生化(蛋白、肝功能、肾功能、电解质)。

2. 双膝关节正、侧位和双下肢全长 X 线片。

3. 必要时查血气分析、D-Dimer、双下肢深静脉彩超/CTPA。

4. 术后处理

(1)抗生素:预防性抗生素选择第二代头孢、第三代头孢或万古霉素(青霉素、头孢过敏者;有感染诱因者)。

(2)术后预防静脉血栓栓塞症处理:皮下注射低分子肝素或口服利伐沙班片。

(3)术后镇痛:口服非甾体抗炎镇痛药、阿片类镇痛药,镇痛泵。

(4)术后康复:术后即开始踝关节主动跖屈背伸锻炼、术后 3 天拔除引流管并行 X 线检查,然后主动和被动肌肉功能及活动度锻炼。

5. 术者在术后 24 小时内完成手术记录,特殊情况可由一助完成,术者签名确认并归入病历。

6. 上级医师在术后 3 天内至少查房 1 次,根据术中和术后情况修订术后治疗计划。

7. 麻醉医师术后 3 天内访视患者,如有特殊情况应详细记录,及时与手术医师或重症监护室医师沟通并迅速处理。

8. 术后护理

(1)按照护理等级进行日常护理,监测患者生命体征,观察引流管引流情况、切口敷料有无渗出。

(2)观察患肢疼痛情况,患肢感觉运动状况。

(3)指导患者术后体位摆放及功能锻炼:患肢要保持过伸位、指导床上翻身(撤去患肢下枕头挪至健侧,指导并帮助患者手扶拉环向健侧翻身)、进行股四头肌静止收缩及踝关节屈伸运动、膝关节屈伸运动。

(4)指导患者正确使用抗血栓压力带、掌握床上排便排尿(使用便器)方法、进行自主排尿训练、使用助行器下床训练,防跌倒、防压疮护理等。

(十)出院标准

1. 体温正常,常规检验指标无明显异常。

2. 切口愈合良好:引流管拔除,切口无感染征象(可以在门诊处理的切口)、无皮瓣坏死。

3. 关节功能改善。

4. 不需要住院处理的并发症和(或)合并症。

(十一)变异及原因分析

1. 内科合并症　患者常合并内科基础疾病,围术期需要详细检查内科情况并请相关科室会诊,术前准备时间需延长;同时使用相关药物,可导致住院时间存在差异。

2. 围术期并发症　有可能出现手术相关并发症,如再次骨折、神经血管损伤、深静脉血栓形成、感染及出血等。术后需要延长下床和康复时间,可导致住院时间存在差异。

3. 膝关节置换术后假体周围骨折行固定术固定器械的选择　需根据关节的骨质以及骨折的情况来选择,可导致住院时间存在差异。

二、膝关节置换术后假体周围骨折行固定术临床路径表单

适用对象	第一诊断为膝关节置换术后假体周围骨折(ICD-10:M96.601) 行固定术(ICD-9-CM-3:79.31 伴 84.56)的患者		
患者基本信息	姓名:_____ 性别:____ 年龄:____ 门诊号:_____ 住院号:_____ 过敏史:_____ 住院日期:____年__月__日 出院日期:____年__月__日		住院天数:12 天

时间		住院第 1 天	住院第 2 天	住院第 3 天(术前日)
主要诊疗工作	制度落实	□ 住院 2 小时内床旁接诊 □ 住院后 24 时内主管医师完成检诊 □ 专科医师会诊(必要时) □ 初步诊断和治疗方案	□ 上级医师查房	□ 上级医师查房 □ 术前讨论 □ 向患者及其家属交代术前及术后注意事项
	病情评估	□ 经治医师询问病史及体格检查 □ 心理评估 □ 营养评估 □ 疼痛评估 □ 康复评估 □ 深静脉血栓栓塞症风险评估 □ 完成膝关节功能评分	□ 主刀医师完成检诊 □ 手术风险评估	
	病历书写	□ 住院 8 小时内完成首次病程记录 □ 住院 24 小时内完成住院记录	□ 完成主管医师查房记录	□ 完成主诊医师查房记录 □ 完成术前讨论、术前小结

主要诊疗工作	知情同意	□ 病情告知 □ 患者及其家属签署授权委托书 □ 患者或其家属在住院记录单上签名		□ 术者术前谈话，告知患者及其家属病情和围术期注意事项，签署手术知情同意书、授权委托书、自费用品协议书（必要时）、军人目录外耗材审批单（必要时）、输血同意书等	
	手术治疗			□ 预约手术	
	其他	□ 及时通知上级医师检诊 □ 经治医师检查整理病历资料		□ 检查住院押金使用情况	
重点医嘱	长期医嘱	护理医嘱	□ 按骨科护理常规 □ 一级护理		
		处置医嘱		□ 据会诊科室要求安排检查化验	
		膳食医嘱	□ 普食 □ 糖尿病饮食 □ 低盐、低脂饮食 □ 低盐、低脂糖尿病饮食		□ 禁食、禁水（22:00 时后）
		药物医嘱	□ 自带药（必要时）		□ 术中带药
	临时医嘱	检查检验	□ 血常规（含 CRP＋IL-6） □ 尿常规 □ 粪常规 □ 凝血四项 □ 血清术前八项 □ 红细胞沉降率 □ 血型 □ 胸部正位 X 线片 □ 心电图检查（多导） □ 双膝关节正、侧位和下肢全长 X 线片 □ 肺功能（必要时） □ 超声心动图（必要时）		
		药物医嘱			□ 抗生素（视病情）
		手术医嘱			□ 常规准备明日在神经阻滞麻醉/椎管内麻醉/全身麻醉下行膝关节置换术后假体周围骨折固定术
		处置医嘱	□ 静脉抽血		□ 备血 □ 备皮（>30cm²）

（续　表）

主要护理工作	健康宣教	□ 住院宣教（住院环境、规章制度） □ 进行护理安全指导 □ 进行等级护理、活动范围指导 □ 进行饮食指导 □ 进行关于疾病知识的宣教 □ 检查、检验项目的目的和意义	□ 观察患者病情变化 □ 心理和生活护理	□ 术前宣教
	护理处置	□ 患者身份核对 □ 佩戴腕带 □ 建立住院病历，通知医师 □ 住院介绍：介绍责任护士、病区环境、设施、规章制度、基础护理服务项目 □ 询问病史，填写护理记录单首页 □ 观察病情 □ 监测基本生命体征 □ 抽血、留取标本 □ 心理与生活护理 □ 根据评估结果采取相应护理措施 □ 通知检查项目及检查注意事项		□ 术前患者准备（术前沐浴、更衣、备皮） □ 检查术前物品准备 □ 指导患者准备术后所需用品、贵重物品交由其家属保管 □ 指导患者进行肠道准备并检查准备效果 □ 告知入手术室前取下活动义齿 □ 监测基本生命体征 □ 备血、皮试
	风险评估	□ 评估意识情况 □ 评估切口疼痛情况 □ 评估术侧足背动脉搏动、肢体皮肤颜色、温度变化、肢体感觉运动情况，并采取相应护理措施 □ 风险评估：评估有无跌倒、坠床、压疮、导管滑脱、液体外渗的风险 □ 一般评估：生命体征、神志、皮肤、药物过敏史等 □ 专科评估：生活自理能力、患肢屈曲、伸直功能，足背动脉搏动、皮肤温度、指（趾）端末梢感觉情况 □ 风险评估：评估有无跌倒、坠床、压疮风险 □ 心理评估 □ 营养评估 □ 疼痛评估 □ 康复评估	□ 评估患者心理状态	□ 评估患者心理状态
	专科护理	□ 观察患肢情况 □ 指导患者戒烟（必要时）		

（续　表）

主要护理工作	饮食指导	□ 根据医嘱通知配餐员准备膳食 □ 协助进餐		□ 通知患者 22：00 时后禁食、禁水
	活动体位	□ 根据护理等级指导活动		
	洗浴要求	□ 协助患者洗澡、更换病号服		□ 协助患者晨、晚间护理
病情变异记录		□ 无　　□ 有,原因： □ 患者　□ 疾病　□ 医疗 □ 护理　□ 保障　□ 管理	□ 无　　□ 有,原因： □ 患者　□ 疾病　□ 医疗 □ 护理　□ 保障　□ 管理	□ 无　　□ 有,原因： □ 患者　□ 疾病　□ 医疗 □ 护理　□ 保障　□ 管理
护士签名		白班　小夜班　大夜班	白班　小夜班　大夜班	白班　小夜班　大夜班
医师签名				

		时间	住院第 4 天(手术日)	住院第 5 天(术后第 1 天)	住院第 6 天(术后第 2 天)
主要诊疗工作		制度落实	□ 实施手术 □ 向患者及其家属交代手术情况及术后注意事项	□ 手术医师查房 □ 专科医师会诊(必要时)	□ 主诊医师查房
		病情评估	□ 麻醉医师术后访视		
		病历书写	□ 术后首次病程记录 □ 24 小时内完成手术记录	□ 术后次日病程记录	□ 术后 2 天病程记录
		知情同意			
		手术治疗	□ 实施手术(手术安全核查记录、手术清点记录)		
		其他	□ 保留引流管记录引流量 □ 保留尿管记录尿量 □ 抗生素 □ 术后抗凝 □ 心电监护、吸氧 □ 镇吐 □ 镇痛 □ 伤口换药(必要时)	□ 复查血常规、血生化、动脉血气分析 □ 观察切口情况,是否存在渗出、红肿等情况 □ 观察体温、血压等 □ 根据患者情况,如贫血严重及时输血,低蛋白、低钾血症及时补充蛋白、血钾 □ 康复锻炼 □ 注意引流量	□ 观察切口情况,是否存在渗出、红肿等情况 □ 复查双膝正、侧位 X 线片 □ 观察体温 □ 根据引流量确定是否拔管 □ 根据病情调整医嘱
重点医嘱	长期医嘱	护理医嘱	□ 骨科术后护理常规 □ 一级护理		
		处置医嘱	□ 抬高患肢 □ 使用抗血栓弹力带 □ 观察患肢感觉及血液循环		

（续　表）

重点医嘱	临时医嘱	膳食医嘱	□ 饮食医嘱（普食/半流食/流食/糖尿病饮食/低盐、低脂饮食）		
		药物医嘱	□ 镇痛 □ 消肿 □ 抗生素 □ 抗凝 □ 保胃	□ 抗生素 □ 术后抗凝	□ 抗生素 □ 术后抗凝
		检查检验	□ 复查血常规、血生化、动脉血气分析	□ 复查血常规、CRP、IL-6、	□ 复查膝关节正、侧位和下肢全长 X 线片
		药物医嘱	□ 镇吐 □ 输血（必要时） □ 镇痛（必要时）	□ 镇吐 □ 镇痛（必要时）	□ 镇痛（必要时） □ 补钾（必要时） □ 补白蛋白（必要时） □ 输血（必要时）
		手术医嘱			
		处置医嘱	□ 留置引流管记录引流量 □ 留置尿管记录尿量 □ 心电监护、吸氧 □ 切口换药（必要时）	□ 大换药（必要时）	□ 大换药（必要时） □ 功能锻炼 □ 拔除尿管
主要护理工作		健康宣教	□ 术后宣教 □ 术后心理疏导 □ 指导术后康复训练 □ 指导术后注意事项 □ 告知护理风险 □ 进行压疮预防知识宣教	□ 压疮预防知识宣教	
		护理处置	□ 晨起监测生命体征并记录 □ 确认无上呼吸道感染症状，确认无月经来潮 □ 与手术室护士交接病历、影像资料、术中带药等 □ 术前补液（必要时） □ 嘱患者入手术室前膀胱排空 □ 与手术室护士交接	□ 按一级护理要求完成基础护理项目 □ 监测生命体征 □ 留取标本 □ 观察切口疼痛情况、检测镇痛泵运转情况 □ 观察静脉输液情况 □ 观察留置尿管引流情况 □ 妥善固定各类管道 □ 观察切口引流情况，并记录引流量及性状 □ 观察切口敷料，有渗出时报告医师处理 □ 术后心理与生活护理	□ 按护理等级完成基础护理项目 □ 监测生命体征 □ 观察切口疼痛情况、检测镇痛泵运转情况 □ 观察静脉输液情况 □ 妥善固定各类管道 □ 观察切口敷料，有渗出时报告医师处理观察患者情况 □ 提供基础护理服务 □ 术后心理与生活护理，术后监测生命体征
		护理评估	□ 评估患肢感觉、运动情况，有异常时立即报告医师处理 □ 评估压疮风险	□ 评估患肢感觉、运动情况，有异常时立即报告医师处理 □ 评估压疮风险	□ 评估患肢感觉、运动情况，有异常时立即报告医师处理 □ 评估跌倒风险 □ 评估压疮风险

（续　表）

主要护理工作	专科护理	□ 指导患者掌握床上翻身方法 □ 指导患者掌握床上排尿、排便（使用便器）方法 □ 与手术室护士共同评估皮肤、切口敷料、输液及引流情况 □ 指导患者进行股四头肌静止收缩及踝关节运动	□ 指导患者术后体位摆放及功能锻炼 □ 指导患者正确使用抗血栓压力带 □ 指导患者进行自主排尿训练 □ 指导患者进行股四头肌静止收缩及踝关节运动 □ 指导患者进行床上翻身 □ 指导患者卧床期间患肢保持过伸位 □ 防压疮护理	□ 指导患者正确使用抗血栓压力带 □ 指导患者进行股四头肌静止收缩及踝关节运动 □ 指导患者进行膝关节屈、伸运动 □ 指导患者利用助行器下床活动
	饮食指导	□ 禁食、禁水，口干时协助湿润口唇 □ 排气后指导患者间断、少量饮用温开水	□ 根据医嘱通知配餐员准备膳食 □ 协助进餐	□ 协助进餐
	活动体位	□ 根据手术及麻醉方式安置合适体位，术肢保持过伸位 □ 指导患者掌握床上翻身方法		
病情变异记录		□ 无　　　□ 有,原因: □ 患者　□ 疾病　□ 医疗 □ 护理　□ 保障　□ 管理	□ 无　　　□ 有,原因: □ 患者　□ 疾病　□ 医疗 □ 护理　□ 保障　□ 管理	□ 无　　　□ 有,原因: □ 患者　□ 疾病　□ 医疗 □ 护理　□ 保障　□ 管理
护士签名		白班　小夜班　大夜班	白班　小夜班　大夜班	白班　小夜班　大夜班
医师签名				

	时间	住院第 7 天（术后第 3 天）	住院第 8 天（术后第 4 天）
主要诊疗工作	制度落实	□ 上级医师查房（主管医师每天查房） □ 专科医师会诊（必要时）	□ 上级医师查房（主管医师每天查房） □ 专科医师会诊（必要时）
	病情评估		
	病历书写	□ 上级医师查房（主管医师每天查房）	□ 上级医师查房（主管医师每天查房）
	知情同意		
	手术治疗		

(续　表)

主要诊疗工作	其他		☐ 观察体温 ☐ 观察切口情况,是否存在渗出、红肿等情况 ☐ 根据患者情况,如贫血严重及时输血,低蛋白、低钾血症及时补充蛋白、血钾 ☐ 拔除引流管	☐ 观察切口情况,是否存在渗出、红肿等情况 ☐ 根据患者情况,如贫血严重及时输血,低蛋白、低钾血症及时补充蛋白、血钾 ☐ 继续指导康复锻炼 ☐ 根据病情调整医嘱
重点医嘱	长期医嘱	护理医嘱		
		处置医嘱		
		膳食医嘱		
		药物医嘱	☐ 抗生素 ☐ 术后抗凝	☐ 抗生素 ☐ 术后抗凝
	临时医嘱	检查检验	复查血常规、CRP、IL-6、红细胞沉降率、生化	
		药物医嘱	☐ 镇痛(必要时) ☐ 补钾(必要时) ☐ 补白蛋白(必要时) ☐ 输血(必要时)	☐ 镇痛(必要时) ☐ 补钾(必要时) ☐ 补白蛋白(必要时) ☐ 输血(必要时)
		手术医嘱		
		处置医嘱	☐ 大换药(必要时) ☐ 功能锻炼	☐ 大换药(必要时) ☐ 功能锻炼
主要护理工作	健康宣教			
	护理处置		☐ 按护理等级完成基础护理项目 ☐ 根据排便情况采取通便措施 ☐ 观察切口敷料,有渗出时报告医师处理 ☐ 术后心理与生活护理	☐ 按护理等级完成基础护理项目 ☐ 根据排便情况采取通便措施 ☐ 观察切口敷料,有渗出时报告医师处理 ☐ 术后心理与生活护理
	风险评估		☐ 评估患肢感觉、运动情况,有异常时立即报告医师处理 ☐ 评估跌倒风险 ☐ 评估压疮风险	☐ 评估患肢感觉、运动情况,有异常时立即报告医师处理 ☐ 评估跌倒风险 ☐ 评估压疮风险
	专科护理		☐ 指导患者正确使用抗血栓压力带 ☐ 指导患者进行股四头肌静止收缩及踝关节运动 ☐ 指导患者进行膝关节屈、伸运动 ☐ 指导患者利用助行器下床活动 ☐ 防压疮护理 ☐ 防跌倒护理 ☐ 指导患者正确使用助行器	☐ 指导患者正确使用抗血栓压力带 ☐ 指导患者进行股四头肌静止收缩及踝关节运动 ☐ 指导患者进行膝关节屈、伸运动 ☐ 指导患者利用助行器下床活动 ☐ 防压疮护理 ☐ 防跌倒护理 ☐ 指导患者正确使用助行器
	饮食指导			
	活动体位			

（续　表）

病情变异记录	☐ 无　　☐ 有，原因： ☐ 患者　☐ 疾病　☐ 医疗 ☐ 护理　☐ 保障　☐ 管理	☐ 无　　☐ 有，原因： ☐ 患者　☐ 疾病　☐ 医疗 ☐ 护理　☐ 保障　☐ 管理

护士签名	白班	小夜班	大夜班	白班	小夜班	大夜班

医师签名	

	时间	住院第 9 天（术后第 5 天）	住院第 10 天（术后第 6 天）
主要诊疗工作	制度落实	☐ 上级医师查房（主管医师每天查房） ☐ 专科医师会诊（必要时）	☐ 上级医师查房（主管医师每天查房） ☐ 专科医师会诊（必要时）
	病情评估		
	病历书写	☐ 上级医师查房（主管医师每天查房）	☐ 上级医师查房（主管医师每天查房）
	知情同意		
	手术治疗		
	其他	☐ 观察切口情况，是否存在渗出、红肿等情况；观察体温 ☐ 根据患者情况调整医嘱 ☐ 继续主、被动功能康复练习	☐ 观察切口情况，是否存在渗出、红肿等情况 ☐ 根据患者情况调整医嘱 ☐ 继续主、被动功能康复练习
重点医嘱	长期医嘱　护理医嘱		
	长期医嘱　处置医嘱		
	长期医嘱　膳食医嘱		
	长期医嘱　药物医嘱	☐ 抗生素 ☐ 术后抗凝	☐ 抗生素 ☐ 术后抗凝
	临时医嘱　检查检验	☐ 复查血常规、CRP、IL-6、红细胞沉降率、生化	
	临时医嘱　药物医嘱	☐ 镇痛（必要时） ☐ 补钾（必要时） ☐ 补白蛋白（必要时） ☐ 输血（必要时）	☐ 镇痛（必要时） ☐ 补钾（必要时） ☐ 补白蛋白（必要时）
	临时医嘱　手术医嘱		
	临时医嘱　处置医嘱	☐ 大换药（必要时） ☐ 功能锻炼	☐ 大换药（必要时） ☐ 功能锻炼

(续　表)

主要护理工作	健康宣教		
	护理处置	□ 按护理等级完成基础护理项目 □ 根据排便情况采取通便措施 □ 观察切口敷料,有渗出时报告医师处理 □ 术后心理与生活护理	□ 按护理等级完成基础护理项目 □ 根据排便情况采取通便措施 □ 观察切口敷料,有渗出时报告医师处理 □ 术后心理与生活护理
	风险评估	□ 评估患肢感觉、运动情况,有异常时立即报告医师处理 □ 评估跌倒风险 □ 评估压疮风险	□ 评估患肢感觉、运动情况,有异常时立即报告医师处理 □ 评估跌倒风险 □ 评估压疮风险
	专科护理	□ 指导患者正确使用抗血栓压力带 □ 指导患者进行股四头肌静止收缩及踝关节运动 □ 指导患者进行膝关节屈、伸运动 □ 指导患者利用助行器下床活动 □ 防压疮护理 □ 防跌倒护理 □ 指导患者正确使用助行器	□ 指导患者正确使用抗血栓压力带 □ 指导患者进行股四头肌静止收缩及踝关节运动 □ 指导患者进行膝关节屈、伸运动 □ 指导患者利用助行器下床活动 □ 防压疮护理 □ 防跌倒护理 □ 指导患者正确使用助行器
	饮食指导		
	活动体位		
病情变异记录		□ 无　　□ 有,原因: □ 患者　□ 疾病　□ 医疗 □ 护理　□ 保障　□ 管理	□ 无　　□ 有,原因: □ 患者　□ 疾病　□ 医疗 □ 护理　□ 保障　□ 管理
护士签名		白班　　小夜班　　大夜班	白班　　小夜班　　大夜班
医师签名			

时间		住院第 11 天(术后第 7 天)	住院第 12 天(出院日)
主要诊疗工作	制度落实	□ 上级医师查房(主管医师每天查房) □ 专科医师会诊(必要时)	□ 上级医师查房(主管、主诊医师查房)进行手术及切口评估,确定有无手术并发症和切口愈合不良情况,明确是否出院
	病情评估		
	病历书写	□ 出院前 1 天有上级医师指示出院的病程记录	□ 出院当天病程记录(由上级医师指示出院) □ 出院后 24 小时内完成出院记录 □ 出院后 24 小时内完成病案首页 □ 开具出院介绍信 □ 开具诊断证明书

（续　表）

主要诊疗工作	知情同意			□ 向患者交代出院后的注意事项（复诊的时间、地点，发生紧急情况时的处理方法等）
	手术治疗			
	其他		□ 观察切口情况，是否存在渗出、红肿等情况 □ 根据患者情况，如贫血严重及时输血，低蛋白、低钾血症及时补充蛋白、血钾 □ 继续主、被动功能康复练习和步行练习 □ 复查血常规、CRP、IL-6、红细胞沉降率、生化	□ 出院带药 □ 嘱患者拆线换药（根据出院时间决定） □ 门诊复查 □ 如有不适，随时复诊
重点医嘱	长期医嘱	护理医嘱		
		处置医嘱		
		膳食医嘱		
		药物医嘱	□ 抗生素 □ 术后抗凝	
	临时医嘱	检查检验	□ 复查血常规、CRP、IL-6、红细胞沉降率、生化	
		药物医嘱	□ 镇痛（必要时） □ 补钾（必要时） □ 补白蛋白（必要时） □ 输血（必要时）	
		手术医嘱		
		处置医嘱	□ 大换药（必要时） □ 功能锻炼	□ 大换药 □ 出院
主要护理工作	健康宣教			□ 告知患者必须在他人的协助下方可下床活动 □ 向患者讲解适当控制体重的意义 □ 向患者讲解人工全膝关节翻修术后的注意事项
	护理处置		□ 按护理等级完成基础护理项目 □ 根据排便情况采取通便措施 □ 观察切口敷料，有渗出时报告医师处理 □ 术后心理与生活护理	□ 按护理等级完成基础护理项目 □ 观察切口敷料，有渗出时报告医师处理 □ 观察患者情况 □ 协助患者办理出院手续 □ 指导并监督患者活动 □ 整理床单位

（续　表）

主要护理工作	风险评估	☐ 评估患肢感觉、运动情况,有异常时立即报告医师处理 ☐ 评估跌倒风险 ☐ 评估压疮风险	☐ 评估患肢感觉、运动情况,有异常时立即报告医师处理 ☐ 评估跌倒风险 ☐ 评估压疮风险
	专科护理	☐ 指导患者正确使用抗血栓压力带 ☐ 指导患者进行股四头肌静止收缩及踝关节运动 ☐ 指导患者进行膝关节屈、伸运动 ☐ 指导患者利用助行器下床活动 ☐ 防压疮护理 ☐ 防跌倒护理 ☐ 指导患者正确使用助行器	☐ 指导患者进行膝关节屈、伸运动 ☐ 指导患者利用助行器下床活动 ☐ 告知患者出院后注意事项并附书面出院指导
	饮食指导		
	活动体位		
病情变异记录		☐ 无　　☐ 有,原因: ☐ 患者　☐ 疾病　☐ 医疗 ☐ 护理　☐ 保障　☐ 管理	☐ 无　　☐ 有,原因: ☐ 患者　☐ 疾病　☐ 医疗 ☐ 护理　☐ 保障　☐ 管理
护士签名		白班　｜　小夜班　｜　大夜班	白班　｜　小夜班　｜　大夜班
医师签名			

第十八节　膝关节内翻畸形行截骨矫形术临床路径

一、膝关节内翻畸形行截骨矫形术临床路径标准住院流程

(一)适用对象

第一诊断为膝关节内翻畸形(ICD-10:M21.161)行截骨矫形术(ICD-9-CM-3:77.37 伴 78.57)的患者。

(二)诊断依据

根据《临床诊疗指南·骨科分册》(中华医学会编著,人民卫生出版社),《实用骨科学》(人民军医出版社,第 4 版,2012 年),《外科学》(临床医学专用)(人民卫生出版社,第 8 版,2013 年)。

1. **病史**　具有膝关节畸形病史,伴或不伴膝关节疼痛活动受限,伴或不伴关节功能障碍。

2. **体征**　膝关节呈内翻畸形。

3. 辅助检查　膝关节正位 X 线片显示内侧间隙变窄或正常。

4. 其他　检验检查除外感染。

(三)治疗方案的选择及依据

根据《临床诊疗指南·骨科分册》(中华医学会编著,人民卫生出版社),《实用骨科学》(人民军医出版社,第 4 版,2012 年),《坎贝尔骨科手术学》(人民军医出版社,第 12 版,2013 年)。

1. 膝关节内翻畸形诊断明确。

2. 无全身或局部的近期感染。

3. 无严重的合并症。

4. 术前生活质量及活动水平评估及 Harris 膝关节评分。

(四)标准住院天数

10 天。

(五)进入路径标准

1. 第一诊断必须符合膝关节内翻畸形(ICD-10:M21.161)。

2. 年龄:18-70 岁。

3. 拟行膝关节内翻畸形截骨矫形术。

4. 当患有其他疾病时,但在住院期间不需要特殊处理也不影响第一诊断的临床路径流程实施时,可以进入路径。

(六)术前准备 3 天

1. 术前评估　术前 24 小时内完成术前病情评估,完成必要的检查,做出术前小结、术前讨论。

(1)必需的检查项目:①血常规、尿常规、粪常规。②生化。③红细胞沉降率、C 反应蛋白、白细胞介素-6。④凝血功能。⑤感染性疾病筛查(乙肝、丙肝、艾滋病、梅毒等)。⑥血型。⑦胸部正位 X 线片、心电图。⑧双侧膝关节正、侧位和双下肢全长 X 线片。

(2)根据患者病情可选择:①超声心动图、血气分析和肺功能。②腰椎或颈椎正、侧位 X 线片、MRI 检查(病史或体检提示有脊柱病变者)。③术前配血。④有相关疾病者及时请相关科室医师会诊。

(3)营养评估:根据《解放军总医院新住院患者营养风险筛查表(NRS-2002)》为新住院患者进行营养评估,评分≥3 分患者给予处置,必要时申请营养科医师会诊。

(4)心理评估:根据新住院患者情况申请心理科医师会诊。

(5)疼痛评估:根据《VAS 评分》实施疼痛评估,评分>7 分患者给予处置,必要时请疼痛科医师会诊。

(6)康复评估:根据《住院患者康复筛查和评估表》在新住院患者住院后 24 小时内进行康复筛查和评估。任何一项结果为"是",则申请康复科医师会诊。

(7)深静脉血栓栓塞症风险评估:根据专科《深静脉血栓栓塞评估量表》在新住院患者住院后 24 小时内进行风险筛查和评估,风险结果为"高危"的,则申请血管外科或介入导管室医师会诊。

(8)膝关节功能评分:根据《Harris 膝关节评分表》在新住院患者住院后 24 小时内进行膝关节功能评分。

2. 术前准备

(1)术前谈话:术者应在术前 1 天与患者及其家属谈话,告知手术方案、相关风险、用血计划、术后转归、置入材料、手术费用和患者及其家属权益,并履行书面知情同意手续。告知高值耗材的使用及费用。

(2)通知手术室:准备手术间、手术药品、手术物品及特殊耗材。

(3)护士做心理护理、交代注意事项:防压疮、指导患者戒烟等,并进行术后康复宣教。

(4)手术部位标识:术者、一助或经治医师在术前 1 天应对手术部位做体表标识,急诊手术由接诊医师或会诊外科医师标记,标记过程应有责任护士、患者及其家属共同参与,并记入手术安排表。

(5)术前 1 天麻醉医师访视:制订麻醉计划、完成评估、确定麻醉方式,并记入《麻醉术前访视记录》,告知患者及其家属麻醉适应证、麻醉目的、风险、可能出现的情况及其处理原则、替代方案等,签署《麻醉知情同意书》并归入病历。

(七)选择用药及使用时机

1. 抗生素 预防性抗生素选择第二代头孢、第三代头孢或万古霉素(青霉素、头孢过敏者;有感染诱因者)。

2. 使用时机 手术当日、术后预防性使用 5 天。

(八)手术日为住院第 4 天

1. 手术安全核对 患者入手术间后由手术医师、麻醉医师、巡回护士和患者本人共同核对患者身份、手术部位与标识、手术方式。手术医师、麻醉医师、巡回护士三方按《手术安全核对表》逐项核对,共同签名。

2. 麻醉方式 神经阻滞麻醉、椎管内麻醉或全身麻醉。

3. 手术方式 膝关节内翻畸形截骨矫形术。

4. 手术内置物 内固定器。

5. 输血 术中及术后输血。

6. 经治医师或手术医师 应即刻完成术后首次病程记录,观察术后患者病情变化。

(九)术后住院恢复 6 天

1. 必需的复查项目:血常规、红细胞沉降率、C 反应蛋白、白细胞介素-6、血生化(蛋白、肝功能、肾功能、电解质)。

2. 双膝关节正、侧位和双下肢全长 X 线片。

3. 必要时查血气分析、D-Dimer、双下肢深静脉彩超/CTPA。

4. 术后处理

(1)抗生素:预防性抗生素选择第二代头孢、第三代头孢或万古霉素(青霉素、头孢过敏者;有感染诱因者)。

(2)术后预防静脉血栓栓塞症处理:皮下注射低分子肝素或口服利伐沙班片。

(3)术后镇痛:口服非甾体抗炎镇痛药、阿片类镇痛药,镇痛泵。

(4)术后康复:术后即开始踝关节主动跖屈背伸锻炼、术后 3 天拔除引流管并行 X 线检查,然后主动和被动肌肉功能及活动度锻炼。

5. 术者在术后 24 小时内完成手术记录,特殊情况可由一助完成,术者签名确认并归入病历。

6. 上级医师在术后 3 天内至少查房 1 次,根据术中和术后情况修订术后治疗计划。

7. 麻醉医师术后 3 天内访视患者,如有特殊情况应详细记录,及时与手术医师或重症监护室医师沟通并迅速处理。

8. 术后护理

(1)按照护理等级进行日常护理,监测患者生命体征,观察引流管引流情况、切口敷料有无渗出。

(2)观察患肢疼痛情况,患肢感觉运动状况。

(3)指导患者术后体位摆放及功能锻炼:患肢要保持过伸位、指导床上翻身(撤去患肢下枕头挪至健侧,指导并帮助患者手扶拉环向健侧翻身)、进行股四头肌静止收缩及踝关节屈伸运动、膝关节屈伸运动。

(4)指导患者正确使用抗血栓压力带、掌握床上排便排尿(使用便器)方法、进行自主排尿训练、使用助行器下床训练,防跌倒、防压疮护理等。

(十)出院标准

1. 体温正常,常规检验指标无明显异常。

2. 切口愈合良好:引流管拔除,切口无感染征象(可在门诊处理的切口)、无皮瓣坏死。

3. 关节功能改善。

4. 不需要住院处理的并发症和(或)合并症。

(十一)变异及原因分析

1. 内科合并症　患者常合并内科基础疾病,围术期需要详细检查内科情况并请相关科室会诊,术前准备时间需延长;同时使用相关药物,可导致住院时间存在差异。

2. 围术期并发症　有可能出现手术相关并发症,如再次骨折、神经血管损伤、深静脉血栓形成、感染及出血等。术后需要延长下床和康复时间,可导致住院时间存在差异。

3. 膝关节内翻畸形截骨矫形术固定器械的选择　需根据关节的骨质情况来选择,可导致住院时间存在差异。

二、膝关节内翻畸形行截骨矫形术临床路径表单

适用对象	第一诊断为膝关节内翻畸形(ICD-10:M21.161) 行截骨矫形术(ICD-9-CM-3:77.37 伴 78.57)的患者		
患者基本信息	姓名:_____　性别:____　年龄:____ 门诊号:_____　住院号:_____　过敏史:_____ 住院日期:____年__月__日　出院日期:____年__月__日		住院天数:10 天
时间		住院第 1 天	住院第 2 天	住院第 3 天(术前日)
主要诊疗工作	制度落实	□ 住院 2 小时内床旁接诊 □ 住院后 24 时内主管医师完成检诊 □ 专科医师会诊(必要时) □ 初步诊断和治疗方案	□ 上级医师查房	□ 上级医师查房 □ 术前讨论 □ 向患者及其家属交代术前及术后注意事项

（续　表）

主要诊疗工作	病情评估	□ 经治医师询问病史及体格检查 □ 心理评估 □ 营养评估 □ 疼痛评估 □ 康复评估 □ 深静脉血栓栓塞症风险评估 □ 完成膝关节功能评分	□ 主刀医师完成检诊 □ 手术风险评估		
	病历书写	□ 住院8小时内完成首次病程记录 □ 住院24小时内完成住院记录	□ 完成主管医师查房记录	□ 完成主诊医师查房记录 □ 完成术前讨论、术前小结	
	知情同意	□ 病情告知 □ 患者及其家属签署授权委托书 □ 患者或其家属在住院记录单上签名		□ 术者术前谈话,告知患者及其家属病情和围术期注意事项,签署手术知情同意书、授权委托书、自费用品协议书(必要时)、军人目录外耗材审批单(必要时)、输血同意书等	
	手术治疗			□ 预约手术	
	其他	□ 及时通知上级医师检诊 □ 经治医师检查整理病历资料		□ 检查住院押金使用情况	
重点医嘱	长期医嘱	护理医嘱	□ 按骨科护理常规 □ 二级护理		
		处置医嘱		□ 据会诊科室要求安排检查检验	
		膳食医嘱	□ 普食 □ 糖尿病饮食 □ 低盐、低脂饮食 □ 低盐、低脂糖尿病饮食		□ 禁食、禁水(22:00时后)
		药物医嘱	□ 自带药(必要时)		□ 术中带药
	临时医嘱	检查检验	□ 血常规(含CRP+IL-6) □ 尿常规 □ 粪常规 □ 凝血四项 □ 血清术前八项 □ 红细胞沉降率 □ 血型 □ 胸部正位X线片 □ 心电图检查(多导) □ 双膝关节正、侧位和下肢全长X线片 □ 肺功能(必要时) □ 超声心动图(必要时)		

（续　表）

					□ 抗生素（视病情）
重点医嘱	临时医嘱	药物医嘱			□ 抗生素（视病情）
		手术医嘱			□ 常规准备明日在神经阻滞麻醉/椎管内麻醉/全身麻醉下行膝关节置换术后假体周围骨折固定术
		处置医嘱	□ 静脉抽血		□ 备血 □ 备皮（＞30cm²）
主要护理工作		健康宣教	□ 住院宣教（住院环境、规章制度） □ 进行护理安全指导 □ 进行等级护理、活动范围指导 □ 进行饮食指导 □ 进行关于疾病知识的宣教 □ 检查、检验项目的目的和意义	□ 观察患者病情变化 □ 心理和生活护理	□ 术前宣教
		护理处置	□ 患者身份核对 □ 佩戴腕带 □ 建立住院病历，通知医师 □ 住院介绍：介绍责任护士、病区环境、设施、规章制度、基础护理服务项目 □ 询问病史，填写护理记录单首页 □ 观察病情 □ 监测基本生命体征 □ 抽血、留取标本 □ 心理与生活护理 □ 根据评估结果采取相应护理措施 □ 通知检查项目及检查注意事项		□ 术前患者准备（术前沐浴、更衣、备皮） □ 检查术前物品准备 □ 指导患者准备术后所需用品、贵重物品交由其家属保管 □ 指导患者进行肠道准备并检查准备效果 □ 告知入手术室前取下活动义齿 □ 监测基本生命体征 □ 备血、皮试
		风险评估	□ 评估意识情况 □ 评估切口疼痛情况 □ 评估术侧足背动脉搏动、肢体皮肤颜色、温度变化、肢体感觉运动情况，并采取相应护理措施 □ 风险评估：评估有无跌倒、坠床、压疮、导管滑脱、液体外渗的风险 □ 一般评估：生命体征、神志、皮肤、药物过敏史等	□ 评估患者心理状态	□ 评估患者心理状态

（续　表）

主要护理工作	风险评估	□ 专科评估:生活自理能力、患肢屈曲、伸直功能,足背动脉搏动、皮肤温度、指(趾)端末梢感觉情况 □ 风险评估:评估有无跌倒、坠床、压疮风险 □ 心理评估 □ 营养评估 □ 疼痛评估 □ 康复评估		
	专科护理	□ 观察患肢情况 □ 指导患者戒烟(必要时)		
	饮食指导	□ 根据医嘱通知配餐员准备膳食 □ 协助进餐		□ 通知患者 22:00 时后禁食、禁水
	活动体位	□ 根据护理等级指导活动		
	洗浴要求	□ 协助患者洗澡、更换病号服		□ 协助患者晨、晚间护理
病情变异记录		□ 无　　□ 有,原因: □ 患者　□ 疾病　□ 医疗 □ 护理　□ 保障　□ 管理	□ 无　　□ 有,原因: □ 患者　□ 疾病　□ 医疗 □ 护理　□ 保障　□ 管理	□ 无　　□ 有,原因: □ 患者　□ 疾病　□ 医疗 □ 护理　□ 保障　□ 管理
护士签名		白班 | 小夜班 | 大夜班	白班 | 小夜班 | 大夜班	白班 | 小夜班 | 大夜班
医师签名				

时间		住院第 4 天(手术日)	住院第 5 天(术后第 1 天)	住院第 6 天(术后第 2 天)
主要诊疗工作	制度落实	□ 实施手术 □ 向患者及其家属交代手术情况及术后注意事项	□ 手术医师查房 □ 专科医师会诊(必要时)	□ 主诊医师查房
	病情评估	□ 麻醉医师术后访视		
	病历书写	□ 术后首次病程记录 □ 24 小时内完成手术记录	□ 术后次日病程记录	□ 术后 2 天病程记录
	知情同意			
	手术治疗	□ 实施手术(手术安全核查记录、手术清点记录)		

（续　表）

主要诊疗工作	其他	□ 保留引流管记录引流量 □ 保留尿管记录尿量 □ 抗生素 □ 术后抗凝 □ 心电监护、吸氧 □ 镇吐 □ 镇痛 □ 伤口换药（必要时）	□ 复查血常规、血生化、动脉血气分析 □ 观察切口情况，是否存在渗出、红肿等情况 □ 观察体温、血压等 □ 根据患者情况，如贫血严重及时输血，低蛋白、低钾血症及时补充蛋白、血钾 □ 康复锻炼 □ 注意引流量	□ 观察切口情况，是否存在渗出、红肿等情况 □ 复查双膝正、侧位 X 线片 □ 观察体温 □ 根据引流量确定是否拔管 □ 根据病情调整医嘱	
重点医嘱	长期医嘱	护理医嘱	□ 骨科术后护理常规 □ 一级护理		
		处置医嘱	□ 抬高患肢 □ 使用抗血栓弹力带 □ 观察患肢感觉及血液循环		
		膳食医嘱	□ 饮食医嘱（普食/半流食/流食/糖尿病饮食/低盐、低脂饮食）		
		药物医嘱	□ 镇痛 □ 消肿 □ 抗生素 □ 抗凝 □ 保胃	□ 抗生素 □ 术后抗凝	□ 抗生素 □ 术后抗凝
	临时医嘱	检查检验		□ 复查血常规、CRP、IL-6、	□ 复查膝关节正、侧位和下肢全长 X 线片
		药物医嘱	□ 镇吐 □ 输血（必要时） □ 镇痛（必要时）	□ 镇吐 □ 镇痛（必要时）	□ 镇痛（必要时） □ 补钾（必要时） □ 补白蛋白（必要时） □ 输血（必要时）
		手术医嘱			
		处置医嘱	□ 保留引流管记录引流量 □ 保留尿管记录尿量 □ 心电监护、吸氧 □ 伤口换药（必要时）	□ 大换药（必要时）	□ 大换药（必要时） □ 功能锻炼 □ 拔除尿管

主要护理工作	健康宣教	□ 术后宣教 □ 术后心理疏导 □ 指导术后康复训练 □ 指导术后注意事项 □ 告知护理风险 □ 进行压疮预防知识宣教	□ 压疮预防知识宣教	
	护理处置	□ 晨起监测生命体征并记录 □ 确认无上呼吸道感染症状，确认无月经来潮 □ 与手术室护士交接病历、影像资料、术中带药等 □ 术前补液（必要时） □ 嘱患者入手术室前膀胱排空 □ 与手术室护士交接	□ 按一级护理要求完成基础护理项目 □ 监测生命体征 □ 留取标本 □ 观察切口疼痛情况、检测镇痛泵运转情况 □ 观察静脉输液情况 □ 观察留置尿管引流情况 □ 妥善固定各类管道 □ 观察切口引流情况，并记录引流量及性状 □ 观察切口敷料，有渗出时报告医师处理 □ 术后心理与生活护理	□ 按护理等级完成基础护理项目 □ 监测生命体征 □ 观察切口疼痛情况、检测镇痛泵运转情况 □ 观察静脉输液情况 □ 妥善固定各类管道 □ 观察切口敷料，有渗出时报告医师处理观察患者情况 □ 提供基础护理服务 □ 术后心理与生活护理术后监测生命体征
	护理评估	□ 评估患肢感觉、运动情况，有异常时立即报告医师处理 □ 评估压疮风险	□ 评估患肢感觉、运动情况，有异常时立即报告医师处理 □ 评估压疮风险	□ 评估患肢感觉、运动情况，有异常时立即报告医师处理 □ 评估跌倒风险 □ 评估压疮风险
	专科护理	□ 指导患者掌握床上翻身方法 □ 指导患者掌握床上排尿、排便（使用便器）方法 □ 与手术室护士共同评估皮肤、切口敷料、输液及引流情况 □ 指导患者进行股四头肌静止收缩及踝关节运动	□ 指导患者术后体位摆放及功能锻炼 □ 指导患者正确使用抗血栓压力带 □ 指导患者进行自主排尿训练 □ 指导患者进行股四头肌静止收缩及踝关节运动 □ 指导患者进行床上翻身 □ 指导患者卧床期间患肢保持过伸位 □ 防压疮护理	□ 指导患者正确使用抗血栓压力带 □ 指导患者进行股四头肌静止收缩及踝关节运动 □ 指导患者进行膝关节屈、伸运动 □ 指导患者利用助行器下床活动

（续 表）

主要护理工作	饮食指导	☐ 禁食、禁水，口干时协助湿润口唇 ☐ 排气后指导患者间断、少量饮用温开水	☐ 根据医嘱通知配餐员准备膳食 ☐ 协助进餐	☐ 协助进餐
	活动体位	☐ 根据手术及麻醉方式安置合适体位，术肢保持过伸位 ☐ 指导患者掌握床上翻身方法		
病情变异记录		☐ 无　　☐ 有，原因： ☐ 患者　☐ 疾病　☐ 医疗 ☐ 护理　☐ 保障　☐ 管理	☐ 无　　☐ 有，原因： ☐ 患者　☐ 疾病　☐ 医疗 ☐ 护理　☐ 保障　☐ 管理	☐ 无　　☐ 有，原因： ☐ 患者　☐ 疾病　☐ 医疗 ☐ 护理　☐ 保障　☐ 管理
护士签名		白班　小夜班　大夜班	白班　小夜班　大夜班	白班　小夜班　大夜班
医师签名				

	时间	住院第 7 天（术后第 3 天）	住院第 8 天（术后第 4 天）
主要诊疗工作	制度落实	☐ 上级医师查房（主管医师每天查房） ☐ 专科医师会诊（必要时）	☐ 上级医师查房（主管医师每天查房） ☐ 专科医师会诊（必要时）
	病情评估		
	病历书写	☐ 上级医师查房（主管医师每天查房）	☐ 上级医师查房（主管医师每天查房）
	知情同意		
	手术治疗		
	其他	☐ 观察体温 ☐ 观察切口情况，是否存在渗出、红肿等情况 ☐ 根据患者情况，如贫血严重及时输血，低蛋白、低钾血症及时补充蛋白、补钾 ☐ 拔除引流管	☐ 观察切口情况，是否存在渗出、红肿等情况 ☐ 根据患者情况，如贫血严重及时输血，低蛋白、低钾血症及时补充蛋白、补钾 ☐ 继续指导康复锻炼 ☐ 根据病情调整医嘱
重点医嘱	长期医嘱 护理医嘱		
	长期医嘱 处置医嘱		
	长期医嘱 膳食医嘱		
	长期医嘱 药物医嘱	☐ 抗生素 ☐ 术后抗凝血	☐ 抗生素 ☐ 术后抗凝血

（续　表）

重点医嘱	临时医嘱	检查检验	□ 复查血常规、CRP、IL-6、红细胞沉降率、生化	
		药物医嘱	□ 镇痛（必要时） □ 补钾（必要时） □ 补白蛋白（必要时） □ 输血（必要时）	□ 镇痛（必要时） □ 补钾（必要时） □ 补白蛋白（必要时） □ 输血（必要时）
		手术医嘱		
		处置医嘱	□ 大换药（必要时） □ 功能锻炼	□ 大换药（必要时） □ 功能锻炼
主要护理工作		健康宣教		
		护理处置	□ 按护理等级完成基础护理项目 □ 根据排便情况采取通便措施 □ 观察切口敷料，有渗出时报告医师处理 □ 术后心理与生活护理	□ 按护理等级完成基础护理项目 □ 根据排便情况采取通便措施 □ 观察切口敷料，有渗出时报告医师处理 □ 术后心理与生活护理
		风险评估	□ 评估患肢感觉、运动情况，异常时立即报告医师处理 □ 评估跌倒风险 □ 评估压疮风险	□ 评估患肢感觉、运动情况，异常时立即报告医师处理 □ 评估跌倒风险 □ 评估压疮风险
		专科护理	□ 指导患者正确使用抗血栓压力带 □ 指导患者进行股四头肌静止收缩及踝关节运动 □ 指导患者进行膝关节屈、伸运动 □ 指导患者利用助行器下床活动 □ 防压疮护理 □ 防跌倒护理 □ 指导患者正确使用助行器	□ 指导患者正确使用抗血栓压力带 □ 指导患者进行股四头肌静止收缩及踝关节运动 □ 指导患者进行膝关节屈、伸运动 □ 指导患者利用助行器下床活动 □ 防压疮护理 □ 防跌倒护理 □ 指导患者正确使用助行器
		饮食指导		
		活动体位		
病情变异记录			□ 无　　□ 有，原因： □ 患者　□ 疾病　□ 医疗 □ 护理　□ 保障　□ 管理	□ 无　　□ 有，原因： □ 患者　□ 疾病　□ 医疗 □ 护理　□ 保障　□ 管理
护士签名		白班	小夜班	大夜班
医师签名				

时间			住院第 9 天（术后第 5 天）	住院第 10 天（出院日）
主要诊疗工作	制度落实		□ 上级医师查房（主管医师每天查房） □ 专科医师会诊（必要时）	□ 上级医师查房（主管、主诊医师查房）进行手术及切口评估，确定有无手术并发症和切口愈合不良情况，明确是否出院
	病情评估			
	病历书写		□ 上级医师查房（主管医师每天查房）	□ 出院当天病程记录（由上级医师指示出院） □ 出院后 24 小时内完成出院记录 □ 出院后 24 小时内完成病案首页 □ 开具出院介绍信 □ 开具诊断证明书
	知情同意			□ 向患者交代出院后的注意事项（复诊的时间、地点，发生紧急情况时的处理方法等）
	手术治疗			
	其他		□ 观察切口情况，是否存在渗出、红肿等情况；观察体温 □ 根据患者情况调整医嘱 □ 继续主、被动功能康复练习	□ 复查血常规、CRP、IL-6、红细胞沉降率、生化 □ 出院带药 □ 嘱患者拆线换药（根据出院时间决定） □ 门诊复查 □ 如有不适，随时复诊
重点医嘱	长期医嘱	护理医嘱		
		处置医嘱		
		膳食医嘱		
		药物医嘱	□ 抗生素 □ 术后抗凝	
	临时医嘱	检查检验		□ 复查血常规、CRP、IL-6、红细胞沉降率、生化
		药物医嘱	□ 镇痛（必要时） □ 补钾（必要时） □ 补白蛋白（必要时） □ 输血（必要时）	
		手术医嘱		
		处置医嘱	□ 大换药（必要时） □ 功能锻炼	□ 大换药 □ 出院
主要护理工作	健康宣教			□ 告知患者必须在他人的协助下方可下床活动 □ 向患者讲解适当控制体重的意义 □ 向患者讲解截骨矫形术后的注意事项

（续　表）

主要护理工作	护理处置	☐ 按护理等级完成基础护理项目 ☐ 根据排便情况采取通便措施 ☐ 观察切口敷料,有渗出时报告医师处理 ☐ 术后心理与生活护理	☐ 按护理等级完成基础护理项目 ☐ 观察切口敷料,有渗出时报告医师处理 ☐ 观察患者情况 ☐ 协助患者办理出院手续 ☐ 指导并监督患者活动 ☐ 整理床单位
	风险评估	☐ 评估患肢感觉、运动情况,有异常时立即报告医师处理 ☐ 评估跌倒风险 ☐ 评估压疮风险	☐ 评估患肢感觉、运动情况,有异常时立即报告医师处理 ☐ 评估跌倒风险 ☐ 评估压疮风险
	专科护理	☐ 指导患者正确使用抗血栓压力带 ☐ 指导患者进行股四头肌静止收缩及踝关节运动 ☐ 指导患者进行膝关节屈、伸运动 ☐ 指导患者利用助行器下床活动 ☐ 防压疮护理 ☐ 防跌倒护理 ☐ 指导患者正确使用助行器	☐ 指导患者进行膝关节屈、伸运动 ☐ 指导患者利用助行器下床活动 ☐ 告知患者出院后注意事项并附书面出院指导
	饮食指导		
	活动体位		
病情变异记录		☐ 无　　☐ 有,原因: ☐ 患者　☐ 疾病　☐ 医疗 ☐ 护理　☐ 保障　☐ 管理	☐ 无　　☐ 有,原因: ☐ 患者　☐ 疾病　☐ 医疗 ☐ 护理　☐ 保障　☐ 管理
护士签名		白班　｜小夜班　｜大夜班	白班　｜小夜班　｜大夜班
医师签名			

第十九节　膝关节外翻畸形行截骨矫形术临床路径

一、膝关节外翻畸形行截骨矫形术临床路径标准住院流程

(一)适用对象

第一诊断为膝关节外翻畸形(ICD-10:M21.061)行截骨矫形术(ICD-9-CM-3:77.35 伴 78.55)的患者。

(二)诊断依据

根据《临床诊疗指南·骨科分册》(中华医学会编著,人民卫生出版社),《实用骨科学》(人民军医出版社,第 4 版,2012 年),《外科学》(临床医学专用)(人民卫生出版社,第 8 版,2013年)。

1. 病史　具有膝关节畸形病史,伴或不伴膝关节疼痛活动受限,伴或不伴关节功能障碍。

2. 体征　膝关节呈外翻畸形。

3. 辅助检查　膝关节正位 X 线片显示外侧间隙变窄或正常,膝关节轴位片显示髌骨外翻。

4. 其他　检验检查除外感染。

(三)治疗方案的选择及依据

根据《临床诊疗指南·骨科分册》(中华医学会编著,人民卫生出版社),《实用骨科学》(人民军医出版社,第 4 版,2012 年),《坎贝尔骨科手术学》(人民军医出版社,第 12版,2013 年)。

1. 膝关节外翻畸形诊断明确。

2. 无全身或局部的近期感染。

3. 无严重的合并症。

4. 术前生活质量及活动水平评估及 Harris 膝关节评分。

(四)标准住院天数

8 天。

(五)进入路径标准

1. 第一诊断必须符合膝关节外翻畸形(ICD-10:M21.061)。

2. 年龄:18—70 岁。

3. 拟行膝关节外翻畸形截骨矫形术。

4. 当患有其他疾病时,但在住院期间不需要特殊处理也不影响第一诊断的临床路径流程实施时,可以进入路径。

(六)术前准备 2 天

1. 术前评估　术前 24 小时内完成术前病情评估,完成必要的检查,做出术前小结、术前讨论。

(1)必需的检查项目:①血常规、尿常规、粪常规。②生化。③红细胞沉降率、C 反应蛋白、白细胞介素-6。④凝血功能。⑤感染性疾病筛查(乙肝、丙肝、艾滋病、梅毒等)。⑥血型。⑦胸部正位 X 线片、心电图。⑧双侧膝关节正、侧位及髌骨轴位 X 线片。⑨负重位双下肢全长 X 线片。

(2)根据患者病情可选择:①超声心动图、血气分析和肺功能。②术前配血。③有相关疾病者及时请相关科室医师会诊。

(3)营养评估:根据《解放军总医院新住院患者营养风险筛查表(NRS-2002)》为新住院患者进行营养评估,评分≥3 分患者给予处置,必要时申请营养科医师会诊。

(4)心理评估:根据新住院患者情况申请心理科医师会诊。

(5)疼痛评估:根据《VAS 评分》实施疼痛评估,评分>7 分患者给予处置,必要时请疼痛科医师会诊。

(6)康复评估:根据《住院患者康复筛查和评估表》在新住院患者住院后 24 小时内进行康复筛查和评估。任何一项结果为"是",则申请康复科医师会诊。

(7)深静脉血栓栓塞症风险评估:根据专科《深静脉血栓栓塞症评估量表》在新住院患者住院后 24 小时内进行风险筛查和评估,风险结果为"高危"的,则申请血管外科或介入导管室医师会诊。

(8)膝关节功能评分:根据《Harris 膝关节评分表》在新住院患者住院后 24 小时内进行膝关节功能评分。

2.术前准备

(1)术前谈话:术者应在术前 1 天与患者及其家属谈话,告知手术方案、相关风险、用血计划、术后转归、置入材料、手术费用和患者及其家属权益,并履行书面知情同意手续。告知高值耗材的使用及费用。

(2)术前用药:抗血小板药物负荷应用。

(3)通知手术室:准备手术间、手术药品、手术物品及特殊耗材。

(4)护士做心理护理、交代注意事项:防压疮、防跌倒、指导患者戒烟等,进行术后康复宣教。

(5)手术部位标识:术者、第一助手或经治医师在术前 1 天应对手术部位做体表标识,急诊手术由接诊医师或会诊外科医师标记,标记过程应有责任护士、患者及其家属共同参与,并记入手术安排表。

(6)术前 1 天麻醉医师访视:制订麻醉计划、完成评估、确定麻醉方式,并记入《麻醉术前访视记录》,告知患者及其家属麻醉适应证、麻醉目的、风险、可能出现的情况及其处理原则、替代方案等,签署《麻醉知情同意书》并归入病历。

(七)药品选择及使用时机

1.抗生素 预防性抗生素选择第二代头孢、第三代头孢或万古霉素(青霉素、头孢过敏者;有感染诱因者)。

2.使用时机 手术当日、术后预防性使用 5 天。

(八)手术日为住院第 3 天

1.手术安全核对 患者入手术间后由手术医师、麻醉医师、巡回护士和患者本人共同核对患者身份、手术部位与标识、手术方式。手术医师、麻醉医师、巡回护士三方按《手术安全核对表》逐项核对,共同签名。

2.麻醉方式 神经阻滞麻醉、椎管内麻醉或全身麻醉。

3.手术方式 膝关节外翻畸形截骨矫形术。

4.手术内置物 内固定器。

5.输血 视术中出血情况而定。

6.经治医师或手术医师 应即刻完成术后首次病程记录,观察术后患者病情变化。

(九)术后住院恢复 5 天

1.必需的复查项目:血常规、红细胞沉降率、C 反应蛋白、白细胞介素-6、血生化(蛋白、肝功能、肾功能、电解质)。

2.双膝正、侧位 X 线片。

3. 必要时查血气分析、D-Dimer、双下肢深静脉彩超/CTPA。

4. 术后处理

(1)抗生素:预防性抗生素选择第二代头孢、第三代头孢或万古霉素(青霉素、头孢过敏者;有感染诱因者)。

(2)术后预防静脉血栓栓塞症处理:肌内注射低分子肝素或口服利伐沙班。

(3)术后康复:术后 2 天拔除引流管,术后第 2 天行膝关节正、侧位 X 线检查,然后开始主动和被动肌肉功能及活动度锻炼,6 周后扶助行器下床行走。

(4)术后镇痛:口服非甾体抗炎镇痛药、阿片类镇痛药,镇痛泵。

5. 术者在术后 24 小时内完成手术记录,特殊情况可由一助完成,术者签名确认并归入病历。

6. 上级医师在术后 3 天内至少查房 1 次,根据术中和术后情况修订术后治疗计划。

7. 麻醉医师术后 3 天内访视患者,如有特殊情况应详细记录,及时与手术医师或重症监护室医师沟通并迅速处理。

8. 术后护理

(1)按照护理等级进行日常护理,监测患者生命体征,观察引流管引流情况、切口敷料有无渗出。

(2)观察患肢疼痛情况,患肢感觉运动状况。

(3)指导患者术后体位摆放及功能锻炼:患肢要保持过伸位、指导床上翻身(撤去患肢下枕头挪至健侧,指导并帮助患者手扶拉环向健侧翻身)、进行股四头肌静止收缩及踝关节屈伸运动、膝关节屈伸运动。

(4)指导患者正确使用抗血栓压力带、掌握床上排便排尿(使用便器)方法、进行自主排尿训练、使用助行器下床训练,防跌倒、防压疮护理等。

(十)出院标准

1. 体温正常,常规检验指标无明显异常,红细胞沉降率、CRP 指标下降。

2. 切口愈合良好:引流管拔除,切口无感染征象(可以在门诊处理的切口)、无皮瓣坏死。

3. 膝关节功能改善。

4. 不需要住院处理的并发症和(或)合并症。

(十一)变异及原因分析

1. 内科合并症   患者常合并内科基础疾病,围术期需要详细检查内科情况并请相关科室会诊,术前准备时间需延长;同时使用相关药物,可导致住院时间存在差异。

2. 围术期并发症   有可能出现手术相关并发症,如骨折、神经血管损伤、深静脉血栓形成、感染及出血等。术后需要延长下床和康复时间,可导致住院时间存在差异。

3. 膝关节外翻畸形截骨矫形术固定器械的选择   需根据关节的骨质情况来选择,可导致住院时间存在差异。

二、膝关节外翻畸形行截骨矫形术临床路径医护表单(医师版)

适用对象	第一诊断为膝关节外翻畸形(ICD-10:M21.061) 行膝关节外翻畸形截骨矫形术(ICD-9-CM-3:77.35 伴 78.55)的患者		
患者基本信息	姓名:_____ 性别:____ 年龄:____ 门诊号:_____ 住院号:_____ 过敏史:_____ 住院日期:___年__月__日 出院日期:___年__月__日		住院天数:8 天

	时间	住院第 1 天	住院第 2 天(术前日)	住院第 3 天(手术日)
主要诊疗工作	制度落实	□ 住院 2 小时内经治或值班医师完成接诊 □ 住院后 24 小时内主管医师完成检诊 □ 专科医师会诊(必要时)	□ 经治医师查房(早、晚) □ 主诊医师查房 □ 完成术前准备 □ 组织术前讨论 □ 手术部位标识	□ 手术安全核查
	病情评估	□ 经治医师询问病史及体格检查 □ 心理评估 □ 营养评估 □ 疼痛评估 □ 康复评估 □ 深静脉血栓栓塞症风险评估 □ 完成膝关节功能评分		
	病历书写	□ 住院 8 小时内完成首次病程记录 □ 住院 24 小时内完成住院记录	□ 完成主管医师查房记录 □ 完成主诊医师查房记录 □ 完成术前讨论、术前小结	□ 术者或一助术后 24 小时内完成手术记录(术者签名) □ 术后即刻完成术后首次病程记录
	知情同意	□ 病情告知 □ 患者及其家属签署授权委托书 □ 患者或其家属在住院记录单上签名	□ 术者术前谈话,告知患者及其家属病情和围术期注意事项,签署手术知情同意书、授权委托书、自费用品协议书(必要时)、军人目录外耗材审批单(必要时)、输血同意书等	□ 告知患者及其家属手术过程概况及术后注意事项
	手术治疗		□ 预约手术	□ 实施手术(手术安全核查记录、手术清点记录)
	其他	□ 及时通知上级医师检诊 □ 经治医师检查整理病历资料	□ 检查住院押金使用情况	□ 术后病情交接 □ 观察手术切口及周围情况

（续　表）

重点医嘱	**长期医嘱**	护理医嘱	□ 按骨科护理常规 □ 二级或三级护理		□ 按骨科术后护理常规 □ 一级护理
		处置医嘱			□ 持续心电、血压、呼吸、血氧饱和度监测 □ 留置导尿并记录量 □ 留置切口引流并记录量 □ 持续低流量吸氧
		膳食医嘱	□ 普食 □ 糖尿病饮食 □ 低盐、低脂饮食 □ 低盐、低脂糖尿病饮食	□ 禁食、禁水（22:00 时后）	
		药物医嘱	□ 自带药（必要时）		□ 镇痛 □ 消肿 □ 镇吐、保胃 □ 抗生素 □ 抗凝
	临时医嘱	检查检验	□ 血常规（含 CRP＋IL-6） □ 尿常规 □ 粪常规 □ 凝血四项 □ 血清术前八项 □ 红细胞沉降率 □ 血型 □ 胸部正位 X 线片 □ 心电图检查（多导） □ 双膝负重正、侧位和下肢全长 X 线片 □ 肺功能（必要时） □ 超声心动图（必要时）		
		药物医嘱		□ 抗生素（视病情）	
		手术医嘱		□ 常规准备明日在神经阻滞麻醉/椎管内麻醉/全身麻醉下行膝关节外翻畸形截骨矫形术	
		处置医嘱	□ 静脉抽血	□ 备血 □ 备皮（＞30cm²）	□ 输血（视病情） □ 补液（视病情） □ 拔除导尿管（必要时）

（续　表）

主要护理工作	健康宣教	□ 住院宣教(住院环境、规章制度) □ 进行护理安全指导 □ 进行等级护理、活动范围指导 □ 进行饮食指导 □ 进行关于疾病知识的宣教 □ 检查、检验项目的目的和意义	□ 术前宣教	□ 术后宣教 □ 术后心理疏导 □ 指导术后康复训练 □ 指导术后注意事项
	护理处置	□ 患者身份核对 □ 佩戴腕带 □ 建立住院病历,通知医师 □ 住院介绍:介绍责任护士、病区环境、设施、规章制度、基础护理服务项目 □ 询问病史,填写护理记录单首页 □ 观察病情 □ 监测基本生命体征 □ 抽血、留取标本 □ 心理与生活护理 □ 根据评估结果采取相应护理措施 □ 通知检查项目及检查注意事项	□ 术前患者准备(术前沐浴、更衣、备皮) □ 检查术前物品准备 □ 指导患者准备术后所需用品,贵重物品交由其家属保管 □ 指导患者进行肠道准备并检查准备效果 □ 告知入手术室前取下活动义齿 □ 监测基本生命体征 □ 备血、皮试	□ 晨起监测生命体征并记录 □ 确认无上呼吸道感染症状,确认无月经来潮 □ 与手术室护士交接病历、影像资料、术中带药等 □ 术前补液(必要时) □ 嘱患者入手术室前膀胱排空 □ 与手术室护士交接 □ 术后监测生命体征 □ 术后心电监护 □ 各类管道护理 □ 术后心理与生活护理
	风险评估	□ 一般评估:生命体征、神志、皮肤、药物过敏史等 □ 专科评估:生活自理能力、患肢屈曲、伸直功能,足背动脉搏动、皮肤温度、指(趾)端末梢感觉情况 □ 风险评估:评估有无跌倒、坠床、压疮风险 □ 心理评估 □ 营养评估 □ 疼痛评估 □ 康复评估	□ 评估患者心理状态	□ 评估意识情况 □ 评估切口疼痛情况 □ 评估术侧足背动脉搏动、肢体皮肤颜色、温度变化、肢体感觉运动情况,并采取相应护理措施 □ 风险评估:评估有无跌倒、坠床、压疮、导管滑脱、液体外渗的风险
	专科护理	□ 观察患肢情况 □ 指导功能锻炼 □ 指导助行器及双拐的使用方法 □ 指导患者戒烟(必要时)	□ 指导患者掌握床上翻身方法 □ 指导患者掌握床上排尿、排便(使用便器)方法	□ 与手术室护士共同评估皮肤、切口敷料、输液及引流情况 □ 指导患者进行股四头肌静止收缩及踝关节运动 □ 指导患者掌握床上排尿、排便(使用便器)方法

（续 表）

	饮食指导	☐ 根据医嘱通知配餐员准备膳食 ☐ 协助进餐	☐ 通知患者 22:00 时后禁食、禁水	☐ 禁食、禁水,口干时协助湿润口唇 ☐ 排气后指导患者间断、少量饮用温开水
主要护理工作	活动体位	☐ 根据护理等级指导活动		☐ 根据手术及麻醉方式安置合适体位,术肢保持过伸位 ☐ 指导患者掌握床上翻身方法
	洗浴要求	☐ 协助患者洗澡、更换病号服	☐ 协助患者晨、晚间护理	
病情变异记录		☐ 无　☐ 有,原因: ☐ 患者　☐ 疾病　☐ 医疗 ☐ 护理　☐ 保障　☐ 管理	☐ 无　☐ 有,原因: ☐ 患者　☐ 疾病　☐ 医疗 ☐ 护理　☐ 保障　☐ 管理	☐ 无　☐ 有,原因: ☐ 患者　☐ 疾病　☐ 医疗 ☐ 护理　☐ 保障　☐ 管理
护士签名		白班　小夜班　大夜班	白班　小夜班　大夜班	白班　小夜班　大夜班
医师签名				

	时间	住院第 4 天(术后第 1 天)	住院第 5 天(术后第 2 天)	住院第 6 天(术后第 3 天)
主要诊疗工作	制度落实	☐ 手术医师查房 ☐ 专科医师会诊(必要时)		☐ 主诊医师查房
	病情评估			
	病历书写	☐ 术后首日病程记录	☐ 术后次日病程记录	☐ 术后 3 天病程记录
	知情同意			
	手术治疗			
	其他	☐ 根据引流量拔除引流管 ☐ 观察切口情况,是否存在渗出、红肿等情况 ☐ 观察体温、血压等 ☐ 复查血常规、CRP、IL-6、红细胞沉降率、生化	☐ 观察切口情况,是否存在渗出、红肿等情况 ☐ 复查双膝正、侧位 X 线片 ☐ 根据患者情况,如贫血严重及时输血,低蛋白、低钾血症及时补充蛋白、血钾 ☐ 开始主、被动功能康复练习	☐ 观察切口情况,是否存在渗出、红肿等情况 ☐ 复查血常规、CRP、IL-6、红细胞沉降率、生化(如贫血严重及时输血,低蛋白、低钾血症及时补充蛋白、血钾) ☐ 指导患者进行主、被动功能康复练习和步行练习

（续　表）

重点医嘱	长期医嘱	护理医嘱	□ 骨科术后护理常规 □ 一级或二级护理	□ 骨科术后护理常规 □ 二级护理	
		处置医嘱	□ 抬高患肢 □ 使用抗血栓弹力带 □ 观察患肢感觉及血液循环 □ 更换切口引流袋并记录量		
		膳食医嘱	□ 饮食医嘱（普食/半流食/ 流食/糖尿病饮食/低盐、 低脂饮食）		
		药物医嘱	□ 抗生素 □ 术后抗凝 □ 镇痛 □ 保胃	□ 抗生素 □ 术后抗凝	□ 抗生素 □ 术后抗凝
	临时医嘱	检查检验	□ 复查血常规、CRP、IL-6、 红细胞沉降率、生化	□ 复查膝关节正、侧位 X 线 片	□ 复查血常规、CRP、 IL-6、红细胞沉降率、 生化
		药物医嘱	□ 镇吐 □ 补钾（必要时） □ 补白蛋白（必要时） □ 输血（必要时）	□ 镇痛（必要时） □ 补钾（必要时） □ 补白蛋白（必要时） □ 输血（必要时）	□ 镇痛（必要时） □ 补钾（必要时） □ 补白蛋白（必要时） □ 输血（必要时）
		手术医嘱			
		处置医嘱	□ 大换药（必要时） □ 拔除切口引流（必要时） □ 拔除导尿管（必要时）	□ 大换药（必要时） □ 功能锻炼	□ 大换药（必要时） □ 功能锻炼
主要护理工作		健康宣教	□ 告知护理风险 □ 进行压疮预防知识宣教	□ 压疮预防知识宣教 □ 跌倒预防知识宣教	
		护理处置	□ 按一级护理要求完成基础护理项目 □ 监测生命体征 □ 留取标本 □ 观察切口疼痛情况、检测镇痛泵运转情况 □ 观察静脉输液情况 □ 观察留置尿管引流情况 □ 妥善固定各类管道 □ 观察切口引流情况，并记录引流量及性状 □ 观察切口敷料，有渗出时报告医师处理 □ 术后心理与生活护理	□ 按护理等级完成基础护理项目 □ 监测生命体征 □ 观察切口疼痛情况、检测镇痛泵运转情况 □ 观察静脉输液情况 □ 妥善固定各类管道 □ 观察切口敷料，有渗出时报告医师处理观察患者情况 □ 提供基础护理服务 □ 术后心理与生活护理	□ 按护理等级完成基础护理项目 □ 根据排便情况采取通便措施 □ 留取标本 □ 观察切口敷料，有渗出时报告医师处理 □ 观察静脉输液情况，停用镇痛泵 □ 术后心理与生活护理

（续　表）

主要护理工作	护理评估	□ 评估患肢感觉、运动情况，有异常时立即报告医师处理 □ 评估压疮风险	□ 评估患肢感觉、运动情况，有异常时立即报告医师处理 □ 评估跌倒风险 □ 评估压疮风险	□ 评估患肢感觉、运动情况，有异常时立即报告医师处理 □ 评估跌倒风险 □ 评估压疮风险
	专科护理	□ 指导患者术后体位摆放及功能锻炼 □ 指导患者正确使用抗血栓压力带 □ 指导患者进行自主排尿训练 □ 指导患者进行股四头肌静止收缩及踝关节运动 □ 指导患者进行床上翻身 □ 指导患者卧床期间患肢保持过伸位 □ 进行防压疮护理	□ 指导患者术后体位摆放及功能锻炼 □ 指导患者正确使用抗血栓压力带 □ 指导患者进行自主排尿训练 □ 指导患者进行股四头肌静止收缩及踝关节运动 □ 指导患者进行床上翻身 □ 指导患者卧床期间患肢保持过伸位 □ 防压疮护理 □ 指导患者正确使用助行器	□ 指导患者正确使用抗血栓压力带 □ 指导患者进行股四头肌静止收缩及踝关节运动 □ 指导患者进行膝关节屈、伸运动 □ 防压疮护理 □ 防跌倒护理 □ 指导患者正确使用助行器
	饮食指导	□ 根据医嘱通知配餐员准备膳食 □ 协助进餐	□ 协助进餐	□ 协助进餐
	活动体位			
病情变异记录		□ 无　　□ 有,原因： □ 患者　□ 疾病　□ 医疗 □ 护理　□ 保障　□ 管理	□ 无　　□ 有,原因： □ 患者　□ 疾病　□ 医疗 □ 护理　□ 保障　□ 管理	□ 无　　□ 有,原因： □ 患者　□ 疾病　□ 医疗 □ 护理　□ 保障　□ 管理
护士签名		白班　小夜班　大夜班	白班　小夜班　大夜班	白班　小夜班　大夜班
医师签名				

时间		住院第 7 天（术后第 4 天）	住院第 8 天（出院日）
主要诊疗工作	制度落实	□ 上级医师查房（主管医师每天查房） □ 专科医师会诊（必要时）	□ 上级医师查房（主管、主诊医师查房）进行手术及切口评估，确定有无手术并发症和切口愈合不良情况，明确是否出院
	病情评估		
	病历书写	□ 出院前 1 天有上级医师指示出院的病程记录	□ 出院当天病程记录（由上级医师指示出院） □ 出院后 24 小时内完成出院记录 □ 出院后 24 小时内完成病案首页 □ 开具出院介绍信 □ 开具诊断证明书

（续　表）

主要诊疗工作	知情同意		□ 向患者交代出院后的注意事项（复诊的时间、地点，发生紧急情况时的处理方法等）
	手术治疗		
	其他	□ 观察切口情况，是否存在渗出、红肿等情况 □ 根据患者情况，如贫血严重及时输血，低蛋白、低钾血症及时补充蛋白、血钾 □ 继续主、被动功能康复练习	□ 复查血常规、CRP、IL-6、红细胞沉降率、生化 □ 出院带药 □ 嘱患者拆线换药（根据出院时间决定） □ 门诊复查 □ 如有不适，随时复诊
重点医嘱	长期医嘱	护理医嘱		
		处置医嘱		
		膳食医嘱		
		药物医嘱	□ 抗生素 □ 术后抗凝	
	临时医嘱	检查检验		□ 复查血常规、CRP、IL-6、红细胞沉降率、生化
		药物医嘱	□ 镇痛（必要时） □ 补钾（必要时） □ 补白蛋白（必要时） □ 输血（必要时）	
		手术医嘱		
		处置医嘱	□ 大换药（必要时） □ 功能锻炼	□ 大换药 □ 出院
主要护理工作	健康宣教			□ 告知患者必须在他人的协助下方可下床活动 □ 向患者讲解适当控制体重的意义 □ 向患者讲解膝关节外翻畸形截骨矫形术术后的注意事项
	护理处置		□ 按护理等级完成基础护理项目 □ 根据排便情况采取通便措施 □ 观察切口敷料，有渗出时报告医师处理 □ 术后心理与生活护理	□ 按护理等级完成基础护理项目 □ 观察切口敷料，有渗出时报告医师处理 □ 观察患者情况 □ 协助患者办理出院手续 □ 指导并监督患者活动 □ 整理床单位

（续　表）

主要护理工作	风险评估	□ 评估患肢感觉、运动情况，有异常时立即报告医师处理 □ 评估跌倒风险 □ 评估压疮风险	□ 评估患肢感觉、运动情况，有异常时立即报告医师处理 □ 评估跌倒风险 □ 评估压疮风险
	专科护理	□ 指导患者正确使用抗血栓压力带 □ 指导患者进行股四头肌静止收缩及踝关节运动 □ 指导患者进行膝关节屈、伸运动 □ 防压疮护理 □ 防跌倒护理 □ 指导患者正确使用助行器	□ 指导患者进行膝关节屈、伸运动 □ 指导患者正确使用助行器 □ 告知患者出院后注意事项并附书面出院指导
	饮食指导		
	活动体位		
病情变异记录		□ 无　□ 有，原因： □ 患者　□ 疾病　□ 医疗 □ 护理　□ 保障　□ 管理	□ 无　□ 有，原因： □ 患者　□ 疾病　□ 医疗 □ 护理　□ 保障　□ 管理
护士签名		白班　小夜班　大夜班	白班　小夜班　大夜班
医师签名			

第二十节　膝关节骨关节炎行胫骨高位截骨术临床路径

一、膝关节骨关节炎行胫骨高位截骨术临床路径标准住院流程

（一）适用对象

第一诊断为膝关节骨关节炎（ICD-10：M17）行胫骨高位截骨术（ICD-9-CM-3：77.3703）的患者。

（二）诊断依据

根据《临床诊疗指南·骨科分册》（中华医学会编著，人民卫生出版社），《实用骨科学》（人民军医出版社，第 4 版，2012 年），《外科学》（临床医学专用）（人民卫生出版社，第 8 版，2013 年）。

1. **病史**　膝关节间断疼痛多年，膝关节疼痛渐进性加重，逐渐影响日常生活。

2. 体格检查 膝关节过伸试验、过屈试验、髌骨研磨试验阳性。

3. 辅助检查 膝关节负重位 X 线片内侧关节间隙变窄,侧位 X 线片可见髌骨关节病变。

(三)治疗方案的选择及依据。

根据《临床诊疗指南·骨科分册》(中华医学会编著,人民卫生出版社),《实用骨科学》(人民军医出版社,第 4 版,2012 年),《坎贝尔骨科手术学》(人民军医出版社,第 12 版,2013 年)。

1. 膝关节骨关节炎诊断明确。

2. 关节疼痛、活动受限,明显影响生活质量。

3. 病情或患者其他情况(年龄等)不适合行关节置换术。

4. 无全身或局部的近期感染。

5. 无严重的合并症。

6. 术前生活质量及活动水平评估及 Harris 膝关节评分。

(四)标准住院天数

8 天。

(五)进入路径标准

1. 第一诊断必须符合膝关节骨关节炎(ICD-10:M17)。

2. 年龄:18—70 岁。

3. 拟行胫骨高位截骨术。

4. 当患有其他疾病时,但在住院期间不需要特殊处理也不影响第一诊断的临床路径流程实施时,可以进入路径。

(六)术前准备 2 天

1. 术前评估 术前完成术前病情评估,完成必要的检查,做出术前小结、术前讨论。

(1)必需的检查项目:①血常规、尿常规、粪常规。②生化。③红细胞沉降率、C 反应蛋白、白细胞介素-6。④凝血功能。⑤感染性疾病筛查(乙肝、丙肝、艾滋病、梅毒等)。⑥血型。⑦胸部正位 X 线片、心电图。⑧双侧膝关节正、侧位及髌骨轴位 X 线片。⑨负重位双下肢全长 X 线片。

(2)根据患者病情可选择:①超声心动图、血气分析和肺功能。②术前配血。③有相关疾病者及时请相关科室医师会诊。

(3)营养评估:根据《解放军总医院新住院患者营养风险筛查表(NRS-2002)》为新住院患者进行营养评估,评分≥3 分患者给予处置,必要时申请营养科医师会诊。

(4)心理评估:根据新住院患者情况申请心理科医师会诊。

(5)疼痛评估:根据《VAS 评分》实施疼痛评估,评分>7 分患者给予处置,必要时请疼痛科医师会诊。

(6)康复评估:根据《住院患者康复筛查和评估表》在新住院患者住院后 24 小时内进行康复筛查和评估。任何一项结果为"是",则申请康复科医师会诊。

(7)深静脉血栓栓塞症风险评估:根据专科《深静脉血栓栓塞症评估量表》在新住院患者住院后 24 小时内进行风险筛查和评估,风险结果为"高危"的,则申请血管外科或介入导管室医师会诊。

(8)膝关节功能评分:根据《Harris 膝关节评分表》在新住院患者住院后 24 小时内进行膝关节功能评分。

2. 术前准备

(1)术前谈话:术者应在术前 1 天与患者及其家属谈话,告知手术方案、相关风险、用血计划、术后转归、置入材料、手术费用和患者及其家属权益,并履行书面知情同意手续。告知高值耗材的使用及费用。

(2)术前用药:抗血小板药物负荷应用。

(3)通知手术室:准备手术间、手术药品、手术物品及特殊耗材。

(4)护士做心理护理、交代注意事项:防压疮、防跌倒、指导患者戒烟等,进行术后康复宣教。

(5)手术部位标识:术者、一助或经治医师在术前 1 天应对手术部位做体表标识,急诊手术由接诊医师或会诊外科医师标记,标记过程应有责任护士、患者及亲属共同参与,并记入手术安排表。

(6)术前 1 天麻醉医师访视:制订麻醉计划、完成评估、确定麻醉方式,并记入《麻醉术前访视记录》,告知患者及其家属麻醉适应证、麻醉目的、风险、可能出现的情况及其处理原则、替代方案等,签署《麻醉知情同意书》并归入病历。

(七)药品选择及使用时机

1. 抗生素　预防性抗生素选择第二代头孢、第三代头孢或万古霉素(青霉素、头孢过敏者;有感染诱因者)。

2. 使用时机　手术当日、术后预防性使用 5 天。

(八)手术日为住院第 3 天

1. 手术安全核对　患者入手术间后由手术医师、麻醉医师、巡回护士和患者本人共同核对患者身份、手术部位与标识、手术方式。手术医师、麻醉医师、巡回护士三方按《手术安全核对表》逐项核对,共同签名。

2. 麻醉方式　神经阻滞麻醉、椎管内麻醉或全身麻醉。

3. 手术方式　胫骨高位截骨术。

4. 手术内置物　内固定器。

5. 输血　视术中出血情况而定。

6. 经治医师或手术医师　应即刻完成术后首次病程记录,观察术后患者病情变化。

(九)术后住院恢复 5 天

1. 必需的复查项目:血常规、红细胞沉降率、C 反应蛋白、白细胞介素-6、血生化(蛋白、肝功能、肾功能、电解质)。

2. 双膝正、侧位 X 线片。

3. 必要时查血气分析、D-Dimer、双下肢深静脉彩超/CTPA。

4. 术后处理

(1)抗生素:预防性抗生素选择第二代头孢、第三代头孢或万古霉素(青霉素、头孢过敏者;有感染诱因者)。

(2)术后预防静脉血栓栓塞症处理:肌内注射低分子肝素或口服利伐沙班。

（3）术后康复：术后 2 天拔除引流管，术后第 2 天行膝关节正、侧位 X 线检查，然后开始主动和被动肌肉功能及活动度锻炼，6 周后扶助行器下地行走。

（4）术后镇痛：口服非甾体抗炎镇痛药、阿片类镇痛药，镇痛泵。

5. 术者在术后 24 小时内完成手术记录，特殊情况可由一助完成，术者签名确认并归入病历。

6. 上级医师在术后 3 天内至少查房 1 次，根据术中和术后情况修订术后治疗计划。

7. 麻醉医师术后 3 天内访视患者，如有特殊情况应详细记录，及时与手术医师或重症监护室医师沟通并迅速处理。

8. 术后护理

（1）按照护理等级进行日常护理，监测患者生命体征，观察引流管引流情况、切口敷料有无渗出。

（2）观察患肢疼痛情况，患肢感觉运动状况。

（3）指导患者术后体位摆放及功能锻炼：患肢要保持过伸位、指导床上翻身（撤去患肢下枕头挪至健侧，指导并帮助患者手扶拉环向健侧翻身）、进行股四头肌静止收缩及踝关节屈伸运动、膝关节屈伸运动。

（4）指导患者正确使用抗血栓压力带、掌握床上排便排尿（使用便器）方法、进行自主排尿训练、使用助行器下床训练，防跌倒、防压疮护理等。

（十）出院标准

1. 体温正常，常规检验指标无明显异常，红细胞沉降率、CRP 指标下降。

2. 切口愈合良好：引流管拔除，切口无感染征象（可以在门诊处理的切口）、无皮瓣坏死。

3. 膝关节功能改善。

4. 不需要住院处理的并发症和（或）合并症。

（十一）变异及原因分析

1. 内科合并症　患者常合并内科基础疾病，围术期需要详细检查内科情况并请相关科室会诊，术前准备时间需要延长，同时使用相关药物，可导致住院时间存在差异。

2. 围术期并发症　有可能出现手术相关并发症，如骨折、神经血管损伤、深静脉血栓形成、感染及出血等。术后需要延长下床和康复时间，可导致住院时间存在差异。

3. 膝关节骨关节炎行胫骨高位截骨术固定器械的选择　需根据关节的骨质情况来选择，可导致住院时间存在差异。

二、膝关节骨关节炎行胫骨高位截骨术临床路径医护表单(医师版)

适用对象	第一诊断膝关节骨关节炎(ICD-10:M17) 行胫骨高位截骨术(ICD-9-CM-3:77.3703)的患者		
患者基本信息	姓名:_____ 性别:____ 年龄:___ 门诊号:_____ 住院号:_____ 过敏史:_____ 住院日期:___年__月__日 出院日期:___年__月__日		住院天数:8 天

时间		住院第 1 天	住院第 2 天(术前日)	住院第 3 天(手术日)
主要诊疗工作	制度落实	□ 住院 2 小时内经治或值班医师完成接诊 □ 住院后 24 小时内主管医师完成检诊 □ 专科医师会诊(必要时)	□ 经治医师查房(早、晚) □ 主诊医师查房 □ 完成术前准备 □ 组织术前讨论 □ 手术部位标识	□ 手术安全核查
	病情评估	□ 经治医师询问病史及体格检查 □ 完成膝关节功能评分		
	病历书写	□ 住院 8 小时内完成首次病程记录 □ 住院 24 小时内完成住院记录	□ 完成主诊医师查房记录 □ 完成术前讨论、术前小结	□ 术者或一助术后 24 小时内完成手术记录(术者签名) □ 术后即刻完成术后首次病程记录
	知情同意	□ 病情告知 □ 患者及其家属签署授权委托书 □ 患者或其家属在住院记录单上签名	□ 术者术前谈话,告知患者及其家属病情和围术期注意事项,签署手术知情同意书、授权委托书、自费用品协议书(必要时)、军人目录外耗材审批单(必要时)、输血同意书等	□ 告知患者及其家属手术过程概况及术后注意事项
	手术治疗		□ 预约手术	□ 实施手术(手术安全核查记录、手术清点记录)
	其他	□ 及时通知上级医师检诊 □ 经治医师检查整理病历资料	□ 检查住院押金使用情况	□ 术后病情交接 □ 观察手术切口及周围情况
重点医嘱	长期医嘱 护理医嘱	□ 按骨科护理常规 □ 二级或三级护理		□ 按骨科术后护理常规 □ 一级护理
	长期医嘱 处置医嘱			□ 持续心电、血压、呼吸、血氧饱和度监测 □ 留置导尿并记录量 □ 留置切口引流并记录量 □ 持续低流量吸氧

重点医嘱	**长期医嘱**	膳食医嘱	□ 普食 □ 糖尿病饮食 □ 低盐、低脂饮食 □ 低盐、低脂糖尿病饮食	□ 禁食、禁水(22:00 时后)	
		药物医嘱	□ 自带药(必要时)		□ 镇痛 □ 消肿 □ 镇吐、保胃 □ 抗生素 □ 抗凝
	临时医嘱	检查检验	□ 血常规(含 CRP＋IL-6) □ 尿常规 □ 粪常规 □ 凝血四项 □ 血清术前八项 □ 红细胞沉降率 □ 血型 □ 胸部正位 X 线片 □ 心电图检查(多导) □ 双膝负重正、侧位和下肢全长 X 线片 □ 肺功能(必要时) □ 超声心动图(必要时)		
		药物医嘱		□ 抗生素(视病情)	
		手术医嘱		□ 常规准备明日在神经阻滞麻醉/椎管内麻醉/全身麻醉下行胫骨高位截骨术	
		处置医嘱	□ 静脉抽血	□ 备血 □ 备皮(>30cm²)	□ 输血(视病情) □ 补液(视病情) □ 拔除导尿管(必要时)
主要护理工作	健康宣教		□ 住院宣教(住院环境、规章制度) □ 进行护理安全指导 □ 进行等级护理、活动范围指导 □ 进行饮食指导 □ 进行关于疾病知识的宣教 □ 检查、检验项目的目的和意义	□ 术前宣教	□ 术后宣教 □ 术后心理疏导 □ 指导术后康复训练 □ 指导术后注意事项

（续　表）

主要护理工作	护理处置	□ 患者身份核对 □ 佩戴腕带 □ 建立住院病历,通知医师 □ 住院介绍:介绍责任护士、病区环境、设施、规章制度、基础护理服务项目 □ 询问病史,填写护理记录单首页 □ 观察病情 □ 监测基本生命体征 □ 抽血、留取标本 □ 心理与生活护理 □ 根据评估结果采取相应护理措施 □ 通知检查项目及检查注意事项	□ 术前患者准备(术前沐浴、更衣、备皮) □ 检查术前物品准备 □ 指导患者准备术后所需用品、贵重物品交由其家属保管 □ 指导患者进行肠道准备并检查准备效果 □ 告知入手术室前取下活动义齿 □ 监测基本生命体征 □ 备血、皮试	□ 晨起监测生命体征并记录 □ 确认无上呼吸道感染症状,确认无月经来潮 □ 与手术室护士交接病历、影像资料、术中带药等 □ 术前补液(必要时) □ 嘱患者入手术室前膀胱排空 □ 与手术室护士交接 □ 术后监测生命体征 □ 术后心电监护 □ 各类管道护理 □ 术后心理与生活护理
	风险评估	□ 一般评估:生命体征、神志、皮肤、药物过敏史等 □ 专科评估:生活自理能力、患肢屈曲、伸直功能,足背动脉搏动、皮肤温度、指(趾)端末梢感觉情况 □ 风险评估:评估有无跌倒、坠床、压疮风险 □ 心理评估 □ 营养评估 □ 疼痛评估 □ 康复评估	□ 评估患者心理状态	□ 评估意识情况 □ 评估切口疼痛情况 □ 评估术侧足背动脉搏动、肢体皮肤颜色、温度变化、肢体感觉运动情况,并采取相应护理措施 □ 风险评估:评估有无跌倒、坠床、压疮、导管滑脱、液体外渗的风险
	专科护理	□ 观察患肢情况 □ 指导功能锻炼 □ 指导助行器及双拐的使用方法 □ 指导患者戒烟(必要时)	□ 指导患者掌握床上翻身方法 □ 指导患者掌握床上排尿、排便(使用便器)方法	□ 与手术室护士共同评估皮肤、切口敷料、输液及引流情况 □ 指导患者进行股四头肌静止收缩及踝关节运动 □ 指导患者掌握床上排尿、排便(使用便器)方法
	饮食指导	□ 根据医嘱通知配餐员准备膳食 □ 协助进餐	□ 通知患者 22:00 时后禁食、禁水	□ 禁食、禁水,口干时协助湿润口唇 □ 排气后指导患者间断、少量饮用温开水
	活动体位	□ 根据护理等级指导活动		□ 根据手术及麻醉方式安置合适体位,术肢保持过伸位 □ 指导患者掌握床上翻身方法
	洗浴要求	□ 协助患者洗澡、更换病号服	□ 协助患者晨、晚间护理	

（续　表）

病情变异记录	□ 无　　□ 有,原因: □ 患者　□ 疾病　□ 医疗 □ 护理　□ 保障　□ 管理		□ 无　　□ 有,原因: □ 患者　□ 疾病　□ 医疗 □ 护理　□ 保障　□ 管理		□ 无　　□ 有,原因: □ 患者　□ 疾病　□ 医疗 □ 护理　□ 保障　□ 管理	
护士签名	白班　　小夜班　　大夜班		白班　　小夜班　　大夜班		白班　　小夜班　　大夜班	
医师签名						

	时间	住院第 4 天(术后第 1 天)	住院第 5 天(术后第 2 天)	住院第 6 天(术后第 3 天)
主要诊疗工作	制度落实	□ 手术医师查房 □ 专科医师会诊(必要时)		□ 主诊医师查房
	病情评估			
	病历书写	□ 术后首日病程记录	□ 术后次日病程记录	□ 术后 3 天病程记录
	知情同意			
	手术治疗			
	其他	□ 根据引流量拔除引流管 □ 观察切口情况,是否存在渗出、红肿等情况 □ 观察体温、血压等 □ 复查血常规、CRP、IL-6、红细胞沉降率、生化	□ 观察切口情况,是否存在渗出、红肿等情况 □ 复查双膝正、侧位 X 线片 □ 根据患者情况,如贫血严重及时输血,低蛋白、低钾血症及时补充蛋白、血钾 □ 开始主、被动功能康复练习	□ 观察切口情况,是否存在渗出、红肿等情况 □ 复查血常规、CRP、IL-6、红细胞沉降率、生化(如贫血严重及时输血,低蛋白、低钾血症及时补充蛋白、血钾) □ 指导患者进行主、被动功能康复练习和步行练习
重点医嘱	长期医嘱 护理医嘱	□ 骨科术后护理常规 □ 一级或二级护理	□ 骨科术后护理常规 □ 二级护理	
	处置医嘱	□ 抬高患肢 □ 使用抗血栓弹力带 □ 观察患肢感觉及血液循环 □ 更换切口引流袋并记录量		
	膳食医嘱	□ 饮食医嘱(普食/半流食/流食/糖尿病饮食/低盐、低脂饮食)		
	药物医嘱	□ 抗生素 □ 术后抗凝 □ 镇痛 □ 保胃	□ 抗生素 □ 术后抗凝	□ 抗生素 □ 术后抗凝

（续　表）

重点医嘱	临时医嘱	检查检验	□ 复查血常规、CRP、IL-6、红细胞沉降率、生化	□ 复查膝关节正、侧位 X 线片	□ 复查血常规、CRP、IL-6、红细胞沉降率、生化
		药物医嘱	□ 镇吐 □ 补钾（必要时） □ 补白蛋白（必要时） □ 输血（必要时）	□ 镇痛（必要时） □ 补钾（必要时） □ 补白蛋白（必要时） □ 输血（必要时）	□ 镇痛（必要时） □ 补钾（必要时） □ 补白蛋白（必要时） □ 输血（必要时）
		手术医嘱			
		处置医嘱	□ 大换药（必要时） □ 拔除切口引流（必要时） □ 拔除导尿管（必要时）	□ 大换药（必要时） □ 功能锻炼	□ 大换药（必要时） □ 功能锻炼
主要护理工作		健康宣教	□ 告知护理风险 □ 进行压疮预防知识宣教	□ 压疮预防知识宣教 □ 跌倒预防知识宣教	
		护理处置	□ 按一级护理要求完成基础护理项目 □ 监测生命体征 □ 留取标本 □ 观察切口疼痛情况、检测镇痛泵运转情况 □ 观察静脉输液情况 □ 观察留置尿管引流情况 □ 妥善固定各类管道 □ 观察切口引流情况，并记录引流量及性状 □ 观察切口敷料，有渗出时报告医师处理 □ 术后心理与生活护理	□ 按护理等级完成基础护理项目 □ 监测生命体征 □ 观察切口疼痛情况、检测镇痛泵运转情况 □ 观察静脉输液情况 □ 妥善固定各类管道 □ 观察切口敷料，有渗出时报告医师处理，观察患者情况 □ 提供基础护理服务 □ 术后心理与生活护理	□ 按护理等级完成基础护理项目 □ 根据排便情况采取通便措施 □ 留取标本 □ 观察切口敷料，有渗出时报告医师处理 □ 观察静脉输液情况，停用镇痛泵 □ 术后心理与生活护理
		护理评估	□ 评估患肢感觉、运动情况，有异常时立即报告医师处理 □ 评估压疮风险	□ 评估患肢感觉、运动情况，有异常时立即报告医师处理 □ 评估跌倒风险 □ 评估压疮风险	□ 评估患肢感觉、运动情况，有异常时立即报告医师处理 □ 评估跌倒风险 □ 评估压疮风险

（续　表）

主要护理工作	专科护理	□ 指导患者术后体位摆放及功能锻炼 □ 指导患者正确使用抗血栓压力带 □ 指导患者进行自主排尿训练 □ 指导患者进行股四头肌静止收缩及踝关节运动 □ 指导患者进行床上翻身 □ 指导患者卧床期间患肢保持过伸位 □ 进行防压疮护理	□ 指导患者术后体位摆放及功能锻炼 □ 指导患者正确使用抗血栓压力带 □ 指导患者进行自主排尿训练 □ 指导患者进行股四头肌静止收缩及踝关节运动 □ 指导患者进行床上翻身 □ 指导患者卧床期间患肢保持过伸位 □ 防压疮护理 □ 指导患者正确使用助行器	□ 指导患者正确使用抗血栓压力带 □ 指导患者进行股四头肌静止收缩及踝关节运动 □ 指导患者进行膝关节屈、伸运动 □ 防压疮护理 □ 防跌倒护理 □ 指导患者正确使用助行器
	饮食指导	□ 根据医嘱通知配餐员准备膳食 □ 协助进餐	□ 协助进餐	□ 协助进餐
	活动体位			
病情变异记录		□ 无　　□ 有,原因: □ 患者　□ 疾病　□ 医疗 □ 护理　□ 保障　□ 管理	□ 无　　□ 有,原因: □ 患者　□ 疾病　□ 医疗 □ 护理　□ 保障　□ 管理	□ 无　　□ 有,原因: □ 患者　□ 疾病　□ 医疗 □ 护理　□ 保障　□ 管理
护士签名		白班　小夜班　大夜班	白班　小夜班　大夜班	白班　小夜班　大夜班
医师签名				

	时间	住院第7天(术后第4天)	住院第8天(出院日)
主要诊疗工作	制度落实	□ 上级医师查房(主管医师每天查房) □ 专科医师会诊(必要时)	□ 上级医师查房(主管、主诊医师查房)进行手术及切口评估,确定有无手术并发症和切口愈合不良情况,明确是否出院
	病情评估		
	病历书写	□ 出院前1天有上级医师指示出院的病程记录	□ 出院当天病程记录(由上级医师指示出院) □ 出院后24小时内完成出院记录 □ 出院后24小时内完成病案首页 □ 开具出院介绍信 □ 开具诊断证明书
	知情同意		□ 向患者交代出院后的注意事项(复诊的时间、地点,发生紧急情况时处理方法等)
	手术治疗		

（续 表）

主要诊疗工作	其他		□ 观察切口情况，是否存在渗出、红肿等情况 □ 根据患者情况，如贫血严重及时输血，低蛋白、低钾血症及时补充蛋白、血钾 □ 继续主、被动功能康复练习	□ 复查血常规、CRP、IL-6、红细胞沉降率、生化 □ 出院带药 □ 嘱患者拆线换药（根据出院时间决定） □ 门诊复查 □ 如有不适，随时复诊
重点医嘱	长期医嘱	护理医嘱		
		处置医嘱		
		膳食医嘱		
		药物医嘱	□ 抗生素 □ 术后抗凝	
	临时医嘱	检查检验		□ 复查血常规、CRP、IL-6、红细胞沉降率、生化
		药物医嘱	□ 镇痛（必要时） □ 补钾（必要时） □ 补白蛋白（必要时） □ 输血（必要时）	
		手术医嘱		
		处置医嘱	□ 大换药（必要时） □ 功能锻炼	□ 大换药 □ 出院
主要护理工作	健康宣教			□ 告知患者必须在他人的协助下方可下床活动 □ 向患者讲解适当控制体重的意义 □ 向患者讲解膝关节外翻畸形截骨矫形术术后的注意事项
	护理处置		□ 按护理等级完成基础护理项目 □ 根据排便情况采取通便措施 □ 观察切口敷料，有渗出时报告医师处理 □ 术后心理与生活护理	□ 按护理等级完成基础护理项目 □ 观察切口敷料，有渗出时报告医师处理 □ 观察患者情况 □ 协助患者办理出院手续 □ 指导并监督患者活动 □ 整理床单位
	风险评估		□ 评估患肢感觉、运动情况，有异常时立即报告医师处理 □ 评估跌倒风险 □ 评估压疮风险	□ 评估患肢感觉、运动情况，有异常时立即报告医师处理 □ 评估跌倒风险 □ 评估压疮风险

（续　表）

主要护理工作	专科护理	□ 指导患者正确使用抗血栓压力带 □ 指导患者进行股四头肌静止收缩及踝关节运动 □ 指导患者进行膝关节屈、伸运动 □ 防压疮护理 □ 防跌倒护理 □ 指导患者正确使用助行器	□ 指导患者进行膝关节屈、伸运动 □ 指导患者正确使用助行器 □ 告知患者出院后注意事项并附书面出院指导
	饮食指导		
	活动体位		
病情变异记录		□ 无　　　□ 有,原因: □ 患者　□ 疾病　□ 医疗 □ 护理　□ 保障　□ 管理	□ 无　　　□ 有,原因: □ 患者　□ 疾病　□ 医疗 □ 护理　□ 保障　□ 管理
护士签名		白班　　　小夜班　　　大夜班	白班　　　小夜班　　　大夜班
医师签名			

第3章 其他疾病

第一节 重度创伤性肩关节炎行肩关节
置换术临床路径

一、重度创伤性肩关节炎行肩关节置换术
临床路径标准住院流程

(一)适用对象

第一诊断为重度创伤性肩关节炎(ICD-10：M19.111)行肩关节置换术(ICD-9-CM-3：81.8001)的患者。

(二)诊断依据

根据《临床诊疗指南·骨科分册》(中华医学会编著,人民卫生出版社),《实用骨科学》(人民军医出版社,第4版,2012年),《外科学》(临床医学专用)(人民卫生出版社,第8版,2013年)。

1. **病史** 肩关节骨折或脱位病史,疼痛,伴活动受限。

2. **体格检查** 肩关节主、被动活动受限伴疼痛。

3. **辅助检查** 肩关节X线片可见关节畸形、间隙变窄,骨赘形成等。

(三)治疗方案的选择及依据

根据《临床诊疗指南·骨科分册》(中华医学会编著,人民卫生出版社),《实用骨科学》(人民军医出版社,第4版,2012年),《坎贝尔骨科手术学》(人民军医出版社,第12版,2013年)。

1. 重度创伤性肩关节炎诊断明确。

2. 关节疼痛、活动受限,明显影响生活质量。

3. 无全身或局部的近期感染。

4. 无严重的合并症。

5. 术前生活质量及活动水平评估。

(四)标准住院天数

8天。

(五)进入路径标准

1. 第一诊断必须符合重度创伤性肩关节炎(ICD-10：M19.111)。

2. 年龄：18—70岁。

3. 拟行人工肩关节置换术。

4. 当患有其他疾病时,但在住院期间不需要特殊处理也不影响第一诊断的临床路径流程实施时,可以进入路径。

(六)术前准备 2 天

1. **术前评估** 术前完成术前病情评估,完成必要的检查,做出术前小结、术前讨论。

(1)必需的检查项目:①血常规、尿常规、粪常规。②生化。③红细胞沉降率、C 反应蛋白、白细胞介素-6。④凝血功能。⑤感染性疾病筛查(乙肝、丙肝、艾滋病、梅毒等)。⑥血型。⑦胸部正位 X 线片、心电图。⑧双侧膝关节正、侧位及髌骨轴位 X 线片。⑨肩关节前、后位和腋窝侧位及肩胛"Y"位 X 线片,以及 CT 扫描。

(2)根据患者病情可选择:①超声心动图、血气分析和肺功能。②术前配血。③有相关疾病者及时请相关科室医师会诊。

(3)营养评估:根据《解放军总医院新住院患者营养风险筛查表(NRS-2002)》为新住院患者进行营养评估,评分≥3 分患者给予处置,必要时申请营养科医师会诊。

(4)心理评估:根据新住院患者情况申请心理科医师会诊。

(5)疼痛评估:根据《VAS 评分》实施疼痛评估,评分>7 分患者给予处置,必要时请疼痛科医师会诊。

(6)康复评估:根据《住院患者康复筛查和评估表》在新住院患者住院后 24 小时内进行康复筛查和评估。任何一项结果为"是",则申请康复科医师会诊。

(7)深静脉血栓栓塞症风险评估:根据专科《深静脉血栓栓塞症评估量表》在新住院患者住院后 24 小时内进行风险筛查和评估,风险结果为"高危"的,则申请血管外科或介入导管室医师会诊。

2. **术前准备**

(1)术前谈话:术者应在术前 1 天与患者及其家属谈话,告知手术方案、相关风险、用血计划、术后转归、置入材料、手术费用和患者及其家属权益,并履行书面知情同意手续。告知高值耗材的使用及费用。

(2)术前用药:抗血小板药物负荷应用。

(3)通知手术室:准备手术间、手术药品、手术物品及特殊耗材。

(4)护士做心理护理、交代注意事项:防压疮、防跌倒、指导患者戒烟等,进行术后康复宣教。

(5)手术部位标识:术者、一助或经治医师在术前 1 天应对手术部位做体表标识,急诊手术由接诊医师或会诊外科医师标记,标记过程应有责任护士、患者及其家属共同参与,并记入手术安排表。

(6)术前 1 天麻醉医师访视:制订麻醉计划、完成评估、确定麻醉方式,并记入《麻醉术前访视记录》,告知患者及其家属麻醉适应证、麻醉目的、风险、可能出现的情况及其处理原则、替代方案等,签署《麻醉知情同意书》并归入病历。

(七)药品选择及使用时机

1. **抗生素** 预防性抗生素选择第二代头孢、第三代头孢或万古霉素(青霉素、头孢过敏者;有感染诱因者)。

2. **使用时机** 手术当日、术后预防性使用 5 天。

(八)手术日为住院第 3 天

1. 手术安全核对　患者入手术间后由手术医师、麻醉医师、巡回护士和患者本人共同核对患者身份、手术部位与标识、手术方式。手术医师、麻醉医师、巡回护士三方按《手术安全核对表》逐项核对,共同签名。

2. 麻醉方式　神经阻滞麻醉、椎管内麻醉或全身麻醉。

3. 手术方式　人工肩关节置换术。

4. 手术内置物　人工肩关节假体、骨水泥。

5. 输血　视术中出血情况而定。

6. 经治医师或手术医师　应即刻完成术后首次病程记录,观察术后患者病情变化。

(九)术后住院恢复 5 天

1. 必需的复查项目:血常规、红细胞沉降率、C 反应蛋白、白细胞介素-6、血生化(蛋白、肝功能、肾功能、电解质)。

2. 肩关节正、侧位 X 线片。

3. 必要时查血气分析、D-Dimer、上肢静脉彩超/CTPA。

4. 术后处理

(1)抗生素:预防性抗生素选择第二代头孢、第三代头孢或万古霉素(青霉素、头孢过敏者;有感染诱因者)。

(2)术后预防静脉血栓栓塞症处理:肌内注射低分子肝素或口服利伐沙班。

(3)术后康复:术后 1 天拔除引流管,术后第 2 天行肩关节前、后位 X 线检查,制动肩关节,术后 4~5 天行三角巾悬吊,开始主动和被动肌肉功能及活动度锻炼。

(4)术后镇痛:口服非甾体抗炎镇痛药、阿片类镇痛药,镇痛泵。

5. 术者在术后 24 小时内完成手术记录,特殊情况可由一助完成,术者签名确认并归入病历。

6. 上级医师在术后 3 天内至少查房 1 次,根据术中和术后情况修订术后治疗计划。

7. 麻醉医师术后 3 天内访视患者,如有特殊情况应详细记录,及时与手术医师或重症监护室医师沟通并迅速处理。

8. 术后护理

(1)按照护理等级进行日常护理,监测患者生命体征,观察引流管引流情况、切口敷料有无渗出。

(2)观察患肢疼痛情况,患肢感觉运动状况。

(3)指导患者术后体位摆放及功能锻炼:患肢要制动、指导床上翻身、进行上肢肌肉静止收缩及关节屈伸运动。

(十)出院标准

1. 体温正常,常规化验指标无明显异常,红细胞沉降率、CRP 指标下降。

2. 切口愈合良好:引流管拔除,切口无感染征象(可以在门诊处理的切口)、无皮瓣坏死。

3. 肩关节功能改善。

4. 不需要住院处理的并发症和(或)合并症。

(十一)变异及原因分析

1. **内科合并症** 晚期重度骨关节炎的患者有时合并内科基础疾病,围术期需要详细检查内科情况并请相关科室会诊,术前准备时间需延长;同时使用相关药物,将增加住院费用。

2. **围术期并发症** 患者骨质条件、畸形类型、关节炎病变的严重程度有差异,有可能出现手术相关并发症,如骨折、韧带损伤、神经血管损伤、深静脉血栓形成、感染等。术后需要延迟锻炼和康复时间,可能造成住院天数延长和费用增加。

3. **人工膝关节假体的选择** 目前可供选择的人工肩关节假体较多,适用于不同类型的关节病损,可导致住院费用存在差异。

二、重度创伤性肩关节炎行肩关节置换术临床路径表单

适用对象	第一诊断为重度创伤性肩关节炎(ICD-10:M19.111) 行肩关节置换术(ICD-9-CM-3:81.8001)的患者		
患者基本信息	姓名:_____ 性别:____ 年龄:____ 门诊号:_____ 住院号:_____ 过敏史:_____ 住院日期:____年__月__日 出院日期:____年__月__日		住院天数:8天
	时间	住院第1天	住院第2天(术前日)	住院第3天(手术日)
主要诊疗工作	制度落实	□ 住院2小时内经治或值班医师完成接诊 □ 住院后24小时内主管医师完成检诊 □ 专科医师会诊(必要时)	□ 经治医师查房(早、晚) □ 主诊医师查房 □ 完成术前准备 □ 组织术前讨论 □ 手术部位标识	□ 手术安全核查
	病情评估	□ 经治医师询问病史及体格检查 □ 心理评估 □ 营养评估 □ 疼痛评估 □ 康复评估 □ 深静脉血栓栓塞症风险评估		
	病历书写	□ 住院8小时内完成首次病程记录 □ 住院24小时内完成住院记录	□ 完成主管医师查房记录 □ 完成主诊医师查房记录 □ 完成术前讨论、术前小结	□ 术者或一助术后24小时内完成手术记录(术者签名) □ 术后即刻完成术后首次病程记录

（续　表）

主要诊疗活动	知情同意	□ 病情告知 □ 患者及其家属签署授权委托书 □ 患者或其家属在住院记录单上签名	□ 术者术前谈话,告知患者及其家属病情和围术期注意事项,签署手术知情同意书、授权委托书、自费用品协议书(必要时)、军人目录外耗材审批单(必要时)、输血同意书等	□ 告知患者及其家属手术过程概况及术后注意事项
	手术治疗		□ 预约手术	□ 实施手术(手术安全核查记录、手术清点记录)
	其他	□ 及时通知上级医师检诊 □ 经治医师检查整理病历资料	□ 检查住院押金使用情况	□ 术后病情交接 □ 观察手术切口及周围情况
重点医嘱	长期医嘱 护理医嘱	□ 按骨科护理常规 □ 二级或三级护理		□ 按骨科术后护理常规 □ 一级护理
	处置医嘱			□ 持续心电、血压、呼吸、血氧饱和度监测 □ 留置导尿并记录量 □ 留置切口引流并记录量 □ 持续低流量吸氧
	膳食医嘱	□ 普食 □ 糖尿病饮食 □ 低盐、低脂饮食 □ 低盐、低脂糖尿病饮食	□ 禁食、禁水(22:00 时后)	
	药物医嘱	□ 自带药(必要时)		□ 镇痛 □ 消肿 □ 镇吐、保胃 □ 抗生素 □ 抗凝
	临时医嘱 检查检验	□ 血常规(含 CRP＋IL-6) □ 尿常规 □ 粪常规 □ 凝血四项 □ 血清术前八项 □ 红细胞沉降率 □ 血型 □ 胸部正位 X 线片 □ 心电图检查(多导)		

（续　表）

重点医嘱	临时医嘱	检查检验	□ 肩关节前、后位和腋窝侧位及肩胛"Y"位 X 线片，以及 CT 扫描 □ 肺功能（必要时） □ 超声心动图（必要时）		
		药物医嘱		□ 抗生素（视病情）	
		手术医嘱		□ 常规准备明日在神经阻滞麻醉/全身麻醉下行人工肩关节置换术	
		处置医嘱	□ 静脉抽血	□ 备血 □ 备皮（＞30cm²）	□ 输血（视病情） □ 补液（视病情） □ 拔除导尿管（必要时）
主要护理工作		健康宣教	□ 住院宣教（住院环境、规章制度） □ 进行护理安全指导 □ 进行等级护理、活动范围指导 □ 进行饮食指导 □ 进行关于疾病知识的宣教 □ 检查、检验项目的目的和意义	□ 术前宣教	□ 术后宣教 □ 术后心理疏导 □ 指导术后康复训练 □ 指导术后注意事项
		护理处置	□ 患者身份核对 □ 佩戴腕带 □ 建立住院病历，通知医师 □ 住院介绍：介绍责任护士，病区环境、设施、规章制度、基础护理服务项目 □ 询问病史，填写护理记录单首页 □ 观察病情 □ 监测基本生命体征 □ 抽血、留取标本 □ 心理与生活护理 □ 根据评估结果采取相应护理措施 □ 通知检查项目及检查注意事项	□ 术前患者准备（术前沐浴、更衣、备皮） □ 检查术前物品准备 □ 指导患者准备术后所需用品，贵重物品交由其家属保管 □ 指导患者进行肠道准备并检查准备效果 □ 告知入手术室前取下活动义齿 □ 监测基本生命体征 □ 备血、皮试	□ 晨起监测生命体征并记录 □ 确认无上呼吸道感染症状，确认无月经来潮 □ 与手术室护士交接病历、影像资料、术中带药等 □ 术前补液（必要时） □ 嘱患者入手术室前排空膀胱 □ 与手术室护士交接 □ 术后监测生命体征 □ 术后心电监护 □ 各类管道护理 □ 术后心理与生活护理

主要护理工作	风险评估	□ 一般评估：生命体征、神志、皮肤、药物过敏史等 □ 专科评估：生活自理能力、患肢屈曲、伸直功能，动脉搏动、皮肤温度、指（趾）端末梢感觉情况 □ 风险评估：评估有无跌倒、坠床、压疮风险 □ 心理评估 □ 营养评估 □ 疼痛评估 □ 康复评估	□ 评估患者心理状态	□ 评估意识情况 □ 评估切口疼痛情况 □ 评估术侧动脉搏动、肢体皮肤颜色、温度变化、肢体感觉运动情况，并采取相应护理措施 □ 风险评估：评估有无跌倒、坠床、压疮、导管滑脱、液体外渗的风险
	专科护理	□ 观察患肢情况 □ 指导功能锻炼 □ 指导助行器及双拐的使用方法 □ 指导患者戒烟（必要时）	□ 指导患者掌握床上翻身方法 □ 指导患者掌握床上排尿、排便（使用便器）方法	□ 与手术室护士共同评估皮肤、切口敷料、输液及引流情况 □ 指导患者进行肌肉静止收缩及关节运动 □ 指导患者掌握床上排尿、排便（使用便器）方法
	饮食指导	□ 根据医嘱通知配餐员准备膳食 □ 协助进餐	□ 通知患者 22:00 时后禁食、禁水	□ 禁食、禁水，口干时协助湿润口唇 □ 排气后指导患者间断、少量饮用温开水
	活动体位	□ 根据护理等级指导活动		□ 根据手术及麻醉方式安置合适体位，术肢保持过伸位 □ 指导患者掌握床上翻身方法
	洗浴要求	□ 协助患者洗澡、更换病号服	□ 协助患者晨、晚间护理	
病情变异记录		□ 无　　□ 有，原因： □ 患者　□ 疾病　□ 医疗 □ 护理　□ 保障　□ 管理	□ 无　　□ 有，原因： □ 患者　□ 疾病　□ 医疗 □ 护理　□ 保障　□ 管理	□ 无　　□ 有，原因： □ 患者　□ 疾病　□ 医疗 □ 护理　□ 保障　□ 管理
护士签名		白班　小夜班　大夜班	白班　小夜班　大夜班	白班　小夜班　大夜班
医师签名				

时间		住院第 4 天（术后第 1 天）	住院第 5 天（术后第 2 天）	住院第 6 天（术后第 3 天）
主要诊疗工作	制度落实	☐ 手术医师查房 ☐ 专科医师会诊（必要时）		☐ 主诊医师查房
	病情评估			
	病历书写	☐ 术后首日病程记录	☐ 术后次日病程记录	☐ 术后 3 天病程记录
	知情同意			
	手术治疗			
	其他	☐ 根据引流量拔除引流管 ☐ 观察切口情况，是否存在渗出、红肿等情况 ☐ 观察体温、血压等 ☐ 复查血常规、CRP、IL-6、红细胞沉降率、生化	☐ 观察切口情况，是否存在渗出、红肿等情况 ☐ 复查肩关节正、侧位 X 线片 ☐ 根据患者情况，如贫血严重及时输血，低蛋白、低钾血症及时补充蛋白、血钾 ☐ 开始主、被动功能康复练习	☐ 观察切口情况，是否存在渗出、红肿等情况 ☐ 复查血常规、CRP、IL-6、红细胞沉降率、生化（如贫血严重及时输血，低蛋白、低钾血症及时补充蛋白、血钾） ☐ 指导患者进行主、被动功能康复练习
重点医嘱	长期医嘱 — 护理医嘱	☐ 骨科术后护理常规 ☐ 一级或二级护理	☐ 骨科术后护理常规 ☐ 二级护理	
	长期医嘱 — 处置医嘱	☐ 抬高患肢 ☐ 观察患肢感觉及血液循环 ☐ 更换切口引流袋并记录量		
	长期医嘱 — 膳食医嘱	☐ 饮食医嘱（普食/半流食/流食/糖尿病饮食/低盐、低脂饮食）		
	长期医嘱 — 药物医嘱	☐ 抗生素 ☐ 术后抗凝 ☐ 镇痛 ☐ 保胃	☐ 抗生素 ☐ 术后抗凝	☐ 抗生素 ☐ 术后抗凝
	临时医嘱 — 检查检验	☐ 复查血常规、CRP、IL-6、红细胞沉降率、生化	☐ 复查肩关节正、侧位 X 线片	☐ 复查血常规、CRP、IL-6、红细胞沉降率、生化
	临时医嘱 — 药物医嘱	☐ 镇吐 ☐ 补钾（必要时） ☐ 补白蛋白（必要时） ☐ 输血（必要时）	☐ 镇痛（必要时） ☐ 补钾（必要时） ☐ 补白蛋白（必要时） ☐ 输血（必要时）	☐ 镇痛（必要时） ☐ 补钾（必要时） ☐ 补白蛋白（必要时） ☐ 输血（必要时）
	临时医嘱 — 手术医嘱			
	临时医嘱 — 处置医嘱	☐ 大换药（必要时） ☐ 拔除切口引流（必要时） ☐ 拔除导尿管（必要时）	☐ 大换药（必要时） ☐ 功能锻炼	☐ 大换药（必要时） ☐ 功能锻炼

（续　表）

主要护理工作	健康宣教	□ 告知护理风险 □ 进行压疮预防知识宣教	□ 压疮预防知识宣教 □ 跌倒预防知识宣教	
	护理处置	□ 按一级护理要求完成基础护理项目 □ 监测生命体征 □ 留取标本 □ 观察切口疼痛情况、检测镇痛泵运转情况 □ 观察静脉输液情况 □ 观察留置尿管引流情况 □ 妥善固定各类管道 □ 观察切口引流情况，并记录引流量及性状 □ 观察切口敷料，有渗出时报告医师处理 □ 术后心理与生活护理	□ 按护理等级完成基础护理项目 □ 监测生命体征 □ 观察切口疼痛情况、检测镇痛泵运转情况 □ 观察静脉输液情况 □ 妥善固定各类管道 □ 观察切口敷料，有渗出时报告医师处理观察患者情况 □ 提供基础护理服务 □ 术后心理与生活护理	□ 按护理等级完成基础护理项目 □ 根据排便情况采取通便措施 □ 留取标本 □ 观察切口敷料，有渗出时报告医师处理 □ 观察静脉输液情况，停用镇痛泵 □ 术后心理与生活护理
	护理评估	□ 评估患肢感觉、运动情况，有异常时立即报告医师处理 □ 评估压疮风险	□ 评估患肢感觉、运动情况，有异常时立即报告医师处理 □ 评估跌倒风险 □ 评估压疮风险	□ 评估患肢感觉、运动情况，有异常时立即报告医师处理 □ 评估跌倒风险 □ 评估压疮风险
	专科护理	□ 指导患者术后体位摆放及功能锻炼 □ 指导患者正确使用抗血栓压力带 □ 指导患者进行自主排尿训练 □ 指导患者进行肌肉静止收缩及关节运动 □ 指导患者进行床上翻身 □ 指导患者卧床期间患肢保持制动 □ 进行防压疮护理	□ 指导患者术后体位摆放及功能锻炼 □ 指导患者正确使用抗血栓压力带 □ 指导患者进行自主排尿训练 □ 指导患者进行肌肉静止收缩及关节运动 □ 指导患者进行床上翻身 □ 指导患者卧床期间患肢保持制动 □ 防压疮护理	□ 指导患者正确使用抗血栓压力带 □ 指导患者进行肌肉静止收缩及关节运动 □ 指导患者进行关节屈、伸运动 □ 防压疮护理 □ 防跌倒护理
	饮食指导	□ 根据医嘱通知配餐员准备膳食 □ 协助进餐	□ 协助进餐	□ 协助进餐
	活动体位			

（续　表）

病情变异记录	□ 无　　□ 有,原因:	□ 无　　□ 有,原因:	□ 无　　□ 有,原因:
	□ 患者　□ 疾病　□ 医疗	□ 患者　□ 疾病　□ 医疗	□ 患者　□ 疾病　□ 医疗
	□ 护理　□ 保障　□ 管理	□ 护理　□ 保障　□ 管理	□ 护理　□ 保障　□ 管理

护士签名	白班	小夜班	大夜班	白班	小夜班	大夜班	白班	小夜班	大夜班

医师签名			

	时间	住院第 7 天(术后第 4 天)	住院第 8 天(出院日)
主要诊疗工作	制度落实	□ 上级医师查房(主管医师每天查房) □ 专科医师会诊(必要时)	□ 上级医师查房(主管、主诊医师查房)进行手术及切口评估,确定有无手术并发症和切口愈合不良情况,明确是否出院
	病情评估		
	病历书写	□ 出院前 1 天有上级医师指示出院的病程记录	□ 出院当天病程记录(由上级医师指示出院) □ 出院后 24 小时内完成出院记录 □ 出院后 24 小时内完成病案首页 □ 开具出院介绍信 □ 开具诊断证明书
	知情同意		□ 向患者交代出院后的注意事项(复诊的时间、地点、发生紧急情况时处理等)
	手术治疗		
	其他	□ 观察切口情况,是否存在渗出、红肿等情况 □ 根据患者情况,如贫血严重及时输血,低蛋白、低钾血症及时补充蛋白、血钾 □ 继续主、被动功能康复练习	□ 复查血常规、CRP、IL-6、红细胞沉降率、生化 □ 出院带药 □ 嘱患者拆线换药(根据出院时间决定) □ 门诊复查 □ 如有不适,随时复诊
重点医嘱	长期医嘱 护理医嘱		
	长期医嘱 处置医嘱		
	长期医嘱 膳食医嘱		
	长期医嘱 药物医嘱	□ 抗生素 □ 术后抗凝	

重点医嘱	临时医嘱	检查检验		□ 复查血常规、CRP、IL-6、红细胞沉降率、生化
		药物医嘱	□ 镇痛(必要时) □ 补钾(必要时) □ 补白蛋白(必要时) □ 输血(必要时)	
		手术医嘱		
		处置医嘱	□ 大换药(必要时) □ 功能锻炼	□ 大换药 □ 出院
主要护理工作		健康宣教		□ 告知患者必须在他人的协助下方可下床活动 □ 向患者讲解适当控制体重的意义 □ 向患者讲解人工肩关节置换术后的注意事项
		护理处置	□ 按护理等级完成基础护理项目 □ 根据排便情况采取通便措施 □ 观察切口敷料,有渗出时报告医师处理 □ 术后心理与生活护理	□ 按护理等级完成基础护理项目 □ 观察切口敷料,有渗出时报告医师处理 □ 观察患者情况 □ 协助患者办理出院手续 □ 指导并监督患者活动 □ 整理床单位
		风险评估	□ 评估患肢感觉、运动情况,有异常时立即报告医师处理 □ 评估跌倒风险 □ 评估压疮风险	□ 评估患肢感觉、运动情况,有异常时立即报告医师处理 □ 评估跌倒风险 □ 评估压疮风险
		专科护理	□ 指导患者正确使用抗血栓压力带 □ 指导患者进行肌肉静止收缩及关节运动 □ 指导患者进行关节屈、伸运动 □ 指导患者下床活动 □ 防压疮护理 □ 防跌倒护理	□ 指导患者进行关节屈、伸运动 □ 指导患者下床活动 □ 告知患者出院后注意事项并附书面出院指导
		饮食指导		
		活动体位		
病情变异记录			□ 无 □ 有,原因: □ 患者 □ 疾病 □ 医疗 □ 护理 □ 保障 □ 管理	□ 无 □ 有,原因: □ 患者 □ 疾病 □ 医疗 □ 护理 □ 保障 □ 管理

护士签名	白班	小夜班	大夜班	白班	小夜班	大夜班
医师签名						

第二节　重度肘关节骨关节炎行全肘关节置换术临床路径

一、重度肘关节骨关节炎行全肘关节置换术临床路径标准住院流程

(一)适用对象

第一诊断为重度肘关节骨关节炎(ICD-10:M19.821)行全肘关节置换术(ICD-9-CM-3:81.8401)的患者。

(二)诊断依据

根据《临床诊疗指南·骨科分册》(中华医学会编著,人民卫生出版社),《实用骨科学》(人民军医出版社,第4版,2012年),《外科学》(临床医学专用)(人民卫生出版社,第8版,2013年)。

1. 病史　肘关节疼痛,渐进性加重,伴活动受限。

2. 体格检查　肘关节压痛,活动疼痛,屈伸活动受限或完全僵直。

3. 辅助检查　肘关节X线片可见关节不同程度破坏,关节间隙变窄或消失,骨赘增生。

(三)治疗方案的选择及依据

根据《临床诊疗指南·骨科分册》(中华医学会编著,人民卫生出版社),《实用骨科学》(人民军医出版社,第4版,2012年),《坎贝尔骨科手术学》(人民军医出版社,第12版,2013年)。

1. 重度肘关节骨关节炎诊断明确。

2. 关节疼痛、活动受限,明显影响生活质量。

3. 无全身或局部的近期感染。

4. 无严重的合并症。

5. 术前生活质量及活动水平评估。

(四)标准住院天数

8天。

(五)进入路径标准

1. 第一诊断必须符合重度肘关节骨关节炎(ICD-10:M19.821)。

2. 年龄:18—70岁。

3. 当患有其他疾病时,但在住院期间不需要特殊处理也不影响第一诊断的临床路径流程实施时,可以进入路径。

(六)术前准备2天

1. 术前评估　术前完成术前病情评估,完成必要的检查,做出术前小结、术前讨论。

(1)必需的检查项目:①血常规、尿常规、粪常规。②生化。③红细胞沉降率、C反应蛋白、白细胞介素-6。④凝血功能。⑤感染性疾病筛查(乙肝、丙肝、艾滋病、梅毒等)。⑥血型。⑦胸部正位X线片、心电图。⑧肘关节正、侧位X线片及CT扫描。

（2）根据患者病情可选择：①超声心动图、血气分析和肺功能。②术前配血。③有相关疾病者及时请相关科室医师会诊。

（3）营养评估：根据《解放军总医院新住院患者营养风险筛查表（NRS-2002）》为新住院患者进行营养评估，评分≥3分患者给予处置，必要时申请营养科医师会诊。

（4）心理评估：根据新住院患者情况申请心理科医师会诊。

（5）疼痛评估：根据《VAS评分》实施疼痛评估，评分＞7分患者给予处置，必要时请疼痛科医师会诊。

（6）康复评估：根据《住院患者康复筛查和评估表》在新住院患者住院后24小时内进行康复筛查和评估。任何一项结果为"是"，则申请康复科医师会诊。

（7）深静脉血栓栓塞症风险评估：根据专科《深静脉血栓栓塞症评估量表》在新住院患者住院后24小时内进行风险筛查和评估，风险结果为"高危"的，则申请血管外科或介入导管室医师会诊。

2. 术前准备

（1）术前谈话：术者应在术前1天与患者及其家属谈话，告知手术方案、相关风险、用血计划、术后转归、置入材料、手术费用和患者及其家属权益，并履行书面知情同意手续。告知高值耗材的使用及费用。

（2）术前用药：抗血小板药物负荷应用。

（3）通知手术室：准备手术间、手术药品、手术物品及特殊耗材。

（4）护士做心理护理、交代注意事项：防压疮、防跌倒、指导患者戒烟等，进行术后康复宣教。

（5）手术部位标识：术者、第一助手或经治医师在术前1天应对手术部位做体表标识，急诊手术由接诊医师或会诊外科医师标记，标记过程应有责任护士、患者及其家属共同参与，并记入手术安排表。

（6）术前1天麻醉医师访视：制订麻醉计划、完成评估、确定麻醉方式，并记入《麻醉术前访视记录》，告知患者及其家属麻醉适应证、麻醉目的、风险、可能出现的情况及其处理原则、替代方案等，签署《麻醉知情同意书》并归入病历。

（七）药品选择及使用时机

1. 抗生素　预防性抗生素选择第二代头孢、第三代头孢或万古霉素（青霉素、头孢过敏者；有感染诱因者）。

2. 使用时机　手术当日、术后预防性使用5天。

（八）手术日为住院第3天

1. 手术安全核对　患者入手术间后由手术医师、麻醉医师、巡回护士和患者本人共同核对患者身份、手术部位与标识、手术方式。手术医师、麻醉医师、巡回护士三方按《手术安全核对表》逐项核对，共同签名。

2. 麻醉方式　神经阻滞麻醉、椎管内麻醉或全身麻醉。

3. 手术方式　全肘关节置换术。

4. 手术内置物　人工肘关节假体、骨水泥。

5. 输血　视术中出血情况而定。

6. 经治医师或手术医师　应即刻完成术后首次病程记录，观察术后患者病情变化。

(九)术后住院恢复5天

1. 必需的复查项目:血常规、红细胞沉降率、C 反应蛋白、白细胞介素-6、血生化(蛋白、肝功能、肾功能、电解质)。

2. 双肘正、侧位 X 线片。

3. 必要时查血气分析、D-Dimer、双下肢深静脉彩超/CTPA。

4. 术后处理

(1)抗生素:预防性抗生素选择第二代头孢、第三代头孢或万古霉素(青霉素、头孢过敏者;有感染诱因者)。

(2)术后预防静脉血栓栓塞症处理:肌内注射低分子肝素或口服利伐沙班。

(3)术后康复:术后 1 天拔除引流管,术后第 2 天行肘关节正、侧位 X 线检查,然后开始主动和被动肌肉功能及活动度锻炼,3~5 天关节活动度应超过 100°。

(4)术后镇痛:口服非甾体抗炎镇痛药、阿片类镇痛药,镇痛泵。

5. 术者在术后 24 小时内完成手术记录,特殊情况可由一助完成,术者签名确认并归入病历。

6. 上级医师在术后 3 天内至少查房 1 次,根据术中和术后情况修订术后治疗计划。

7. 麻醉医师术后 3 天内访视患者,如有特殊情况应详细记录,及时与手术医师或重症监护室医师沟通并迅速处理。

8. 术后护理

(1)按照护理等级进行日常护理,监测患者生命体征,观察引流管引流情况、切口敷料有无渗出。

(2)观察患肢疼痛情况,患肢感觉运动状况。

(3)指导患者功能锻炼:指导患者进行患肢抓握练习等简单掌指关节活动、肱二头肌等长练习、肘关节被动及主动屈伸运动。

(4)告知患者必须在他人的协助下方可下床活动,防跌倒、防压疮护理等。

(十)出院标准

1. 体温正常,常规检验指标无明显异常,红细胞沉降率、CRP 指标下降。

2. 切口愈合良好:引流管拔除,切口无感染征象(可在门诊处理的切口)、无皮瓣坏死。

3. 肘关节功能改善。

4. 不需要住院处理的并发症和(或)合并症。

(十一)变异及原因分析

1. **内科合并症** 晚期重度骨关节炎的患者常合并内科基础疾病,围术期需要详细检查内科情况并请相关科室会诊,术前准备时间需要延长,同时使用相关药物,将增加住院费用。

2. **围术期并发症** 患者骨质条件、畸形类型、关节炎病变的严重程度有差异,有可能出现手术相关并发症,如骨折、韧带损伤、神经血管损伤、深静脉血栓形成、感染等。术后需要延迟下床和康复时间,可能造成住院天数延长和费用增加。

3. **人工肘关节假体的选择** 目前可供选择的人工肘关节假体较多,适用于不同类型的关节病损,可导致住院费用存在差异。

二、肘关节骨关节炎行全肘关节置换术临床路径表单

适用对象	第一诊断为肘关节骨关节炎(ICD-10:M19.821) 行全肘关节置换术(ICD-9-CM-3:81.8401)的患者		
患者基本信息	姓名:_____　性别:___　年龄:___ 门诊号:_____　住院号:_____　过敏史:_____ 住院日期:___年__月__日　出院日期:___年__月__日		住院天数:8 天

	时间	住院第 1 天	住院第 2 天(术前日)	住院第 3 天(手术日)
主要诊疗工作	制度落实	□ 住院 2 小时内经治或值班医师完成接诊 □ 住院后 24 小时内主管医师完成检诊 □ 专科医师会诊(必要时)	□ 经治医师查房(早、晚) □ 主诊医师查房 □ 完成术前准备 □ 组织术前讨论 □ 手术部位标识	□ 手术安全核查
	病情评估	□ 经治医师询问病史及体格检查 □ 心理评估 □ 营养评估 □ 疼痛评估 □ 康复评估 □ 深静脉血栓栓塞症风险评估		
	病历书写	□ 住院 8 小时内完成首次病程记录 □ 住院 24 小时内完成住院记录	□ 完成主管医师查房记录 □ 完成主诊医师查房记录 □ 完成术前讨论、术前小结	□ 术者或一助术后 24 小时内完成手术记录(术者签名) □ 术后即刻完成术后首次病程记录
	知情同意	□ 病情告知 □ 患者及其家属签署授权委托书 □ 患者或其家属在住院记录单上签名	□ 术者术前谈话,告知患者及其家属病情和围术期注意事项,签署手术知情同意书、授权委托书、自费用品协议书(必要时)、军人目录外耗材审批单(必要时)、输血同意书等	□ 告知患者及其家属手术过程概况及术后注意事项
	手术治疗		□ 预约手术	□ 实施手术(手术安全核查记录、手术清点记录)
	其他	□ 及时通知上级医师检诊 □ 经治医师检查整理病历资料	□ 检查住院押金使用情况	□ 术后病情交接 □ 观察手术切口及周围情况

（续　表）

重点医嘱	长期医嘱	护理医嘱	□ 按骨科护理常规 □ 二级或三级护理		□ 按骨科术后护理常规 □ 一级护理
		处置医嘱			□ 持续心电、血压、呼吸、血氧饱和度监测 □ 留置导尿并记录量 □ 留置切口引流并记录量 □ 持续低流量吸氧
		膳食医嘱	□ 普食 □ 糖尿病饮食 □ 低盐、低脂饮食 □ 低盐、低脂糖尿病饮食	□ 禁食、禁水（22:00时后）	
		药物医嘱	□ 自带药（必要时）		□ 镇痛 □ 消肿 □ 镇吐、保胃 □ 抗生素 □ 抗凝
	临时医嘱	检查检验	□ 血常规（含 CRP＋IL-6） □ 尿常规 □ 粪常规 □ 凝血四项 □ 血清术前八项 □ 红细胞沉降率 □ 血型 □ 胸部正位 X 线片 □ 心电图检查（多导） □ 双肘负重正、侧位 X 线片 □ 肺功能（必要时） □ 超声心动图（必要时）		
		药物医嘱		□ 抗生素（视病情）	
		手术医嘱		□ 常规准备明日在神经阻滞麻醉/椎管内麻醉/全身麻醉下行人工全肘关节置换术	
		处置医嘱	□ 静脉抽血	□ 备血 □ 备皮（＞30cm²）	□ 输血（视病情） □ 补液（视病情） □ 拔除导尿管（必要时）

主要护理工作	健康宣教	□ 住院宣教（住院环境、规章制度） □ 进行护理安全指导 □ 进行等级护理、活动范围指导 □ 进行饮食指导 □ 进行关于疾病知识的宣教 □ 检查、检验项目的目的和意义	□ 术前宣教	□ 术后宣教 □ 术后心理疏导 □ 指导术后康复训练 □ 指导术后注意事项
	护理处置	□ 患者身份核对 □ 佩戴腕带 □ 建立住院病历，通知医师 □ 住院介绍：介绍责任护士，病区环境、设施、规章制度、基础护理服务项目 □ 询问病史，填写护理记录单首页 □ 观察病情 □ 监测基本生命体征 □ 抽血、留取标本 □ 心理与生活护理 □ 根据评估结果采取相应护理措施 □ 通知检查项目及检查注意事项	□ 术前患者准备（术前沐浴、更衣、备皮） □ 检查术前物品准备 □ 指导患者准备术后所需用品、贵重物品交由其家属保管 □ 指导患者进行肠道准备并检查准备效果 □ 告知入手术室前取下活动义齿 □ 监测基本生命体征 □ 备血、皮试	□ 晨起监测生命体征并记录 □ 确认无上呼吸道感染症状，确认无月经来潮 □ 与手术室护士交接病历、影像资料、术中带药等 □ 术前补液（必要时） □ 嘱患者入手术室前膀胱排空 □ 与手术室护士交接 □ 术后监测生命体征 □ 术后心电监护 □ 各类管道护理 □ 术后心理与生活护理
	风险评估	□ 一般评估：生命体征、神志、皮肤、药物过敏史等 □ 专科评估：生活自理能力、患肢屈曲、伸直功能，足背动脉搏动、皮肤温度、指（趾）端末梢感觉情况 □ 风险评估：评估有无跌倒、坠床、压疮风险 □ 心理评估 □ 营养评估 □ 疼痛评估 □ 康复评估	□ 评估患者心理状态	□ 评估意识情况 □ 评估切口疼痛情况 □ 评估术侧足背动脉搏动、肢体皮肤颜色、温度变化、肢体感觉运动情况，并采取相应护理措施 □ 风险评估：评估有无跌倒、坠床、压疮、导管滑脱、液体外渗的风险

（续　表）

主要护理工作	专科护理	□ 观察患肢情况 □ 指导功能锻炼 □ 指导患者戒烟（必要时）	□ 指导患者掌握床上翻身方法 □ 指导患者掌握床上排尿、排便（使用便器）方法	□ 与手术室护士共同评估皮肤、切口敷料、输液及引流情况 □ 指导患者进行肱二头肌静止收缩及腕关节运动 □ 指导患者掌握床上排尿、排便（使用便器）方法
	饮食指导	□ 根据医嘱通知配餐员准备膳食 □ 协助进餐	通知患者 22：00 时后禁食、禁水	□ 禁食、禁水，口干时协助湿润口唇 □ 排气后指导患者间断、少量饮用温开水
	活动体位	□ 根据护理等级指导活动		□ 根据手术及麻醉方式安置合适体位，术肢保持过伸位 □ 指导患者掌握床上翻身方法
	洗浴要求	□ 协助患者洗澡、更换病号服	□ 协助患者晨、晚间护理	
病情变异记录		□ 无　　□ 有，原因： □ 患者　□ 疾病　□ 医疗 □ 护理　□ 保障　□ 管理	□ 无　　□ 有，原因： □ 患者　□ 疾病　□ 医疗 □ 护理　□ 保障　□ 管理	□ 无　　□ 有，原因： □ 患者　□ 疾病　□ 医疗 □ 护理　□ 保障　□ 管理
护士签名		白班｜小夜班｜大夜班	白班｜小夜班｜大夜班	白班｜小夜班｜大夜班
医师签名				

时间		住院第 4 天（术后第 1 天）	住院第 5 天（术后第 2 天）	住院第 6 天（术后第 3 天）
主要诊疗工作	制度落实	□ 手术医师查房 □ 专科医师会诊（必要时）		□ 主诊医师查房
	病情评估			
	病历书写	□ 术后首日病程记录	□ 术后次日病程记录	□ 术后 3 天病程记录
	知情同意			
	手术治疗			
	其他	□ 根据引流量拔除引流管 □ 观察切口情况，是否存在渗出、红肿等情况 □ 观察体温、血压等 □ 复查血常规、CRP、IL-6、红细胞沉降率、生化	□ 观察切口情况，是否存在渗出、红肿等情况 □ 复查双肘正、侧位 X 线片 □ 根据患者情况，如贫血严重及时输血，低蛋白、低钾血症及时补充蛋白、血钾 □ 开始主、被动功能康复练习	□ 观察切口情况，是否存在渗出、红肿等情况 □ 复查血常规、CRP、IL-6、红细胞沉降率、生化（如贫血严重及时输血，低蛋白、低钾血症及时补充蛋白、血钾） □ 指导患者下床，进行主、被动功能康复练习和步行练习

（续　表）

重点医嘱	长期医嘱	护理医嘱	□ 骨科术后护理常规 □ 一级或二级护理	□ 骨科术后护理常规 □ 二级护理	
		处置医嘱	□ 抬高患肢 □ 使用抗血栓弹力带 □ 观察患肢感觉及血液循环 □ 更换切口引流袋并记录量		
		膳食医嘱	□ 饮食医嘱(普食/半流食/流食/糖尿病饮食/低盐、低脂饮食)		
		药物医嘱	□ 抗生素 □ 术后抗凝 □ 镇痛 □ 保胃	□ 抗生素 □ 术后抗凝	□ 抗生素 □ 术后抗凝
	临时医嘱	检查检验	□ 复查血常规、CRP、IL-6、红细胞沉降率、生化	□ 复查肘关节正、侧位 X 线片	□ 复查血常规、CRP、IL-6、红细胞沉降率、生化
		药物医嘱	□ 镇吐 □ 补钾(必要时) □ 补白蛋白(必要时) □ 输血(必要时)	□ 镇痛(必要时) □ 补钾(必要时) □ 补白蛋白(必要时) □ 输血(必要时)	□ 镇痛(必要时) □ 补钾(必要时) □ 补白蛋白(必要时) □ 输血(必要时)
		手术医嘱			
		处置医嘱	□ 大换药(必要时) □ 拔除切口引流(必要时) □ 拔除导尿管(必要时)	□ 大换药(必要时) □ 功能锻炼	□ 大换药(必要时) □ 功能锻炼
主要护理工作		健康宣教	□ 告知护理风险 □ 进行压疮预防知识宣教	□ 压疮预防知识宣教 □ 跌倒预防知识宣教	
		护理处置	□ 按一级护理要求完成基础护理项目 □ 监测生命体征 □ 留取标本 □ 观察切口疼痛情况、检测镇痛泵运转情况 □ 观察静脉输液情况 □ 观察留置尿管引流情况 □ 妥善固定各类管道 □ 观察切口引流情况,并记录引流量及性状 □ 观察切口敷料,有渗出时报告医师处理 □ 术后心理与生活护理	□ 按护理等级完成基础护理项目 □ 监测生命体征 □ 观察切口疼痛情况、检测镇痛泵运转情况 □ 观察静脉输液情况 □ 妥善固定各类管道 □ 观察切口敷料,有渗出时报告医师处理,观察患者情况 □ 提供基础护理服务 □ 术后心理与生活护理	□ 按护理等级完成基础护理项目 □ 根据排便情况采取通便措施 □ 留取标本 □ 观察切口敷料,有渗出时报告医师处理 □ 观察静脉输液情况,停用镇痛泵 □ 术后心理与生活护理

（续　表）

	护理评估	☐ 评估患肢感觉、运动情况,有异常时立即报告医师处理 ☐ 评估压疮风险	☐ 评估患肢感觉、运动情况,有异常时立即报告医师处理 ☐ 评估跌倒风险 ☐ 评估压疮风险	☐ 评估患肢感觉、运动情况,有异常时立即报告医师处理 ☐ 评估跌倒风险 ☐ 评估压疮风险
主要护理工作	专科护理	☐ 指导患者术后体位摆放及功能锻炼 ☐ 指导患者正确使用抗血栓压力带 ☐ 指导患者进行自主排尿训练 ☐ 指导患者进行肱二头肌静止收缩及腕关节运动 ☐ 指导患者进行床上翻身 ☐ 进行防压疮护理	☐ 指导患者术后体位摆放及功能锻炼 ☐ 指导患者正确使用抗血栓压力带 ☐ 指导患者进行自主排尿训练 ☐ 指导患者进行肱二头肌静止收缩及腕关节运动 ☐ 指导患者进行床上翻身 ☐ 防压疮护理	☐ 指导患者正确使用抗血栓压力带 ☐ 指导患者进行肱二头肌静止收缩及腕关节运动 ☐ 指导患者进行肘关节屈、伸运动 ☐ 防压疮护理 ☐ 防跌倒护理
	饮食指导	☐ 根据医嘱通知配餐员准备膳食 ☐ 协助进餐	☐ 协助进餐	☐ 协助进餐
	活动体位			
病情变异记录		☐ 无　　☐ 有,原因: ☐ 患者　☐ 疾病　☐ 医疗 ☐ 护理　☐ 保障　☐ 管理	☐ 无　　☐ 有,原因: ☐ 患者　☐ 疾病　☐ 医疗 ☐ 护理　☐ 保障　☐ 管理	☐ 无　　☐ 有,原因: ☐ 患者　☐ 疾病　☐ 医疗 ☐ 护理　☐ 保障　☐ 管理

护士签名	白班	小夜班	大夜班	白班	小夜班	大夜班	白班	小夜班	大夜班

医师签名									

时间		住院第7天(术后第4天)	住院第8天(出院日)
主要诊疗工作	制度落实	☐ 上级医师查房(主管医师每天查房) ☐ 专科医师会诊(必要时)	☐ 上级医师查房(主管、主诊医师查房)进行手术及切口评估,确定有无手术并发症和切口愈合不良情况,明确是否出院
	病情评估		
	病历书写	☐ 出院前1天有上级医师指示出院的病程记录	☐ 出院当天病程记录(由上级医师指示出院) ☐ 出院后24小时内完成出院记录 ☐ 出院后24小时内完成病案首页 ☐ 开具出院介绍信 ☐ 开具诊断证明书
	知情同意		☐ 向患者交代出院后的注意事项(复诊的时间、地点、发生紧急情况时处理等)
	手术治疗		

（续表）

主要诊疗活动	其他	☐ 观察切口情况，是否存在渗出、红肿等情况 ☐ 根据患者情况，如贫血严重及时输血，低蛋白、低钾血症及时补充蛋白、血钾 ☐ 继续主、被动功能康复练习	☐ 复查血常规、CRP、IL-6、红细胞沉降率、生化 ☐ 出院带药 ☐ 嘱患者拆线换药（根据出院时间决定） ☐ 门诊复查 ☐ 如有不适，随时复诊
重点医嘱	长期医嘱 护理医嘱		
	长期医嘱 处置医嘱		
	长期医嘱 膳食医嘱		
	长期医嘱 药物医嘱	☐ 抗生素 ☐ 术后抗凝	
	临时医嘱 检查检验		☐ 复查血常规、CRP、IL-6、红细胞沉降率、生化
	临时医嘱 药物医嘱	☐ 镇痛（必要时） ☐ 补钾（必要时） ☐ 补白蛋白（必要时） ☐ 输血（必要时）	
	临时医嘱 手术医嘱		
	临时医嘱 处置医嘱	☐ 大换药（必要时） ☐ 功能锻炼	☐ 大换药 ☐ 出院
主要护理工作	健康宣教		☐ 告知患者必须在他人的协助下方可下床活动 ☐ 向患者讲解适当控制体重的意义 ☐ 向患者讲解人工全肘关节置换术后的注意事项
	护理处置	☐ 按护理等级完成基础护理项目 ☐ 根据排便情况采取通便措施 ☐ 观察切口敷料，有渗出时报告医师处理 ☐ 术后心理与生活护理	☐ 按护理等级完成基础护理项目 ☐ 观察切口敷料，有渗出时报告医师处理 ☐ 观察患者情况 ☐ 协助患者办理出院手续 ☐ 指导并监督患者活动 ☐ 整理床单位
	风险评估	☐ 评估患肢感觉、运动情况，有异常时立即报告医师处理 ☐ 评估跌倒风险 ☐ 评估压疮风险	☐ 评估患肢感觉、运动情况，有异常时立即报告医师处理 ☐ 评估跌倒风险 ☐ 评估压疮风险

（续　表）

主要护理工作	专科护理	□ 指导患者正确使用抗血栓压力带 □ 指导患者进行肱二头肌静止收缩及腕关节运动 □ 指导患者进行肘关节屈、伸运动 □ 防压疮护理 □ 防跌倒护理	□ 指导患者进行肘关节屈、伸运动 □ 告知患者出院后注意事项并附书面出院指导
	饮食指导		
	活动体位		
病情变异记录		□ 无　　□ 有，原因： □ 患者　□ 疾病　□ 医疗 □ 护理　□ 保障　□ 管理	□ 无　　□ 有，原因： □ 患者　□ 疾病　□ 医疗 □ 护理　□ 保障　□ 管理
护士签名		白班　｜　小夜班　｜　大夜班	白班　｜　小夜班　｜　大夜班
医师签名			

第三节　重度创伤性肘关节炎行全肘关节置换术临床路径

一、重度创伤性肘关节炎行全肘关节置换术临床路径标准住院流程

（一）适用对象

第一诊断为重度创伤性肘关节炎（ICD-10：M19.121）行全肘关节置换术（ICD-9-CM-3：81.8401）的患者。

（二）诊断依据

根据《临床诊疗指南·骨科分册》（中华医学会编著，人民卫生出版社），《实用骨科学》（人民军医出版社，第 4 版，2012 年），《外科学》（临床医学专用）（人民卫生出版社，第 8 版，2013 年）。

1. **病史**　肘关节骨折或脱位病史，疼痛渐进性加重，活动受限，伴或不伴畸形。

2. **体格检查**　肘关节骨折或脱位病史，疼痛渐进性加重，活动受限，伴或不伴畸形。

3. **辅助检查**　肘关节骨折或脱位病史，疼痛渐进性加重，活动受限，伴或不伴畸形。

（三）治疗方案的选择及依据

根据《临床诊疗指南·骨科分册》（中华医学会编著，人民卫生出版社），《实用骨科学》（人民军医出版社，第 4 版，2012 年），《坎贝尔骨科手术学》（人民军医出版社，第 12 版，2013 年）。

1. 重度创伤性肘关节炎诊断明确。

2. 关节疼痛、活动受限,明显影响生活质量。

3. 无全身或局部的近期感染。

4. 无严重的合并症。

5. 术前生活质量及活动水平评估。

(四)标准住院天数

8 天。

(五)进入路径标准

1. 第一诊断必须符合重度创伤性肘关节炎(ICD-10:M19.121)。

2. 年龄:18—70 岁。

3. 当患有其他疾病时,但在住院期间不需要特殊处理也不影响第一诊断的临床路径流程实施时,可以进入路径。

(六)术前准备 2 天

1. 术前评估 术前完成术前病情评估,完成必要的检查,做出术前小结、术前讨论。

(1)必需的检查项目:①血常规、尿常规、粪常规。②生化。③红细胞沉降率、C 反应蛋白、白细胞介素-6。④凝血功能。⑤感染性疾病筛查(乙肝、丙肝、艾滋病、梅毒等)。⑥血型。⑦胸部正位 X 线片、心电图。⑧肘关节正、侧位 X 线片及 CT 扫描。

(2)根据患者病情可选择:①超声心动图、血气分析和肺功能。②术前配血。③有相关疾病者及时请相关科室医师会诊。

(3)营养评估:根据《解放军总医院新住院患者营养风险筛查表(NRS-2002)》为新住院患者进行营养评估,评分≥3 分患者给予处置,必要时申请营养科医师会诊。

(4)心理评估:根据新住院患者情况申请心理科医师会诊。

(5)疼痛评估:根据《VAS 评分》实施疼痛评估,评分＞7 分患者给予处置,必要时请疼痛科医师会诊。

(6)康复评估:根据《住院患者康复筛查和评估表》在新住院患者住院后 24 小时内进行康复筛查和评估。任何一项结果为"是",则申请康复科医师会诊。

(7)深静脉血栓栓塞症风险评估:根据专科《深静脉血栓栓塞症评估量表》在新住院患者住院后 24 小时内进行风险筛查和评估,风险结果为"高危"的,则申请血管外科或介入导管室医师会诊。

2. 术前准备

(1)术前谈话:术者应在术前 1 天与患者及其家属谈话,告知手术方案、相关风险、用血计划、术后转归、置入材料、手术费用和患者及其家属权益,并履行书面知情同意手续。告知高值耗材的使用及费用。

(2)术前用药:抗血小板药物负荷应用。

(3)通知手术室:准备手术间、手术药品、手术物品及特殊耗材。

(4)护士做心理护理、交代注意事项:防压疮、防跌倒、指导患者戒烟等,并进行术后康复宣教。

(5)手术部位标识:术者、一助或经治医师在术前 1 天应对手术部位做体表标识,急诊手术由接诊医师或会诊外科医师标记,标记过程应有责任护士、患者及其家属共同参与,并记入手术安排表。

(6)术前1天麻醉医师访视:制订麻醉计划、完成评估、确定麻醉方式,并记入《麻醉术前访视记录》,告知患者及其家属麻醉适应证、麻醉目的、风险、可能出现的情况及其处理原则、替代方案等,签署《麻醉知情同意书》并归入病历。

(七)药品选择及使用时机

1. 抗生素 预防性抗生素选择第二代头孢、第三代头孢或万古霉素(青霉素、头孢过敏者;有感染诱因者)。

2. 使用时机 手术当日、术后预防性使用5天。

(八)手术日为住院第3天

1. 手术安全核对 患者入手术间后由手术医师、麻醉医师、巡回护士和患者本人共同核对患者身份、手术部位与标识、手术方式。手术医师、麻醉医师、巡回护士三方按《手术安全核对表》逐项核对,共同签名。

2. 麻醉方式 神经阻滞麻醉、椎管内麻醉或全身麻醉。

3. 手术方式 全肘关节置换术。

4. 手术内置物 人工肘关节假体、骨水泥。

5. 输血 视术中出血情况而定。

6. 经治医师或手术医师 应即刻完成术后首次病程记录,观察术后患者病情变化。

(九)术后住院恢复5天

1. 必需的复查项目:血常规、红细胞沉降率、C反应蛋白、白细胞介素-6、血生化(蛋白、肝功能、肾功能、电解质)。

2. 双肘正、侧位X线片。

3. 必要时查血气分析、D-Dimer、双下肢深静脉彩超/CTPA。

4. 术后处理

(1)抗生素:预防性抗生素选择第二代头孢、第三代头孢或万古霉素(青霉素、头孢过敏者;有感染诱因者)。

(2)术后预防静脉血栓栓塞症处理:肌内注射低分子肝素或口服利伐沙班。

(3)术后康复:术后1天拔除引流管,术后第2天行肘关节正、侧位X线检查,然后开始主动和被动肌肉功能及活动度锻炼,3~5天关节活动度应超过100°。

(4)术后镇痛:口服非甾体抗炎镇痛药、阿片类镇痛药,镇痛泵。

5. 术者在术后24小时内完成手术记录,特殊情况可由一助完成,术者签名确认并归入病历。

6. 上级医师在术后3天内至少查房1次,根据术中和术后情况修订术后治疗计划。

7. 麻醉医师术后3天内访视患者,如有特殊情况应详细记录,及时与手术医师或重症监护室医师沟通并迅速处理。

8. 术后护理

(1)按照护理等级进行日常护理,监测患者生命体征,观察引流管引流情况、切口敷料有无渗出。

(2)观察患肢疼痛情况,患肢感觉运动状况。

(3)指导患者功能锻炼:指导患者进行患肢抓握练习等简单掌指关节活动、肱二头肌等长练习、肘关节被动及主动屈伸运动。

(4)告知患者必须在他人的协助下方可下床活动,防跌倒、防压疮护理等。

(十)出院标准

1. 体温正常,常规检验指标无明显异常,红细胞沉降率、CRP 指标下降。

2. 切口愈合良好:引流管拔除,切口无感染征象(可在门诊处理的切口)、无皮瓣坏死。

3. 肘关节功能改善。

4. 不需要住院处理的并发症和(或)合并症。

(十一)变异及原因分析

1. **内科合并症** 晚期重度骨关节炎的患者常合并内科基础疾病,围术期需要详细检查内科情况并请相关科室会诊,术前准备时间需延长;同时使用相关药物,将增加住院费用。

2. **围术期并发症** 患者骨质条件、畸形类型、关节炎病变的严重程度有差异,有可能出现手术相关并发症,如骨折、韧带损伤、神经血管损伤、深静脉血栓形成、感染等。术后需要延迟下床和康复时间,可能造成住院天数延长和费用增加。

3. **人工肘关节假体的选择** 目前可供选择的人工肘关节假体较多,适用于不同类型的关节病损,可导致住院费用存在差异。

二、创伤性肘关节炎行全肘关节置换术临床路径表单

适用对象	第一诊断为创伤性肘关节炎(ICD-10:M19.121) 行全肘关节置换术(ICD-9-CM-3:81.8401)的患者		
患者基本信息	姓名:_____ 性别:____ 年龄:____ 门诊号:_____ 住院号:_____ 过敏史:_____ 住院日期:____年__月__日 出院日期:____年__月__日		住院天数:8 天
时间		住院第 1 天	住院第 2 天(术前日)	住院第 3 天(手术日)

| 主要诊疗工作 | 制度落实 | □ 住院 2 小时内经治或值班医师完成接诊
□ 住院后 24 小时内主管医师完成检诊
□ 专科医师会诊(必要时) | □ 经治医师查房(早、晚)
□ 主诊医师查房
□ 完成术前准备
□ 组织术前讨论
□ 手术部位标识 | □ 手术安全核查 |
| | 病情评估 | □ 经治医师询问病史及体格检查
□ 心理评估
□ 营养评估
□ 疼痛评估
□ 康复评估
□ 深静脉血栓栓塞症风险评估 | | |

（续　表）

主要诊疗工作	病历书写	□ 住院 8 小时内完成首次病程记录 □ 住院 24 小时内完成住院记录	□ 完成主管医师查房记录 □ 完成主诊医师查房记录 □ 完成术前讨论、术前小结	□ 术者或一助术后 24 小时内完成手术记录（术者签名） □ 术后即刻完成术后首次病程记录
	知情同意	□ 病情告知 □ 患者及其家属签署授权委托书 □ 患者或其家属在住院记录单上签名	□ 术者术前谈话,告知患者及其家属病情和围术期注意事项,签署手术知情同意书、授权委托书、自费用品协议书（必要时）、军人目录外耗材审批单（必要时）、输血同意书等	□ 告知患者及其家属手术过程概况及术后注意事项
	手术治疗		□ 预约手术	□ 实施手术（手术安全核查记录、手术清点记录）
	其他	□ 及时通知上级医师检诊 □ 经治医师检查整理病历资料	□ 检查住院押金使用情况	□ 术后病情交接 □ 观察手术切口及周围情况
重点医嘱	长期医嘱 护理医嘱	□ 按骨科护理常规 □ 二级或三级护理		□ 按骨科术后护理常规 □ 一级护理
	长期医嘱 处置医嘱			□ 持续心电、血压、呼吸、血氧饱和度监测 □ 留置导尿并记录量 □ 留置切口引流并记录量 □ 持续低流量吸氧
	长期医嘱 膳食医嘱	□ 普食 □ 糖尿病饮食 □ 低盐、低脂饮食 □ 低盐、低脂糖尿病饮食	□ 禁食、禁水(22:00 时后)	
	长期医嘱 药物医嘱	□ 自带药（必要时）		□ 镇痛 □ 消肿 □ 镇吐、保胃 □ 抗生素 □ 抗凝

（续 表）

重点医嘱	临时医嘱	检查检验	□ 血常规（含 CRP＋IL-6） □ 尿常规 □ 粪常规 □ 凝血四项 □ 血清术前八项 □ 红细胞沉降率 □ 血型 □ 胸部正位 X 线片 □ 心电图检查（多导） □ 双肘负重正、侧位 X 线片 □ 肺功能（必要时） □ 超声心动图（必要时）		
		药物医嘱		□ 抗生素（视病情）	
		手术医嘱		□ 常规准备明日在神经阻滞麻醉/椎管内麻醉/全身麻醉下行人工全肘关节置换术	
		处置医嘱	□ 静脉抽血	□ 备血 □ 备皮（＞30cm²）	□ 输血（视病情） □ 补液（视病情） □ 拔除导尿管（必要时）
主要护理工作		健康宣教	□ 住院宣教（住院环境、规章制度） □ 进行护理安全指导 □ 进行等级护理、活动范围指导 □ 进行饮食指导 □ 进行关于疾病知识的宣教 □ 检查、检验项目的目的和意义	□ 术前宣教	□ 术后宣教 □ 术后心理疏导 □ 指导术后康复训练 □ 指导术后注意事项
		护理处置	□ 患者身份核对 □ 佩戴腕带 □ 建立住院病历，通知医师 □ 住院介绍：介绍责任护士、病区环境、设施、规章制度、基础护理服务项目 □ 询问病史，填写护理记录单首页 □ 观察病情 □ 监测基本生命体征 □ 抽血、留取标本 □ 心理与生活护理 □ 根据评估结果采取相应护理措施 □ 通知检查项目及检查注意事项	□ 术前患者准备（术前沐浴、更衣、备皮） □ 检查术前物品准备 □ 指导患者准备术后所需用品，贵重物品交由其家属保管 □ 指导患者进行肠道准备并检查准备效果 □ 告知入手术室前取下活动义齿 □ 监测基本生命体征 □ 备血、皮试	□ 晨起监测生命体征并记录 □ 确认无上呼吸道感染症状，确认无月经来潮 □ 与手术室护士交接病历、影像资料、术中带药等 □ 术前补液（必要时） □ 嘱患者入手术室前膀胱排空 □ 与手术室护士交接 □ 术后监测生命体征 □ 术后心电监护 □ 各类管道护理 □ 术后心理与生活护理

（续　表）

主要护理工作	风险评估	□ 一般评估：生命体征、神志、皮肤、药物过敏史等 □ 专科评估：生活自理能力、患肢屈曲、伸直功能、足背动脉搏动、皮肤温度、指（趾）端末梢感觉情况 □ 风险评估：评估有无跌倒、坠床、压疮风险 □ 心理评估 □ 营养评估 □ 疼痛评估 □ 康复评估	□ 评估患者心理状态	□ 评估意识情况 □ 评估切口疼痛情况 □ 评估术侧足背动脉搏动、肢体皮肤颜色、温度变化、肢体感觉运动情况，并采取相应护理措施 □ 风险评估：评估有无跌倒、坠床、压疮、导管滑脱、液体外渗的风险
	专科护理	□ 观察患肢情况 □ 指导功能锻炼 □ 指导患者戒烟（必要时）	□ 指导患者掌握床上翻身方法 □ 指导患者掌握床上排尿、排便（使用便器）方法	□ 与手术室护士共同评估皮肤、切口敷料、输液及引流情况 □ 指导患者进行肱二头肌静止收缩及腕关节运动 □ 指导患者掌握床上排尿、排便（使用便器）方法
	饮食指导	□ 根据医嘱通知配餐员准备膳食 □ 协助进餐	□ 通知患者 22：00 时后禁食、禁水	□ 禁食、禁水，口干时协助湿润口唇 □ 排气后指导患者间断、少量饮用温开水
	活动体位	□ 根据护理等级指导活动		□ 根据手术及麻醉方式安置合适体位，术肢保持过伸位 □ 指导患者掌握床上翻身方法
	洗浴要求	□ 协助患者洗澡、更换病号服	□ 协助患者晨、晚间护理	
病情变异记录		□ 无　　□ 有，原因： □ 患者　□ 疾病　□ 医疗 □ 护理　□ 保障　□ 管理	□ 无　　□ 有，原因： □ 患者　□ 疾病　□ 医疗 □ 护理　□ 保障　□ 管理	□ 无　　□ 有，原因： □ 患者　□ 疾病　□ 医疗 □ 护理　□ 保障　□ 管理
护士签名		白班　小夜班　大夜班	白班　小夜班　大夜班	白班　小夜班　大夜班
医师签名				

	时间	住院第 4 天(术后第 1 天)	住院第 5 天(术后第 2 天)	住院第 6 天(术后第 3 天)
主要诊疗工作	制度落实	□ 手术医师查房 □ 专科医师会诊(必要时)		□ 主诊医师查房
	病情评估			
	病历书写	□ 术后首日病程记录	□ 术后次日病程记录	□ 术后 3 天病程记录
	知情同意			
	手术治疗			
	其他	□ 根据引流量拔除引流管 □ 观察切口情况,是否存在渗出、红肿等情况 □ 观察体温、血压等 □ 复查血常规、CRP、IL-6、红细胞沉降率、生化	□ 观察切口情况,是否存在渗出、红肿等情况 □ 复查双肘正、侧位 X 线片 □ 根据患者情况,如贫血严重及时输血,低蛋白、低钾血症及时补充蛋白、血钾 □ 开始主、被动功能康复练习	□ 观察切口情况,是否存在渗出、红肿等情况 □ 复查血常规、CRP、IL-6、红细胞沉降率、生化(如贫血严重及时输血,低蛋白、低钾血症及时补充蛋白、血钾) □ 指导患者下床,进行主、被动功能康复练习和步行练习
重点医嘱	长期医嘱 护理医嘱	□ 骨科术后护理常规 □ 一级或二级护理	□ 骨科术后护理常规 □ 二级护理	
	长期医嘱 处置医嘱	□ 抬高患肢 □ 使用抗血栓弹力带 □ 观察患肢感觉及血液循环 □ 更换切口引流袋并记录量		
	长期医嘱 膳食医嘱	□ 饮食医嘱(普食/半流食/流食/糖尿病饮食/低盐、低脂饮食)		
	长期医嘱 药物医嘱	□ 抗生素 □ 术后抗凝 □ 镇痛 □ 保胃	□ 抗生素 □ 术后抗凝	□ 抗生素 □ 术后抗凝
	临时医嘱 检查检验	□ 复查血常规、CRP、IL-6、红细胞沉降率、生化	□ 复查肘关节正、侧位 X 线片	□ 复查血常规、CRP、IL-6、红细胞沉降率、生化
	临时医嘱 药物医嘱	□ 镇吐 □ 补钾(必要时) □ 补白蛋白(必要时) □ 输血(必要时)	□ 镇痛(必要时) □ 补钾(必要时) □ 补白蛋白(必要时) □ 输血(必要时)	□ 镇痛(必要时) □ 补钾(必要时) □ 补白蛋白(必要时) □ 输血(必要时)
	临时医嘱 手术医嘱			
	临时医嘱 处置医嘱	□ 大换药(必要时) □ 拔除切口引流(必要时) □ 拔除导尿管(必要时)	□ 大换药(必要时) □ 功能锻炼	□ 大换药(必要时) □ 功能锻炼

（续　表）

主要护理工作	健康宣教	□ 告知护理风险 □ 进行压疮预防知识宣教	□ 压疮预防知识宣教 □ 跌倒预防知识宣教	
	护理处置	□ 按一级护理要求完成基础护理项目 □ 监测生命体征 □ 留取标本 □ 观察切口疼痛情况、检测镇痛泵运转情况 □ 观察静脉输液情况 □ 观察留置尿管引流情况 □ 妥善固定各类管道 □ 观察切口引流情况，并记录引流量及性状 □ 观察切口敷料，有渗出时报告医师处理 □ 术后心理与生活护理	□ 按护理等级完成基础护理项目 □ 监测生命体征 □ 观察切口疼痛情况、检测镇痛泵运转情况 □ 观察静脉输液情况 □ 妥善固定各类管道 □ 观察切口敷料，有渗出时报告医师处理观察患者情况 □ 提供基础护理服务 □ 术后心理与生活护理	□ 按护理等级完成基础护理项目 □ 根据排便情况采取通便措施 □ 留取标本 □ 观察切口敷料，有渗出时报告医师处理 □ 观察静脉输液情况，停用镇痛泵 □ 术后心理与生活护理
	护理评估	□ 评估患肢感觉、运动情况，有异常时立即报告医师处理 □ 评估压疮风险	□ 评估患肢感觉、运动情况，有异常时立即报告医师处理 □ 评估跌倒风险 □ 评估压疮风险	□ 评估患肢感觉、运动情况，有异常时立即报告医师处理 □ 评估跌倒风险 □ 评估压疮风险
	专科护理	□ 指导患者术后体位摆放及功能锻炼 □ 指导患者正确使用抗血栓压力带 □ 指导患者进行自主排尿训练 □ 指导患者进行肱二头肌静止收缩及腕关节运动 □ 指导患者进行床上翻身 □ 进行防压疮护理	□ 指导患者术后体位摆放及功能锻炼 □ 指导患者正确使用抗血栓压力带 □ 指导患者进行自主排尿训练 □ 指导患者进行肱二头肌静止收缩及腕关节运动 □ 指导患者进行床上翻身 □ 防压疮护理	□ 指导患者正确使用抗血栓压力带 □ 指导患者进行肱二头肌静止收缩及腕关节运动 □ 指导患者进行肘关节屈、伸运动 □ 防压疮护理 □ 防跌倒护理
	饮食指导	□ 根据医嘱通知配餐员准备膳食 □ 协助进餐	□ 协助进餐	□ 协助进餐
	活动体位			

（续　表）

病情变异记录	□ 无　　□ 有,原因: □ 患者　□ 疾病　□ 医疗 □ 护理　□ 保障　□ 管理		□ 无　　□ 有,原因: □ 患者　□ 疾病　□ 医疗 □ 护理　□ 保障　□ 管理		□ 无　　□ 有,原因: □ 患者　□ 疾病　□ 医疗 □ 护理　□ 保障　□ 管理	
护士签名	白班　小夜班　大夜班		白班　小夜班　大夜班		白班　小夜班　大夜班	
医师签名						

时间		住院第 7 天(术后第 4 天)	住院第 8 天(出院日)
主要诊疗工作	制度落实	□ 上级医师查房(主管医师每天查房) □ 专科医师会诊(必要时)	□ 上级医师查房(主管、主诊医师查房)进行手术及切口评估,确定有无手术并发症和切口愈合不良情况,明确是否出院
	病情评估		
	病历书写	□ 出院前 1 天有上级医师指示出院的病程记录	□ 出院当天病程记录(由上级医师指示出院) □ 出院后 24 小时内完成出院记录 □ 出院后 24 小时内完成病案首页 □ 开具出院介绍信 □ 开具诊断证明书
	知情同意		□ 向患者交代出院后的注意事项(复诊的时间、地点,发生紧急情况时处理方法等)
	手术治疗		
	其他	□ 观察切口情况,是否存在渗出、红肿等情况 □ 根据患者情况,如贫血严重及时输血,低蛋白、低钾血症及时补充蛋白、血钾 □ 继续主、被动功能康复练习	□ 复查血常规、CRP、IL-6、红细胞沉降率、生化 □ 出院带药 □ 嘱患者拆线换药(根据出院时间决定) □ 门诊复查 □ 如有不适,随时复诊
重点医嘱	长期医嘱 护理医嘱		
	长期医嘱 处置医嘱		
	长期医嘱 膳食医嘱		
	长期医嘱 药物医嘱	□ 抗生素 □ 术后抗凝	
	临时医嘱 检查检验		□ 复查血常规、CRP、IL-6、红细胞沉降率、生化
	临时医嘱 药物医嘱	□ 镇痛(必要时) □ 补钾(必要时) □ 补白蛋白(必要时) □ 输血(必要时)	

（续　表）

重点医嘱	临时医嘱	手术医嘱		
		处置医嘱	□ 大换药（必要时） □ 功能锻炼	□ 大换药 □ 出院
主要护理工作		健康宣教		□ 告知患者必须在他人的协助下方可下床活动 □ 向患者讲解适当控制体重的意义 □ 向患者讲解人工全肘关节置换术后的注意事项
		护理处置	□ 按护理等级完成基础护理项目 □ 根据排便情况采取通便措施 □ 观察切口敷料，有渗出时报告医师处理 □ 术后心理与生活护理	□ 按护理等级完成基础护理项目 □ 观察切口敷料，有渗出时报告医师处理 □ 观察患者情况 □ 协助患者办理出院手续 □ 指导并监督患者活动 □ 整理床单位
		风险评估	□ 评估患肢感觉、运动情况，有异常时立即报告医师处理 □ 评估跌倒风险 □ 评估压疮风险	□ 评估患肢感觉、运动情况，有异常时立即报告医师处理 □ 评估跌倒风险 □ 评估压疮风险
		专科护理	□ 指导患者正确使用抗血栓压力带 □ 指导患者进行肱二头肌静止收缩及腕关节运动 □ 指导患者进行肘关节屈、伸运动 □ 防压疮护理 □ 防跌倒护理	□ 指导患者进行肘关节屈、伸运动 □ 告知患者出院后注意事项并附书面出院指导
		饮食指导		
		活动体位		
病情变异记录			□ 无　　□ 有，原因： □ 患者　□ 疾病　□ 医疗 □ 护理　□ 保障　□ 管理	□ 无　　□ 有，原因： □ 患者　□ 疾病　□ 医疗 □ 护理　□ 保障　□ 管理
护士签名			白班　｜　小夜班　｜　大夜班	白班　｜　小夜班　｜　大夜班
医师签名				

第四节　重度踝关节骨关节炎行踝关节置换术临床路径

一、重度踝关节骨关节炎行踝关节置换术临床路径标准住院流程

(一)适用对象

第一诊断为重度踝关节骨关节炎(ICD-10：M19.871)行踝关节置换术(ICD-9-CM-3：81.5601)的患者。

(二)诊断依据

根据《临床诊疗指南·骨科分册》(中华医学会编著,人民卫生出版社),《实用骨科学》(人民军医出版社,第 4 版,2012 年),《外科学》(临床医学专用)(人民卫生出版社,第 8 版,2013年)。

1. 病史　踝关节疼痛多年,近期加重伴活动受限。

2. 体格检查　踝关节肿胀、压痛,内翻或外翻活动不同程度受限,过屈、过伸时疼痛明显。

3. 辅助检查　踝关节 X 线片可见关节间隙变窄,骨赘形成,距骨及胫骨远端可见硬化区。

(三)治疗方案的选择及依据

根据《临床诊疗指南·骨科分册》(中华医学会编著,人民卫生出版社),《实用骨科学》(人民军医出版社,第 4 版,2012 年),《坎贝尔骨科手术学》(人民军医出版社,第 12版,2013 年)。

1. 重度踝关节骨关节炎诊断明确。

2. 关节疼痛、活动受限,明显影响生活质量。

3. 无全身或局部的近期感染。

4. 无严重的合并症。

5. 术前生活质量及活动水平评估。

(四)标准住院天数

8 天。

(五)进入路径标准

1. 第一诊断必须符合重度踝关节骨关节炎(ICD-10：M19.871)。

2. 年龄：18—70 岁。

3. 拟行人工踝关节置换术。

4. 当患有其他疾病时,但在住院期间不需要特殊处理也不影响第一诊断的临床路径流程实施时,可以进入路径。

(六)术前准备 2 天

1. 术前评估　术前完成术前病情评估,完成必要的检查,做出术前小结、术前讨论。

(1)必需的检查项目：①血常规、尿常规、粪常规。②生化。③红细胞沉降率、C 反应蛋白、

白细胞介素-6。④凝血功能。⑤感染性疾病筛查(乙肝、丙肝、艾滋病、梅毒等)。⑥血型。⑦胸部正位 X 线片、心电图。⑧双侧踝关节正、侧位 X 线片。

(2)根据患者病情可选择:①超声心动图、血气分析和肺功能。②术前配血。③有相关疾病者及时请相关科室医师会诊。

(3)营养评估:根据《解放军总医院新住院患者营养风险筛查表(NRS-2002)》为新住院患者进行营养评估,评分≥3 分患者给予处置,必要时申请营养科医师会诊。

(4)心理评估:根据新住院患者情况申请心理科医师会诊。

(5)疼痛评估:根据《VAS 评分》实施疼痛评估,评分>7 分患者给予处置,必要时请疼痛科医师会诊。

(6)康复评估:根据《住院患者康复筛查和评估表》在新住院患者住院后 24 小时内进行康复筛查和评估。任何一项结果为"是",则申请康复科医师会诊。

(7)深静脉血栓栓塞症风险评估:根据专科《深静脉血栓栓塞症评估量表》在新住院患者住院后 24 小时内进行风险筛查和评估,风险结果为"高危"的,则申请血管外科或介入导管室医师会诊。

2. 术前准备

(1)术前谈话:术者应在术前 1 天与患者及其家属谈话,告知手术方案、相关风险、用血计划、术后转归、置入材料、手术费用和患者及其家属权益,并履行书面知情同意手续。告知高值耗材的使用及费用。

(2)术前用药:抗血小板药物负荷应用。

(3)通知手术室:准备手术间、手术药品、手术物品及特殊耗材。

(4)护士做心理护理、交代注意事项:防压疮、防跌倒、指导患者戒烟等,进行术后康复宣教。

(5)手术部位标识:术者、一助或经治医师在术前 1 天应对手术部位做体表标识,标记过程应有责任护士、患者及其家属共同参与,并记入手术安排表。

(6)术前 1 天麻醉医师访视:制订麻醉计划、完成评估、确定麻醉方式,并记入《麻醉术前访视记录》,告知患者及其家属麻醉适应证、麻醉目的、风险、可能出现的情况及其处理原则、替代方案等,签署《麻醉知情同意书》并归入病历。

(七)药品选择及使用时机

1. **抗生素** 预防性抗生素选择第二代头孢、第三代头孢或万古霉素(青霉素、头孢过敏者;有感染诱因者)。

2. **使用时机** 手术当日、术后预防性使用 5 天。

(八)手术天数为住院第 3 天

1. **手术安全核对** 患者入手术间后由手术医师、麻醉医师、巡回护士和患者本人共同核对患者身份、手术部位与标识、手术方式。手术医师、麻醉医师、巡回护士三方按《手术安全核对表》逐项核对,共同签名。

2. **麻醉方式** 神经阻滞麻醉、椎管内麻醉或全身麻醉。

3. **手术方式** 踝关节置换术。

4. **手术内置物** 人工踝关节假体、骨水泥。

5. **输血** 视术中出血情况而定。

6. 经治医师或手术医师　应即刻完成术后首次病程记录,观察术后患者病情变化。

7. 石膏外固定 2~3 个月。

(九)术后住院恢复 5 天

1. 必需的复查项目:血常规、红细胞沉降率、C 反应蛋白、白细胞介素-6、血生化(蛋白、肝功能、肾功能、电解质)。

2. 双踝正、侧位 X 线片。

3. 必要时查血气分析、D-Dimer、双下肢深静脉彩超/CTPA。

4. 术后处理

(1)抗生素:预防性抗生素选择第二代头孢、第三代头孢或万古霉素(青霉素、头孢过敏者;有感染诱因者)。

(2)术后预防静脉血栓栓塞症处理:皮下注射低分子肝素钙或口服利伐沙班。

(3)术后康复:制动并抬高患肢促进远端血液回流,术后消肿治疗,防止皮肤坏死。术后每天换药,注意观察切口愈合情况。术后 1 天拔除引流管,术后第 2 天行踝关节正、侧位 X 线检查,并扶助行器下床行走。每天注意观察切口愈合情况。

(4)术后镇痛:口服非甾体抗炎镇痛药、阿片类镇痛药,镇痛泵。

5. 术者在术后 24 小时内完成手术记录,特殊情况可由一助完成,术者签名确认并归入病历。

6. 上级医师在术后 3 天内至少查房 1 次,根据术中和术后情况修订术后治疗计划。

7. 麻醉医师术后 3 天内访视患者,如有特殊情况应详细记录,及时与手术医师或重症监护室医师沟通并迅速处理。

8. 术后护理

(1)按照护理等级进行日常护理,监测患者生命体征,观察引流管引流情况、切口敷料有无渗出。

(2)观察患肢疼痛情况,患肢感觉运动状况。

(3)指导患者术后体位摆放及功能锻炼:指导床上翻身(撤去患肢下枕头挪至健侧,指导并帮助患者手扶拉环向健侧翻身)、进行股四头肌静止收缩及膝关节屈伸运动。

(4)指导患者掌握床上排便排尿(使用便器)方法、进行自主排尿训练、使用助行器下床训练,防跌倒、防压疮护理等。

(十)出院标准

1. 体温正常,常规检验指标无明显异常。

2. 切口愈合良好:引流管拔除,切口无感染征象(可在门诊处理的切口)、无皮瓣坏死。

3. 不需要住院处理的并发症和(或)合并症。

(十一)变异及原因分析

1. 内科合并症　患者常合并内科基础疾病,围术期需要详细检查内科情况并请相关科室会诊,术前准备时间需要延长,同时使用相关药物,可导致住院费用存在差异。

2. 围术期并发症　可能出现手术相关并发症,如骨折、感染及切口愈合不良及皮瓣坏死等。术后需要延迟下床和康复时间,可导致住院时间存在差异。

3. 人工踝关节假体的选择　目前可供选择的人工踝关节假体较多,适用于不同类型的关节病损,可导致住院时间存在差异。

二、重度踝关节骨关节炎行踝关节置换术临床路径表单

适用对象	第一诊断为重度踝关节骨关节炎(ICD-10:M19.871) 行踝关节置换术(ICD-9-CM-3:81.5601)的患者		
患者基本信息	姓名:_____ 性别:____ 年龄:____ 门诊号:_____ 住院号:_____ 过敏史:_____ 住院日期:____年__月__日 出院日期:____年__月__日		住院天数:8 天

	时间	住院第 1 天	住院第 2 天(术前日)	住院第 3 天(手术日)
主要诊疗工作	制度落实	□ 住院 2 小时内经治或值班医师完成接诊 □ 住院后 24 小时内主管医师完成检诊 □ 专科医师会诊(必要时)	□ 经治医师查房(早、晚) □ 主诊医师查房 □ 完成术前准备 □ 组织术前讨论 □ 手术部位标识	□ 手术安全核查
	病情评估	□ 经治医师询问病史及体格检查 □ 心理评估 □ 营养评估 □ 疼痛评估 □ 康复评估 □ 深静脉血栓栓塞症风险评估		
	病历书写	□ 住院 8 小时内完成首次病程记录 □ 住院 24 小时内完成住院记录	□ 完成主管医师查房记录 □ 完成主诊医师查房记录 □ 完成术前讨论、术前小结	□ 术者或一助术后 24 小时内完成手术记录(术者签名) □ 术后即刻完成术后首次病程记录
	知情同意	□ 病情告知 □ 患者及其家属签署授权委托书 □ 患者或其家属在住院记录单上签名	□ 术者术前谈话,告知患者及其家属病情和围术期注意事项,签署手术知情同意书、授权委托书、自费用品协议书(必要时)、军人目录外耗材审批单(必要时)、输血同意书等	□ 告知患者及其家属手术过程概况及术后注意事项
	手术治疗		□ 预约手术	□ 实施手术(手术安全核查记录、手术清点记录) □ 实施踝关节石膏固定
	其他	□ 及时通知上级医师检诊 □ 经治医师检查整理病历资料	□ 检查住院押金使用情况	□ 术后病情交接 □ 观察手术切口及周围情况

（续　表）

长期医嘱	护理医嘱	□ 按骨科护理常规 □ 二级或三级护理		□ 按骨科术后护理常规 □ 一级护理
	处置医嘱			□ 持续心电、血压、呼吸、血氧饱和度监测 □ 留置导尿并记录量 □ 留置切口引流并记录量 □ 持续低流量吸氧
	膳食医嘱	□ 普食 □ 糖尿病饮食 □ 低盐、低脂饮食 □ 低盐、低脂糖尿病饮食	□ 禁食、禁水（22：00 时后）	
	药物医嘱	□ 自带药（必要时）		□ 镇痛 □ 消肿 □ 镇吐、保胃 □ 抗生素 □ 抗凝
重点医嘱	临时医嘱 检查检验	□ 血常规（含 CRP＋IL-6） □ 尿常规 □ 粪常规 □ 凝血四项 □ 血清术前八项 □ 红细胞沉降率 □ 血型 □ 胸部正位 X 线片 □ 心电图检查（多导） □ 双踝正、侧位 X 线片 □ 肺功能（必要时） □ 超声心动图（必要时）		
	药物医嘱		□ 抗生素（视病情）	
	手术医嘱		□ 常规准备明日在神经阻滞麻醉/椎管内麻醉/全身麻醉下行人工踝关节置换术	
	处置医嘱	□ 静脉抽血	□ 备血 □ 备皮（＞30cm²）	□ 输血（视病情） □ 补液（视病情） □ 拔除导尿管（必要时）

主要护理工作	健康宣教	□ 住院宣教（住院环境、规章制度） □ 进行护理安全指导 □ 进行等级护理、活动范围指导 □ 进行饮食指导 □ 进行关于疾病知识的宣教 □ 检查、检验项目的目的和意义	□ 术前宣教	□ 术后宣教 □ 术后心理疏导 □ 指导术后康复训练 □ 指导术后注意事项
	护理处置	□ 患者身份核对 □ 佩戴腕带 □ 建立住院病历，通知医师 □ 住院介绍：介绍责任护士，病区环境、设施、规章制度、基础护理服务项目 □ 询问病史，填写护理记录单首页 □ 观察病情 □ 监测基本生命体征 □ 抽血、留取标本 □ 心理与生活护理 □ 根据评估结果采取相应护理措施 □ 通知检查项目及检查注意事项	□ 术前患者准备（术前沐浴、更衣、备皮） □ 检查术前物品准备 □ 指导患者准备术后所需用品、贵重物品交由其家属保管 □ 指导患者进行肠道准备并检查准备效果 □ 告知入手术室前取下活动义齿 □ 监测基本生命体征 □ 备血、皮试	□ 晨起监测生命体征并记录 □ 确认无上呼吸道感染症状，确认无月经来潮 □ 与手术室护士交接病历、影像资料、术中带药等 □ 术前补液（必要时） □ 嘱患者入手术室前膀胱排空 □ 与手术室护士交接 □ 术后监测生命体征 □ 术后心电监护 □ 各类管道护理 □ 术后心理与生活护理
	风险评估	□ 一般评估：生命体征、神志、皮肤、药物过敏史等 □ 专科评估：生活自理能力、患肢屈曲、伸直功能，足背动脉搏动、皮肤温度、指（趾）端末梢感觉情况 □ 风险评估：评估有无跌倒、坠床、压疮风险 □ 心理评估 □ 营养评估 □ 疼痛评估 □ 康复评估	□ 评估患者心理状态	□ 评估意识情况 □ 评估切口疼痛情况 □ 评估术侧足背动脉搏动、肢体皮肤颜色、温度变化、肢体感觉运动情况，并采取相应护理措施 □ 风险评估：评估有无跌倒、坠床、压疮、导管滑脱、液体外渗的风险

（续　表）

主要护理工作	专科护理	□ 观察患肢情况 □ 指导功能锻炼 □ 指导助行器或双拐的使用方法 □ 指导患者戒烟（必要时）	□ 指导患者掌握床上翻身方法 □ 指导患者掌握床上排尿、排便（使用便器）方法	□ 与手术室护士共同评估皮肤、切口敷料、输液及引流情况 □ 指导患者进行股四头肌静止收缩及膝关节、足趾运动 □ 指导患者掌握床上排尿、排便（使用便器）方法
	饮食指导	□ 根据医嘱通知配餐员准备膳食 □ 协助进餐	□ 通知患者 22：00 时后禁食、禁水	□ 禁食、禁水，口干时协助湿润口唇 □ 排气后指导患者间断、少量饮用温开水
	活动体位	□ 根据护理等级指导活动		□ 根据手术及麻醉方式安置合适体位 □ 指导患者掌握床上翻身方法
	洗浴要求	□ 协助患者洗澡、更换病号服	□ 协助患者晨、晚间护理	
病情变异记录		□ 无　　□ 有,原因： □ 患者　□ 疾病　□ 医疗 □ 护理　□ 保障　□ 管理	□ 无　　□ 有,原因： □ 患者　□ 疾病　□ 医疗 □ 护理　□ 保障　□ 管理	□ 无　　□ 有,原因： □ 患者　□ 疾病　□ 医疗 □ 护理　□ 保障　□ 管理
护士签名		白班　小夜班　大夜班	白班　小夜班　大夜班	白班　小夜班　大夜班
医师签名				

	时间	住院第 4 天（术后第 1 天）	住院第 5 天（术后第 2 天）	住院第 6 天（术后第 3 天）
主要诊疗工作	制度落实	□ 手术医师查房 □ 专科医师会诊（必要时）	□ 主诊医师查房	□ 主管医师查房
	病情评估			
	病历书写	□ 术后首日病程记录	□ 术后次日病程记录	□ 术后 3 天病程记录
	知情同意			
	手术治疗			
	其他	□ 根据引流量拔除引流管 □ 观察切口情况,是否存在渗出、红肿等情况 □ 观察体温、血压等 □ 复查血常规、CRP、IL-6、红细胞沉降率、生化	□ 观察切口情况,是否存在渗出、红肿等情况 □ 复查踝关节正、侧位 X 线片 □ 根据患者情况,如贫血严重及时输血,低蛋白、低钾血症及时补充蛋白、血钾 □ 开始主、被动功能康复练习	□ 观察切口情况,是否存在渗出、红肿等情况 □ 复查血常规、CRP、IL-6、红细胞沉降率、生化（如贫血严重及时输血,低蛋白、低钾血症及时补充蛋白、血钾） □ 指导患者下床,进行主、被动功能康复练习和步行练习

重点医嘱	长期医嘱	护理医嘱	□ 骨科术后护理常规 □ 一级护理	□ 骨科术后护理常规 □ 二级护理	
		处置医嘱	□ 抬高患肢 □ 观察患肢感觉及血液循环		
		膳食医嘱	□ 饮食医嘱(普食/半流食/流食/糖尿病饮食/低盐、低脂饮食)		
		药物医嘱	□ 抗生素 □ 术后抗凝血 □ 镇痛 □ 保胃	□ 抗生素 □ 术后抗凝血	□ 抗生素 □ 术后抗凝血
	临时医嘱	检查检验	□ 复查血常规、CRP、IL-6、红细胞沉降率、生化	□ 复查踝关节正、侧位 X 线片	□ 复查血常规、CRP、IL-6、红细胞沉降率、生化
		药物医嘱	□ 镇吐 □ 补钾(必要时) □ 补白蛋白(必要时) □ 输血(必要时)	□ 镇痛(必要时) □ 补钾(必要时) □ 补白蛋白(必要时) □ 输血(必要时)	□ 镇痛(必要时) □ 补钾(必要时) □ 补白蛋白(必要时) □ 输血(必要时)
		手术医嘱			
		处置医嘱	□ 大换药 □ 拔除切口引流(必要时) □ 拔除导尿管(必要时)	□ 大换药 □ 功能锻炼	□ 大换药 □ 功能锻炼
主要护理工作		健康宣教	□ 告知护理风险 □ 进行压疮预防知识宣教	□ 压疮预防知识宣教 □ 跌倒预防知识宣教	
		护理处置	□ 按一级护理要求完成基础护理项目 □ 监测生命体征 □ 留取标本 □ 观察切口疼痛情况、检测镇痛泵运转情况 □ 观察静脉输液情况 □ 观察留置尿管引流情况 □ 妥善固定各类管道 □ 观察切口引流情况，并记录引流量及性状 □ 观察切口敷料，有渗出时报告医师处理 □ 术后心理与生活护理	□ 按护理等级完成基础护理项目 □ 监测生命体征 □ 观察切口疼痛情况、检测镇痛泵运转情况 □ 观察静脉输液情况 □ 妥善固定各类管道 □ 观察切口敷料，有渗出时报告医师处理，观察患者情况 □ 提供基础护理服务 □ 术后心理与生活护理	□ 按护理等级完成基础护理项目 □ 根据排便情况采取通便措施 □ 留取标本 □ 观察切口敷料，有渗出时报告医师处理 □ 观察静脉输液情况，停用镇痛泵 □ 术后心理与生活护理

（续　表）

主要护理工作	护理评估	□ 评估患肢感觉、运动情况,有异常时立即报告医师处理 □ 评估压疮风险	□ 评估患肢感觉、运动情况,有异常时立即报告医师处理 □ 评估跌倒风险 □ 评估压疮风险	□ 评估患肢感觉、运动情况,有异常时立即报告医师处理 □ 评估跌倒风险 □ 评估压疮风险
	专科护理	□ 指导患者术后体位摆放及功能锻炼 □ 指导患者进行自主排尿训练 □ 指导患者进行股四头肌静止收缩及膝关节、足趾运动 □ 指导患者进行床上翻身 □ 进行防压疮护理	□ 指导患者术后体位摆放及功能锻炼 □ 指导患者进行自主排尿训练 □ 指导患者进行股四头肌静止收缩及膝关节、足趾运动 □ 指导患者进行床上翻身 □ 指导患者卧床期间患肢保持过伸位 □ 防压疮护理 □ 指导患者正确使用助行器	□ 指导患者进行股四头肌静止收缩及膝关节、足趾运动 □ 指导患者利用助行器下床活动 □ 防压疮护理 □ 防跌倒护理 □ 指导患者正确使用助行器
	饮食指导	□ 根据医嘱通知配餐员准备膳食 □ 协助进餐	□ 协助进餐	□ 协助进餐
	活动体位			
病情变异记录		□ 无　　□ 有,原因: □ 患者　□ 疾病　□ 医疗 □ 护理　□ 保障　□ 管理	□ 无　　□ 有,原因: □ 患者　□ 疾病　□ 医疗 □ 护理　□ 保障　□ 管理	□ 无　　□ 有,原因: □ 患者　□ 疾病　□ 医疗 □ 护理　□ 保障　□ 管理

护士签名	白班	小夜班	大夜班	白班	小夜班	大夜班	白班	小夜班	大夜班

医师签名	

	时间	住院第 7 天(术后第 4 天)	住院第 8 天(出院日)
主要诊疗工作	制度落实	□ 上级医师查房(主管医师每天查房) □ 专科医师会诊(必要时)	□ 上级医师查房(主管、主诊医师查房)进行手术及切口评估,确定有无手术并发症和切口愈合不良情况,明确是否出院
	病情评估		
	病历书写	□ 出院前 1 天有上级医师指示出院的病程记录	□ 出院当天病程记录(由上级医师指示出院) □ 出院后 24 小时内完成出院记录 □ 出院后 24 小时内完成病案首页 □ 开具出院介绍信 □ 开具诊断证明书

主要诊疗工作	知情同意			□ 向患者交代出院后的注意事项（复诊的时间、地点、发生紧急情况时处理方法等）
	手术治疗			
	其他		□ 观察切口情况，是否存在渗出、红肿等情况 □ 根据患者情况，如贫血严重及时输血，低蛋白、低钾血症及时补充蛋白、补钾 □ 继续步行练习	□ 复查血常规、CRP、IL-6、红细胞沉降率、生化 □ 出院带药 □ 嘱患者拆线换药（根据出院时间决定） □ 门诊复查 □ 如有不适，随时复诊
重点医嘱	长期医嘱	护理医嘱		
		处置医嘱		
		膳食医嘱		
		药物医嘱	□ 抗生素 □ 术后抗凝	
	临时医嘱	检查检验		□ 复查血常规、CRP、IL-6、红细胞沉降率、生化
		药物医嘱	□ 镇痛（必要时） □ 补钾（必要时） □ 补白蛋白（必要时） □ 输血（必要时）	
		手术医嘱		
		处置医嘱	□ 大换药 □ 功能锻炼	□ 大换药 □ 出院
主要护理工作	健康宣教			□ 告知患者必须在他人的协助下方可下床活动 □ 向患者讲解适当控制体重的意义 □ 向患者讲解人工踝关节置换术后的注意事项
	护理处置		□ 按护理等级完成基础护理项目 □ 根据排便情况采取通便措施 □ 观察切口敷料，有渗出时报告医师处理 □ 术后心理与生活护理	□ 按护理等级完成基础护理项目 □ 观察切口敷料，有渗出时报告医师处理 □ 观察患者情况 □ 协助患者办理出院手续 □ 指导并监督患者活动 □ 整理床单位

（续　表）

主要护理工作	风险评估	□ 评估患肢感觉、运动情况,有异常时立即报告医师处理 □ 评估跌倒风险 □ 评估压疮风险	□ 评估患肢感觉、运动情况,有异常时立即报告医师处理 □ 评估跌倒风险 □ 评估压疮风险
	专科护理	□ 指导患者进行股四头肌静止收缩及膝关节、足趾运动 □ 指导患者利用助行器下床活动 □ 防压疮护理 □ 防跌倒护理 □ 指导患者正确使用助行器	□ 指导患者利用助行器下床活动 □ 告知患者出院后注意事项并附书面出院指导
	饮食指导		
	活动体位		
病情变异记录		□ 无　　□ 有,原因: □ 患者　□ 疾病　□ 医疗 □ 护理　□ 保障　□ 管理	□ 无　　□ 有,原因: □ 患者　□ 疾病　□ 医疗 □ 护理　□ 保障　□ 管理

护士签名	白班	小夜班	大夜班	白班	小夜班	大夜班

医师签名						

第五节　创伤性踝关节炎行踝关节置换术临床路径

一、创伤性踝关节炎行踝关节置换术临床路径标准住院流程

(一)适用对象

第一诊断为重度创伤性踝关节炎(ICD-10:M19.171)行踝关节置换术(ICD-9-CM-3:81.5601)的患者。

(二)诊断依据

根据《临床诊疗指南·骨科分册》(中华医学会编著,人民卫生出版社),《实用骨科学》(人民军医出版社,第 4 版,2012 年),《外科学》(临床医学专用)(人民卫生出版社,第 8 版,2013年)。

1. 病史　踝关节创伤病史,踝关节疼痛,加重伴活动受限。

2. 体格检查　踝关节肿胀、压痛,内翻或外翻活动不同程度受限,过屈、过伸时疼痛

明显。

3. 辅助检查　踝关节 X 线片可见骨折晚期表现，关节间隙变窄，骨赘形成。

（三）治疗方案的选择及依据

根据《临床诊疗指南·骨科分册》（中华医学会编著，人民卫生出版社），《实用骨科学》（人民军医出版社，第 4 版，2012 年），《坎贝尔骨科手术学》（人民军医出版社，第 12 版，2013 年）。

1. 重度创伤性踝关节炎诊断明确。

2. 关节疼痛、活动受限，明显影响生活质量。

3. 无全身或局部的近期感染。

4. 无严重的合并症。

5. 术前生活质量及活动水平评估。

（四）标准住院天数

8 天。

（五）进入路径标准

1. 第一诊断必须符合重度创伤性踝关节炎（ICD-10：M19.171）。

2. 年龄：18－70 岁。

3. 拟行人工踝关节置换术。

4. 当患有其他疾病时，但在住院期间不需要特殊处理也不影响第一诊断的临床路径流程实施时，可以进入路径。

（六）术前准备 2 天

1. 术前评估　术前完成术前病情评估，完成必要的检查，做出术前小结、术前讨论。

（1）必需的检查项目：①血常规、尿常规、粪常规。②生化。③红细胞沉降率、C 反应蛋白、白细胞介素-6。④凝血功能。⑤感染性疾病筛查（乙肝、丙肝、艾滋病、梅毒等）。⑥血型。⑦胸部正位 X 线片、心电图。⑧双侧踝关节正、侧位 X 线片。

（2）根据患者病情可选择：①超声心动图、血气分析和肺功能。②术前配血。③有相关疾病者及时请相关科室医师会诊。

（3）营养评估：根据《解放军总医院新住院患者营养风险筛查表（NRS-2002）》为新住院患者进行营养评估，评分≥3 分患者给予处置，必要时申请营养科医师会诊。

（4）心理评估：根据新住院患者情况申请心理科医师会诊。

（5）疼痛评估：根据《VAS 评分》实施疼痛评估，评分＞7 分患者给予处置，必要时请疼痛科医师会诊。

（6）康复评估：根据《住院患者康复筛查和评估表》在新住院患者住院后 24 小时内进行康复筛查和评估。任何一项结果为"是"，则申请康复科医师会诊。

（7）深静脉血栓栓塞症风险评估：根据专科《深静脉血栓栓塞症评估量表》在新住院患者住院后 24 小时内进行风险筛查和评估，风险结果为"高危"的，则申请血管外科或介入导管室医师会诊。

2. 术前准备

（1）术前谈话：术者应在术前 1 天与患者及其家属谈话，告知手术方案、相关风险、用血计划、术后转归、置入材料、手术费用和患者及其家属权益，并履行书面知情同意手续。告知高值耗材的使用及费用。

(2)术前用药:抗血小板药物负荷应用。

(3)通知手术室:准备手术间、手术药品、手术物品及特殊耗材。

(4)护士做心理护理、交代注意事项:防压疮、防跌倒、指导患者戒烟等,进行术后康复宣教。

(5)手术部位标识:术者、一助或经治医师在术前 1 天应对手术部位做体表标识,标记过程应有责任护士、患者及其家属共同参与,并记入手术安排表。

(6)术前 1 天麻醉医师访视:制订麻醉计划、完成评估、确定麻醉方式,并记入《麻醉术前访视记录》,告知患者及其家属麻醉适应证、麻醉目的、风险、可能出现的情况及其处理原则、替代方案等,签署《麻醉知情同意书》并归入病历。

(七)药品选择及使用时机

1. 抗生素　预防性抗生素选择第二代头孢、第三代头孢或万古霉素(青霉素、头孢过敏者;有感染诱因者)。

2. 使用时机　手术当日、术后预防性使用 5 天。

(八)手术日为住院第 3 天

1. 手术安全核对　患者入手术间后由手术医师、麻醉医师、巡回护士和患者本人共同核对患者身份、手术部位与标识、手术方式。手术医师、麻醉医师、巡回护士三方按《手术安全核对表》逐项核对,共同签名。

2. 麻醉方式　神经阻滞麻醉、椎管内麻醉或全身麻醉。

3. 手术方式　踝关节置换术。

4. 手术内置物　人工踝关节假体、骨水泥。

5. 输血　视术中出血情况而定。

6. 经治医师或手术医师　应即刻完成术后首次病程记录,观察术后患者病情变化。

7. 石膏外固定　2~3 个月。

(九)术后住院恢复 5 天

1. 必需的复查项目:血常规、红细胞沉降率、C 反应蛋白、白细胞介素-6、血生化(蛋白、肝功能、肾功能、电解质)。

2. 双踝正、侧位 X 线片。

3. 必要时查血气分析、D-Dimer、双下肢深静脉彩超/CTPA。

4. 术后处理

(1)抗生素:预防性抗生素选择第二代头孢、第三代头孢或万古霉素(青霉素、头孢过敏者;有感染诱因者)。

(2)术后预防静脉血栓栓塞症处理:皮下注射低分子肝素钙或口服利伐沙班。

(3)术后康复:制动并抬高患肢促进远端血液回流,术后消肿治疗,防止皮肤坏死。术后 1 天拔除引流管,术后第 2 天行踝关节正、侧位 X 线检查,并扶助行器下床行走,每天注意观察切口愈合情况。

(4)术后镇痛:口服非甾体抗炎镇痛药、阿片类镇痛药,镇痛泵。

5. 术者在术后 24 小时内完成手术记录,特殊情况可由一助完成,术者签名确认并归入病历。

6. 上级医师在术后 3 天内至少查房 1 次,根据术中和术后情况修订术后治疗计划。

7. 麻醉医师术后 3 天内访视患者,如有特殊情况应详细记录,及时与手术医师或重症监护室医师沟通并迅速处理。

8. 术后护理

(1)按照护理等级进行日常护理,监测患者生命体征,观察引流管引流情况、切口敷料有无渗出。

(2)观察患肢疼痛情况,患肢感觉运动状况。

(3)指导患者术后体位摆放及功能锻炼:指导床上翻身(撤去患肢下枕头挪至健侧,指导并帮助患者手扶拉环向健侧翻身)、进行股四头肌静止收缩及膝关节屈伸运动。

(4)指导患者掌握床上排便排尿(使用便器)方法、进行自主排尿训练、使用助行器下床训练,防跌倒、防压疮护理等。

(十)出院标准

1. 体温正常,常规检验指标无明显异常。

2. 切口愈合良好:引流管拔除,切口无感染征象(可以在门诊处理的切口)、无皮瓣坏死。

3. 不需要住院处理的并发症和(或)合并症。

(十一)变异及原因分析

1. 内科合并症　患者常合并内科基础疾病,围术期需要详细检查内科情况并请相关科室会诊,术前准备时间需延长;同时使用相关药物,可导致住院费用存在差异。

2. 围术期并发症　可能出现手术相关并发症,如骨折、感染及切口愈合不良及皮瓣坏死等。术后需要延迟下床和康复时间,可导致住院时间存在差异。

3. 人工踝关节假体的选择　目前可供选择的人工踝关节假体较多,适用于不同类型的关节病损,可导致住院时间存在差异。

二、创伤性踝关节炎行踝关节置换术临床路径表单

适用对象	第一诊断为重度创伤性踝关节炎(ICD-10:M19.171) 行踝关节置换术(ICD-9-CM-3:81.5601)的患者		
患者基本信息	姓名:_____　性别:____　年龄:____ 门诊号:_____　住院号:_____　过敏史:_____ 住院日期:____年__月__日　出院日期:____年__月__日		住院天数:8 天
时间	住院第 1 天	住院第 2 天(术前日)	住院第 3 天(手术日)
主要诊疗工作　制度落实	□ 住院 2 小时内经治或值班医师完成接诊 □ 住院后 24 小时内主管医师完成检诊 □ 专科医师会诊(必要时)	□ 经治医师查房(早、晚) □ 主诊医师查房 □ 完成术前准备 □ 组织术前讨论 □ 手术部位标识	□ 手术安全核查

主要诊疗工作	病情评估	□ 经治医师询问病史及体格检查 □ 心理评估 □ 营养评估 □ 疼痛评估 □ 康复评估 □ 深静脉血栓栓塞症风险评估		
	病历书写	□ 住院 8 小时内完成首次病程记录 □ 住院 24 小时内完成住院记录	□ 完成主管医师查房记录 □ 完成主诊医师查房记录 □ 完成术前讨论、术前小结	□ 术者或一助术后 24 小时内完成手术记录（术者签名） □ 术后即刻完成术后首次病程记录
	知情同意	□ 病情告知 □ 患者及其家属签署授权委托书 □ 患者或其家属在住院记录单上签名	□ 术者术前谈话，告知患者及其家属病情和围术期注意事项，签署手术知情同意书、授权委托书、自费用品协议书（必要时）、军人目录外耗材审批单（必要时）、输血同意书等	□ 告知患者及其家属手术过程概况及术后注意事项
	手术治疗		□ 预约手术	□ 实施手术（手术安全核查记录、手术清点记录） □ 实施踝关节石膏固定
	其他	□ 及时通知上级医师检诊 □ 经治医师检查整理病历资料	□ 检查住院押金使用情况	□ 术后病情交接 □ 观察手术切口及周围情况
重点医嘱	长期医嘱 护理医嘱	□ 按骨科护理常规 □ 二级或三级护理		□ 按骨科术后护理常规 □ 一级护理
	处置医嘱			□ 持续心电、血压、呼吸、血氧饱和度监测 □ 留置导尿并记录量 □ 留置切口引流并记录量 □ 持续低流量吸氧
	膳食医嘱	□ 普食 □ 糖尿病饮食 □ 低盐、低脂饮食 □ 低盐、低脂糖尿病饮食	□ 禁食、禁水（22:00 时后）	

重点医嘱	长期医嘱	药物医嘱	□ 自带药（必要时）		□ 镇痛 □ 消肿 □ 镇吐、保胃 □ 抗生素 □ 抗凝
	临时医嘱	检查检验	□ 血常规（含 CRP＋IL-6） □ 尿常规 □ 粪常规 □ 凝血四项 □ 血清术前八项 □ 红细胞沉降率 □ 血型 □ 胸部正位 X 线片 □ 心电图检查（多导） □ 双踝正、侧位 X 线片 □ 肺功能（必要时） □ 超声心动图（必要时）		
		药物医嘱		□ 抗生素（视病情）	
		手术医嘱		□ 常规准备明日在神经阻滞麻醉/椎管内麻醉/全身麻醉下行人工踝关节置换术	
		处置医嘱	□ 静脉抽血	□ 备血 □ 备皮（＞30cm²）	□ 输血（视病情） □ 补液（视病情） □ 拔除导尿管（必要时）
主要护理工作		健康宣教	□ 住院宣教（住院环境、规章制度） □ 进行护理安全指导 □ 进行等级护理、活动范围指导 □ 进行饮食指导 □ 进行关于疾病知识的宣教 □ 检查、检验项目的目的和意义	□ 术前宣教	□ 术后宣教 □ 术后心理疏导 □ 指导术后康复训练 □ 指导术后注意事项

主要护理工作	护理处置	□ 患者身份核对 □ 佩戴腕带 □ 建立住院病历，通知医师 □ 住院介绍：介绍责任护士，病区环境、设施、规章制度、基础护理服务项目 □ 询问病史，填写护理记录单首页 □ 观察病情 □ 监测基本生命体征 □ 抽血、留取标本 □ 心理与生活护理 □ 根据评估结果采取相应护理措施 □ 通知检查项目及检查注意事项	□ 术前患者准备（术前沐浴、更衣、备皮） □ 检查术前物品准备 □ 指导患者准备术后所需用品，贵重物品交由其家属保管 □ 指导患者进行肠道准备并检查准备效果 □ 告知入手术室前取下活动义齿 □ 监测基本生命体征 □ 备血、皮试	□ 晨起监测生命体征并记录 □ 确认无上呼吸道感染症状，确认无月经来潮 □ 与手术室护士交接病历、影像资料、术中带药等 □ 术前补液（必要时） □ 嘱患者入手术室前膀胱排空 □ 与手术室护士交接 □ 术后监测生命体征 □ 术后心电监护 □ 各类管道护理 □ 术后心理与生活护理
	风险评估	□ 一般评估：生命体征、神志、皮肤、药物过敏史等 □ 专科评估：生活自理能力、患肢屈曲、伸直功能，足背动脉搏动、皮肤温度、指（趾）端末梢感觉情况 □ 风险评估：评估有无跌倒、坠床、压疮风险 □ 心理评估 □ 营养评估 □ 疼痛评估 □ 康复评估	□ 评估患者心理状态	□ 评估意识情况 □ 评估切口疼痛情况 □ 评估术侧足背动脉搏动、肢体皮肤颜色、温度变化、肢体感觉运动情况，并采取相应护理措施 □ 风险评估：评估有无跌倒、坠床、压疮、导管滑脱、液体外渗的风险
	专科护理	□ 观察患肢情况 □ 指导功能锻炼 □ 指导助行器或双拐的使用方法 □ 指导患者戒烟（必要时）	□ 指导患者掌握床上翻身方法 □ 指导患者掌握床上排尿、排便（使用便器）方法	□ 与手术室护士共同评估皮肤、切口敷料、输液及引流情况 □ 指导患者进行股四头肌静止收缩及膝关节、足趾运动 □ 指导患者掌握床上排尿、排便（使用便器）方法
	饮食指导	□ 根据医嘱通知配餐员准备膳食 □ 协助进餐	□ 通知患者 22：00 时后禁食、禁水	□ 禁食、禁水，口干时协助湿润口唇 □ 排气后指导患者间断、少量饮用温开水
	活动体位	□ 根据护理等级指导活动		□ 根据手术及麻醉方式安置合适体位 □ 指导患者掌握床上翻身方法
	洗浴要求	□ 协助患者洗澡、更换病号服	□ 协助患者晨、晚间护理	

（续　表）

病情变异记录	□ 无　　□ 有,原因: □ 患者　□ 疾病　□ 医疗 □ 护理　□ 保障　□ 管理	□ 无　　□ 有,原因: □ 患者　□ 疾病　□ 医疗 □ 护理　□ 保障　□ 管理	□ 无　　□ 有,原因: □ 患者　□ 疾病　□ 医疗 □ 护理　□ 保障　□ 管理
护士签名	白班　　小夜班　　大夜班	白班　　小夜班　　大夜班	白班　　小夜班　　大夜班
医师签名			

	时间	住院第 4 天(术后第 1 天)	住院第 5 天(术后第 2 天)	住院第 6 天(术后第 3 天)
主要诊疗工作	制度落实	□ 手术医师查房 □ 专科医师会诊(必要时)	□ 主诊医师查房	□ 主管医师查房
	病情评估			
	病历书写	□ 术后首日病程记录	□ 术后次日病程记录	□ 术后 3 天病程记录
	知情同意			
	手术治疗			
	其他	□ 根据引流量拔除引流管 □ 观察切口情况,是否存在渗出、红肿等情况 □ 观察体温、血压等 □ 复查血常规、CRP、IL-6、红细胞沉降率、生化	□ 观察切口情况,是否存在渗出、红肿等情况 □ 复查踝关节正、侧位 X 线片 □ 根据患者情况,如贫血严重及时输血,低蛋白、低钾血症及时补充蛋白、血钾 □ 开始主、被动功能康复练习	□ 观察切口情况,是否存在渗出、红肿等情况 □ 复查血常规、CRP、IL-6、红细胞沉降率、生化(如贫血严重及时输血,低蛋白、低钾血症及时补充蛋白、血钾) □ 指导患者下床,进行主、被动功能康复练习和步行练习
重点医嘱	长期医嘱 护理医嘱	□ 骨科术后护理常规 □ 一级护理	□ 骨科术后护理常规 □ 二级护理	
	处置医嘱	□ 抬高患肢 □ 观察患肢感觉及血液循环		
	膳食医嘱	□ 饮食医嘱(普食/半流食/流食/糖尿病饮食/低盐、低脂饮食)		
	药物医嘱	□ 抗生素 □ 术后抗凝 □ 镇痛 □ 保胃	□ 抗生素 □ 术后抗凝	□ 抗生素 □ 术后抗凝

（续　表）

重点医嘱	**临时医嘱**	检查检验	□ 复查血常规、CRP、IL-6、红细胞沉降率、生化	□ 复查踝关节正、侧位 X 线片	□ 复查血常规、CRP、IL-6、红细胞沉降率、生化
		药物医嘱	□ 镇吐 □ 补钾（必要时） □ 补白蛋白（必要时） □ 输血（必要时）	□ 镇痛（必要时） □ 补钾（必要时） □ 补白蛋白（必要时） □ 输血（必要时）	□ 镇痛（必要时） □ 补钾（必要时） □ 补白蛋白（必要时） □ 输血（必要时）
		手术医嘱			
		处置医嘱	□ 大换药 □ 拔除切口引流（必要时） □ 拔除导尿管（必要时）	□ 大换药 □ 功能锻炼	□ 大换药 □ 功能锻炼
主要护理工作		健康宣教	□ 告知护理风险 □ 进行压疮预防知识宣教	□ 压疮预防知识宣教 □ 跌倒预防知识宣教	
		护理处置	□ 按一级护理要求完成基础护理项目 □ 监测生命体征 □ 留取标本 □ 观察切口疼痛情况、检测镇痛泵运转情况 □ 观察静脉输液情况 □ 观察留置尿管引流情况 □ 妥善固定各类管道 □ 观察切口引流情况，并记录引流量及性状 □ 观察切口敷料，有渗出时报告医师处理 □ 术后心理与生活护理	□ 按护理等级完成基础护理项目 □ 监测生命体征 □ 观察切口疼痛情况、检测镇痛泵运转情况 □ 观察静脉输液情况 □ 妥善固定各类管道 □ 观察切口敷料，有渗出时报告医师处理，观察患者情况 □ 提供基础护理服务 □ 术后心理与生活护理	□ 按护理等级完成基础护理项目 □ 根据排便情况采取通便措施 □ 留取标本 □ 观察切口敷料，有渗出时报告医师处理 □ 观察静脉输液情况，停用镇痛泵 □ 术后心理与生活护理
		护理评估	□ 评估患肢感觉、运动情况，有异常时立即报告医师处理 □ 评估压疮风险	□ 评估患肢感觉、运动情况，有异常时立即报告医师处理 □ 评估跌倒风险 □ 评估压疮风险	□ 评估患肢感觉、运动情况，有异常时立即报告医师处理 □ 评估跌倒风险 □ 评估压疮风险
		专科护理	□ 指导患者术后体位摆放及功能锻炼 □ 指导患者进行自主排尿训练 □ 指导患者进行股四头肌静止收缩及膝关节、足趾运动 □ 指导患者进行床上翻身 □ 进行防压疮护理	□ 指导患者术后体位摆放及功能锻炼 □ 指导患者进行自主排尿训练 □ 指导患者进行股四头肌静止收缩及膝关节、足趾运动 □ 指导患者进行床上翻身 □ 防压疮护理 □ 指导患者正确使用助行器	□ 指导患者进行股四头肌静止收缩及膝关节、足趾运动 □ 指导患者利用助行器下床活动 □ 防压疮护理 □ 防跌倒护理 □ 指导患者正确使用助行器

（续　表）

主要护理工作	饮食指导	□ 根据医嘱通知配餐员准备膳食 □ 协助进餐	□ 协助进餐	□ 协助进餐
	活动体位			
	病情变异记录	□ 无　　□ 有,原因： □ 患者　□ 疾病　□ 医疗 □ 护理　□ 保障　□ 管理	□ 无　　□ 有,原因： □ 患者　□ 疾病　□ 医疗 □ 护理　□ 保障　□ 管理	□ 无　　□ 有,原因： □ 患者　□ 疾病　□ 医疗 □ 护理　□ 保障　□ 管理

护士签名	白班	小夜班	大夜班	白班	小夜班	大夜班	白班	小夜班	大夜班

医师签名									

	时间	住院第7天（术后第4天）	住院第8天（出院日）
主要诊疗工作	制度落实	□ 上级医师查房（主管医师每天查房） □ 专科医师会诊（必要时）	□ 上级医师查房（主管、主诊医师查房）进行手术及切口评估,确定有无手术并发症和切口愈合不良情况,明确是否出院
	病情评估		
	病历书写	□ 出院前1天有上级医师指示出院的病程记录	□ 出院当天病程记录（由上级医师指示出院） □ 出院后24小时内完成出院记录 □ 出院后24小时内完成病案首页 □ 开具出院介绍信 □ 开具诊断证明书
	知情同意		□ 向患者交代出院后的注意事项（复诊的时间、地点、发生紧急情况时处理等）
	手术治疗		
	其他	□ 观察切口情况,是否存在渗出、红肿等情况 □ 根据患者情况,如贫血严重及时输血,低蛋白、低钾血症及时补充蛋白、补钾 □ 继续步行练习	□ 复查血常规、CRP、IL-6、红细胞沉降率、生化 □ 出院带药 □ 嘱患者拆线换药（根据出院时间决定） □ 门诊复查 □ 如有不适,随时复诊
重点医嘱	长期医嘱 护理医嘱		
	长期医嘱 处置医嘱		
	长期医嘱 膳食医嘱		
	长期医嘱 药物医嘱	□ 抗生素 □ 术后抗凝	

（续　表）

重点医嘱	临时医嘱	检查检验		□ 复查血常规、CRP、IL-6、红细胞沉降率、生化
		药物医嘱	□ 镇痛（必要时） □ 补钾（必要时） □ 补白蛋白（必要时） □ 输血（必要时）	
		手术医嘱		
		处置医嘱	□ 大换药 □ 功能锻炼	□ 大换药 □ 出院
主要护理工作		健康宣教		□ 告知患者必须在他人的协助下方可下床活动 □ 向患者讲解适当控制体重的意义 □ 向患者讲解人工踝关节置换术后的注意事项
		护理处置	□ 按护理等级完成基础护理项目 □ 根据排便情况采取通便措施 □ 观察切口敷料，有渗出时报告医师处理 □ 术后心理与生活护理	□ 按护理等级完成基础护理项目 □ 观察切口敷料，有渗出时报告医师处理 □ 观察患者情况 □ 协助患者办理出院手续 □ 指导并监督患者活动 □ 整理床单位
		风险评估	□ 评估患肢感觉、运动情况，有异常时立即报告医师处理 □ 评估跌倒风险 □ 评估压疮风险	□ 评估患肢感觉、运动情况，有异常时立即报告医师处理 □ 评估跌倒风险 □ 评估压疮风险
		专科护理	□ 指导患者进行股四头肌静止收缩及膝关节运动 □ 指导患者利用助行器下床活动 □ 防压疮护理 □ 防跌倒护理 □ 指导患者正确使用助行器	□ 指导患者利用助行器下床活动 □ 告知患者出院后注意事项并附书面出院指导
		饮食指导		
		活动体位		
病情变异记录			□ 无　　□ 有，原因： □ 患者　□ 疾病　□ 医疗 □ 护理　□ 保障　□ 管理	□ 无　　□ 有，原因： □ 患者　□ 疾病　□ 医疗 □ 护理　□ 保障　□ 管理
护士签名			白班　｜　小夜班　｜　大夜班	白班　｜　小夜班　｜　大夜班
医师签名				